Patologia do Trato Genital Inferior e Colposcopia

Manual Prático
com Casos Clínicos e
Questões Comentadas

2ª Edição

Patologia do Trato Genital Inferior e Colposcopia

Manual Prático com Casos Clínicos e Questões Comentadas

2ª Edição

EDITOR

Newton Sergio de Carvalho

EDITORES ASSOCIADOS

Angelina Farias Maia | Cecilia Roteli-Martins
Garibalde Mortoza Junior | José Eleutério Junior
José Focchi | Julio Cesar Teixeira
Marcia Fuzaro Terra Cardial | Nilma Antas Neves
Sergio Mancini Nicolau | Silvia Lima Farias
Isa Maria Melo (*in memoriam*)

Atheneu
Rio de Janeiro • São Paulo
2025

ABPTGIC
Associação Brasileira de Patologia do Trato Genital Inferior e Colposcopia

EDITORA ATHENEU

São Paulo — Rua Maria Paula, 123 – 13° andar
Conjuntos 133 e 134
Tel.: (11) 2858-8750
E-mail: atheneu@atheneu.com.br

Rio de Janeiro — Rua Bambina, 74 – lojas A e B
Tel.: (21) 3094-1295
E-mail: atheneu@atheneu.com.br

Pré-produção e Produção Gráfica: Equipe Atheneu

Capa: Paulo Verardo

Produção editorial: Villa d'Artes

CIP-BRASIL. CATALOGAÇÃO NA PUBLICAÇÃO
SINDICATO NACIONAL DOS EDITORES DE LIVROS, RJ

P338
2. ed.

Patologia do trato genital inferior e colposcopia : manual prático com casos clínicos e questões comentadas / editor Newton Sergio de Carvalho ; editores associados Angelina Farias Maia ... [et al.]. - 2. ed. - Rio de Janeiro : Atheneu, 2025.
il. ; 24 cm.

Inclui bibliografia e índice
ISBN 978-65-5586-832-6

1. Ginecologia. 2. Aparelho genital feminino - Condições pré-cancerosas. I. Carvalho, Newton Sergio de. II. Maia, Angelina Farias.

CDD: 616.99466
25-99435.0 CDU: 618.14-006

Meri Gleice Rodrigues de Souza - Bibliotecária - CRB-7/6439

25/07/2025 28/07/2025

Carvalho NS.

Patologia do Trato Genital Inferior e Colposcopia – Manual Prático com Casos Clínicos e Questões Comentadas – 2ª Edição

Editor

Newton Sergio de Carvalho

Mestrado pela Universidade de São Paulo (USP) e Doutorado sanduíche junto ao Centro de Controle de Doenças (CDC), Atlanta, Estados Unidos, e à Universidade Federal do Paraná (UFPR). Criador e Professor do Programa de Pós-Graduação em Tocoginecologia e Saúde da Mulher da UFPR. Professor Titular de Ginecologia do Departamento de Tocoginecologia da UFPR.

Editores Associados

Angelina Farias Maia

Mestrado e Doutorado. Coordenadora do Setor de Colposcopia e Trato Genital Inferior da Universidade Federal de Pernambuco (UFPE). Membro da Sociedade Internacional para o Estudo das Doenças Vulvovaginais (The International Society for the Study of Vulvovaginal Disease – ISSVD). Pós-graduação em Sexualidade e em Terapia Cognitivo-Comportamental.

Cecilia Roteli-Martins

Mestrado e Doutorado. Médica pesquisadora da Faculdade de Medicina do ABC. Membro da Comissão Nacional Especializada (CNE) em vacinas da FEBRASGO.

Garibalde Mortoza Junior

Ginecologista e Especialista em Patologia do Trato Genital Inferior e Colposcopia (PTGI). Diretor de Mercado da Unimed-BH, Ex- Presidente da Associação Brasileira de Patologia do Trato Genital Inferior e Colposcopia (ABPTGIC).

José Eleutério Junior

Mestrado e Doutorado. Professor Titular do Departamento de Saúde da Mulher, da Criança e do Adolescente (DSMCA) da Universidade Federal do Ceará (UFC). Membro da International Academy of Cytology.

José Focchi

Professor Associado da Escola Paulista de Medicina (aposentado). Ex-presidente da Associação Brasileira de Patologia do Trato Genital Inferior e Colposcopia (ABPTGIC).

Julio Cesar Teixeira

Mestrado e Doutorado. Professor Livre-Docente em Tocoginecologia e Professor Pleno da Pós-Graduação CAPES-7 da Faculdade de Ciências Médicas da Universidade Estadual de Campinas (Unicamp).

Marcia Fuzaro Terra Cardial

Mestrado e Doutorado. Professora Associada da Faculdade de Medicina do ABC, Chefe de Departamento e do Setor de Patologia do Trato Genital Inferior e Colposcopia. Presidente da Associação Brasileira de Patologia do Trato Genital Inferior e Colposcopia (ABPTGIC).

Nilma Antas Neves

Mestrado em Assistência Materno-Infantil. Doutorado em Imunologia pela Universidade Federal da Bahia (UFBA). Professora Titular da UFBA.

Sergio Mancini Nicolau

Mestrado e Doutorado. Professor Adjunto, Livre-Docente e Chefe da Disciplina de Ginecologia Oncológica do Departamento de Ginecologia da Escola Paulista de Medicina da Universidade Federal de São Paulo (EPM/UNIFESP).

Silvia Lima Farias

Professora da Universidade Estadual do Pará (UEPA). Especialista em Ginecologia, Obstetrícia e Patologia Cervical. Membro da Comissão Científica do Capítulo Paraense da Associação Brasileira de Patologia do Trato Genital Inferior e Colposcopia (ABPTGIC). Membro da Comissão Científica da Associação Paraense de Ginecologia (APGO).

Isa Maria Melo (*in memoriam*)

Ex-Presidente da Associação Brasileira de Genitoscopia. Ex-Membro da Diretoria da Federação Internacional de Patologia Cervical e Colposcopia (IFCPC). Ex- Presidente do Comitê Científico da IFCPC.

Colaboradores

Adriana Bittencourt Campaner

Mestrado e Doutorado. Médica Assistente e Coordenadora do serviço de Patologia do Trato Genital Inferior e Colposcopia – Infecções Genitais da Irmandade da Santa Casa de Misericórdia de São Paulo, Departamento de Obstetrícia e Ginecologia. Professora Adjunta da Faculdade de Ciências Médicas da Santa Casa de São Paulo.

Ana Katherine Silveira Gonçalves

Mestrado e Doutorado. Professora Titular do Departamento de Tocoginecologia da Universidade Federal do Rio Grande do Norte (UFRN) e do Programa de Pós-Graduação em Ciências da Saúde da UFRN. Doutora e Livre-Docente pela Universidade Estadual de Campinas. Membro da Comissão Nacional de Especialidades PTGI – FEBRASGO. ISSVD Fellowship – Sociedade Internacional para o Estudo da Doença Vulvovaginal. Membro da Online Education Committee of the International Society for the Study of Vulvovaginal Disease. Membro do Centro Cochrane.

Andrea Trevisan

Scientific researcher – Epidemiology, Molecular Biology and Virology. Department of Social and Preventive Medicine, School of Public Health, Université de Montréal, Montreal, Quebec, Canadá.

Angelica Espinosa Miranda

Mestrado e Doutorado. Professora Titular do Departamento de Medicina Social na Universidade Federal do Espírito Santo. Diretora de Programas na Secretaria de Vigilância em Saúde e Ambiente, Ministério da Saúde. Membro do Strategic and Technical Advisory Group on HIV, Viral Hepatitis, and Sexually Transmitted Infections – STAG-HHS) da Organização Mundial da Saúde e do Comitê Regional de Eliminação da Transmissão Vertical nas Américas na Organização Pan-americana da Saúde.

Angelina Farias Maia

Mestrado e Doutorado. Coordenadora do Setor de Colposcopia e Trato Genital Inferior na Universidade Federal de Pernambuco (UFPE). Membro da Sociedade Internacional para o Estudo da Doença Vulvovaginal (ISSVD). Pós-graduações em Sexualidade e Terapia Cognitivo-Comportamental.

Betsy Foxman

PhD, MSPH. Hunein F. and Hilda Maassab Professor of Epidemiology Director, Center for Molecular and Clinical Epidemiology of Infectious Disease. Director, Integrated Training in Microbial Systems. Director, Certificate in Healthcare Infection Prevention & Control (CHIP), Michigan University, Ann Arbor, Michigan, USA.

Camila Marconi

Mestrado e Doutorado. Professora Adjunta do Departamento de Patologia Básica do Setor de Ciências Biológicas da Universidade Federal do Paraná (UFPR).

Carlos Afonso Maestri

Mestrado e Doutorado. Professor do Curso de Medicina da Universidade Positivo. Membro Titular do corpo clínico do Hospital Erasto Gaertner e Chefe do Setor de Patologia Cervical e Colposcopia.

Carmem Luiza Leite

Médica Ginecologista pela Universidade Federal de Sergipe (UFS). Especialista em Colposcopia. Especialista em Citopatologia. Presidente da ABPTGIC-Capítulo de Sergipe 2021-2023.

Carmita H. N. Abdo

Doutora, Livre-Docente e Professora Associada do Departamento de Psiquiatria da Faculdade de Medicina da Universidade de São Paulo (FMUSP). Coordenadora do Programa de Estudos em Sexualidade (ProSex) do Instituto de Psiquiatria do Hospital das Clínicas de São Paulo. Presidente da Associação Brasileira de Estudos em Medicina e Saúde Sexual (ABEMSS).

Cecilia Roteli-Martins

Mestrado e Doutorado. Médica pesquisadora da Faculdade de Medicina do ABC. Membro da CNE vacinas da FEBRASGO.

Dulcimary Dias Bittencourt

Mestrado e Doutorado. Professora Adjunta do Departamento Tocoginecologia da Universidade Federal do Paraná (UFPR).

Edison Luiz de Almeida Tizzot

Mestrado e Doutorado. Ex-bolsista da CAPES como Professor Visitante na University of Minnesota, Estados Unidos. Diretor do Setor de Ciências da Saúde da Universidade Federal do Paraná (UFPR). Professor Titular do Departamento de Tocoginecologia da UFPR.

Eduardo Franco

Distinguished James McGill Professor, Departments of Oncology and Epidemiology & Biostatistics, and Director of the Division of Cancer Epidemiology, Faculty of Medicine and Health Sciences, McGill University, Montreal, Canadá. Chairman of McGill's Department of Oncology.

Elsa Aida Gay de Pereyra

Médica Assistente Doutora do Departamento de Obstetrícia e Ginecologia do Hospital das Clínicas da Faculdade de Medicina da Universidade de São Paulo (FMUSP). Coordenadora do ambulatório de Sexualidade Humana na Clínica de Ginecologia do Hospital das Clínicas da FMUSP.

Etelvino de Souza Trindade

Membro das Comissões FEBRASGO de Ginecologia Oncológica e de Defesa Profissional. Vice-Presidente da Academia de Medicina de Brasília. Membro da Comissão de Assuntos Políticos da AMB. Professor da ESCS/DF (aposentado). Ex-Presidente da FEBRASGO e da ABPTGIC. Médico ginecologista oncologista no Instituto Verhum em Brasília.

Fernanda Villar Fonseca

Mestrado e Doutorado. Professora do Curso de Medicina da Universidade Positivo. Membro Titular do corpo clínico do Hospital Erasto Gaertner, Setor de Patologia Cervical e Colposcopia.

Garibalde Mortoza Junior

Ginecologista e Especialista em PTGI. Diretor de Mercado da Unimed-BH. Ex-Presidente da ABPTGIC.

Gutemberg Leão de Almeida

Mestrado e Doutorado. Professor Adjunto do Departamento de Ginecologia e Obstetrícia da Faculdade de Medicina da Universidade Federal do Rio de Janeiro (UFRJ). Diretor do Instituto de Ginecologia da UFRJ. Fellow na International Society for the Study of Vulvovaginal Disease (ISSVD).

Iara Moreno Linhares

Mestrado, Doutorado e Pós-Doutorado pela Cornell University. Livre-Docente e Professora Associada da Disciplina de Ginecologia da Faculdade de Medicina da Universidade de São Paulo (FMUSP). Pesquisadora Associada da Weill Medical College of Cornel University.

Isa Maria Melo (*in memoriam*)

Ex-Presidente da Associação Brasileira de Genitoscopia. Ex-Membro da Diretoria da Federação Internacional de Patologia Cervical e Colposcopia (IFCPC). Ex-Presidente do Comitê Científico da IFCPC.

Isabel do Val

Mestrado e Doutorado. Professora Associada da Faculdade de Medicina do Departamento Materno-Infantil, Disciplina de Ginecologia da Universidade Federal Fluminense (UFF). Chefe do Ambulatório de Patologia Cervical (Colposcopia) e Patologia Vulvar do Hospital Universitário Antônio Pedro da Faculdade de Medicina da UFF. Fellow na International Society for the Study of Vulva and Vagina Diseases (ISSVD).

Jack David Sobel

Distinguished Professor from Internal Medicine, Department: Infectious Diseases School of Medicine, Wayne State University, Detroit, Michigan, USA.

Jefferson Elias Cordeiro Valença

Mestrado e Doutorado. Máster Universitario en Dirección y Organización de Hospitales Y Servicios de Salud, Universitad Politécnica de Valencia. Preceptor do Serviço de Ginecologia do Hospital das Clínicas da Universidade Federal de Pernambuco e da Maternidade da Universidade de Pernambuco.

José Eleutério Junior

Mestrado e Doutorado. Professor Titular do Departamento de Saúde da Mulher, da Criança e do Adolescente (DSMCA) da Universidade Federal do Ceará (UFC). Membro da International Academy of Cytology.

José Focchi

Professor Associado da Escola Paulista de Medicina (aposentado). Ex-Presidente da ABPTGIC.

José Humberto Belmiro Chaves

Mestrado em Ciências pela Escola Paulista de Medicina da Universidade Federal de São Paulo (EPM/UNIFESP). Doutorado em Bioética e Ética Médica pela Universidade do Porto, Portugal. Pós-Doutorado em Comunicação e Saúde pela Universidade Aberta de Lisboa. Professor Titular de Ginecologia da Universidade Estadual de Ciências da Saúde de Alagoas (Uncisal). Professor Associado de Ginecologia da Universidade Federal de Alagoas (UFAL). Membro da Câmara Técnica de Ginecologia e Obstetrícia e da Câmara Técnica de Bioética do Conselho Federal de Medicina. Membro da Academia Alagoana de Letras.

Julio Cesar Teixeira

Mestrado e Doutorado. Professor Livre-Docente em Tocoginecologia e Professor Pleno da Pós-Graduação CAPES-7 da Faculdade de Ciências Médicas da Universidade Estadual de Campinas (Unicamp).

Lucivanda Pontes Fonteles

Médica Colaboradora do Setor de Patologia do Trato Genital Inferior e Colposcopia na Clínica de Ginecologia do Hospital das Clínicas da Faculdade de Medicina da Universidade de São Paulo ((HC-FMUSP). Especialista em Sexualidade Humana pela Faculdade de Medicina do ABC (FMABC).

Luiz Carlos Zeferino

Mestrado e Doutorado. Professor Titular de Ginecologia no Departamento de Ginecologia e Obstetrícia da Faculdade de Ciências Médicas (FCM) da Universidade Estadual de Campinas (Unicamp).

Manoel Afonso Guimarães Gonçalves

Mestrado e Doutorado. Bolsista do CNPq na Università degli Studi di Milano, Milão, Itália. Professor Titular da Pontifícia Universidade Católica do Rio Grande do Sul (PUCRS).

Marcela Grigol Bardin

Mestrado pela Universidade Estadual de Campinas (Unicamp). Doutorado sanduíche pela Universidade de Sherbrooke, Quebec, Canada. Professora convidada e responsável pelo Ambulatório de Fisioterapia em Uroginecologia do CAISM (hospital da Mulher) da Unicamp.

Marcia Farina Kamilos

Responsável pelo setor de Patologia do Trato Genital Inferior e Colposcopia (PTGI) do Hospital Heliópolis, São Paulo.

Marcia Fuzaro Terra Cardial

Mestrado e Doutorado. Professora Associada da Faculdade de Medicina do ABC (FMABC), Chefe de Departamento e do Setor de PTGI e Colposcopia. Presidente da ABPTGIC.

Maria Inês de Miranda Lima

Mestrado e Doutorado. Chefe da Clínica Ginecológica da Santa Casa de Belo Horizonte.

Mariangela Freitas da Silveira

Mestrado e Doutorado em Epidemiologia pela Universidade Federal de Pernambuco (UFPE). Pós-Doutorado pela Johns Hopkins University. Professora Associada no Programa de Pós-Graduação em Educação (PPGE) da Universidade Federal de Pelotas (UFPel).

Maricy Tacla

Mestrado e Doutorado. Médica Assistente e responsável pelo Setor de Patologia do Trato Genital Inferior e Colposcopia do Hospital das Clínicas da Faculdade de Medicina da Universidade de São Paulo (HC-FMUSP).

Miguel Tilli

Especialista en Infecciones em Ginecología y Obstetricia. Docente Adscripto de Ginecología de la Universidad de Buenos Aires (UBA), Argentina. Ex-Presidente de ASAIGO ITS, Argentina.

Neila Maria de Góis Speck

Mestrado e Doutorado. Professora Adjunta do Departamento de Ginecologia da Escola Paulista de Medicina da Universidade Federal de São Paulo (EPM/UNIFESP).

Newton Sergio de Carvalho

Mestrado pela Universidade de São Paulo (USP) e Doutorado sanduíche junto ao Centro de Controle de Doenças (CDC), Atlanta, Estados Unidos, e à Universidade Federal do Paraná (UFPR). Criador e Professor do Programa de Pós-Graduação em Tocoginecologia e Saúde da Mulher da UFPR. Professor Titular de Ginecologia do Departamento de Tocoginecologia da UFPR.

Nilma Antas Neves

Mestrado em Assistência Materno-Infantil. Doutorado em Imunologia pela Universidade Federal da Bahia (UFBA). Professora Titular da UFBA.

Pâmela Cristina Gaspar

Farmacêutica-Bioquímica e Mestrado e Doutorado em Farmácia. Coordenadora-Geral de Vigilância das Infecções Sexualmente Transmissíveis do Ministério da Saúde.

Paola A. G. Pedruzzi

Cirurgiã Oncológica pelo Hospital Erasto Gaertner. Especialização em Cirurgia de Cabeça e Pescoço pelo Hospital Erasto Gaertner. Especialista em Cancerologia e em Cirurgia de Cabeça e Pescoço. Mestrado em Oncologia pela Universidade de São Paulo (USP).

Paulo Cesar Giraldo

Mestrado e Doutorado. Pós-Doutorado na Weill Cornell Medical College da Cornell University, Divisão de Imunologia e Microbiologia. Professor Titular de Ginecologia do Departamento de Tocoginecologia da Unicamp (aposentado). Professor Colaborador do DTG/Unicamp.

Renata Lopes Britto

Mestrado e Doutorado. Professora Associada de Ginecologia da Universidade Federal da Bahia (UFBA). Professora Titular de Saúde da Mulher da Universidade de Salvador.

Rita Maira Zanini

Mestrado e Doutorado. Aperfeiçoamento em Patologia do Trato Genital Inferior e Colposcopia no Istituto Nazionale per lo Studio i la Cura dei Tumori di Milano e no programa de Research Fellow no M.D. Anderson Cancer Center University of Texas. Professora Titular do Departamento de Tocoginecologia e Chefe do Setor de Patologia do Trato Genital Inferior e Colposcopia do Hospital de Clínicas da Universidade Federal do Paraná.

Sergio Mancini Nicolau

Mestrado e Doutorado. Professor Adjunto, Livre-Docente e Chefe da Disciplina de Ginecologia Oncológica do Departamento de Ginecologia da Escola Paulista de Medicina da Universidade Federal de São Paulo (EPM/UNIFESP).

Sidney Roberto Nadal

Mestrado e Doutorado. Livre-Docente pela Faculdade de Ciências Médicas da Santa Casa de São Paulo. Ex-Supervisor da Equipe Técnica de Proctologia do Instituto de Infectologia Emílio Ribas.

Sophie Françoise Mauricette Derchain

Mestrado e Doutorado. Livre-Docente em Ginecologia e Professora Titular de Ginecologia do Departamento de Tocoginecologia da Faculdade de Ciências Médicas da Universidade Estadual de Campinas (FCM/Unicamp).

Steven S. Witkin

Professor Emeritus of Immunology in Obstetrics and Gynecology, William J. Ledger, M.D. Distinguished Professor for Infection and Immunology in Obstetrics and Gynecology, Weill Cornell Medical College Professor of Immunology in Obstetrics and Gynecology, Weill Cornell Medical College (aposentdo). Visiting Professor, Institute of Tropical Medicine, Faculdade de Medicina da Universidade de São Paulo.

Terence Pires de Farias

Titular da Seção de Cirurgia de Cabeça e Pescoço do Instituto Nacional de Câncer (INCA), RJ. Pesquisador concursado da Seção de Cirurgia de Cabeça e Pescoço do INCA, RJ. Mestre e Doutor pelo INCA. Professor de Cirurgia de Cabeça e Pescoço no curso de Pós-Graduação da Pontifícia Universidade Católica do Rio de Janeiro (PUC-Rio).

Valentino Antonio Magno

Mestrado e Doutorado. Fellow em Oncologia do Instituto Jules Bordet, Bélgica. Professor Adjunto e Coordenador do Programa de Pós-Graduação em Ginecologia e Obstetrícia da Universidade Federal do Rio Grande do Sul (UFRGS).

Vera Lucia da Mota Fonseca

Mestrado. Membro Titular da Academia de Medicina do Rio de Janeiro e Fellow na International Society for the Study of Vulvovaginal Disease. Professora das disciplinas de Saúde da Mulher e Saúde da Gestante da Universidade Estácio de Sá. Médica e Coordenadora do Programa de Residência Médica e Chefe do setor de Patologia do Trato Genital do Hospital Universitário Clementino Fraga Filho/UFRJ.

Walquíria Quida Salles Pereira Primo

Mestrado e Doutorado. Especialização em Bioética pela Cátedra Unesco de Bioética da Universidade de Brasília (UnB). Professora Adjunta do Departamento de Ginecologia da Faculdade de Medicina na UnB.

Wanuzia Keyla Miranda

Mestre em Patologia e Doutora em Medicina Tropical pela Universidade Federal de Pernambuco (UFPE). Aperfeiçoamento em Ginecologia Oncológica pela Universidad Complutense de Madrid (UCM). Especialização em Anatomia Patológica pala Universidade Federal do Rio Grande do Norte (UFRN). Especialista em Citopatologia pela Sociedade Brasileira de Citopatologia.

Yara Lucia Mendes Furtado de Melo

Mestrado e Doutorado. Professora Adjunta da Universidade Federal do Rio de Janeiro (UFRJ) e Professora Adjunta da disciplina de Ginecologia da Universidade Federal do Estado do Rio de Janeiro (Unirio). Coordenadora da disciplina de Ginecologia da Faculdade de Medicina da UFRJ. Coordenadora do Internato em Ginecologia da EMC-Unirio. Chefe do Ambulatório de Patologia Cervical do Instituto de Ginecologia da UFRJ e do Ambulatório de Patologia do Trato Genital Inferior do Hospital Universitário Gaffrée e Guinle.

Yoshiko A. Yoneda

Membro da Diretoria da ABPTGIC – São Paulo. Especialista em Ginecologia e Obstetrícia, Qualificação em PTGI e Colposcopia. Título de Especialista em Citopatologia.

Agradecimentos

Em maio de 2010, era publicada a 1ª edição do *Patologia do Trato Genital Inferior e Colposcopia – Manual Prático com Testes e Casos Clínicos Comentados.* Após seu rápido esgotamento, recebemos inúmeras solicitações para que uma nova edição fosse publicada. Atendendo a esses pedidos e depois de procurados pela Editora Atheneu, decidimos dar continuidade ao projeto. Assim, 15 anos depois, lançamos esta 2ª edição, atualizada e ampliada, com a expectativa de que outras edições venham a surgir, acompanhando a constante evolução da Medicina e da PTGI.

Em nome dos 11 editores e dos 57 autores integrantes da 2ª edição desta obra, manifesto, aqui, nossos sinceros agradecimentos. Contudo, sei que, ao agradecer, corro o risco de esquecer alguém – por isso, peço, desde já, desculpas por eventuais omissões.

Dessa forma, agradecemos:

Aos nossos locais de trabalho – hospitais, consultórios e universidades – que nos proporcionam o ambiente e os recursos necessários para exercer nossa prática e aprofundar nosso conhecimento. Agradecemos, em especial, às nossas pacientes que nos permitem adquirir a experiência clínica que, agora, compartilhamos nesta obra. Destacamos, também, o valor do contato com nossos alunos e alunas, que nos motivam e inspiram continuamente. A prática de "aprender ensinando" é, sem dúvida, um dos motores mais estimulantes da atividade docente. Da mesma forma, expressamos nossa gratidão aos colegas professores e professoras, cuja parceria e troca de saberes enriquecem o dia a dia acadêmico. Em particular, registro um agradecimento especial ao Departamento de Tocoginecologia da Universidade Federal do Paraná (UFPR), onde concentro a maior parte do meu tempo e dedicação profissional.

Às pacientes e aos alunos e às alunas do Projeto de Extensão de Prevenção e Promoção de Saúde em Comunidades (@PPSC) da UFPR. É nesse projeto, desenvolvido junto a populações em estado de vulnerabilidade, que acumulamos vivências riquíssimas sobre os temas abordados nesta obra.

Aos amigos, colegas – da profissão médica ou não – que convivem conosco em hospitais, consultórios, universidades e em tantos outros espaços, agradecemos pelas palavras de incentivo, sugestões e críticas construtivas.

Às nossas queridas associações médicas: à Associação Brasileira de Patologia do Trato Genital Inferior e Colposcopia (ABPTGIC), anteriormente conhecida como Associação Brasileira de Genitoscopia (ABG), à época da 1ª edição, aqui representada por sua presidente, Profª Marcial Cardial; e às demais entidades que, de alguma forma, contribuíram com este trabalho, como a Federação Brasileira das Associações de Ginecologia e Obstetrícia (Febrasgo), a Sociedade Brasileira de Doenças Sexualmente Transmissíveis (SBDST), a Sociedade Brasileira de Infectologia (SBI), entre outras. Agradecemos pelo apoio, pela confiança depositada em nós e pelas funções que nos foram atribuídas, as quais certamente colaboraram para a realização desta obra.

À Editora Atheneu, especialmente ao Dr. Paulo Rzezinski, Diretor Médico, que acreditou neste projeto desde o início, e a toda a sua equipe, pela dedicação, profissionalismo e qualidade na finalização desta edição.

Às nossas famílias – esposas, maridos, filhos e filhas – que, muitas vezes, deixamos de lado em nome da produção e divulgação do conhecimento científico. Agradecemos por sua compreensão, paciência e apoio incondicional. No meu caso, à Marli, Elisa, Beatriz e Raquel, e agora também aos meus netos, Martin e Enrico.

Um agradecimento especial aos nossos pais, que foram pilares em nossa formação, no desenvolvimento de nosso caráter e na constante motivação ao longo da nossa jornada profissional. Alguns estavam conosco fisicamente à época da 1ª edição e, hoje, seguem nos inspirando e protegendo, mas em outra dimensão. Em particular, cito minha mãe, Maria Vitorina, e meu pai, Sebastião, que me ensinaram a sempre considerar os dois lados de uma situação e a tomar decisões apenas após me colocar no lugar do outro.

Por fim, agradeço aos demais autores e amigos por terem me suportado como editor (coordenador) e por terem atendido prontamente às inúmeras solicitações de textos, testes, casos e comentários. Graças ao empenho de todos, conseguimos concluir este manual com êxito.

Newton Sergio de Carvalho

Prefácio da 2ª Edição

The practice of medicine is an art, based on science.

Willian Osler

Na apresentação deste livro, o professor Newton Sergio de Carvalho, seu editor, se refere, em parte, ao respectivo conteúdo.

Por isso, iniciei este prefácio com uma citação e me permiti tecer alguns comentários sem as correlações antecipatórias acerca do que o leitor encontrará nos vários capítulos.

A arte da Medicina se refere à tradução da palavra grega *téchnē*, cujo significado não se restringe à estética, mas contempla também qualquer tipo de conhecimento que envolva habilidade, atividade do pensador, técnica como arte de fazer e também de imaginar para produzir algo. O conceito grego remete ao fato de o ser humano poder transformar o mundo a seu redor. Na filosofia, Aristóteles diz que a arte/*téchnē* envolve a razão verdadeira.

Com certeza, a 2ª edição deste livro teve, na arte da Medicina, um motivo relevante para sua realização.

No entanto, poder-se-ia fazer uma pergunta: por que outro livro sobre patologia do trato genital inferior e colposcopia?

A resposta que me ocorre não é única, são várias, e acredito suficientes para justificar e embasar o trabalho. Primeiro, foi a acolhida da 1ª edição, o esgotamento rápido dos exemplares e a "pressão", sobre o editor, dos médicos que atuam nessa área médica, para que se elaborasse esta 2ª edição. Segundo, é a constatação da evolução rápida dos conhecimentos na área, com incorporações de novas técnicas na prática assistencial. Muito embora tenha ocorrido a primeira intervenção eficaz, por meio de vacina, na prevenção do câncer do colo do útero, tudo faz crer que ainda existe uma longa trajetória a ser percorrida; desvantagens serão removidas e novas e melhores tecnologias e práticas poderão ser produzidas. Dessa forma, os registros da caminhada necessitam ser divulgados. E, terceiro, será a constatação do leitor quanto à excelência da obra e ao vulto que toma com a ampliação dos temas e da atualização realizada com rigor e com embasamento científico no que há de mais consistente na literatura.

Nesse contexto, o livro é justificado e bem-vindo. Na ciência, portanto, na Medicina, nada fica perdido, pois, por sua própria dinâmica, nela tudo recomeça.

Agradeço ao amigo, professor Newton, a honra que me deu de prefaciar seu livro.

E, a você, leitor, desejo uma ótima leitura; uma atualização com base científica sólida, revista e escrita por professores de inegáveis saber e excelência profissional.

Etelvino de Souza Trindade

Membro da Diretoria da ABPTGIC
(Vice-Presidente Centro Oeste)

Ex-presidente da Febrasgo

Professor na ESCS (Faculdade de Medicina)
do Distrito Federal (aposentado)

Presidente da Academia de Medicina de Brasília

Vice-Presidente Centro-Oeste da AMB

Prefácio da 1ª Edição

Desde que, na década de 1980, o papilomavírus humano ficou definitivamente caracterizado como o agente causal do carcinoma da cérvice uterina, uma pequena revolução ocorreu na prática da especialidade.

Com o Sistema Bethesda de 1988 e 2001, que vigora na maioria dos serviços do mundo, houve substancial mudança na classificação dos diagnósticos citológicos. De fato, as lesões intraepiteliais de baixo grau, antigas neoplasias cervicais intraepiteliais de grau I, passaram a ser consideradas, na maioria das vezes, simples infecção pelo vírus. Aparecem com ela os termos ASC-US e ASC-H, achados citológicos nos quais o citopatologista não apresenta condições de antever o resultado histopatológico, que, com razoável frequência, está relacionado com a presença viral.

Também, uma nova classificação colposcópica passou a ser adotada a partir de 2002, quando o Comitê de Nomenclatura da Federação Internacional de Patologia Cervical Uterina e Colposcopia se reuniu, em Barcelona, com essa finalidade. Procurou colocar em destaque as infecções pelo vírus que, nas classificações anteriores, ocupavam uma posição de pouca proeminência, rotulada como "Achados Vários" ou "Miscelânea". Hoje, para o colposcopista, as atipias micropapilares, sobretudo as encontradas nas paredes vaginais, são consideradas patognomônicas da infecção.

Ainda na área de diagnóstico, nova e importante metodologia passou a ser utilizada: as provas biomoleculares. Com elas, além de se diagnosticar a presença do DNA do papilomavírus, é possível diferenciá-los em oncogênicos e não oncogênicos, passo importante para a conduta a ser adotada. Trata-se de metodologia ainda em desenvolvimento que, no último ano, ao conseguir detectar e quantificar E6 e E7, proteínas virais intimamente envolvidas na oncogênese, deu mostras de seu potencial de crescimento.

Poucas mudanças ocorreram no que diz respeito às terapêuticas; continuam sendo elas destrutivas ou excisionais. No seguimento dos casos, no entanto, o conhecimento do agente causal e do seu potencial de malignidade tem permitido a utilização de novos fluxogramas. O grande avanço aconteceu no tratamento profilático. As vacinas, comprovadamente capazes de evitar aproximadamente 80% das infecções pelo papilomavírus humano, constituem um dos maiores avanços no que diz respeito à Oncologia Ginecológica.

Nos capítulos que compõem este livro, o leitor encontrará os detalhes dessas poucas considerações. Em cada um deles, poderá notar a larga experiência dos autores e, por meio de seus quesitos e casos clínicos, avaliar a prática adquirida com a leitura.

Certamente será um livro de utilidade, sobretudo pelo aspecto de abordagem prática, que é seu foco. Boa leitura e bons estudos!

José Focchi

Professor da Universidade Federal de São Paulo, UNIFESP.

Apresentação da 1ª Edição (história do livro)

Este livro, *Patologia do Trato Genital Inferior e Colposcopia – Manual Prático com Testes e Casos Clínicos Comentados*, teve início quando a Federação Brasileira das Associações de Ginecologia e Obstetrícia (Febrasgo) nomeou 15 autores, todos especialistas em Ginecologia e Obstetrícia e Colposcopia, para integrar a Comissão de PTGI no biênio 2007-2009. Sob a presidência do editor deste livro, a comissão decidiu elaborar um manual abordando as principais condições relacionadas à PTGI com o objetivo de fornecer informações fundamentais para a prática clínica diária.

Foram definidos 15 temas, distribuídos entre os membros da comissão. Ao longo de diversas reuniões e trocas de mensagens eletrônicas, os capítulos foram desenvolvidos e a maioria deles chegou a estar praticamente finalizada. Como o objetivo era publicar esse conteúdo em formato impresso, mas a comissão não dispunha de meios próprios para viabilizar a edição, optou-se por buscar uma editora interessada em apoiar a publicação.

Àquela altura, o mandato da comissão já havia se encerrado e seus membros haviam sido substituídos, mas os autores mantiveram o compromisso com o projeto e seguiram com a iniciativa. Cada capítulo foi, então, reescrito e adaptado à nova proposta editorial, com a inclusão de testes de avaliação e casos clínicos comentados, a fim de tornar o conteúdo mais didático e aplicável à prática profissional. A Colposcopia foi incluída ao título por constituir matéria específica com cerca de 30% do manual, além de estar integrada a outros temas e estreitamente relacionada à PTGI.

Após intenso trabalho de revisão, correções, discussões e trocas de *e-mails*, finalmente, em 2010, conseguimos reunir e disponibilizar este material. Diferentemente de outras publicações, esta obra foi elaborada por 15 autores distintos, e cada capítulo reflete a visão particular de seu respectivo autor, que assume responsabilidade por suas afirmações e recomendações. Por essa razão, a bibliografia foi organizada como sugestões de leitura, sem a obrigatoriedade de citação direta no corpo do texto.

O manual está dividido em quatro seções: fundamentos básicos; patologias benignas; patologias pré-malignas e invasoras; e, por fim, temas considerados especiais. A obra conta com centenas de imagens, compondo quase um verdadeiro atlas sobre o tema, e diversos quadros, tabelas e mensagens-chave destacadas ao longo dos capítulos, o que facilita a assimilação dos conteúdos mais relevantes.

Vale destacar que os honorários desta edição foram integralmente doados à ONG Casa de Apoio aos Órfãos da Aids.

Por fim, agradecemos ao Prof. Nilson Mello, então presidente da Febrasgo durante a gestão da antiga comissão de PTGI, e ao seu secretário, Francisco Prota, pelo apoio e incentivo. Também agradecemos à Editora Atheneu, na pessoa de seu Diretor-Médico, Dr. Paulo Rzezinski, que acolheu o projeto, e aos tocoginecologistas brasileiros, que são, em essência, a razão de ser deste manual. Esperamos, sinceramente, que esta obra seja uma ferramenta útil na solução de inúmeros desafios relacionados à saúde da mulher — nosso principal objetivo.

Boa leitura!

Maio de 2010

Os Autores

Apresentação da 2ª Edição (história do livro, continuação)

O mundo segue em ritmo acelerado, e a Medicina acompanha essa velocidade. As alterações do trato genital inferior (TGI) feminino fazem parte desse processo contínuo de evolução. Nesse contexto, o intervalo de 15 anos entre as 1ª e 2ª edições deste manual revelou-se um período bastante extenso. Por isso, esta nova edição chega significativamente ampliada: passamos de 15 capítulos, na 1ª edição, para 29 nesta 2ª, e de 15 autores para 57. Ainda assim, mantivemos uma característica essencial: todos os capítulos foram escritos por autores seniores renomados. Quando mais de um autor estava envolvido no capítulo, cada um se originava em um serviço ou setor diferente – o que acrescentou ainda mais qualidade ao conteúdo. A quase totalidade dos autores possui título de doutorado, muitos com experiência internacional em instituições de grande prestígio, e vasta trajetória profissional na área.

Nesta edição, estabeleceu-se um vínculo mais estreito com a ABPTGIC, à qual serão destinados os honorários relativos aos direitos autorais por meio de um fundo de incentivo à pesquisa. Vários autores integraram a diretoria da ABPTGIC no triênio 2021–2023 (muitos ainda integram a gestão atual), somando-se aos demais colaboradores. Entre estes, destaca-se também a participação de autores vinculados a três universidades dos Estados Unidos, duas do Canadá e uma da Argentina, além de representantes de respeitadas e tradicionais universidades brasileiras. Dos 15 editores originais, três não puderam participar desta nova edição. Dos autores da 1ª edição, ressaltamos a permanência da querida Isa Melo, que, mesmo não estando mais entre nós, teve seu capítulo atualizado e segue presente em nossa memória com carinho e saudade.

Além da atualização dos temas abordados na 1ª edição, esta nova versão inclui assuntos contemporâneos, como o uso de energias e *laser* genital no TGI. Também foram incorporados conteúdos sobre infecções genitais, com estudos sobre o microbioma vaginal e as resistências dos agentes infecciosos mediadas por biofilmes. Vulvovaginites recorrentes foram analisadas pelos professores Sobel e Foxmann; o microbioma, pelo professor Witkin; e o micoplasma, pelo professor Tilli. A infecção pelo HPV, seu processo oncogênico e as vacinas receberam atenção especial, bem como o capítulo sobre marcadores tumorais, apresentado pelos professores das universidades canadenses Andrea Trevisan e Eduardo Franco. O câncer do colo do útero, nesta edição, foi tema de dois capítulos, com a colaboração de seis professores de diferentes instituições, os quais atualizaram amplamente o tema.

Mantendo um dos diferenciais mais relevantes da obra, esta edição também inclui mais de uma centena de testes e casos clínicos com respostas comentadas, além de uma ampla parte ilustrativa de apoio ao conteúdo textual, com dezenas de imagens, o que confere ao livro características próximas às de um atlas.

Assim, acreditamos que esta nova edição de *Patologia do Trato Genital Inferior e Colposcopia – Manual Prático com Casos Clínicos e Questões Comentadas*, com a contribuição de autores de referência e a abordagem de temas atuais e fundamentais, será de grande utilidade na prática diária e, principalmente, em benefício de nossas pacientes.

Boa leitura!

Setembro de 2025

Os Autores

Sumário

SEÇÃO 1

FUNDAMENTOS E PROPEDÊUTICA BÁSICA EM PATOLOGIAS DO TRATO GENITAL INFERIOR

1

Histórico e Importância de Patologias do Trato Genital Inferior e Peculiaridades da Consulta Ginecológica com Interesse nas PTGIs

Newton Sergio de Carvalho

HISTÓRICO E IMPORTÂNCIA DA PATOLOGIA DO TRATO GENITAL INFERIOR

A história das patologias do trato genital inferior (PTGIs) praticamente se confunde com a do câncer cervical (CC). De forma didática, poderíamos dividi-la em três períodos: um que se desenvolve até a década de 1970, quando o CC constituía praticamente assunto único e base para a colposcopia, citologia e histopatologia; e o segundo período, a partir dessa época até por volta dos primeiros anos deste século em que, em razão da descoberta e do entendimento da história natural do Papilomavírus humano (HPV), evolui com as novas modalidades de rastreamento do CC, a exemplo dos testes de Biologia Molecular, e culmina com a descoberta das vacinas profiláticas contra o HPV. A partir dessa época, poderia ser definida uma terceira etapa na qual os resultados da aplicação vacinal são desenhados de acordo com os programas de cada país, além da liberação de uma nova vacina, e o microbioma vaginal se torna mais estudado, com sua potencial influência no processo oncogênico. No segundo período em que as patologias cervicais se firmaram como PTGIs e a colposcopia como genitoscopia, houve uma expansão do estudo das inúmeras afecções do trato genital inferior, da infecção pelo HPV e do CC, bem como da colposcopia, além da observação do colo uterino, incluindo outros locais da região genital, o que, em nosso meio, se denominou "genitoscopia". Nesse particular, as discussões sobre a influência da infecção pelo HPV e do câncer anal (CA), além daquela relacionada a cabeça e pescoço, foram incluídas.

Na terceira etapa, poderia ser inserida a influência do meio ambiente vaginal nas queixas genitais e também na história natural da infecção pelo HPV. Também são temas recentes a liberação de uma nova vacina profilática pelos órgãos reguladores nacionais incorporando maior número de partículas semelhantes aos vírus (VLPs) – nonavalente e a tentativa de redução do número de doses vacinais em adolescentes, culminando com a dose única.

PRIMEIRO PERÍODO

As referências ao câncer do colo aparecem no século XV a.C. em textos gregos e indus; entretanto, a mais completa descrição da doença e de seu tratamento é observada em vários textos médicos apenas no século XIX. Cullen, em 1900, introduz o conceito de lesões precursoras do câncer do colo uterino, sendo que a investigação dos 60 anos seguintes conduz a história natural do câncer e o melhor entendimento da infecção e consequente estratégia na maneira de diagnosticar, prevenir e tratar.

Data do final do século XVIII e início do século XIX, quando as lesões precursoras foram observadas nas proximidades das áreas de carcinoma invasor e, então, definidas, sendo que o termo "carcinoma *in situ*" foi introduzido, por Broders, em 1932, e então definida sua relação com as lesões invasoras.

O ponto fundamental desse período dentro das PTGIs foi a descoberta do colposcópio por Hans Hinselmann, na Alemanha. Hinselmann, em março de 1924, trabalhando na Clínica Ginecológica da Universidade de Bonn, foi chamado pelo diretor, Prof. von Franqué, para escreverem, em conjunto, um capítulo sobre câncer do útero, e o assunto que lhe caberia seria a parte clínica. Ao pesquisar na biblioteca, pensava nos itens que deveria desenvolver: estatística; sintomas; diagnóstico; prognóstico; profilaxia; e etiologia.

Com relação ao diagnóstico, Hinselmann pensou que talvez unicamente o diagnóstico precoce teria algum interesse. Imaginando o aspecto clínico do estado precoce, cogitou, naturalmente, um pequeno tumor ou uma pequena úlcera. Teve, então, a ideia de combinar luz intensa com aumentos consideráveis para examinar o colo, e tumores ou úlceras menores do que os até então observados poderiam ser reconhecíveis. Utilizando, inicialmente, uma lupa (de von Eicken) com aumentos de 0,8; 1,1 e 1,8, observou o que gerou alguma vantagem. Então, a seguir, contatou o Dr. E. Leitz e a empresa Zeiss, solicitando a confecção de um aparelho com aumento de dez vezes, com distância de 12 cm (para examinar, levando em conta o comprimento médio da vagina de 9 cm). E, como lhe foi negada a criação do aparelho, Hinselmann insistiu com o Dr. Leitz, conseguindo, após algumas semanas, ter sua ideia aceita.

Diante de resultados promissores, com a realização de pequenas biópsias e análises histológicas, o método se mostrou eficaz. A palavra "colposcopia" é derivada de *kolpos*, que significa "vagina", e *skopeo*, que significa "olhar com atenção"; assim, foi utilizada para definir essa nova metodologia de rastreamento precoce do câncer do colo.

Ao longo do tempo, com a observação e o estudo das lesões, o método foi aperfeiçoado até que foi publicado, em 1927, pela primeira vez, a descrição das modificações, que Hinselmann designou como "lesões pré-cancerosas". Escreveu, então, um manual de colposcopia e afirmou que a referida metodologia entraria na Ginecologia do futuro como um marco e nunca mais poderia desaparecer.

À mesma época, nos Estados Unidos, George Papanicolaou, grego naturalizado americano, que trabalhava na Universidade Cornell, em Nova York, em 1928, relatou que o câncer de útero poderia ser diagnosticado por meio de um esfregaço, com a coleta de células da vagina. Porém, a importância de seu trabalho não foi reconhecida até a publicação, juntamente com Herbert Traut, do Departamento de Ginecologia, do *Diagnóstico do Câncer de Útero pelo Esfregaço Vaginal*, em 1943. O livro discute a preparação do esfregaço vaginal e cervical, alterações fisiológicas durante o exame citológico e as mudanças observadas na presença do câncer do colo.

No entanto, as duas metodologias de detecção se multiplicaram nos centros dedicados à descoberta das lesões inicias do CC só após os anos de 1970, trazendo, como consequência, uma marcante diminuição das lesões do CC. Houve diminuição dos índices de mortalidade pelo CC a um terço em comparação ao que ocorria nos anos de 1950. Entretanto, embora com esses resultados, inúmeros países representantes de mais da metade dos índices mundiais ainda mantêm taxas elevadas da doença, um desafio à Medicina.

SEGUNDO PERÍODO

Após os dois marcos nas PTGIs, uma série de eventos importantes ocorreu posterior aos anos de 1970. Entre eles, foram marcantes:

- A etiologia do CC foi revelada. A doença epidemiologicamente conhecida, durante décadas, como resultado de um agente oncogênico de transmissão sexual, agora era, de maneira definitiva, provada ser causada por tipos de HPV ditos de alto risco. A descoberta trouxe a Harald Zur Hausen o Prêmio Nobel de Medicina de 2008.
- Assim, o genoma do HPV foi amplamente decodificado e cada vez mais conhecidos os mecanismos de sua capacidade para causar a transformação maligna das linhas de células do hospedeiro.
- Foi descoberto um teste mais simplificado de Biologia Molecular, denominado "captura híbrida". Nesse teste, a luz da reação gerada pela adição de sondas específicas de HPV conhecidas ao meio contendo material com HPV a ser tipificado pode ser aferida por intermédio de um aparelho denominado "quimioluminômetro". Ainda, mediante a Biologia Molecular, na metodologia de amplificação do agente ou de fragmentos deste por meio de PCR, foram definidos os tipos considerados de alto e baixo risco e, ultimamente, inclusive sua importância em razão da presença dos tipos 16 e 18 e, às vezes, outros de alto risco se definem como marcadores. Dessa forma, os tipos virais puderam ser demonstrados em relação ao grupo oncogênico, o que aumentou a importância dessa identificação. Os 14 tipos de HPV conhecidamente envolvidos no CC são detectados por meio dessa metodologia. Portanto, a adição desse teste de DNA do HPV ao de Papanicolaou foi demonstrada como uma possibilidade para aumentar a sensibilidade e o valor preditivo negativo dos exames citopatológicos.
- O gene L1 do HPV foi isolado e utilizado para produzir uma partícula semelhante ao vírus HPV (*virus like particle* = VLP) que, por sua vez, tornou-se o componente antigênico de uma vacina preventiva do câncer do colo uterino. A prevenção secundária na forma de teste de Papanicolau, então, poderia ser associada à prevenção primária por meio da vacinação. Assim, duas vacinas para uso comercial foram liberadas, uma delas incluindo os tipos 16 e 18 (bivalente), em 2004, e outra, os tipos 16, 18, 6 e 11 (tetravalente), em 2005, sendo essa última incorporada ao Sistema Único de Saúde (SUS), em 2014, e permanece até a data atual.

TERCEIRO PERÍODO

- Esse período diz respeito aos avanços no estudo do meio ambiente vaginal e de sua inter-relação com os processos infecciosos e com a oncogênese. Dessa forma, a descrição do microbioma vaginal, dos meios de resistência de micro-organismos e de agentes emergentes são pontos importantes a serem estudados. Impactos dessas infecções durante a gestação também têm sido motivo de inúmeras discussões. Além disso, mais detalhes sobre a importância do processo oncogênico da infecção pelo HPV nas regiões do canal anal e da cavidade oral foram inseridos. As duas vacinas liberadas para uso comercial nos últimos anos foram complementadas por uma terceira, a qual foi composta por nove tipos de VLPs, denominada "nonavalente" e aprovada pela Food and Drug Administration (FDA), dos Estados Unidos, em 2014. e pela Agência Nacional de Vigilância Sanitária (Anvisa), no Brasil, em 2023. Também recentemente, novos esquemas de vacinação vêm sendo discutidos constituídos de 2 doses para adolescentes ou mesmo culminando com a liberação, pelo Ministério da Saúde do Brasil, com a aplicação em dose única.

EVOLUÇÃO DA COLPOSCOPIA NO BRASIL

A importância do método colposcópico definiu a criação de várias sociedades em todo o mundo, formando uma federação internacional, a International Federation for Cervical Pathology and Colposcopy (IFCPC), e a Federação Latino Americana de Patologia do Trato Genital Inferior e Colposcopia (FLAPGIC), das quais o Brasil faz parte.

Graças a pessoas de largo horizonte, como Arnaldo de Moraes e Clóvis Salgado, que encamparam o método, a colposcopia está, hoje, presente, sobrevivendo à guerra e, ainda mais, ao pós-guerra, o que possibilitou a João Paulo Rieper desenvolvê-la na Clínica do Prof. Arnaldo de Moraes.

A primeira sociedade de colposcopia instituída no mundo, antes mesmo da alemã, foi a brasileira, fundada no Rio de Janeiro, em 17 de maio de 1958, a Sociedade Brasileira de Colposcopia, por um grupo de médicos liderados pelo Prof. João Paulo Rieper, discípulo de Hinselmann. Em 1964, realizou-se em Belo Horizonte (MG), o Congresso Brasileiro da especialidade, um dos primeiros, senão o 1° congresso nacional de colposcopia do mundo, presidido por Rieper e tendo como presidente de honra o Prof. Clóvis Salgado. Apenas bem mais recentemente, em 6 de novembro de 1972, é que foi fundada a IFCPC, cujo primeiro presidente foi o Prof. Eric Burghardt, e um brasileiro, o Prof. Carlos Alberto Salvatore, seu quarto presidente, na gestão de 1981 a 1984. O respectivo 1° congresso foi realizado na Argentina (Mar Del Plata) e o 6°, em São Paulo, presidido pelo Prof. Salvatore.

Entre os vários eventos da então Sociedade Brasileira de Colposcopia, selecionamos trechos da ata de sua 2ª Reunião e dos 1° e 4° Congressos Brasileiros de Patologia Cervical Uterina e Colposcopia (dados adaptados do *site* da Associação Brasileira de Genitoscopia [ABG], conforme informações dos doutores Domiciana Guerra, Isa Mello e Garibaldi Mortoza – *https://colposcopia.org.br/*), em que alguns aspectos e, sobretudo, nomes de médicos que marcaram a história da colposcopia no Brasil são apresentados:

- A 2ª Reunião da Sociedade Brasileira de Colposcopia foi realizada em 13 de setembro de 1958. Na ocasião, o Vice-Presidente, Prof. Dr. Arnaldo de Moraes, cumprimentou o Dr. J. Clauss, do serviço do Prof. Mestwerdt, que veio para um intercâmbio médico-científico. O Dr. João Paulo Rieper propôs que fosse organizada uma comissão para preparar um livro de colposcopia. Os doutores Mário Pardal, Alberto Rocha, Werner Soldan e João Paulo Rieper eram colaboradores certos, e o Prof. Clóvis Salgado, presidente da Sociedade, aprovou a Comissão. Na reunião, foi apresentado o distintivo da Sociedade Brasileira de Colposcopia, desenhado pelo Sr. Rabong, contendo o tripé colposcópico (colposcópio, microscópio e espátula de Eyre simbolizando a coleta citológica) e teve aprovação por unanimidade. O Dr. Orlando Baiocchi apresentou o industrial Decio Vasconcellos e seus colaboradores, construtores do novo colposcópio nacional. O Dr. Baiocchi fez uma palestra com o tema "O Valor da Documentação em Colposcopia", em que apresentou os princípios da colpofotografia e mostrou fotos tiradas com um modelo Zeiss para, em seguida, demonstrar o modelo nacional, recém-fabricado, e uma pinça de biópsia de sua autoria. O Prof. Arnaldo de Moraes teceu considerações sobre o valor do diagnóstico precoce do carcinoma do colo, servindo de exemplo essa colaboração da clínica com a indústria, apresentação que encerrou a sessão.

- Os anais do 1° Congresso Brasileiro de Colposcopia, realizado em Belo Horizonte, entre 13 e 16 de setembro de 1964, mostram o Prof. João Paulo Rieper como presidente. Na ocasião, homenageou-se o Prof. Clóvis Salgado, como presidente de honra; foi também realizada homenagem póstuma ao Prof. Hans Hinselmann (1884-1959). O secretário-geral, Alberto Henrique Rocha, também trabalhou na Comissão de Publicações e Anais. A Comissão Científica foi comandada por Lucas Monteiro Machado; a de Finanças, por José Salvador Silva; e a Comissão Social, por Lucas Viana Machado. Delzio Bicalho presidiu a Comissão de Exposição Científica e Comercial. A finalidade principal do 1° Congresso Brasileiro de Colposcopia foi a de reunir os colposcopistas brasileiros para sentir sua força e o progresso real da especialidade no Brasil: "Os trabalhos apresentados mostram que esta meta foi plenamente alcançada. Além disso, resultam estímulos para novos trabalhos e podemos aguardar confiantemente o futuro da colposcopia no Brasil". Entre os autores que apresentaram trabalhos e conferências nesse Congresso, podemos citar: G. Mestwerdt; Alberto Henrique Rocha; Ruy Pimenta Filho; João Paulo Rieper; Hildegard Stoltz; Maria das Mercês Pontes Cunha; e F. Victor Rodrigues. Os trabalhos versaram sobre microcarcinoma do colo uterino, ectropion congênito, vantagens e dificuldades da colpofotografia, cervicites e a junção escamocolunar na infância e adolescência, entre outros. Observamos que o tema da cervicite já fazia parte da programação desse 1° Congresso, mas que, ao passar do tempo, adquiriu importância crescente e que, nessa 2ª edição, mereceu relato diferenciado no que diz respeito a seus agentes.
- A *Revista Brasileira de Ginecologia* dedicou um número especial (vol. IX – 1977) para os anais do 4° Congresso realizado na cidade do Rio de Janeiro, entre 10 e 14 de outubro de 1976, e considerado "um passo importante na luta contra o câncer do colo uterino". Na ocasião, houve importante participação da Divisão Nacional de Câncer e do Ministério da Saúde. O Prof. Alípio Augusto Camelo, diretor do Instituto de Ginecologia da Universidade Federal do Rio de Janeiro, ressaltou a importância da criação, em 1948, do Ambulatório Preventivo do

Câncer Ginecológico. A colposcopia foi divulgada, no Brasil, pelas mãos de João Paulo Rieper, presidente do 4° Congresso Brasileiro. A Comissão Organizadora contou com a participação de Leonardo R. Sanches (vice-presidente do Congresso), Nísio Marcondes Fonseca (presidente da Comissão Científica), Clarice Amaral Ferreira, Paulo Canella (presidente da Comissão Executiva) e Hélia Maldonado (Comissão de Finanças). Como presidente de honra, foi homenageado o Prof. Clóvis Salgado, além do Prof. José Medina, de São Paulo. Como convidados especiais, compareceram ao Congresso o Prof. Erich Burghart, presidente do 2° Congresso Mundial de Patologia Cervical e Colposcopia, realizado na Áustria, em 1975, e o Prof. Adolf Stafl, dos Estados Unidos. O Congresso contou com a participação de mais de 80 professores, destacados nomes na história da colposcopia brasileira, a saber: Paulo Levy Schivartche; Werner Soldan; Manoel Baliú; Ítalo Baruffi (orientador de pós-graduação do autor deste capítulo); Alberto Henrique Rocha; Mercês Pontes Cunha; Onofre de Castro; Annibal Silvany; Jayme Iglesias; Paschoal Simões; Carlos Alberto Salvatore; Paulo Barros; Ruy Pimenta; Paulo Gorga; Roberto Alvarenga; Emília Rebelo Lopes; Humberto Torloni; José Chaves Meyrelles; e Carmen Prudente, entre outros, a quem João Paulo Rieper agradeceu em seu discurso. Na abertura solene, realizada no Hotel Glória, estendeu seus agradecimentos a Dra. Hildegard Stoltz, secretária-geral do evento.

Outro fato marcante, na especialidade de Ginecologia e Obstetrícia, foi a realização do XII Congresso Mundial de Ginecologia e Obstetrícia da Federação Internacional de Ginecologia e Obstetrícia (Figo), em 1988, no Rio de Janeiro, em que os aspectos das várias apresentações da infecção pelo HPV foram mostrados, principalmente sobre as formas microscópicas e sua relação com o processo oncogênico do colo uterino.

Igualmente, a Federação Brasileira das Associações de Ginecologia e Obstetrícia (Febrasgo) vem atuando de forma incisiva junto a seus membros no sentido de ensinar e atualizar as PTGIs, inclusive congregando grupo de especialistas de várias regiões do país na Comissão Nacional de PTGIs, da Febrasgo, que tem for finalidade divulgar informações e assessorar a Federação nas questões relativas a essa área.

A moderna colposcopia é atualmente definida como o exame de todo trato genital inferior, da vulva ao canal endocervical em sua porção inicial, incluindo a exploração do períneo e da região perianal, e propagando-se para a região do canal anal. É um método dinâmico. Sua abrangência conceitual ampliou o exame para a genitoscopia. Dessa forma, níveis de competência devem ser avaliados e definidos. Assim sendo, para se qualificar nessa área, são exigidos, do médico, o conhecimento da fisiologia e da patologia do trato genital inferior, bem como a capacidade de correlacionar os dados de citologia e anatomia patológica na decisão diagnóstica e terapêutica.

Merece referência também a introdução da videocolposcopia e, no Brasil, a Profa. Isa Maria de Mello foi uma das principais introdutoras e incentivadoras do método, editora associada deste livro e que, infelizmente, nos deixou em 2017.

O propósito da anteriormente denominada ABG e, desde 2012, Associação Brasileira de Patologia do Trato Genital Inferior e Colposcopia (ABPTGIC), foi definido como a educação e a disseminação do conhecimento pertinente à colposcopia e ao diagnóstico e à conduta nas doenças do trato genital inferior. Assim, entre seus objetivos, estavam buscar educar os profissionais médicos em genitoscopia e em estratégias relacionadas à área do trato genital inferior e proporcionar conhecimento e habilidades necessárias para:

- Executar exames colposcópicos básicos e avançados, inclusive a compreensão do que é normal e fisiológico na área genital, bem como o que é anormal.
- Correlacionar a colposcopia à citologia e à histologia.
- Reconhecer e avaliar as alterações pré-malignas e malignas no trato genital inferior.
- Reconhecer o papel de cofatores no desenvolvimento das desordens neoplásicas da cérvice, vagina e vulva.
- Reconhecer, avaliar e tratar as doenças vulvares e vaginais relacionadas.
- Estar familiarizado com novas modalidades de diagnóstico e tratamento para as doenças do trato genital inferior.
- Rastrear, diagnosticar e tratar a infecções genitais, incluindo aquelas transmitidas na relação sexual.
- Diagnosticar e conduzir as lesões genitais, incluindo-se aquelas da pele e das mucosas.

Nesse particular, as PTGIs consistem em uma especialidade ou área de atuação médica que se inter-relaciona com outras no estudo de várias doenças, tanto do ponto de vista de prevenção como do diagnóstico e conduta. Entre estas, poderemos observar, no Quadro 1.1, suas várias interfaces.

Quadro 1.1 – Especialidades inter-relacionadas no estudo de váriasPTGIs: prevenção, diagnóstico e conduta

Especialidade/área de atuação médica	Assunto correlato às PTGIs	Exemplos de interesse
Ginecologia/Obstetrícia	Estudo das infecções e doenças na região genital feminina	Integralmente inserida nas doenças genitais da mulher
Patologia	Avaliação de aspectos de citologia e histológicos de materiais oriundos da região genital inferior	No segmento da patologia ginecológica e citopatologia
Oncologia	Orientações sobretudo a respeito de condutas nas neoplasias encontradas nessa região	Casos de neoplasias do trato genital inferior
Infectologia	Estudo das infecções como um todo e, em especial, aquelas relacionadas com o vírus da imunodeficiência humana com seus efeitos e inter-relações nessa área	No estudo das pacientes infectadas com HIV em associação com lesões genitais e principalmente neoplasias

(*Continua*)

Quadro 1.1 – Especialidades inter-relacionadas no estudo de váriasPTGIs: prevenção, diagnóstico e conduta (*Continuação*)		
Especialidade/ área de atuação médica	**Assunto correlato às PTGIs**	**Exemplos de interesse**
Dermatologia	Avaliações das alterações da pele e mucosa que reveste a região genital inferior	Dermatoses genitais como vários tipos de líquen
Urologia	Estudo de segmentos da região genital inferior incluídos na área de trato urinário baixo bem como de determinadas doenças no homem inter-relacionadas com essa área	Lesões e infecções uretrais
Proctologia	Estudo de segmentos da região genital inferior incluídos na área de trato intestinal baixo bem como de determinadas doenças no homem inter-relacionadas com essa área	Lesões e infecções anais e perianais
Infecções de transmissão sexual	Estudo das infecções e doenças passiveis de transmissão por meio do relacionamento sexual	Inúmeras ISTs, entre elas as cervicites, uretrites e algumas vaginites e vaginoses

HIV: vírus da imunodeficiência humana; PTGIs: patologias do trato genital inferior.
Fonte: Adaptado de ABPTGIC pelo autor – https://colposcopia.org.br/historia/; IFCPC https://ifcpc.org/).

No Quadro 1.2, foram inseridos alguns dos principais nomes relacionados com a história da colposcopia e das PTGIs.

Quadro 1.2 – Principais nomes relacionados com a história da colposcopia e das PTGIs

- Hans Hilselmann – 1924 – invenção do colposcópio
- George Papanicolaou – 1028 – invenção do método citológico de rastreamento do CC
- João Paulo Rieper – 1958 – fundação da Associação Brasileira de Colposcopia e presidente do 1° Congresso Brasileiro de Colposcopia em 1964 (Belo Horizonte), tendo o Prof. Clóvis Salgado como presidente de honra
- Eric Burghardt – 1972 – fundou a Federação Internacional de Patologia Cervical e Colposcopia (IFCPC), sendo seu primeiro presidente
- Carlos Alberto Salvatore – 1981 – 4° presidente da IFCPC – gestão de 1981 a 1984
- Ian Frazer e Jian Zhou – 1989/91 – descoberta da vacina profilática contra o HPV
- Harald Zur Halsen – 2008 – descoberta da associação da infecção pelo HPV como o CC, o que lhe conferiu o Prêmio Nobel
- Douglas Lowe & John Schiller – elaboração das VLPs e vacinas profiláticas contra o HPV

CC: câncer cervical; HPV: papilomavírus humano; PTGIs: patologias do trato genital inferior.
Fonte: Desenvolvido pela autoria.

PECULIARIDADES DA CONSULTA GINECOLÓGICA COM INTERESSE NAS PATOLOGIAS DO TRATO GENITAL INFERIOR

A consulta médica deve ser dividida em três segmentos básicos, cuja duração varia entre um e outro paciente, além do tempo em que o médico se dispõe a destinar a cada um deles:

- anamnese;
- exame físico;
- orientações.

A requisição ou utilização de exames complementares conforme a necessidade e a construção de um diagnóstico epidemiológico e clínico se posicionam, geralmente, antes das orientações à paciente. As orientações são uma importante etapa que inclui o esclarecimento do diagnóstico, prognóstico, tratamento e acompanhamento, além de aconselhamento e transmissão de outras informações necessárias a cada caso específico.

ANAMNESE

Sabe-se que significante número de pessoas com alguma afecção do trato genital inferior (TGI) é assintomático ou oligossintomático e, por esse motivo, dificilmente procura auxílio médico. Isso faz sentido principalmente porque uma grande parte das afecções dessa região é considerada aquela de transmissão sexual, que habitualmente apresenta pouco ou nenhum sintoma. Além disso, as lesões cervicais, sobretudo as associadas à infecção pelo HPV, que são o principal foco dessa gama de afecções, na sua maioria, apresentam essas características. Por esse motivo, deve-se sempre estar atento à possibilidade de uma afecção do TGI mesmo quando não existirem queixas. Em uma consulta por qualquer outra causa (p. ex., pré-natal, coleta de "exame preventivo", aconselhamento anticoncepcional), pode-se rastrear alguma paciente oligossintomática por meio de questionário epidemiológico, exame físico ou exames complementares como sorologias (vírus da imunodeficiência humana [HIV], HCV, HBV, VDRL) ou, ainda, por testes de Biologia Molecular.

As queixas mais comuns das pacientes sintomáticas são descritas no Quadro 1.3.

Quadro 1.3 – Sinais e sintomas observados em pacientes com PTGIs
Corrimento – com variadas características, associado ou não a outras queixas vaginais como odor, ardência ou prurido
Prurido – vulvar ou em algum local da área genital
Dor/desconforto – vulvar ou mesmo vaginal e associação ou não ao ato sexual (dispareunia)
Ardência – vulvar ou genital
Verrugas – em alguma área do TGI
Úlceras ou outro tipo de lesão da pele e/ou mucosa (fissuras, vesículas, exulceras entre outras) na área do TGI
Sintomas urológicos e/ou proctológicos

TGI: trato genital inferior.
Fonte: Desenvolvido pela autoria.

A anamnese se inicia pela queixa principal (QP), que deverá ser detalhada na etapa seguinte denominada "história da doença atual" (HDA), o que dá uma pista do diagnóstico. Como em qualquer consulta médica, o tempo de conversa suficiente é essencial para o correto diagnóstico e tratamento. Um ciclo vicioso que é visto em algumas situações começa com um médico que está insatisfeito com as condições de trabalho ou mesmo com seu ganho remuneratório e que, assim, conversa pouco com cada paciente para atender maior número de pacientes, pedindo, consequentemente, mais exames complementares. Os planos de saúde e convênios, considerando os exames dispendiosos, tendem a abaixar os honorários da consulta do médico, que conversa menos e pede mais exames, completando o ciclo.

É justamente pelo relacionamento que estabelece com um paciente que o médico pode adquirir sua confiança e ter sucesso na condução do caso. Para realizar a consulta adequada, é necessário, fundamentalmente, que o médico ganhe a confiança do paciente e, assim, conseguir coletar dados com maior veracidade por causa de menor inibição propiciada pela confiança então estabelecida entre médico e paciente; exame físico mais detalhado pelo menor constrangimento; e maior aderência ao tratamento e, portanto, resolutividade do problema. Quanto aos exames, o médico deve sempre explicar o motivo de cada solicitação, evitando gastos e incômodos desnecessários, além de mantê-los apenas como uma complementação ao diagnóstico eminentemente clínico.

Particularmente quanto à QP, é necessário observar que nem sempre a principal queixa referida pela paciente é a QP que realmente a trouxe à consulta com o ginecologista/obstetra (GO). Uma evidência disso é que uma série de algias vulvares é meramente tradução de inadequações sexuais. Cabe a argúcia do médico em conseguir extrair, na anamnese, o verdadeiro motivo que trouxe a paciente à consulta.

História da doença atual

Inclui o início e o tempo de duração dos sintomas. A maioria dessas doenças tem caráter de evolução aguda. Por exemplo, úlceras ou corrimentos que apareceram há pouco tempo apresentam maior tendência em ter relação com alguma situação de transmissão sexual. As úlceras crônicas (mais de 4 semanas), por sua vez, menos provavelmente serão relacionadas a essa situação, podendo ser decorrentes de uma dermatose, de um carcinoma ou de outra doença do tegumento. Os corrimentos crônicos têm maior chance de se originarem de um carcinoma de colo uterino, de endométrio ou de outra doença cervicovaginal crônica e, menos provavelmente, de uma infecção aguda como candidíase ou tricomoníase agudas. Entretanto, algumas situações anteriormente agudas podem se tornar repetitivas e, de alguma forma, cronificam-se como algumas alterações vaginais. Outro ponto importante é que o tempo de evolução de cada moléstica poderá, inclusive, auxiliar na conduta terapêutica, como na situação dos condilomas genitais que, quando de recente aparecimento, ainda não sofreram ação da imunologia do hospedeiro e, portanto, eventualmente poderemos aguardar a remissão espontânea observada em um percentual razoável de casos.

História mórbida pregressa (HMP)

Os principais antecedentes mórbidos pessoais a serem esclarecidos são os menstruais, obstétricos e sexuais.

Menstruais

A data da última menstruação (DUM) é fundamental, pois pode indicar uma gravidez com consequente modificação de planos diagnósticos e de tratamento e mesmo com uso de determinadas medicações contraindicadas nessa eventualidade. Se a menstruação estiver atrasada, deve-se considerar a paciente grávida, lembrando que não se deve instrumentar o útero, fazer histerometria ou prescrever medicamentos como a tetraciclina, entre outros. A DUM também informa em que fase do ciclo a paciente se encontra. Isso é importante, pois a menstruação altera o principal mecanismo de defesa da vagina que é o pH ácido, alcalinizando o meio uma vez que o sangue é alcalino. Isso favorece a instalação de infecções por tricomonas e *Gardnerella* no meio vaginal, além de facilitar a ascensão de micro-organismos que estejam instalados no colo na forma de cervicite, podendo causar sua complicação, que é a doença inflamatória pélvica (DIP). Por isso, a salpingite (uma forma de DIP), quando ocorrer, geralmente se instalará na primeira fase do ciclo menstrual (per e pós-menstrual imediato). Já a candidíase pode ocorrer, com maior frequência, no período pré-menstrual por ser a fase na qual o pH se encontra mais ácido e o fungo encontra maior facilidade em se reproduzir. Podemos conhecer, com facilidade, o pH do meio vaginal por intermédio de fitas de papel tornassol que se coloca em contato com a secreção vaginal que muda de cor de acordo com o pH da região. Na Figura 1.1, podemos observar como o pH vaginal varia em função da época do ciclo menstrual e quais as situações podem se associar facilitadas por essas mudanças.

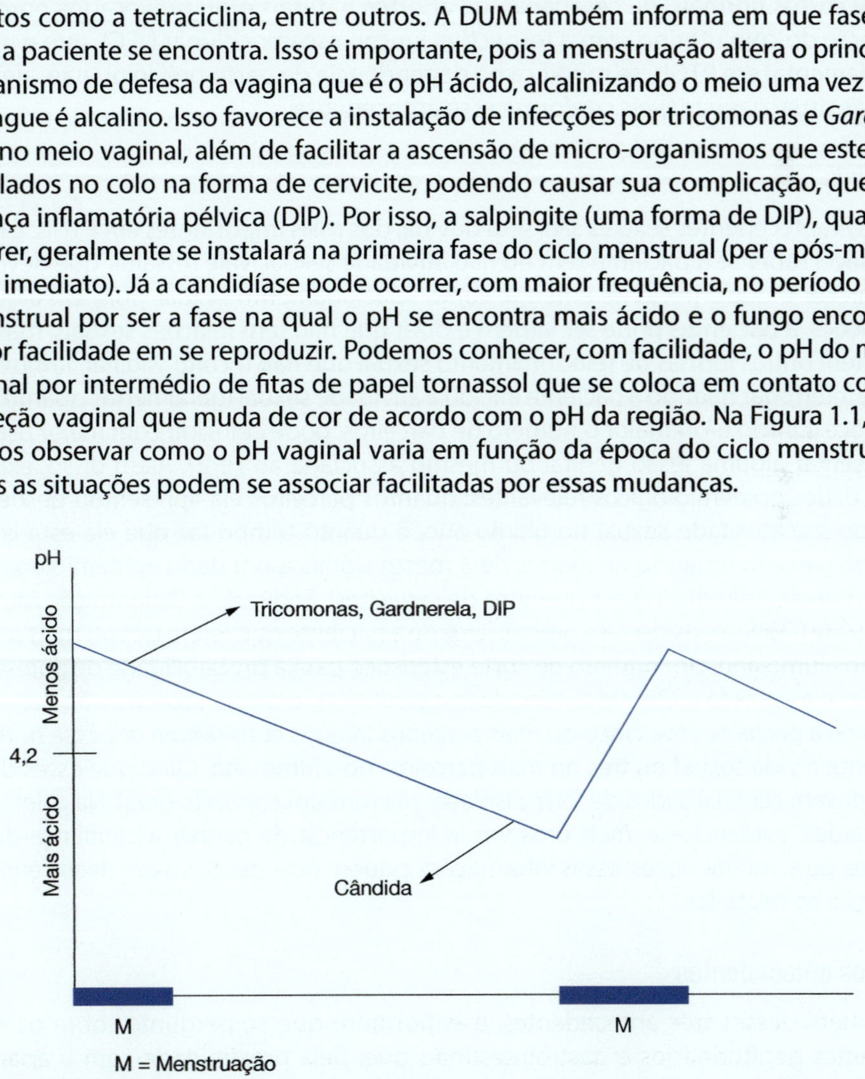

Figura 1.1 – Variações do pH vaginal em função do período do ciclo menstrual e possíveis condições associadas.
Fonte: Acervo da autoria.

Além de se conhecer a fase do ciclo, deve-se saber o padrão menstrual, isto é, a periodicidade com que a paciente menstrua, quantos dias dura cada menstruação, bem como sua quantidade. Isso é importante porque algumas afecções do TGI, eventualmente, podem alterar o padrão menstrual. A *Chlamydia*, por exemplo, quando está ascendendo à trompa e passa pelo endométrio, pode ocasionar sangramento inesperado. Nas lesões precursoras do CC ou mesmo no caso do câncer instalado, a paciente poderá apresentar sangramentos inopinados no transcurso do ciclo menstrual (CM).

Obstétricos

É necessário que o médico saiba quantas vezes a paciente engravidou, número de partos normais, de cesarianas, de abortos naturais e/ou provocados porque o aspecto do colo uterino com a respectiva junção escamocolunar (JEC), que é marco fundamental em PTGIs, se modifica na dependência de parto prévio ou não, além de outras situações variáveis conforme esse antecedente.

Sexuais

Os antecedentes sexuais são, sem dúvida, dos mais importantes em PTGIs. É indispensável saber se a paciente tem ou não atividade sexual. Vale ressaltar que devemos esclarecer o que a paciente entende como relacionamento sexual, pois, em algumas situações, a pacientes pode ser virgem e dizer que não tem relações sexuais, mas que mantém outras formas de relacionamento sexual que não o coito vaginal. Também se deve interrogar quando a paciente iniciou a atividade sexual (geralmente, quanto mais precoce o início e/ou maior o número de parceiros, pode coincidir com maior risco de apresentar alguma lesão genital ou mesmo associada ao HPV). Além disso, existem dois dados epidemiológicos relevantes: quantos parceiros ela apresentou desde que iniciou sua atividade sexual no último ano, e quanto tempo faz que ela está com o último parceiro (quando há menos de 3 meses significa um dado epidemiológico de importância, sobretudo para presença de cervicites). Segundo a Organização Mundial de Saúde (OMS), considera-se promiscuidade a paciente que refere três ou mais parceiros no último ano. Um número de corte estatístico para a probabilidade de apresentar cervicite associada à *Clamidia*. *Micoplasma genitalium* e/ou gonococo estão presentes quando a paciente teve cinco ou mais parceiros (alguns consideram dez esse número) durante a vida sexual ou três ou mais parceiros no último ano. Claro que esses dados não devem ser analisados de forma isolada, mas em um contexto geral. Na coleta desses dados, evidencia-se, mais uma vez, a importância de ganhar a confiança da paciente, pois, muitas vezes, essas informações podem ficar obscuras em decorrência de inibição ao relatá-las.

Outros antecedentes

Além desses três antecedentes, é importante que se pergunte sobre os antecedentes geniturinários e gastrointestinais que, pela proximidade com o aparelho genital, podem apresentar algum sintoma relacionado (p. ex., ardência decorrente de infecção por *Chlamydia*, uretrite, tenesmo retal por gonorreia, alteração do hábito intestinal etc.).

Perguntar sobre a data da coleta do último exame preventivo (exame de Papanicolaou) assume importância fundamental, já que as lesões associadas com a infecção pelo HPV e o câncer do colo uterino, com seu consequente rastreamento, são pontos de importância em PTGIs e demandam a atualização desse exame.

Antecedentes familiares

É claro que aqueles relativos a carcinomas (p. ex., de mama e de intestino), doenças cardiovasculares e diabetes são importantes, embora não precisamente na área da PTGIs, salvo exceções como o uso de dietilestilbestrol pela genitora no caso do adenocarcinoma de vagina na paciente, mas, felizmente, situação rara.

CONDIÇÕES E HÁBITOS DE VIDA (CHV)

São de interesse o tabagismo, o etilismo e o uso de drogas ilícitas. O álcool é uma droga que, embora lícita, a depender da quantidade consumida, pode facilitar a liberação do superego do indivíduo, o que pode resultar que tome atitudes que normalmente não tomaria, aumentando o risco de contrair uma afecção de transmissão sexual como *Clamidia*, HPV, entre outras. O hábito do tabagismo é citado como facilitador na progressão das lesões associadas ao HPV em virtude de seu potencial de imunossupressão.

EXAME GINECOLÓGICO

Três passos importantes devem ser seguidos:

- inspeção da genitália externa;
- exame especular;
- toque vaginal.

O exame ginecológico deve contar com a presença de uma enfermeira para que a paciente se sinta mais confortável e também para proteção legal do médico (na eventualidade de acusação de abuso durante a consulta). A enfermeira também deverá auxiliar e instrumentar qualquer procedimento necessário. O médico deverá explicar previamente à paciente a necessidade de ela se despir, além de passar diversas informações pertinentes ao exame como o uso do espéculo e a necessidade de ver o colo uterino, a fim de tranquilizá-la antes do procedimento. As orientações são particularmente importantes se for o primeiro exame ginecológico a que a paciente é submetida. Esta, idealmente, deve esvaziar a bexiga antes do exame, pois os estímulos dele decorrentes podem provocar a liberação de urina durante o exame, além de dificultar tecnicamente o toque e, talvez, até mesmo a introdução do espéculo.

O sucesso do exame ginecológico depende também da correta posição assumida pela paciente (deitada na beira da maca com as coxas fletidas e abduzidas) e do relaxamento adequado especialmente dos músculos do períneo, o que, inclusive, evita que ela sinta desconforto ou dor durante o exame. O médico deve saber, antes de iniciar o exame, se vai ter de coletar o exame de citologia oncótica (preventivo) para que o material de coleta (trabalho) esteja completo, deixando a paciente na posição ginecológica o menor tempo possível. O lençol deve cobrir toda a genitália, devendo ser descoberta somente no momento do exame. A posição do lençol sobre as coxas fletidas deve fazer uma espécie de tenda, impedindo o contanto visual do médico com a paciente durante o exame, respeitando, assim, o pudor que pode se manifestar de forma mais acentuada em algumas pacientes. Uma pesquisa evidenciou que algumas (maioria das) pacientes não querem contato visual e/ou conversar com o médico durante esse exame.

INSPEÇÃO DA GENITÁLIA EXTERNA

Observar se existe alguma lesão ou algum tipo de alteração da mucosa, da pele, alguma verruga ou úlcera. A colposcopia ou mesmo o uso se uma lupa pode auxiliar na procura de lesões muito discretas. Deve-se lembrar de afastar os grandes e pequenos lábios a fim de visualizar o sulco interlabial, pois esse local poderá ser sede de lesões como mostrado na Figura 1.2, em que essa fissura representava quadro de herpes genital oligossintomático. Igualmente, a pilificação deve ser afastada para observação cuidadosa à procura de lesões. Deve-se examinar também a região perineal (entre fúrcula e prega anal) e, eventualmente, a região perianal, pois ambas podem ser sedes de lesões como uma sutil fissura associada com a atrofia genital como mostra a Figura 1.3. Essa região em situações especiais deve ser inspecionada como no caso das eventuais indicacões de anuscopia, e cuidando pelo fato de tratar-se de área de maior sensibilidade. Todos os cuidados no contato com sangue e secreções devem ser observados, com a proteção do examinador. As luvas de procedimentos, quando utilizadas, e pelo fato de terem tocado nesses materiais, devem ser retiradas com cuidado para não contaminar o mobiliário ou pessoas da sala; a melhor maneira de fazê-lo é direcionar as mãos para o chão ou para o lixo, mantendo-as fechadas durante a retirada das luvas, o que evita o "efeito estilingue". Deve-se, inclusive, lembrar os cuidados com o frasco do exame preventivo ou mesmo com a adequação do foco de iluminação, para não contaminá-los ao tocá-los com a mão enluvada suja de sangue ou secreções.

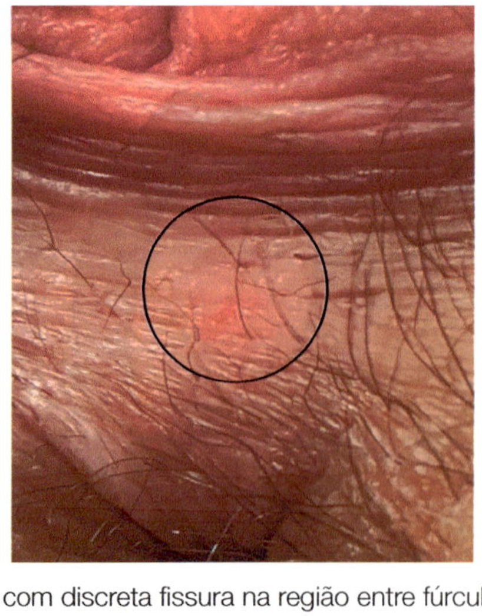

Figura 1.2 – Demarcada área com discreta fissura na região entre fúrcula vaginal e anus (períneo).
Fonte: Acervo da autoria.

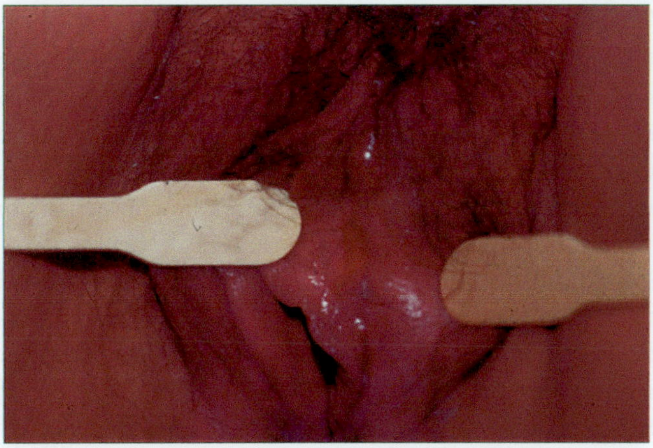

Figura 1.3 – Fissura no sulco interlabial em paciente com herpes genital.
Fonte: Acervo da autoria.

Uma área de importância que deve ser observada é a do clitóris e seu capuz (ou prepúcio), pois, além da possiblidade de existência de microlesões junto ao frênulo ou glande, em algumas ocasiões, pode haver a fusão do prepúcio associada com acúmulo de secreção ou com lesões relacionadas à atrofia ou ao líquen escleroso vulvar, o que poderá influenciar no relacionamento sexual da paciente (Figura 1.4). Na dependência do diagnóstico, o uso de estrogênio (na atrofia) ou corticosteroide de alta potência (no caso do líquen) ou o desbridamento com uma pinça delicada (no caso da fusão pelo acúmulo de secreção) poderão solucionar.

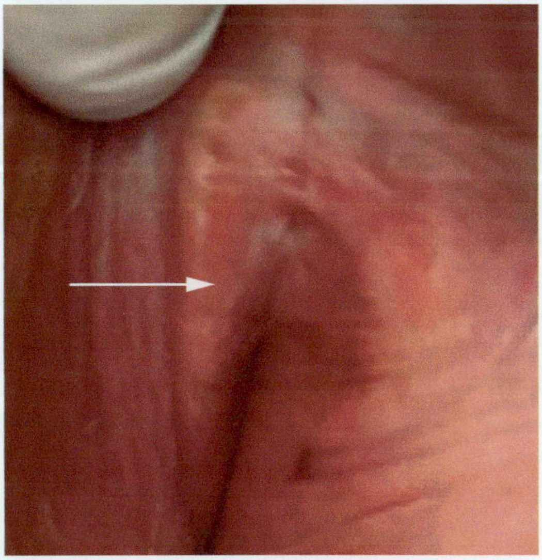

Figura 1.4 – Demonstração de clitóris encapsulado associado com atrofia. Eventualmente, observa-se uma pequena depressão (flecha) no local onde estaria a glande exposta.
Fonte: Acervo da autoria.

EXAME ESPECULAR

Destina-se ao exame da genitália interna. Deve-se evitá-lo em pacientes virgens, ou utilizar espéculos apropriados, na sua indicação absoluta, lembrando que a coleta do exame preventivo habitualmente é dispensável nesses casos. O espéculo tem duas lâminas, um cabo e uma "borboleta", que serve para abrir e fechar as lâminas. A vagina é uma cavidade virtual, pois suas paredes ficam colabadas, sendo função do espéculo afastá-las para que se possibilite a visualização do colo uterino. O espéculo deve ser colocado direcionado para baixo no sentido anteroposterior, levemente oblíquo para evitar que pressione a uretra ou o clitóris. Após a primeira porção inserida, o espéculo deve ser um pouco aberto e inserido o restante ao mesmo tempo que é girado até a posição laterolateral. Nesse momento, apenas deverá se abrir completamente o espéculo, evitando a pressão nas paredes vaginais até sua "chegada" ao fundo vaginal, onde deverá finalmente ficar situado. Na retirada do aparelho, fecham-se suas lâminas paulatinamente enquanto ele é retirado do canal vaginal, girando o espéculo para se fazer a observação das paredes vaginais anterior e posteriormente durante a retirada. Quanto à observação do colo uterino, observam-se, no diagrama da Figura 1.5, três padrões de apresentação do órgão em função da localização da JEC.

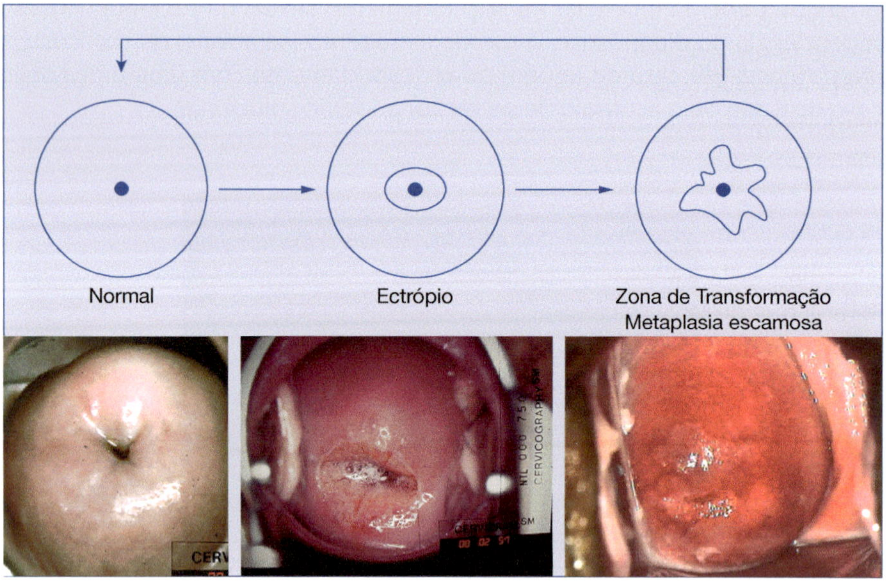

Figura 1.5 – Padrões de apresentação do colo uterino em função da localização da junção escamo-colunar observados ao exame especular.
Fonte: Acervo da autoria.

O ectrópio (ectopia) é a exteriorização do epitélio glandular para a cavidade vaginal, lembrando que, originalmente, deveria se localizar dentro do canal, protegido do meio ambiente ácido vaginal. Isso decorre de alterações hormonais, gravidez ou infecções. O epitélio glandular é uniestratificado e não está adaptado a viver no pH ácido da vagina. Quando ocorre a ectopia, o organismo reage e tenta recobrir esse epitélio lançando linguetas centrípetas (de fora para dentro) de epitélio pavimentoso poliestratificado (epitélio normal da vagina) em cima do epitélio glandular. Quando isso ocorre, pode permanecer uma área glandular que foi recoberta, mas que ainda continua secretando muco. Essa área vai originar os cistos de Naboth, visualizados como estruturas arredondadas esbranquiçadas no colo uterino ou na forma de glândulas abertas. Além de o epitélio pavimentoso tentar recobrir o glandular, o próprio epitélio glandular ectópico começa a se diferenciar em epitélio escamoso, processo este denominado "metaplasia escamosa". Se o organismo conseguir recobrir toda a ectopia, o colo voltará a ser um colo padrão (normal). Lembrando que, no caso de o epitélio escamoso se situar dentro do canal (situação não mostrada na Figura 1.5), haverá a denominada "entropia", habitualmente ocasionada pelo processo de atrofia genital e, eventualmente, observada em pacientes pós-menopausadas ou na senilidade.

Essa área, onde todas as alterações acontecem, denomina-se "zona de transformação" ou "terceira mucosa". É muito importante saber a localização dessa área, pois 95% dos casos de câncer do colo do útero ocorrem nessa região. O HPV tem como alvo as células metaplásicas e é o principal fator associado ao câncer de colo. Por isso, deve-se coletar o material para o exame de Papanicolaou (preventivo) exatamente nessa zona de transformação, somado ao material do canal cervical. Os eventuais índices de falso-negativos desse exame (em cerca de 20% a 40%) poderão resultar de coleta em local inadequado. Dessa forma, ao se introduzir o espéculo, deve-se, primeiro, reconhecer a zona de transformação e colher material para o preventivo precisamente dessa área.

Como coletar o exame de Papanicolau "preventivo"

Na coleta pelo método clássico, tomamos uma lâmina de vidro limpa e desengordurada que deverá ser dividida em três partes conforme demonstra a Figura 1.6. A primeira serve para segurar e identificar a lâmina; na segunda, faz-se um esfregaço do material colhido da zona de transformação. Nesta, utiliza-se uma espátula adequada que apresenta uma reentrância que se adapta à anatomia do colo (espátula de Ayre). Na terceira parte, coloca-se o material colhido com uma escovinha. Essa escovinha deve ser introduzida no canal cervical e girada 360 graus. Em seguida, ela deve ser retirada do colo e girada na lâmina no sentido contrário para que as células glandulares do canal se desprendam na lâmina. Esse procedimento é importante porque um percentual significativo dos casos de câncer de colo tem origem no epitélio glandular. Em ambos os locais, o esfregaço deve ser fino e suave na tentativa de se preservar ao máximo as características celulares.

Posteriormente, deve-se fixar o material em, no máximo 20 segundos, e a solução habitualmente utilizada é uma mistura de álcool-eter na forma de *spray* ou contida no recipiente em que se coloca a lâmina após a coleta. Então, envia-se o material para o laboratório de anatomia patológica com a requisição contendo os dados clínicos relativos à paciente (*citologia oncótica*).

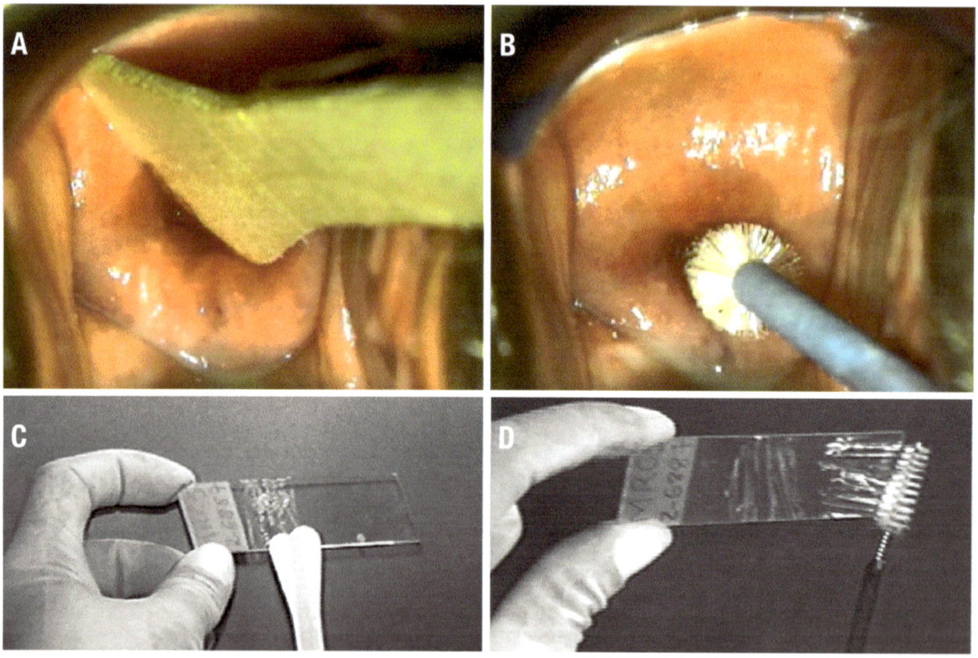

Figura 1.6 – Maneira adequada da coleta do exame de Panicolaou com diagrama mostrando como se deve realizar o esfregaço na lâmina. (A e B) Locais da coleta. Material coletado com a espátula da zona de transformação (C). Material coletado com a escovinha de dentro do canal cervical (D). *Fonte: Acervo da autoria.*

Na metodologia de citologia oncótica em base líquida (meio líquido ou LBC = citologia em base líquida), a coleta de todo o material é depositada em um frasco contendo o líquido preservante que, após a chegada ao laboratório, é centrifugada e depositada em uma lâmina que mostrará o material condensado em um pequeno círculo. Nessa modalidade, embora a sensibilidade seja semelhante à do método tradicional, a lâmina se apresenta com o material condensado que, assim, será avaliado mais rapidamente. Além disso, com a centrifugação, o material indesejável, como pequenos fragmentos de poeira, fica fora do campo, e este se torna mais limpo. A grande vantagem do meio líquido é que, nesse meio, poderão ser realizadas, posteriormente, provas de Biologia Molecular (PCR) para pesquisa de HPV ou quaisquer outros agentes. Nessa metodologia, utilizam-se muito mais escovas que espátulas. Algumas das escovas, em razão de suas características, contemplam, simultaneamente, toda a zona de transformação e o canal cervical que serão "escovados" ao mesmo tempo (Figura 1.7).

Outro ponto importante é observar o aspecto do muco cervical. O normal é que ele seja cristalino (em "água de rocha"), porém pode ser opaco, turvo (podendo indicar infecção eventualmente cervicite por *Chlamydia* ou *Mycoplasma genitalium*) e até purulento (sugerindo gonococo).

Após a observação do muco cervical, deve-se verificar a secreção vaginal que normalmente varia de incolor mucoide até acinzentada, podendo, às vezes, man-

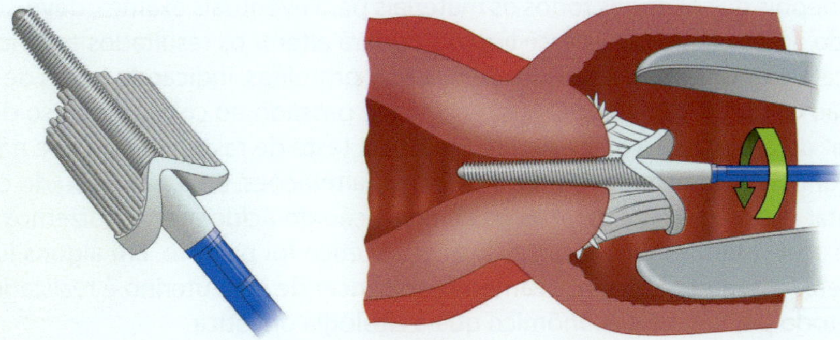

Figura 1.7 – Coleta de citologia em base líquida (meio líquido). Observação de escova com cerdas que abrangem a zona de transformação e o canal cervical ao mesmo tempo. Posteriormente, o material será depositado em um frasco contendo líquido preservante e enviado ao laboratório.
Fonte: Acervo da autoria.

char de amarelo as roupas íntimas, sem por isso se traduzir patogenicidade. Isso o que sugere que o corrimento investigado na queixa da paciente seja patológico é o mau odor, o prurido e/ou a ardência como sintomas associados. Devem-se observar as características (p. ex., aspecto, cor, presença de bolhas) dessa secreção vaginal e coletá-la em uma lâmina, no fundo de saco vaginal posterior (de Douglas), local onde se acumula a maioria da secreção. Na Figura 1.8, podemos observar uma sugestão de coleta e colocação da secreção vaginal na lâmina para exame microscópico a fresco. Em um local da lâmina (A), adiciona-se, à secreção, uma gota de soro fisiológico (SF) e, no outro local (B), apenas a secreção. Coloca-se essa lâmina (exame a fresco) no microscópio óptico e avalia-se, no ponto A (SF + secreção), a presença de *Candida*, *Trichomonas*, *Gardnerella* (agentes possíveis no corrimento). No ponto B (só secreção), pinga-se uma gota de hidróxido de potássio (KOH) para se fazer o teste do cheiro (teste das aminas) que libera um cheiro caracteristicamente desagradável (liberação de enzimas voláteis na reação química da substância alcalina com a secreção – denominadas "cadaverina" e "putrecina") quando, nessa secreção, existir vaginose bacteriana (associação de *Gardnerella vaginalis* e um *pool* de anaeróbios). Além de elemento a ser adicionado para se realizar o teste do cheiro, o KOH promove a lise das células epiteliais, facilitando a melhor visualização das hifas da *Candida* ao microscópio óptico.

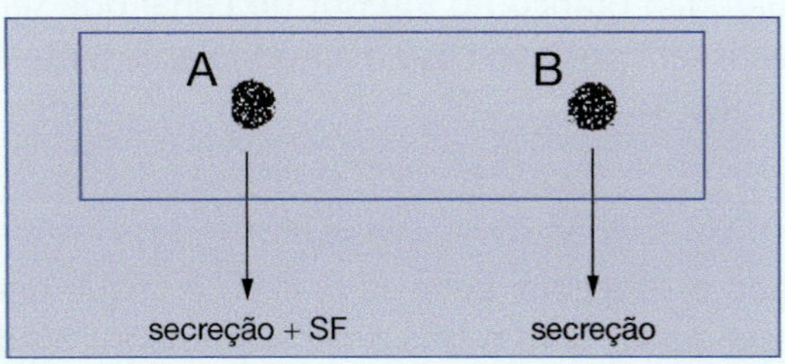

Figura 1.8 – Disposição do material coletado da secreção vaginal na lâmina para exame microscópico a fresco.
Fonte: Acervo da autoria.

Apenas depois de coletados todos os materiais para eventuais exames, deve-se fazer o teste do ácido acético, pois esse líquido poderá alterar os resultados anteriores. O ácido acético apresenta a propriedade de corar proteínas, indicando locais de maior replicação celular (Figura 1.9). O ácido acético é passado no colo com o uso de uma "bolinha" de algodão e a pinça de Cheron. É um teste de rastreamento que não oferece diagnóstico, mas poderá indicar possíveis alterações. Se uma região do colo se apresentar esbranquiçada na ocasião da aplicação do ácido acético, dizemos que a região é acetobranca e que o teste do ácido acético foi positivo. Em alguns lugares do planeta (p. ex., África), o rastreamento do câncer de colo uterino é realizado com esse método por ser mais econômico que a citologia oncótica.

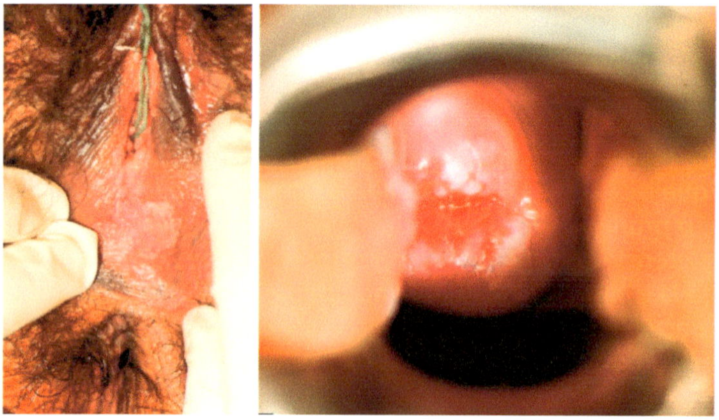

Figura 1.9 – Aspectos de lesões vulvares e cervicais após a aplicação do ácido acético (lesões de neoplasia intraepitelial de alto grau da vulva e do colo uterino).
Fonte: Acervo da autoria.

Na sequência, poderá ser realizado o teste de Schiller (iodo) ou do lugol que serve para confirmar o teste do ácido acético (o iodo não cora as áreas acetobrancas) e definir mais claramente a presença de eventuais lesões. O teste do lugol não tem sido utilizado de rotina, sendo indicado apenas como auxiliar durante a colposcopia sobretudo nas paredes vaginais ou, eventualmente, durante a cirurgia sobre o colo, para melhor definição de alguma lesão.

Um exame opcional na suspeita de cervicite, que poderá ser utilizado, é a introdução de haste de algodão branco no interior do canal que será impregnado pelo muco cervical, e o teste será positivo caso o algodão apresente-se amarelado, sugerindo a presença da infecção.

TOQUE VAGINAL

Depois de retirado o espéculo, deve-se realizar o toque genital bimanual. Esse procedimento deve ser suave, com o braço do examinador tendendo ao ângulo de 90°, o que, com o relaxamento do ombro, propicia o aumento da sensibilidade para se perceber as características dos órgãos genitais internos. A bexiga deve estar vazia; a paciente, na posição ginecológica e orientada para que procure relaxar. Para o toque vaginal, deve-se utilizar uma luva, afastar os pequenos lábios com os dedos polegar e anelar, introduzir o dedo médio, fazer pressão para abaixar o períneo e introduzir o dedo indicador (no caso do toque bidigital, ou apenas introduzir o dedo médio se for unidigital). A mão que está no abdome deve pressioná-lo até encontrar a mão que está na vagina. Primeiro, deve-se tentar palpar os anexos que, habitualmente, são impalpáveis, salvo nas pacientes mais magras; e igualmente palpar os fundo de saco anterior e posterior (Douglas). O colo do útero e o útero, que têm maior sensibilidade, devem ser manuseados posteriormente. No colo, devem-se avaliar sua consistência, aspecto e mobilidade. Deve-se mobilizá-lo para cima e sentir o fundo uterino com a mão abdominal bem como as características do corpo uterino. Por último, pois é ainda manobra mais sensível, deve-se tocar o fundo de saco anterior e posterior (fundo de saco de Douglas) que, no caso de uma infecção ou aderência, poderá apresentar-se doloroso, bem como fazer a mobilização do útero no sentido anteroposterior (báscula uterina) ao final do exame de toque.

No Quadro 1.4, podemos observar uma síntese dos procedimentos a serem realizados durante o exame ginecológico na área das PTGIs.

Quadro 1.4 – Resumo dos procedimentos a serem executados durante o exame ginecológico
• Colocar espéculo
• Identificar o colo do útero
• Identificar a zona de transformação e observar o muco cervical
• Coletar material para citologia oncótica
• Colher secreção vaginal para exame a fresco e teste do cheiro
• Realizar o teste do ácido acético
• Teste de Schiller (fora da rotina e apenas quando indicado)
• Retirada do espéculo
• Toque bimanual (anexos, colo e corpo uterino, fundo de saco anterior e posterior e mobilização do útero – báscula)

Fonte: Desenvolvido pela autoria.

EXAMES COMPLEMENTARES

Os exames complementares mais comumente utilizados são:

- Citologia oncótica.
- Avaliação do pH vaginal.
- Exame a fresco do conteúdo vaginal.
- Bacterioscopia do conteúdo vaginal e eventualmente cervical (quando indicado) .
- Coleta de material para pesquisa de agentes por meio de Biologia Molecular (PCR), quando indicada, ressaltando que a coleta de material endocervical, anteriormente realizada para pesquisa de *Clamidia* por imunofluorescência, não apresenta mais aplicação pela baixa sensibilidade em comparação com os exames de BM.

- Coleta de material endocervical para cultura e pesquisa de gonococos, quando indicado.
- Colposcopia e biópsias quando indicadas.
- Culturas de material vaginal apenas no caso de se pesquisar um micro-organismo em particular, como cultura para fungos para se comprovar o diagnóstico da candidíase de repetição.

ORIENTAÇÃO

Especialmente em se tratando de PTGIs, a orientação ao fim da consulta deve ser realizada explicando-se em detalhes, à paciente, a situação. A falha na informação à paciente acarreta, muitas vezes, tratamento inadequado e disseminação descontrolada de infecções. Esse segmento final da consulta envolve o esclarecimento do diagnóstico, prognóstico e tratamento, além do aconselhamento, principalmente quando se suspeitar de um agente de transmissão sexual, e orientação quanto às demais informações. Importante, igualmente, será orientar o parceiro e, em casos indicados, inclusive, também submetê-lo ao tratamento adequado para a resolução do problema, na suspeição de envolvimento dos agentes de transmissão sexual. Um dos aspectos que tendem a causar maior ansiedade na paciente é o diagnóstico da infecção pelo HPV. Essa situação pode gerar problemas no relacionamento do casal por causa de seu potencial oncogênico e até mesmo de sua transmissão perinatal (assunto discutido em outros capítulos).

BIBLIOGRAFIA CONSULTADA

- Amies AM, Miller L, Lee SK, Koutsky L. The effect of vaginal speculum lubrication on the rate of unsatisfactory cervical cytology diagnosis. Obstet Gynecol. 2002;100:889-92.
- Bates CK, Carroll N, Potter J. The challenging pelvic examination. J Gen Intern Med. 2011;26(6):651-7. doi: 10.1007/s11606-010-1610-821.
- De Carvalho NS, Colaço LM. O tocoginecologista, o patologista e o exame de papanicolaou. Rev. Bras.Ginecol Obstet. 2007;29(8):383-6.
- Diaz J, Miranda OM, Faúndes A, Pinotti JA. Preliminary experiment with computerized anamnesis in gynecology and reproductive health. Int J Gynaecol Obstet. 1986;24(4):285-90.
- Donders G, Slabbaert K, Vancalsteren K, Pelckmans S, Bellen G. Can vaginal pH be measured from the wet mount slide? Eur J Obstet Gynecol Reprod Biol. 2009;146(1):100-3.
- Edelman A, Anderson J, Lai S, Braner D, Tegtmeyer K. Pelvic examination video. N Engl J Med. 2007;356:e26.
- Guerra D. A história da Sociedade Brasileira de Patologia do Trato Genital Inferior e Colposcopia, 2021a. Disponível na Internet: https://colposcopia.org.br/historia/ (02 jun. 2025).
- Gynaecological examinations: guidelines for specialist practice. London: Royal College of Obstetricians and Gyna-ecologists, 2002.
- Harper DM, Franco EL, Wheeler C, Ferris DG, Jenkins D, Schuind, A et al. Efficacy of a bivalent L1 virus-like particle vaccine in prevention of infection with human papillomavirus types 16 and 18 in young women: a randomi-sed controlled trial. Lancet. 2004;364(9447):1757-65.
- Hinselman H. Die essigsâureprobe, cin, Bestandteilder er weiterten Kolposkopie. Dtsch. Med. Wscht. 1938;64:40.
- Lörincz A. Detection of human papillomavirus DNA without amplification: prospects for clinical utility. IARC Sci Publ. 1992;119:135-45.

- Meisel A, Fotin R. Condylomatous lesions of cervix and vagina. I. Cytologic patterns. Acta Cytol. 1976;20:505.
- Myles TD. Effect of a shorter clerkship on third-year obstetrics and gynecology final examination scores. J Reprod Med. 2004;49(2):99-104.
- Nalesnik SW, Mills CS, Olsen CH, Haffner WH, Zahn CM. Creating an ideal objective structured clinical exam for an obstetrics and gynecology medical student clerkship. Am J Obstet Gynecol. 2005;193(4):1544-50.
- Naud P, Hammes L, Mattos J et al. Historia da colposcopia: do invento de Hinselmann aos ensaios clínicos atuais – FEMINA: 2006;34(9)-597-606.
- Padilla LA, Radosevich DM, Milad MP. Limitations of the pelvic examination for evaluation of the female pelvic organs. Int J Gynecol Obstet. 2005;88:84-8.
- Papanicolaou GN, HF Traut. The value of vaginal smear in the cervical cancer. American Journal of Obstetrics and Gynecology. 1941;42:193.
- Papanicolaou GN. A new procedure for staining vaginal smears. Science. 1942;95(2469):438-9.
- Saslow D, Solomon D, Lawson HW, Killackey M, Kulasingam SL, Cain J et al. American Cancer Society, American Society for Colposcopy and Cervical Pathology, and American Society for Clinical Pathology screening guide-lines for the prevention and early detection of cervical cancer. CA Cancer J Clin; 2012.
- Syrjänen K, Derchain S, Roteli-Martins C, Longatto-Filho A, Hammes LS, Sarian L, Latin American Screening Study Group. Value of conventional pap smear, liquid-based cytology, visual inspection and human papillomavirus testing as optional screening tools among Latin American women 35 and or = 35 years of age: experience from the Latin American Screening Study. Acta Cytol. 2008;52(6):641-53.
- Traut HF, Papanicolaou GN. cancer of the uterus: the vaginal smear in its diagnosis. Cal West Med. 1943;59(2):121-2.
- Vidotti SP, Batista NA. Clinical simulation in the training of obstetrics and gynecology resident from the perspecti-ve of medical residency programs. Rev Bras Ginecol Obstet. 2023;45(5):266-72.
- Villa LL, Costa RL, Petta CA, Andrade RP, Ault KA, Giuliano AR et al. Prophylactic quadrivalent human papillomavi-rus (types 6, 11, 16, and 18) L1 virus-like particle vaccine in young women: a randomised double-blind place-bo-controlled multicentre phase II efficacy trial. Lancet Oncol. 2005;6(5):271-8.
- Wright TC Jr, Lorincz A, Ferris DG, Richart RM, Ferenczy A, Mielzynska I et al. Reflex human papillomavirus deoxyri-bonucleic acid testing in women with abnormal Papanicolaou smears. Am J Obstet Gynecol. 1998;178(5):962-6.
- zur Hausen H. Condylomata acuminata and human genital cancer. Cancer Res. 1976;36(2-2):794.

QUESTÕES COMENTADAS

1. Assinale a melhor opção para a cronologia dos procedimentos em um exame ginecológico de rotina em paciente com queixa de corrimento genital.
   a) Testes do ácido acético, coleta de material para exame a fresco e coleta do Papanicolaou, coleta da bacterioscopia.
   b) Coleta de material para exame a fresco, teste do ácido acético, coleta do Papanicolaou, coleta da bacterioscopia.
   c) Coleta do Papanicolaou, coleta de material para exame a fresco, coleta da bacterioscopia, teste do ácido acético.
   d) Coleta do Papanicolaou, coleta de material para exame a fresco, teste do ácido acético, coleta da bacterioscopia.

2. Com relação ao teste do ácido acético, podemos afirmar que:
   a) A área de zona de transformação será corada com leve acetobranqueamento porque apresenta proliferação celular.
   b) O teste positivo se apresenta na cor esbranquiçada pela presença de glicogênio nas células.
   c) A inspeção do colo sob a ação do ácido acético, apesar de utilizada como rastreamento do câncer do colo, deve ser abandonada em virtude do alto custo da solução a ser aplicada.
   d) Apresenta utilidade apenas para uso no colo do útero.

3. Para a coleta e interpretação adequada do exame colpocitológico de Papanicolaou, deveremos:
   a) Limpar a secreção do colo com uma "bolinha" de algodão e soro fisiológico.
   b) Realizar um esfregaço com várias camadas de células para aumentar a sensibilidade do método.
   c) Fixar o material rapidamente para evitar a deterioração das células.
   d) Coletar exclusivamente as células da zona de transformação onde ocorrem os casos de CC.

4. Assinale, entre as assertivas seguintes, aquela que corresponde aos antecedentes de maior importância na patologia do trato genital inferior.
   a) Antecedentes obstétricos.
   b) Antecedentes sexuais.
   c) Antecedentes gastrointestinais.
   d) Antecedentes menstruais.

5. Com relação à inspeção da genitália externa, podemos dizer que:
   a) Para melhor visualização, deveremos solicitar à paciente que se depile previamente ao exame.
   b) O afastamento do sulco interlabial pode ser de interesse, pois poderemos visualizar alguma lesão "escondida" nesse local.
   c) A área perineal, pelo fato de se localizar distante do colo uterino, raramente é sede de lesões.
   d) A região perianal não deveria ser examinada nas pacientes imunossuprimidas.

RESPOSTAS

1. Alternativa correta: **c**. Após a utilização do ácido acético, poderemos alterar o resultado dos demais exames.

2. Alternativa correta: **a**. Em razão de que na zona de transformação haverá conflito epitelial e processo de transformação de um epitélio em outro (metaplasia escamosa), o que gera proliferação celular e maior quantidade de proteínas, o que torna o ácido acético, porém com menor intensidade que nas neoplasias intraepiteliais de alto grau. A falta de glicogênio apresenta importância no teste do lugol, que não cora em sua ausência. A inspeção do colo sob a ação do ácido acético apresenta baixo custo e, por isso, tem sido estudada, sobretudo em países de alta densidade populacional e com baixos recursos. O teste do ácido acético pode ser útil em qualquer área do trato genital, embora com menor utilização do que no colo uterino.

3. Alternativa correta: **c**. A fixação adequada preserva a morfologia celular e o ideal seria não ultrapassar cerca de 20 segundos após coletada a amostra. O exame deve ser realizado logo após a inserção do espéculo e a definição da zona de transformação, e a utilização de algum preparado prévio poderá remover as células e alterar o resultado. O esfregaço deverá ser realizado de forma suave e em uma fina camada de células para sua preservação. A coleta deverá interessar aos dois locais onde o CC poderá se instalar: zona de transformação e canal cervical.

4. Alternativa correta: **b**. Como muitas das afecções em PTGIs estão associadas com agentes de transmissão sexual, esses antecedentes apresentam maior importância.

5. Alternativa correta: **b**. Examinar a área interlabial faz parte do exame da genitália externa. Não existe necessidade de solicitar a depilação para o exame da área, mas apenas o afastamento cuidadoso dos pelos genitais. A área perineal (entre a fúrcula vaginal e o ânus) é importante e passível de instalação de lesões e deve sempre fazer parte da inspeção genital, enquanto a região perianal deverá ser examinada de rotina sobretudo nas pacientes com imunossupressão em virtude da maior chance de instalação de lesões.

2

Flora Vaginal Normal e Flora Vaginal Alterada

Garibalde Mortoza Junior
Maria Inês de Miranda Lima

Conhecer a flora vaginal e sua inter-relação com o meio ambiente vaginal (ecossistema) é de fundamental importância no manuseio de uma das principais queixas que levam a mulher à consulta ginecológica: o corrimento vaginal. A composição da flora varia muito com a idade da mulher, desde o nascimento até a pós-menopausa, sofrendo uma grande influência do *status* hormonal. O estrogênio é um hormônio que apresenta efeito proliferativo sobre o epitélio vaginal e do colo uterino, além de exercer influência sobre o muco cervical. O efeito proliferativo resulta no desenvolvimento das camadas intermediárias e superficiais do epitélio escamoso vaginal e cervical, cujas células são ricas em glicogênio, que será metabolizado em ácido lático, o que faz o pH vaginal se situar entre 3,5 e 4,5 (considerado pH ácido).

A composição da flora vaginal não é constante, sofrendo variações em resposta a fatores exógenos e endógenos. Esses fatores incluem as diferentes fases do ciclo menstrual, gestação, uso de contraceptivos, frequência de intercurso sexual, uso de duchas ou de produtos desodorantes e utilização de antibióticos ou de outras medicações com propriedades imunossupressoras. As alterações que ocorrem no meio vaginal podem aumentar ou diminuir as vantagens seletivas para micro-organismos específicos. Durante o ciclo menstrual, ocorrem variações hormonais que interferem no substrato de diferentes micro-organismos. Essas variações, assim como o sangue menstrual, causam mudanças no pH vaginal, mas, mesmo assim, os níveis de lactobacilos permanecem constantes ao longo do ciclo, as espécies não lactobacilos aumentam durante a fase proliferativa e as concentrações de *Candida albicans* se tornam mais elevadas no período pré-menstrual. Os lactobacilos formam um biofilme natural que reveste toda a mucosa e inibe a adesão, o crescimento e a proliferação de outros micro-organismos estranhos ao meio vaginal.

Entendemos que a quebra do equilíbrio entre os fatores citados anteriormente resulta em disbiiose com possibilidade de ocorrerem vulvovaginites ou outros processos inflamatórios e/ou infecciosos que acometem o trato genital inferior.

A Tabela 2.1 demonstra os achados microbiológicos normais de mulheres em plena menacme.

Tabela 2.1 – Flora vaginal normal em mulheres NO (em) menacmes	
Agente bacteriano	**Porcentagem**
Estafilococos coagulase-negativos	34% a 78%
Estafilococos coagulase-positivos	5% a15%
Estreptococos alfa e gama	10% a 21%
Enterococos	Frequentes
Estreptococos anaeróbios	12% a 59%
Bacilos de Döderlein	49% a 73%
Lactobacillus bifidus	26% a 72%
Difteroides	44% a 74%
Coliformes	3% a 12%
E. coli	Frequente
Bacteroides	Frequentes
Micoplasmas sp.	26% a 92%
Clostridium welchii	0% a 9%

Fonte: Adaptada de Decker, 1977.

CLASSIFICAÇÃO DA FLORA VAGINAL

Spiegel *et al.* definiram uma classificação da flora vaginal de acordo com a quantidade de lactobacilos em esfregaço vaginal, realizado por exame a fresco ou pelo método de Gram e classificam a flora em três tipos:

- **Tipo I:** esfregaço com predomínio de células epiteliais, raros piócitos e flora com predomínio de bacilos de Döederlein (cerca de 80% a 95% da flora).
- **Tipo II:** células epiteliais, raros polimorfonucleares, flora composta de 50% de lactobacilos e 50% de outras bactérias. Representa um estágio intermediário entre a flora normal e a patológica, podendo evidenciar o início de um desequilíbrio vaginal ou a recuperação da flora após uma vaginite pregressa.
- **Tipo III:** células epiteliais, vários polimorfonucleares, ausência de lactobacilos e 100% de outras bactérias. Significa flora patológica presente em processos inflamatórios específicos ou não, como a tricomoníase e a vaginose bacteriana (VB). Também denominada "disbiose vaginal".

Na prática clínica, a melhor forma de avaliar a flora vaginal é observar o aspecto da secreção vaginal, se possível seu pH, e realizar o exame microscópico a fresco. Para realização do exame a fresco, utiliza-se uma gota da secreção vaginal adicionada a uma gota de soro fisiológico em uma ponta de uma lâmina, coberta com lamínula; e, na outra ponta, ou outra lâmina, uma gota de hidróxido de potássio (KOH) a 10%. A cultura do meio vaginal, em geral, não tem valor, e, quando necessário, pode-se utilizar a cultura específica para algum agente específico (bactéria, fungo ou protozoário).

As técnicas de sequenciamento genético permitiram um estudo mais completo da estrutura da comunidade microbiana vaginal. Os últimos anos permitiram avanços claros quanto à compreensão da constituição do microbioma vaginal, mas permanece ainda a necessidade de definir e focar na funcionalidade e nos mecanismos pelos quais o microbioma vaginal é capaz de providenciar um benefício fisiológico ao hospedeiro. Esse conhecimento facilitará o desenvolvimento de estratégias de diagnóstico e de tratamentos personalizados.

A microbiota vaginal está formada por mais de 250 espécies bacterianas, constituindo a principal linha de defesa contra a colonização de patógenos oportunistas e cuja integridade é fundamental para manutenção do equilíbrio do microambiente. Interrupções na associação vaginal com os microbiomas ocasionam mudanças no ambiente vaginal, o que aumenta o risco de se contrair doenças, incluindo infecções sexualmente transmissíveis (ISTs), VB, infecções fúngicas, parto prematuro etc. Já foi demonstrado que essa microbiota é bastante dinâmica e influenciada por diversos fatores. Antes da menarca, predomina uma combinação de microbiota cutânea e intestinal. Ao iniciar a menacme, por influência da função ovariana mais ativa, começam a se proliferar bactérias que predominam até a menopausa. Normalmente, são mais de 120 subtipos diferentes de lactobacilos que, por mecanismos variados (produção de ácidos, peróxido de hidrogênio, bacteriocinas e competição por nutrientes), atuam como protetores.

BIOfeme: primeiro exame molecular do Brasil capaz de identificar, com uma única amostra de *swab* vaginal, a composição da microbiota vaginal - bactérias e fungos - por meio da metodologia de sequenciamento de DNA de alto desempenho. Sua aplicabilidade clínica ainda não está bem-estabelecida.

FLORA VAGINAL NORMAL – BACILOS DE DÖEDERLEIN

A flora vaginal normal, na mulher na menacme, tem seu equilíbrio mantido por causa dos lactobacilos (bacilos de Döederlein) (Figuras 2.1 e 2.2). Existem mais de 120 espécies de lactobacilos e, na vagina, o mais comum é o *Lactobacillus acidophilus*. Esses lactobacilos constituem cerca de 80% a 90% dos micro-organismos presentes no meio ambiente vaginal, são produtores de ácido lático, peróxido de hidrogênio e de outras substâncias, que vão reduzir o pH vaginal, acidificando-o. Além de manter o pH vaginal entre 3,8 e 4,2, exercem uma função protetora e limitam o crescimento de outras bactérias de potencial nocivo (principalmente anaeróbias). Os lactobacilos são bastonetes curtos, Gram-negativos.

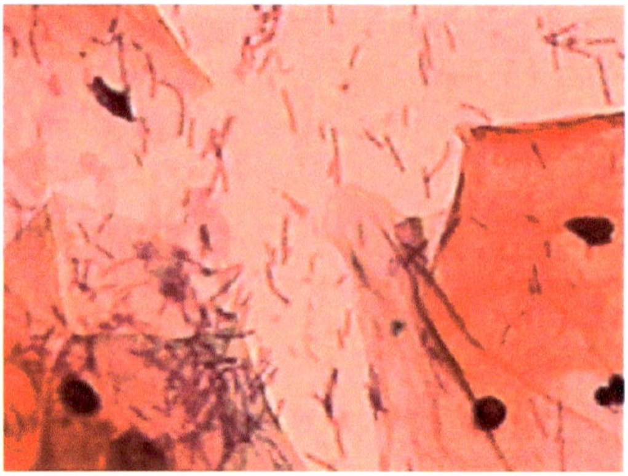

Figura 2.1 – Esfregaço vaginal (Papanicolaou 400x). Numerosos lactobacilos de Döederlein.
Fonte: Imagem gentilmente cedida pelo Dr. José Benedito Lira Neto.

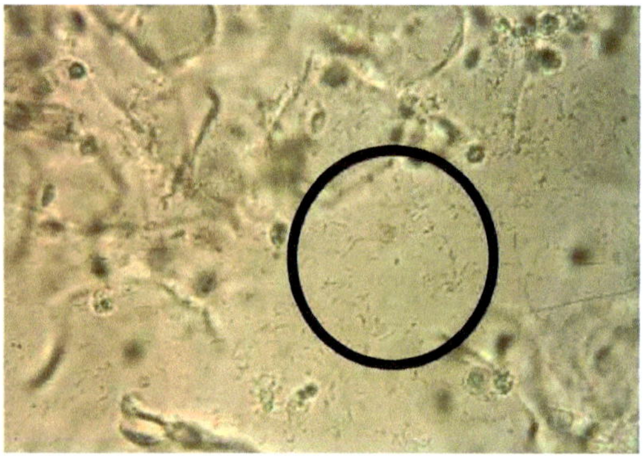

Figura 2.2 – Exame a fresco de secreção vaginal (solução salina, 150x). No círculo, observam-se numerosos lactobacilos (bacilos de Döederlein).
Fonte: Imagem gentilmente cedida pelo Dr. José Benedito Lira Neto.

FLORA VAGINAL ALTERADA

A ausência dos bacilos de Döederlein no meio ambiente vaginal mostra uma flora alterada, sendo patológica no período da menacme, geralmente associada com bacteriose vaginal, micro-organismos de transmissão sexual e surgimento de patógenos facultativos de origem da flora intestinal. A flora anaeróbia pode apresentar as seguintes bactérias: *Gardnerella vaginalis*; *Atopobium vaginae*; *Provotella* spp.; *Mycoplasma hominis*; *Mobiluncus* spp.; *Porphyromonas* spp.; *Bacterioides* spp.; *Peptostreptococcus* spp.; *Fusobacterium* spp.

Vaginose bacteriana: caracterizada por uma mudança na composição microbiana que compreende a redução da proporção de lactobacilos e o aumento da proporção de bactérias anaeróbias, como *Gardnerella vaginalis*, *Atopobium* spp., *Prevotella* spp., além de altos níveis de alguns aminoácidos (tirosina, glutamato).

Para a pesquisa laboratorial de VB, os testes rotineiramente utilizados em nosso serviço são os que seguem os critérios de Amsel:

1) **pH vaginal** > 4,5;

2) **Odor de amina:** caracterizado pelo odor desagradável após adição à secreção de KOH a 10%;

3) **Bacterioscópico corado pelo Gram:** em que se evidencia a ausência de leucócitos e de lactobacilos, presença das *clue-cells*, grande quantidade de bacilos Gram-variáveis (lábeis) e a presença de bacilos Gram-negativos curvos, sugestivos de *Mobiluncus* sp.

Vaginite aeróbica (VA): patologia relativamente recente (Donders 2002), definida pela baixa proporção de lactobacilos, acompanhada por mudanças inflamatórias mais extremas do que a VB e pelo aumento de várias bactérias Gram-positivas e Gram-negativas, com presença de comensais entéricos aeróbicos ou patógenos, incluindo *Streptococcus* do Grupo B (*S. agalactiae*), *Enterococcus faecalis, Escherichia coli* e *S. aureus.*

No diagnóstico, destacamos a característica do corrimento, o teste de aminas (KOH negativo), o pH vaginal aumentado, geralmente > 5, e quadro de resposta inflamatória.

Vaginite inflamatória descamativa (VID): forma pouco frequente, mais severa de vaginite purulenta crônica. A etiologia é desconhecida que se apresenta com sintomatologia vulvovaginal crônica. Alguns estudos afirmam que a VID nada mais é do que um estágio avançado da vaginite atrófica, com exacerbação dos sintomas clínicos e alterações laboratoriais (Sobel). Em alguns casos, têm sido identificados *Streptococcus* do grupo B e *Escherichia coli*, e o processo inflamatório é intenso, com erosões e colpite intensa. Existe a hipótese de que fatores imunológicos e de deficiência de estrogênios contribuam para a afecção.

Mobiluncus sp.

A *Gardnerella vaginalis*, isoladamente ou associada ao *Mobiluncus* sp., é um dos principais agentes causadores de disbioses em mulheres em idade reprodutiva pela falta de hábitos de higiene adequados, número de parceiros sexuais ou desequilíbrios da microflora vaginal. Esses bacilos curvos e móveis, Gram-negativos e Gram variáveis foram recentemente assinalados por Spiegel como um novo gênero *Mobiluncus*, o qual inclui as espécies:

1. *Mobiluncus mulieris;*
2. *Mobiluncus curtisii.*

No exame a fresco, são bacilos curvos, altamente móveis. Ao exame citológico corado pelo Papanicolaou, observam-se células indicadoras, bacilos curvos *comma shaped*, ausência de lactobacilos, aumento do número de bactérias de fundo. Bacteroides são também frequentemente vistos. Outros sinais e sintomas relacionados a pacientes com *Mobiluncus são*: corrimentos recidivantes; perdas sanguíneas esporádicas; dor no baixo ventre; doença inflamatória pélvica abortamento (associado com corioamnionite); e endometrite pós-parto. O *Mobiluncus* sp., geralmente, está associado a casos em que há resistência ao tratamento, casos de corrimentos vaginais de odor fétido e KOH positivo.

Actinomyces sp.

O *Actinomyces* é um micro-organismo cujo *Fillum* se desenvolveu paralelamente a fungos e bactérias. São filamentosos, Gram-positivos e anaeróbios. Habitam, normalmente, a cavidade oral, a orofaringe e o trato gastrointestinal, onde quase nunca podem ser responsabilizados por patologias inflamatórias. Têm-se relatado actinomicoses do trato urinário baixo e da cavidade pélvica em pacientes usuárias de dispositivo intrauterino. Em vista da alta incidência de flora mista nas infecções por anaeróbios, estão os *actinomyces* frequentemente associados a outros anaeróbios, sobretudo aos do gênero *Bacteroides*, *Peptococcus* e *Clostridium*. É importante que o ginecologista tenha em mente a possibilidade de infecção por *actinomyces*, em usuárias de DIU na presença de corrimento amarelado, leitoso e fétido, associado ou não a quadros de endometrite e de doença inflamatória pélvica. Nessa ocasião, sugere-se que o DIU seja retirado e instituída terapêutica antimicrobiana.

Fusobacterium

São bacilos anaeróbios Gram-negativos. Pertencem ao gênero II da família *Bacteroidaceae*. Microscopicamente, são longos e finos, assemelhando-se ao *Leptothrix vaginalis*, diferenciando-se deste pelo menor tamanho (Figura 2.3). A sua associação com *Candida* spp. pode ser observada em torno de 20% dos casos. Pode determinar leucorreias rebeldes à terapêutica antibiótica.

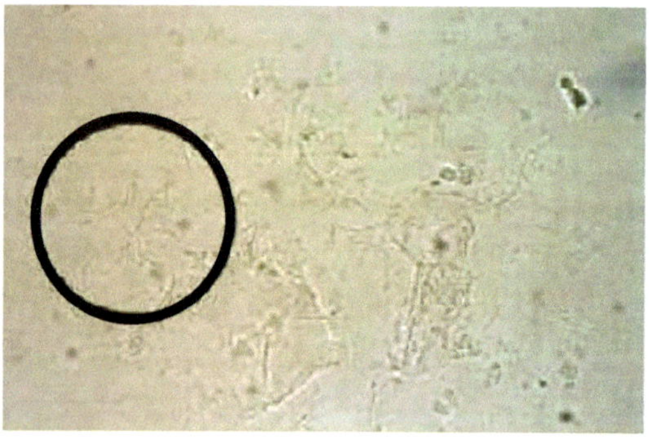

Figura 2.3 – Exame a fresco de secreção vaginal (solução salina, 150x). *Fusobacterium*. O conteúdo do círculo é de bacilos longos, com quatro a dez vezes o tamanho dos lactobacilos.
Fonte: Imagem gentilmente cedida pelo Dr. José Benedito Lira Neto.

Leptothrix vaginalis

O *Leptothrix vaginalis* é um longo bacilo que se assemelha a pelos finos (Figura 2.4). O seu grande tamanho propicia curvaturas que lembram letras (S, U e C). São anaeróbios Gram-negativos do gênero III da família *Bacteroidaceae*. O *Leptothrix* é responsável por leucorreias clinicamente inespecíficas, exceto quando associado a *Trichomonas* vaginalis. Sua associação com esse parasito é estimada em torno de 80%; em nosso material, observamos esse relacionamento em 60% dos casos.

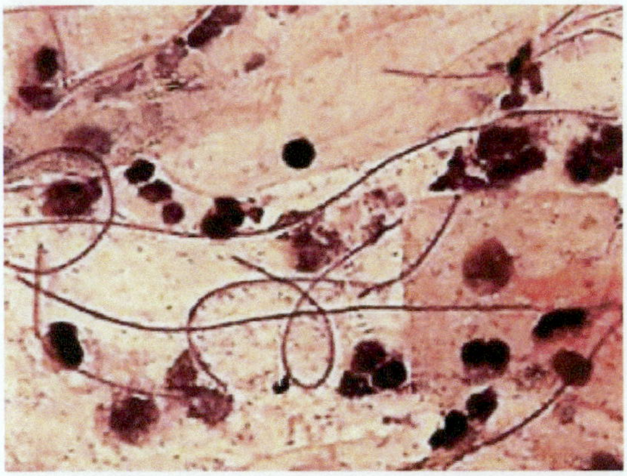

Figura 2.4 – Esfregaço vaginal, corado pelo Papanicolaou, 400x. *Leptothrix vaginalis* – bacilos longos, às vezes dobrados.
Fonte: Imagem gentilmente cedida pelo Dr. José Benedito Lira Neto.

FLORA AERÓBICA

ENTEROBACTÉRIAS (COLIFORMES)

São bacilos curtos, grossos, Gram-negativos, que se apresentam, como frequência, aos pares e unidos virtualmente por suas extremidades. Estão incluídos nesse grupo os agentes *Escherichia coli, Klebsiella, Proteus, Aerobacter* etc. Não existe possibilidade de identificação de gênero e espécie por meio da coloração pelo Papanicolaou. A vaginite por enterobactérias, frequentemente, adquire um caráter rebelde em sua erradicação em vista de serem bactérias intestinais. Resultam em corrimentos amarelados de moderado odor.

Cocos

São, por excelência, germes piogênicos. Resultam em corrimentos profusos, purulentos e de moderado odor. Podem ser aeróbios e anaeróbios. O grupo anaeróbio deve ser suspeitado quando o corrimento for fétido com teste do KOH positivo e exame bacterioscópico compatível com flora cocoide Gram-positiva ou mesmo Gram-negativa. Os estafilococos e estreptococos são mais frequentemente encontrados em vaginas hígidas do que naquelas com algum processo inflamatório. Dificilmente os cocos aeróbios são causa de corrimento vaginal, com exceção de *Neisseria gonorrhoeae*.

Bacilos difteroides

São bacilos Gram-positivos, morfologicamente semelhantes aos lactobacilos de Döderlein, dos quais se diferenciam apenas por apresentar, em ambas as extremidades, um espessamento arredondado, dando-lhes o aspecto de "alteres" ou de "palito de fósforo de duas cabeças" (Figura 2.5). Podem ser considerados como flora normal da mulher infante e pós-menopausada; no entanto, durante a menacme, estão associados, com frequência, a corrimentos vaginais clinicamente sem especificidade.

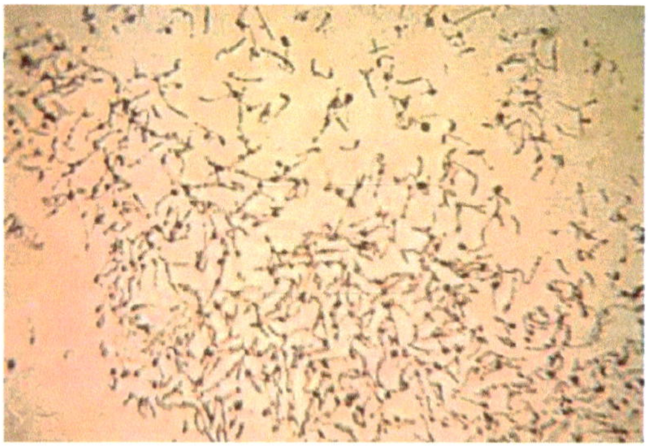

Figura 2.5 – Secreção vaginal (solução salina, 400x). Bacilos difteroides.
Fonte: Imagem gentilmente cedida pelo Dr. José Benedito Lira Neto.

Chlamydia trachomatis

A *Chlamydia trachomatis* é considerada, hoje, uma bactéria com características especiais que a distinguem das demais. Por não ter mitocôndrias, a clamídia torna-se um parasito intracelular obrigatório, à semelhança dos vírus, com os quais foi confundida durante muitos anos. Desta feita, por determinar uma relação parasitária intracelular obrigatória, a clamídia precisa invadir células que tenham capacidade de síntese à altura de suas necessidades metabólicas. Por isso, essas bactérias não parasitam células escamosas do epitélio pluriestratificado, visto que estas são células "final de carreira", desprovidas de suas principais organelas. Assim, a clamídia parasita apenas células com alta atividade metabólica como são as células colunares endocervicais, as de reserva subcilíndricas do epitélio endocervical, as do endométrio, as da mucosa tubária, as do peritônio etc.

Fungos

Os gêneros *Candida*, *Torulopsis* e *Geotrichum* são os mais frequentes na vagina. As leveduras mais frequentes em Ginecologia são do gênero Candida, com aproximadamente 30 espécies, porém só algumas têm verdadeiro interesse médico, sendo a mais comum a denominada *Candida albicans*. Adjacentes aos corrimentos vaginais determinados por leveduras, sempre existem fatores predisponentes ou desencadeantes. Deve-se sempre pesquisar esses fatores para se evitar insucesso terapêutico. Assim, devem sempre ser lembradas as situações que favorecem o desenvolvimento e a perpetuação das micoses vaginais: tratamento antibiótico em pequenas doses ou por longo tempo; dietas ricas em carboidratos; anovulação crônica; uso de anovulatórios combinados; diabetes; gravidez; uso de imunossupressores.

Candida spp.

Sua presença no canal vaginal é muito frequente e está aumentando na atualidade em virtude de uma série de fatores circunstanciais (denominados "fatores predisponentes"). As vaginites por cândida são a segunda causa etiológica de cervicocolpites. Fato interessante é que um terço das mulheres que apresenta cândida em seus esfregaços vaginais não apresenta nenhum sintoma de vaginite. Microscopicamente, a cândida aparece como estruturas alongadas, septadas, das quais brotam esporos (Figura 2.6) e assumem coloração marrom pelo Papanicolaou.

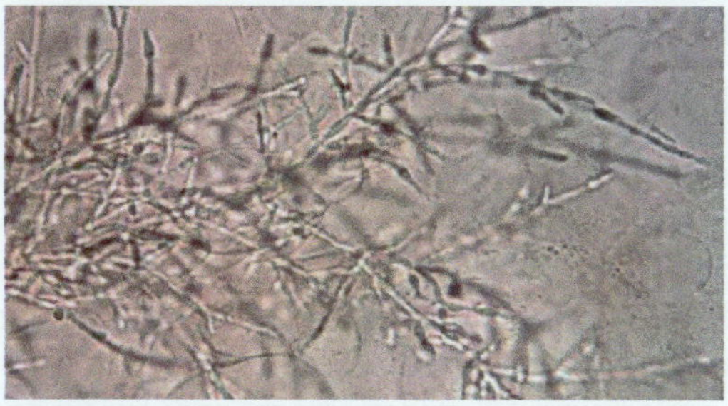

Figura 2.6 – Exame a fresco de secreção vaginal (solução de KOH a 10%, 400x). Aglomerado de hifas e esporos de *Candida* sp.
KOH: hidróxido de potássio.
Fonte: Imagem gentilmente cedida pelo Dr. José Benedito Lira Neto.

Torulopsis glabrata

Os fungos do gênero *Torulopsis* são imperfeitos. Não formam endosporos, nem micélios *in vivo*. São esféricos, medem menos de 8 micra e são Gram-positivos (Figura 2.7). No exame a fresco, podem passar despercebidos em vista da sua baixa refringência e pequena dimensão. No entanto, ao exame citológico corado pelo Papanicolaou, têm características próprias que os tornam de fácil diagnóstico. Na coloração pelo Shorr ou Papanicolaou, apresentam-se sob a forma de diminutos esporos arredondados, frequentemente em grupos.

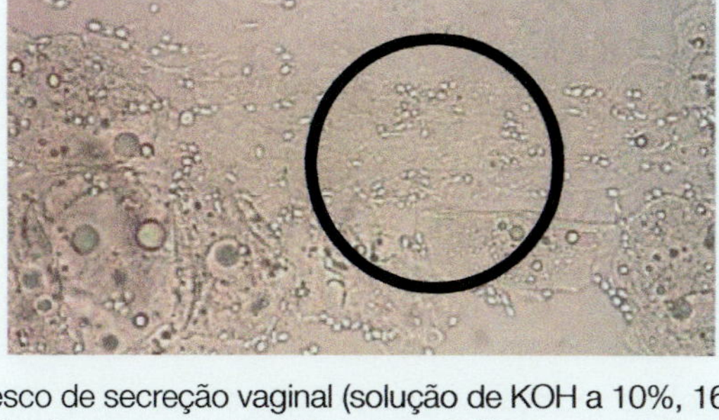

Figura 2.7 – Exame a fresco de secreção vaginal (solução de KOH a 10%, 160x). *Fusobacterium* sp. e *Torulopsis glabrata*. No círculo, esporos refringentes de *Torulopsis glabrata*.
KOH: hidróxido de potássio.
Fonte: Imagem gentilmente cedida pelo Dr. José Benedito Lira Neto.

Geotrichum Candidum

Atualmente, uma corrente promove a classificação do gênero *Torulopsis* e *Geotrichum* ao mesmo gênero da *Candida*, passando o *Torulopsis glabrata* e o *Geotrichum candidum* a serem definidos como *Candida glabrata* e *Candida geotrichum*. *Geotrichum candidum* é uma levedura bem-caracterizada na coloração preconizada pelo Papanicolaou. Seus esporos são semelhantes a micélios, unindo-se entre si de forma articulada (artrosporos). Lembram a morfologia articular da pata de um inseto. Alguns definem os artrosporos de *Geotrichum candidum* como "esporos miceliantes".

PROTOZOÁRIOS

TRICHOMONAS VAGINALIS

Dos três gêneros diferentes de protozoários (*Toxoplasma*, *Entamoeba* e *Trichomonas*) que podem molestar a vagina, o Trichomonas é o mais frequente por intermédio da espécie *Trichomonas vaginalis*. É rara na infância e no pós-menopausa. Apresenta-se como corrimento amarelo-esverdeado, bolhoso, volumoso, fétido que pode estar associado à irritação vulvar. A presença de colpite macular (também denominada "colo em morango") pode ser vista em 5% das mulheres com tricomoníase. É frequente sua associação com flora bacteriana anaeróbica; daí, a positividade ao teste do KOH e o aspecto bolhoso do corrimento. Ao exame a fresco, apresenta-se com estrutura arredondada, ovalada ou piriforme, caracteristicamente móvel (Figura 2.8). Ao exame citológico, é arredondada, piriforme ou ovalada e corada em verde-azulado. Seu protoplasma é finamente vacuolado e exibe um núcleo borrado e pouco nítido. Costuma se associar à reação inflamatória celular pronunciada. Binucleação, falsa eosinofilia, halo perinuclear, anfofilia, discreta cariomegalia e hipercromasia que, às vezes, pode assemelhar-se à displasia celular ou mesmo ao carcinoma *in situ* (alterações formadoras de mímicos) representam, em conjunto, os denominados "sinais citológicos indiretos da tricomoníase". Aconselha-se a repetição do exame citológico, após correção da parasitose, em pacientes com achados citológicos anormais (células escamosas atípicas de significado indeterminado, possivelmente não neoplásicas [ASC-US], atipias glandulares de significado indeterminado (AGUS), lesão intraepitelial escamosa de baixo grau [LSIL] ou lesão intraepitelial escamosa de alto grau [HSIL]).

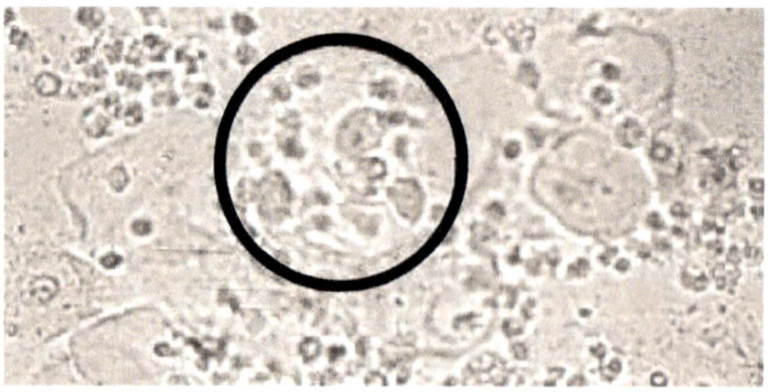

Figura 2.8 – Exame a fresco de secreção vaginal (solução salina, 160x). *Trichomonas vaginalis*. Estruturas arredondadas e ovaladas, móveis no momento do exame a fresco. No círculo, observa-se flora bacteriana compatível com cocos.
Fonte: Imagem gentilmente cedida pelo Dr. José Benedito Lira Neto.

BIBLIOGRAFIA CONSULTADA

- Donders GG, Vereecken A, Bosmans E, Spitz B, DeKeersmaecker A, Salembier G. Definition of a typeof abnormal vaginal vaginal floora that is distinct from bacterial vaginosis and aerobic vaginitis. BJOG. 2002;109(1):34-43.
- Gupta S et al. Crosstalkbetween vaginal microbiome and female health: a review. MicrobPathog. 2019;136:103696.
- Lima-Silva J, Tavares S, Vieira-Batista P, Beires J. Desqquamative inflamatory vaginites. Acta Obst Gynecol. 2016;10(4):317-25.
- Martin DH. The microbiota ofthe vagina and its influence on women's health and disease. Am J MedSci. 2012;343:2-9.
- Mascarenhas S. Manual SOGIMIG: patologia do trato genital inferior e colposcopia. Rio de Janeiro: Medbook. 2018;15:123-34.
- Ravel J, Gajer P, Abdo Z, Forney LJ. Vaginal microbiome of reproductive-age women. Biological Sciences. 2010;108(1):4680-7.
- Spiegel CA, Amsel R, Eschenbach D, Schoenknecht F, Holmes KK. Anaerobic bacteria in nonspecific vaginitis. N Engl J Med. 1980;303:601-7.

QUESTÕES COMENTADAS

1. Assinale a afirmativa falsa:

a. A flora vaginal varia de acordo com a idade da mulher.

b. O *status* hormonal é fator determinante da composição do meio ambiente vaginal.

c. Na gestação, a maior produção de estrogênios não interfere na quantidade de lactobacilos.

d. A produção de ácido lático determina que o pH vaginal se situe entre 3,5 e 4,5.

2. Na menacme, o meio ambiente vaginal:

a. É composto somente de bacilos de Döederlein.

b. Apresenta uma flora variada, com predomínio dos bacilos de Döederlein.

c. Não sofre interferência das variações hormonais.

d. Não sofre interferência do muco cervical.

3. Na prática clínica, a melhor maneira de avaliar a flora vaginal é:

a. Bacterioscopia pelo método de Gram.

b. Cultura do meio vaginal em geral.

c. Sintomas, sinais, aspecto da secreção e exame a fresco.

d. Biologia molecular.

4. Ao exame a fresco da secreção vaginal, quando se visualiza a célula do tipo intermediário contendo um sem-número de bactérias no interior de seu citoplasma, qual é o diagnóstico provável?

a. Candidíase.

b. Tricomoníase.

c. Atrofia vaginal.

d. Bacteriose vaginal.

RESPOSTAS

1. Alternativa **c**. Durante a gestação, em consequência da alta produção hormonal, há elevação da concentração dos bacilos de Döederlein.

2. Alternativa **b**. Na idade reprodutiva, quando ocorre produção de estrogênios em grande quantidade, a flora pode ser composta de *Lactobacillus* spp., com predomínio destes, *Peptoestreptococcus* spp., *Staphylococcus* spp., *Streptococcus* spp., além de outras bactérias.

3. Alternativa **c**. Na prática clínica, a melhor forma de avaliar a flora vaginal é observar o aspecto da secreção vaginal e realizar o exame a fresco.

4. Alternativa **d**. As características são de *clue cells* (células indicadoras) que, juntamente com o teste do hidróxido de potássio (KOH) positivo, um pH maior do que 5 e a ausência de lactobacilos, evidenciam infecção por *Gardnerella vaginallis* e outros anaeróbios.

3

Coleta e Interpretação da Citologia Oncótica

José Eleutério Junior
Wanuzia Keyla Miranda

Apesar de todos os avanços nos conhecimentos científicos, em muitos países, incluindo o Brasil, mesmo com adequações, é o exame desenvolvido pelo Dr. George Papanicolaou o mais utilizado como método de rastreio de lesões pré-invasoras do colo uterino.

Em essência, esse método nada mais é do que a busca de alterações nos epitélios de revestimento da cérvice uterina, em especial pela maior frequência, as induzidas pelo *Papilomavírus humano* (HPV). As células são coletadas por abrasão, com maior atenção para a zona de transformação e junção escamocolunar (JEC), por ser o local onde a ação de agentes carcinogênicos costuma ocorrer sobre células jovens, algumas indiferenciadas (células de reserva), induzidas a se multiplicar e a se diferenciar, obedecendo a uma dinâmica estimulada pelas flutuações hormonais correspondentes às fases da vida da mulher.

O estudo das células se faz por meio da microscopia óptica de esfregaço confeccionado dispondo-se o material biológico sobre lâmina de vidro que tenha, obrigatoriamente, uma extremidade fosca, fixado adequadamente e corado por bateria de policrômica com passos de hidratação, desidratação e clareamento.

Um exame de qualidade se inicia com uma adequada amostragem do material cuja coleta deve conter a representação dos epitélios escamoso e glandular da JEC, onde ela estiver, local em que mais frequentemente ocorrem as alterações a serem identificadas.

Os tipos de citologia são classificados em convencional (teste de Papanicolaou) – método mais tradicional em que o material biológico é coletado por espátula e/ou escova endocervical e disposto sobre a lâmina pelo profissional executante da coleta e fixado em álcool (líquido ou em *spray*) antes do envio para análise – e em base líquida, na qual o material biológico é obtido por meio de uma escova inserida em frasco contendo líquido para preservação do material coletado (não há confecção de esfregaço sobre lâmina pelo profissional executante da coleta). A disposição da amostra sobre a lâmina será feita de forma automatizada no próprio laboratório de citopatologia. Alguns fatores que interferem na avaliação das células são evitados mediante nova tecnologia em monocamada (da citologia em meio líquido), permitindo menos sobreposição celular, menos dessecamentos, melhor visibilidade e menor tempo de avaliação do escrutinador. Vários estudos têm comparado os dois métodos com uma aparente melhor sensibilidade para o segundo, o qual, embora com maior custo, permite a aplicação, sobre uma mesma amostra, de testes adjuvantes usados na redução das discordâncias ou incertezas na avaliação morfológica celular, o que propicia maior objetividade e melhor manejo clínico do paciente.

A sensibilidade do método de rastreio é um fator importante a ser considerado. Para amostras convencionais, ainda utilizadas em massa na rede privada e pública do Brasil, para que se obtenha a sensibilidade referida como ideal, há que se considerar variáveis como:

- coleta;
- fixação;
- interpretação;
- laudo.

CITOLOGIA CONVENCIONAL

COLETA DO MATERIAL

A coleta de amostras para citopatologia convencional deve ser feita com espátula de Ayre e com escova endocervical, buscando-se a representação de todos os epitélios constituintes da cérvice, com foco especial no alcance da JEC onde ela estiver.

O material que está na espátula e na escova endocervical deve ser espalhado de forma homogênea (formando uma película), em um único sentido, usando-se lâmina de vidro com extremidade fosca onde será disposta a identificação da paciente, sem a qual o material será rejeitado previamente a sua análise. O uso de apenas uma lâmina pode ser preconizado e, não havendo a obrigatoriedade de se separar o material obtido da endocérvice daquele obtido da ectocérvice, ambos podem ser dispostos em um mesmo sentido sobre a lâmina, sem riscos de sobreposição ou erros de identificação de cada célula presente na amostra.

FIXAÇÃO

Imediatamente após confecção dos esfregaços, estes devem ser fixados. Para o exame de Papanicolaou, existem dois tipos de fixação, em álcool etílico (etanol) a 95% ou em atomizador aerossol, no qual se utiliza o álcool isopropílico. A fixação em etanol é feita imergindo a lâmina até sua extremidade fosca em um frasco próprio com esse fixador. Com o atomizador aerossol, o jato de fixador deve obedecer a uma distância média da lâmina de 15 cm. Se a distância é menor, a força do jato pode espalhar as células contidas na amostra. Caso se utilize uma quantidade exagerada do jato, haverá dificuldade para retirada do fixador no laboratório, etapa necessária antes de corar o material coletado.

COLORAÇÃO

Uma vez fixada, a lâmina é enviada ao laboratório que, com estrutura física adequada, conforme orientações da vigilância sanitária, procede à coloração do esfregaço. Este se inicia por um processo de hidratação; em seguida, coloração (hematoxilina), desidratação, contracoloração (orange G e eosina amarela), clareamento e montagem com lamínula. Qualquer deslize nesse processo pode comprometer todo o trabalho e a avaliação citopatológica da amostra.

INTERPRETAÇÃO

Um importante passo em todo o processo. Em essência, a interpretação da morfologia celular deve ser feita por profissional devidamente qualificado e com habilidade reconhecida pela Sociedade Brasileira de Citopatologia (SBC) (citopatologista) que se utilizará de seus conhecimentos e critérios em citopatologia para montar um verdadeiro quebra-cabeças suficiente para ajudar o clínico a firmar diagnósticos. A avaliação interpretativa dos achados citopatológicos se faz por microscópio óptico em aumentos de 100 a 400 vezes e, mais raramente, em mil vezes, conforme a necessidade, avaliando-se todo o percurso da lâmina.

LAUDO

Atualmente, o laudo é feito com base no sistema Bethesda, atualizado em um conclave em 2014, na cidade de mesmo nome, com participação de entidades de todo o mundo, inclusive do Brasil. Depois de longo período fora de uma nomenclatura de atuação mundial, a SBC decidiu, em 2020, incorporar a nomenclatura de Bethesda como a oficial para os laudos de citopatologia e , junto à Sociedade Brasileira de Patologia (SBP), estender a nomenclatura para uso em laudos de histopatologia sobre todas as lesões teciduais induzidas pelo HPV não apenas em cérvice, mas também em vagina, vulva e ânus. O novo laudo contempla a possibilidade de notas educativas e explicativas e indicações para testes adjuvantes como exames de Biologia Molecular e imuno-histoquímica. Atualmente, o Ministério da Saúde detém, em seu programa Siscolo, as modificações referentes aos laudos de amostras obtidas apenas do colo uterino.

CITOLOGIA EM MEIO LÍQUIDO

COLETA DO MATERIAL E FIXAÇÃO

A coleta é feita com espátula e/ou escova próprias que compõem o *kit* dos fabricantes. Após obtenção do material biológico da cérvice, os instrumentos de coleta são imediatamente imersos em meio líquido de fixação específico já presente no tubete pertencente ao *kit*. No laboratório, o esfregaço será confeccionado de forma automatizada.

COLORAÇÃO

Os passos de coloração são essencialmente os mesmos para as amostras convencionais e em meio líquido.

INTERPRETAÇÃO E LAUDO

Seguem os mesmos critérios da citologia convencional, no entanto o profissional deve ser adequadamente treinado para avaliação das amostras em citologia de meio líquido que, em razão do meio de preservação celular, tem peculiaridades que sutilmente diferem da citologia convencional.

INTERPRETAÇÃO DO LAUDO CITOLÓGICO CERVICOVAGINAL (PAPANICOLAOU)

É possível se aquilatar a adequabilidade da coleta a partir do próprio laudo da citologia, no qual é obrigatória a menção dos tipos de epitélio amostrados.

NOMENCLATURA BRASILEIRA (2020)

Tipo da amostra

- Convencional (Figura 3.1A).
- Meio líquido (Figura 3.1B).

Aqui, o serviço expressa qual a modalidade de amostra avaliada.

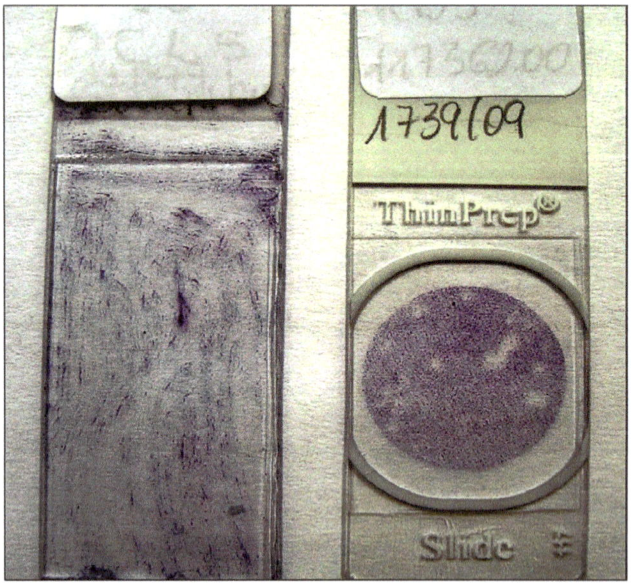

A Citologia convencional | B Citologia em meio líquido

Figura 3.1 – Tipo da amostra citológica.
Fonte: Acervo da autoria.

Adequação da amostra

( ) **Satisfatória para avaliação:**

Representação da endocérvice/zona de transformação

( ) Presente ( ) Ausente.

( ) Insatisfatória – espécime rejeitado/não processado por:

( ) Ausência ou erro na identificação da lâmina, frasco ou formulário.

( ) Lâmina danificada ou ausente.

( ) Outras causas (especificar).

( ) Insatisfatória – espécime processado e examinado, mas insatisfatório por:

( ) Material acelular ou hipocelular – células compõem menos de 10% do esfregaço.

( ) Sangue em mais de 75% do esfregaço.

( ) Piócitos em mais de 75% do esfregaço.

Artefatos de dessecamento em mais de 75% do esfregaço.

( ) Contaminantes externos em mais de 75% do esfregaço.

( ) Intensa sobreposição celular em mais de 75% do esfregaço.

( ) Outras causas.

Categorização geral

( ) Negativa para lesão intraepitelial ou malignidade.

( ) Anormalidade em células epiteliais – ver interpretação/resultado.

Interpretação/resultado

Variações celulares não neoplásicas

( ) Metaplasia escamosa.

( ) Alterações ceratóticas.

( ) Metaplasia tubária.

( ) Atrofia.

( ) Alterações relacionadas à gravidez.

Alterações benignas reativas/reparativas

( ) Inflamação (inclui reparo típico).

( ) Cervicite linfocítica/folicular.

( ) Radiação.

( ) Dispositivo intrauterino (DIU).

( ) Células glandulares pós-histerectomia.

Organismos

( ) *Trichomonas vaginallis.*

( ) Organismos fúngicos morfologicamente consistentes com *Candida* spp.

( ) Desvio da flora sugestivo de vaginose bacteriana.

( ) Bactéria morfologicamente consistente com *Actinomyces* spp.

( ) Alterações celulares consistentes com herpesvírus simples.

( ) Alterações celulares consistentes com citomegalovírus.

Outro

( ) Células endometriais em mulheres com idade igual ou superior a 45 anos (Figura 3.12).

O encontro de células endometriais, ainda que típicas, em mulheres a partir dos 45 anos deve ser mencionado.

Anormalidades em células epiteliais

Células escamosas

( ) Células escamosas atípicas de significado indeterminado, possivelmente não neoplásicas (ASC-US) (Figura 3.2).

( ) Células escamosas atípicas, não excluindo lesão intraepitelial de alto grau (ASC-H) (Figura 3.3).

( ) Lesão intraepitelial escamosa de baixo grau (LSIL) (Figura 3.6).

( ) Lesão intraepitelial escamosa de alto grau (HSIL) (Figura 3.7).

( ) Lesão intraepitelial escamosa de alto grau com características suspeitas de invasão (Figura 3.8).

( ) Carcinoma de células escamosas (Figura 3.9).

Células glandulares

( ) Células endocervicais atípicas, sem outras especificações (SOE) (Figura 3.4).

( ) Células endometriais atípicas, SOE.

( ) Células glandulares atípicas, SOE.

( ) Células endocervicais atípicas, favorecendo neoplasia (Figura 3.5).

( ) Células glandulares atípicas, favorecendo neoplasia.

( ) Adenocarcinoma endocervical *in situ* – AIS (Figura 3.10).

( ) Adenocarcinoma endocervical (Figura 3.11).

( ) Adenocarcinoma endometrial.

( ) Adenocarcinoma extrauterino.

( ) Adenocarcinoma, SOE.

Outras neoplasias malignas (especificar)

Notas

Notas educativas:

Instruir. Acrescentar conhecimento relacionado ao manejo das alterações citopatológicas.

Por exemplo: evidência de células endometriais no pós-menopausa ocasiona a sugestão de avaliar a cavidade endometrial.

Notas explicativas:

Informações que visam esclarecer, ao clínico, tópicos relacionados aos achados citopatológicos.

Por exemplo: o aspecto indiferenciado das células atípicas não permite definir precisamente sua origem.

Testes adjuvantes

Visam melhorar o desempenho da citopatologia.

- **Biologia molecular para HPV – captura híbrida/reação em cadeia da polimerase (PCR):** recentemente aprovado pelo Ministério da Saúde para uso no Sistema Único de Saúde (SUS).
- **Imunocitoquímica – P16 e Ki-67 dual stain** – contemplado atualmente apenas em serviços privados.
- **Imuno-histoquímica – *cell block*** – a partir do material biológico remanescente da citologia em meio líquido.

Apesar dessa nomenclatura ser também aplicada aos laudos de amostras obtidas de outros sítios do trato ano-genital, o Ministério da Saúde decidiu que, na rede pública, os laudos contemplarão apenas amostras obtidas da cérvice/vagina. Essa decisão diverge de condutas estabelecidas nas diretrizes brasileiras para rastreamento do câncer de 2016, que trazem respaldo do próprio Ministério da Saúde para amostras obtidas de:

- Histerectomizadas.
- Escovado endocervical – situações nas quais a avaliação do canal endocervical é imperativa antes de se indicar uma conização.
- Exame citopatológico do canal anal.
- Rastreamento de lesões precursoras e neoplasias do canal anal em grupos de risco.

Embora a amostra receba a mesma nomenclatura aplicada às amostras cervicais, a obtenção desse tipo de amostra para aplicação dessa nomenclatura foi considerada desfavorável em razão da ausência de um sistema para compilar dados de citologia anal por se tratar de um rastreio dedicado a um tumor raro.

- Contudo, as produções científicas brasileiras que incluem citologia do canal anal podem usar Bethesda.

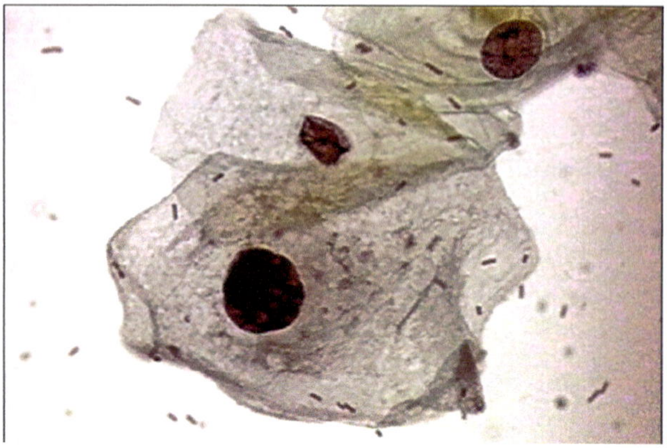

Figura 3.2 – Células atípicas de significado indeterminado escamosas, possivelmente não neoplásicas (Papanicolaou 1.000x).
Fonte: Acervo da autoria.

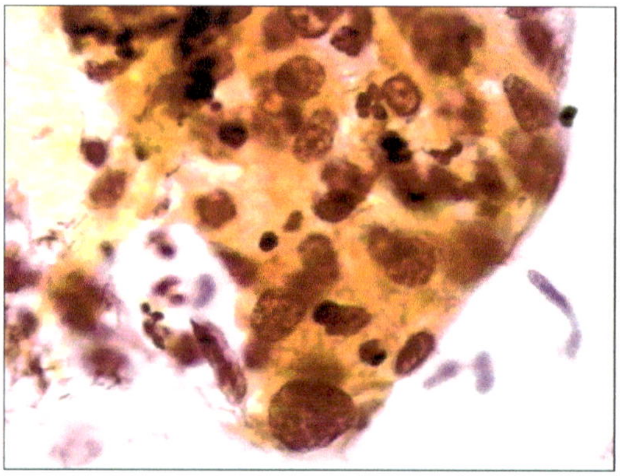

Figura 3.3 – Células atípicas escamosas de significado indeterminado, não se pode afastar lesão intraepitelial de alto grau (Papanicolaou 1.000x).
Fonte: Acervo da autoria.

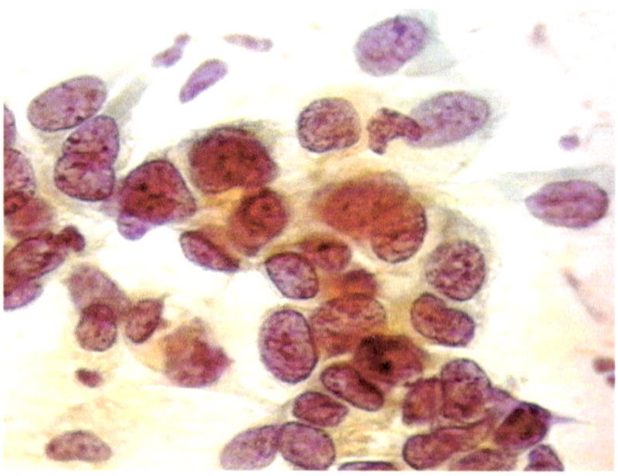

Figura 3.4 – Células atípicas glandulares de significado indeterminado, possivelmente não neoplásicas (Papanicolaou 1.000x).
Fonte: Acervo da autoria.

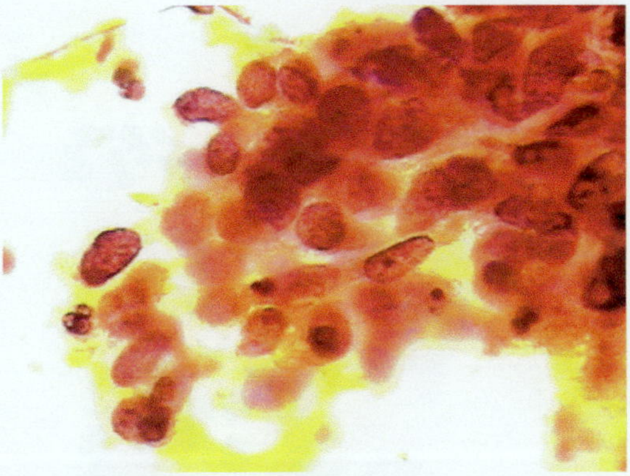

Figura 3.5 – Células atípicas glandulares de significado indeterminado, não se pode afastar lesão intraepitelial escamosa de alto grau (Papanicolaou 1.000x).
Fonte: Acervo da autoria.

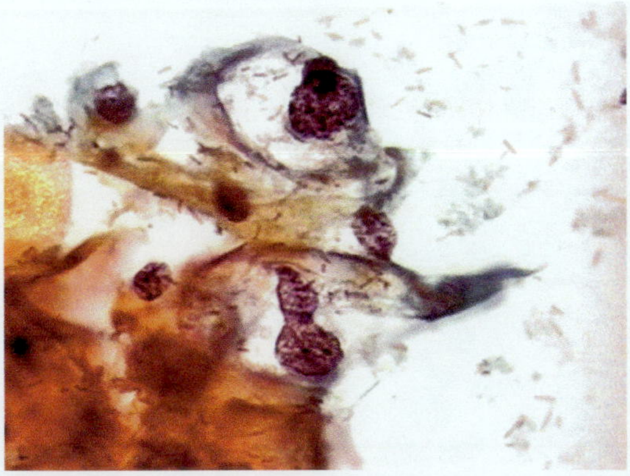

Figura 3.6 – Lesão intraepitelial de baixo grau (compreendendo efeito citopático pelo HPV e neoplasia intraepitelial cervical grau I) (Papanicolaou 1.000x).
Fonte: Acervo da autoria.

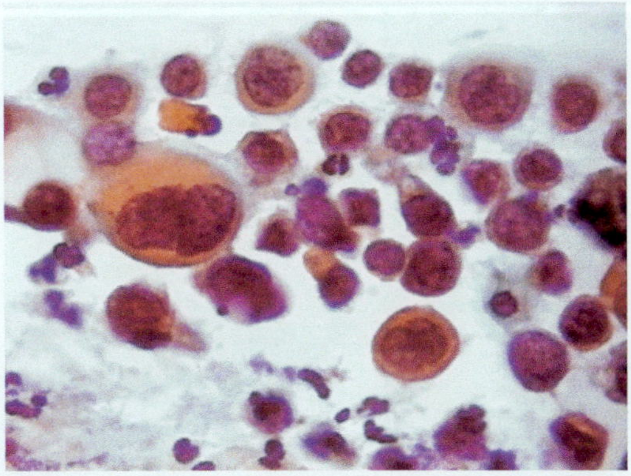

Figura 3.7 – Lesão intraepitelial de alto grau (neoplasias intraepiteliais cervicais graus II e III) (Papanicolaou 1.000x).
Fonte: Acervo da autoria.

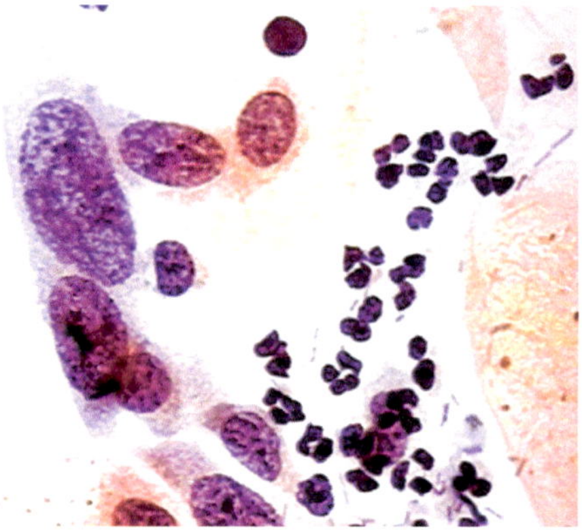

Figura 3.8 – Lesão Intraepitelial de alto grau, não podendo excluir microinvasão (Papanicolaou 1.000x).

Fonte: Acervo da autoria.

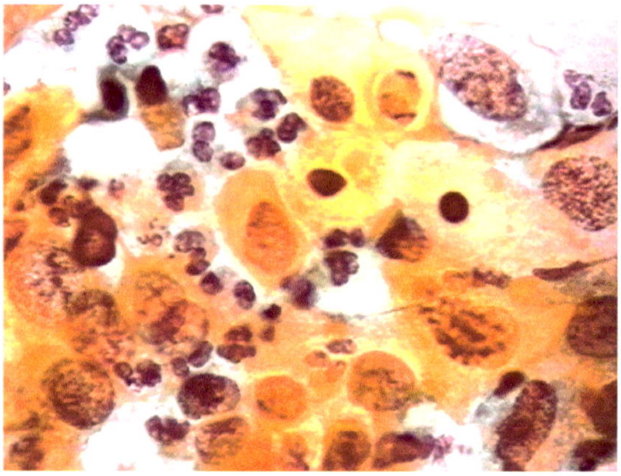

Figura 3.9 – Carcinoma epidermoide invasor (Papanicolaou 1.000 x).

Fonte: Acervo da autoria.

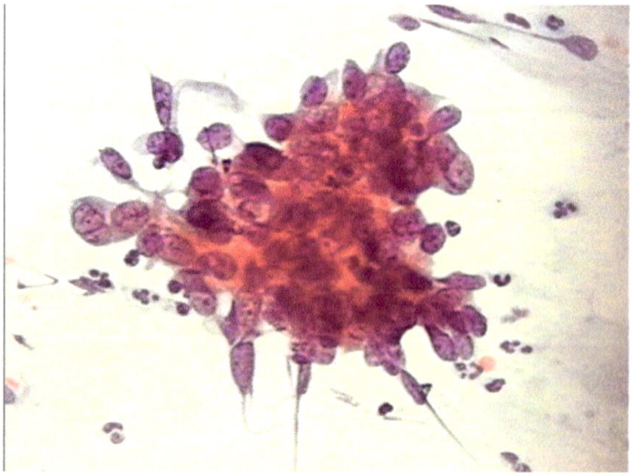

Figura 3.10 – Adenocarcinoma in situ (Papanicolaou 1000 x).

Fonte: Acervo da autoria.

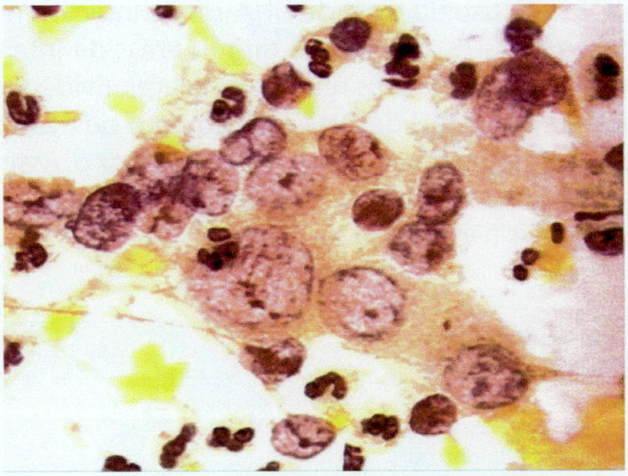

Figura 3.11 – Adenocarcinoma invasor: cervical (Papanicolaou 1000 x).
Fonte: Acervo da autoria.

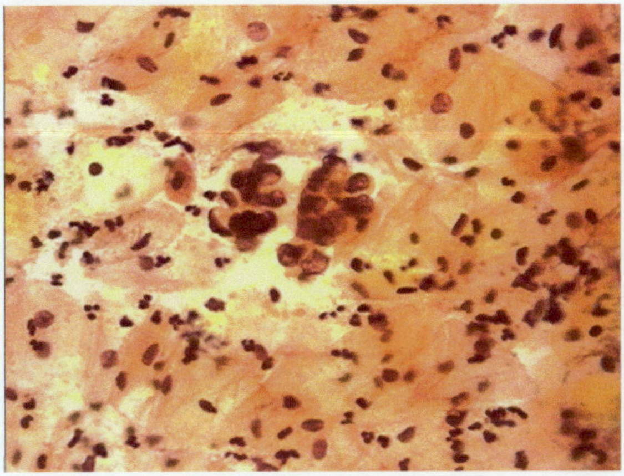

Figura 3.12 – Presença de células endometriais (no pós-menopausa ou acima de 40 anos, fora do período menstrual) (Papanicolaou 400 x).
Fonte: Acervo da autoria.

CONDUTAS CLÍNICAS SUGERIDAS

ASC-US

- **Diretrizes Brasileiras 2016:** mulheres entre 25 e 64 anos: expectar e realizar novo citopatológico em 6 meses. Abaixo dos 25 anos: expectar e realizar nova citologia após 3 anos, na qual, persistindo a atipia, deve-se manter o rastreamento trienal. Caso o novo citológico não tenha alterações, inserir as pacientes no rastreamento ao atingir os 25 anos. Imunossuprimidas devem ser encaminhadas para colposcopia.

- Alguns países fazem uso do teste de DNA-HPV e indicam-no mediante atipias equívocas como ASC-US, de modo a dirimir erros de interpretação entre lesões HPV-induzidas e alterações reativas celulares. Evidências mais recentes e robustas apontam os testes de DNA-HPV como o de melhor custo-benefício, inclusive para rastreamento do câncer de colo uterino. Assim, a conduta pode apresentar variações conforme a disponibilidade de cada local, obedecendo a um dos fluxogramas (Figuras 3.13 a 3.15).

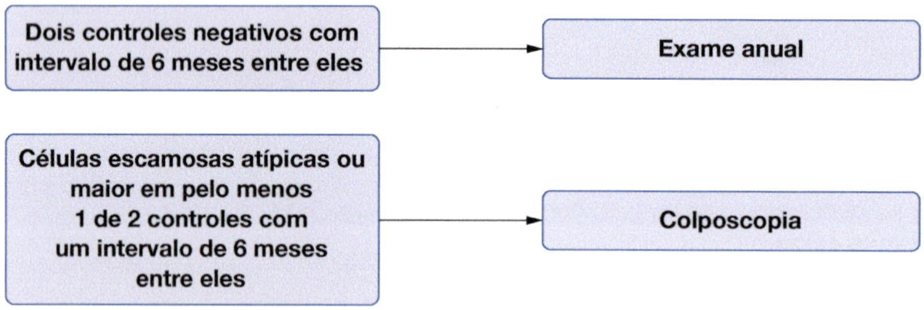

Figura 3.13 – Opção: controle citológico.
Fonte: Acervo da autoria.

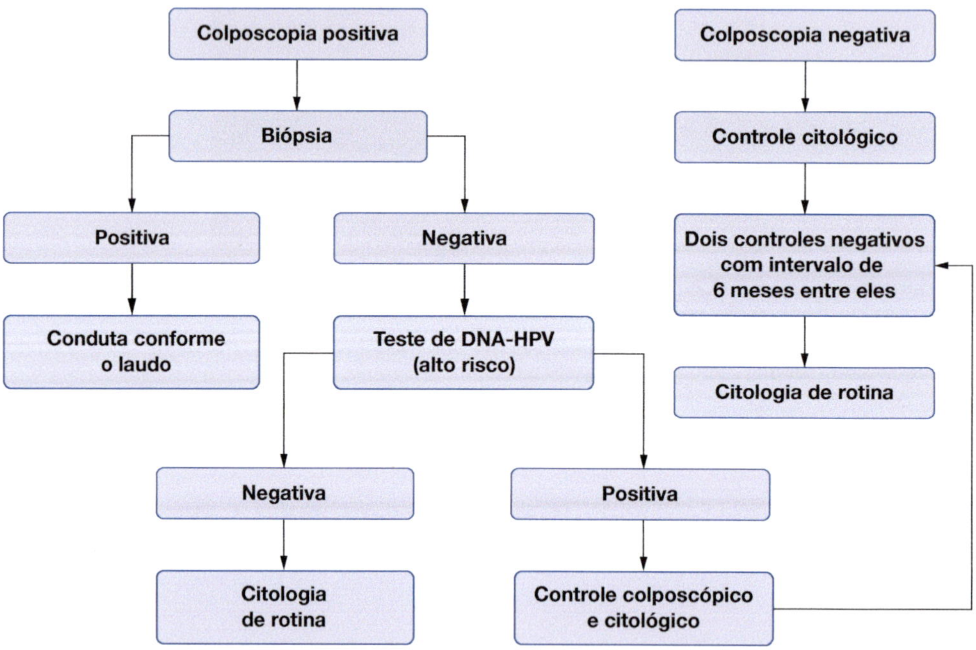

Figura 3.14 – Opção: colposcopia imediata.
DNA-HPV: exame molecular que detecta a presença do papilomavírus humano (HPV) no organismo.
Fonte: Acervo da autoria.

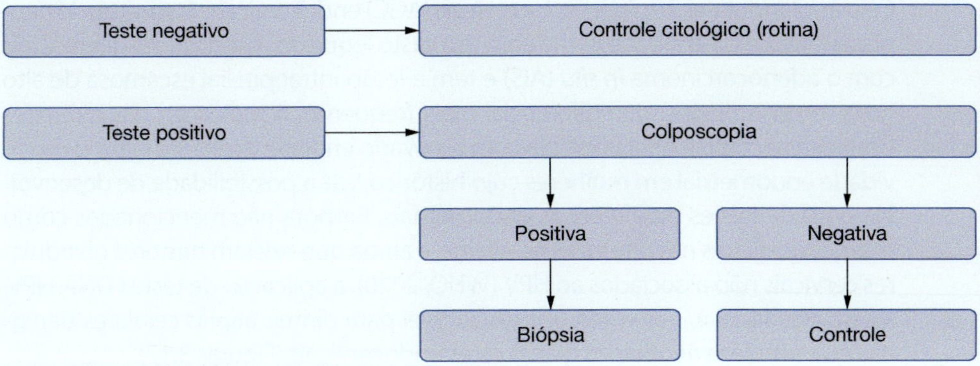

Figura 3.15 – Opção: teste do DNA-HPV (alto risco).
Fonte: Acervo da autoria.

Situações especiais como climatério e gravidez obedecem a protocolos específicos no Brasil.

- Células escamosas atípicas de significado indeterminado quando não se pode excluir lesão intraepitelial escamosa de alto grau: pelo maior risco de lesão intraepitelial mais importante, os protocolos são unânimes em considerar colposcopia imediata (Figura 3.16).

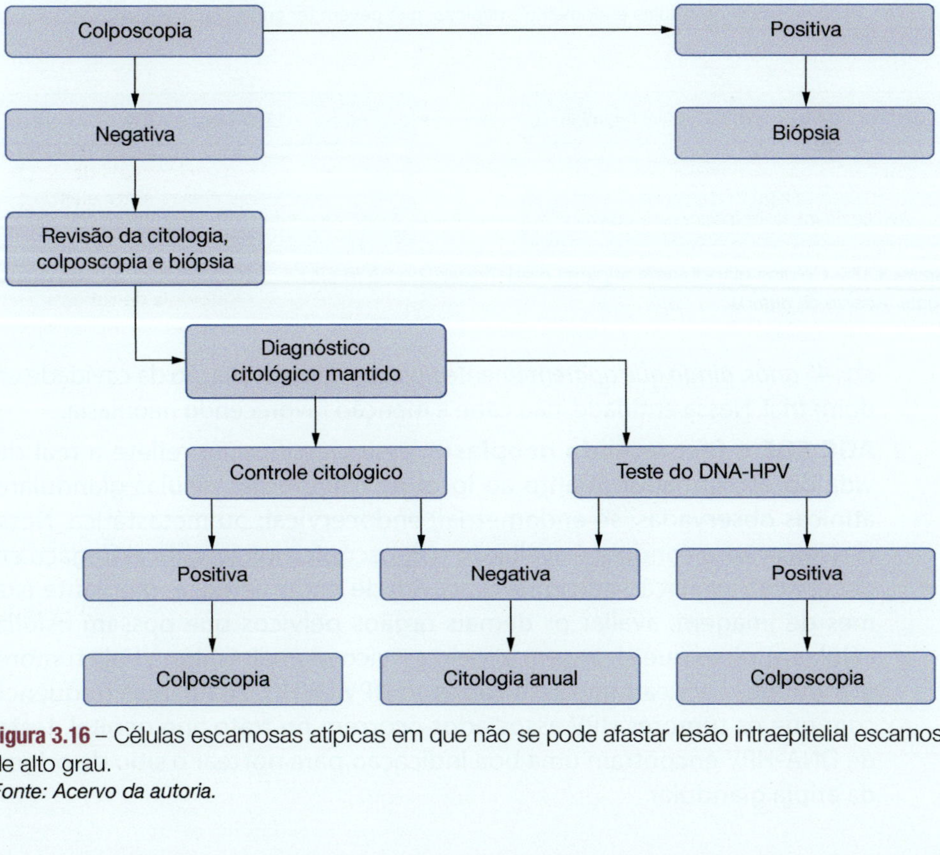

Figura 3.16 – Células escamosas atípicas em que não se pode afastar lesão intraepitelial escamosa de alto grau.
Fonte: Acervo da autoria.

- Células glandulares atípicas endocervicais (AGC) endocervical e favorecendo neoplasia (SOE): essa entidade conta com um vasto leque de diagnósticos diferenciais com o adenocarcinoma *in situ* (AIS) e tem a lesão intraepitelial escamosa de alto grau como o diagnóstico diferencial mais frequente. A indicação das diretrizes brasileiras é colposcopia imediata com escovado endocervical e até estudo da cavidade endometrial em mulheres cujo histórico traz a possibilidade de desenvolvimento de lesões proliferativas endometriais. Embora não mencionados como exames auxiliares nas diretrizes brasileiras e ainda que existam tumores glandulares cervicais não associados ao HPV (WHO, 2020), a aplicação de testes DNA-HPV, a essa entidade, é, por vezes, imprescindível para dirimir atipias celulares benignas que simulam neoplasias glandulares endocervicais (Figuras 3.17).
- **AGC endometrial:** essa interpretação indica avaliação da cavidade endometrial como primeiro passo da investigação. Caso nada seja evidenciado na cavidade endometrial, o canal endocervical também deve ser avaliado. As células endometriais têm menção especial na nomenclatura de Bethesda 2015, a qual é empregada para os laudos citopatológicos no Brasil, numa entidade que recebe a classificação de outros, pois se trata de células que, mesmo mantendo aparência típica, podem ser oriundas de uma neoplasia endometrial. Dessa forma, a menção a *células endometriais numa amostra de mulher a partir*

- *Avaliação inicial:* todos os casos devem ser encaminhados para colposcopia e escovado endocervical, com exceção de casos de células endometriais atípicas, que devem ter endométrio avaliado
- *Seguimento:*

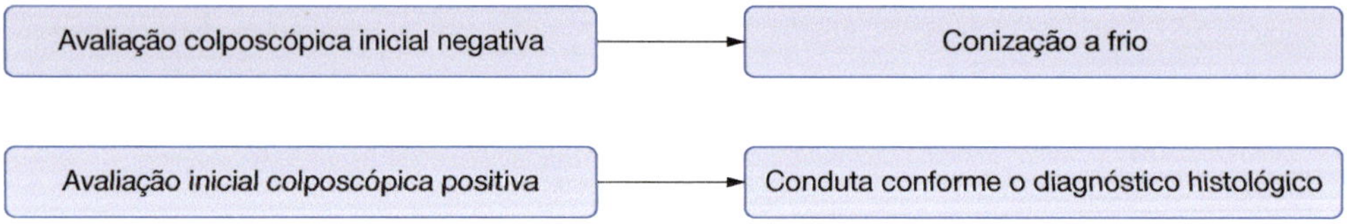

Figura 3.17 – Células glandulares atípicas e adenocarcinoma *in situ*.
Fonte: Acervo da autoria.

dos 45 anos, ainda que aparentemente típicas, indica avaliação da cavidade endometrial. Nessa entidade, não cabe a menção favorecendo neoplasia.

- **AGC SOE e favorecendo neoplasia:** essa classificação reflete a real dúvida do escrutinador quanto ao local de origem das células glandulares atípicas observadas: se endometrial; endocervical; ou metastática. Nessa classificação, a conduta é avaliação colposcópica inicial com esfregaço endocervical, avaliação adicional da cavidade endometrial e, mediante exames de imagem, avaliar os demais órgãos pélvicos que possam esfoliar células atípicas que alcancem o meio cervicovaginal. Embora haja tumores glandulares cervicais não associados ao HPV (WHO, 2020), pela frequência com que os tumores HPV associados ocorrem no trato ano genital, testes de DNA-HPV encontram uma boa indicação para nortear o sítio de origem da atipia glandular.

- **Lesão intraepitelial escamosa de baixo grau:** as diretrizes brasileiras sugerem expectar e realizar novo exame citopatológico em 6 meses após o diagnóstico A colposcopia será indicada mediante repetição da atipia celular. Em mulheres abaixo dos 25 anos e em adolescentes, a conduta é expectar e repetir um novo citopatológico em 3 anos por causa da vasta evidência clínica e científica de que essas lesões regridem espontaneamente. As imunossuprimidas devem ser encaminhadas de imediato para avaliação colposcópica. A possibilidade de haver uma lesão intraepitelial de alto grau em uma amostra classificada como baixo grau é de 15% a 30% (Figura 3.18).
- **Lesão intraepitelial escamosa de alto grau:** quanto ao resultado com esse tipo de lesão, a indicação de colposcopia imediata é consenso, e pode ser realizada a biópsia ou o "ver e tratar" com cirurgia de alta frequência (CAF) (Figura 3.19).
- **Carcinoma escamoso:** encaminhar para colposcopia e Oncologia.
- **Adenocarcinoma *in situ*:** encaminhar para colposcopia e Oncologia.
- **Adenocarcinoma endocervical:** encaminhar para colposcopia e Oncologia.
- **Adenocarcinoma endometrial:** encaminhar para a colposcopia e Oncologia.
- **Adenocarcinoma extrauterino:** encaminhar para colposcopia e Oncologia.
- **Adenocarcinoma SOE:** encaminhar para colposcopia e Oncologia.

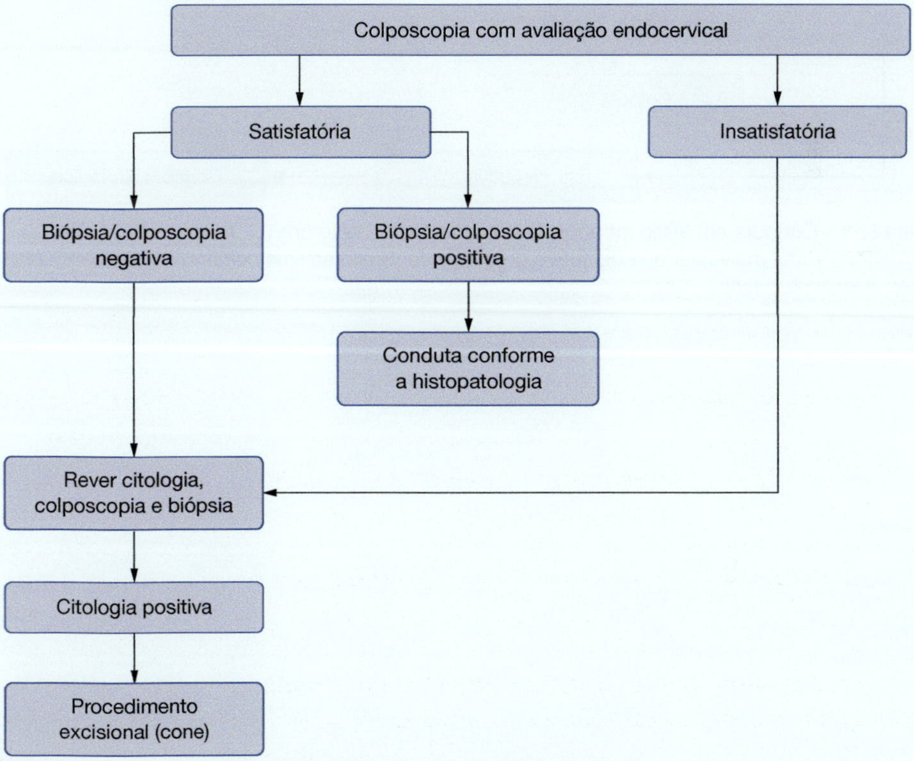

Figura 3.18 – Conduta em lesão intraepitelial escamosa de alto grau.
Fonte: Acervo da autoria.

- Outras neoplasias malignas (especificar) – tumores oriundos do útero, contudo de ocorrência rara, como tumores neuroendócrinos, sarcomas, linfomas: encaminhar para colposcopia e Oncologia.

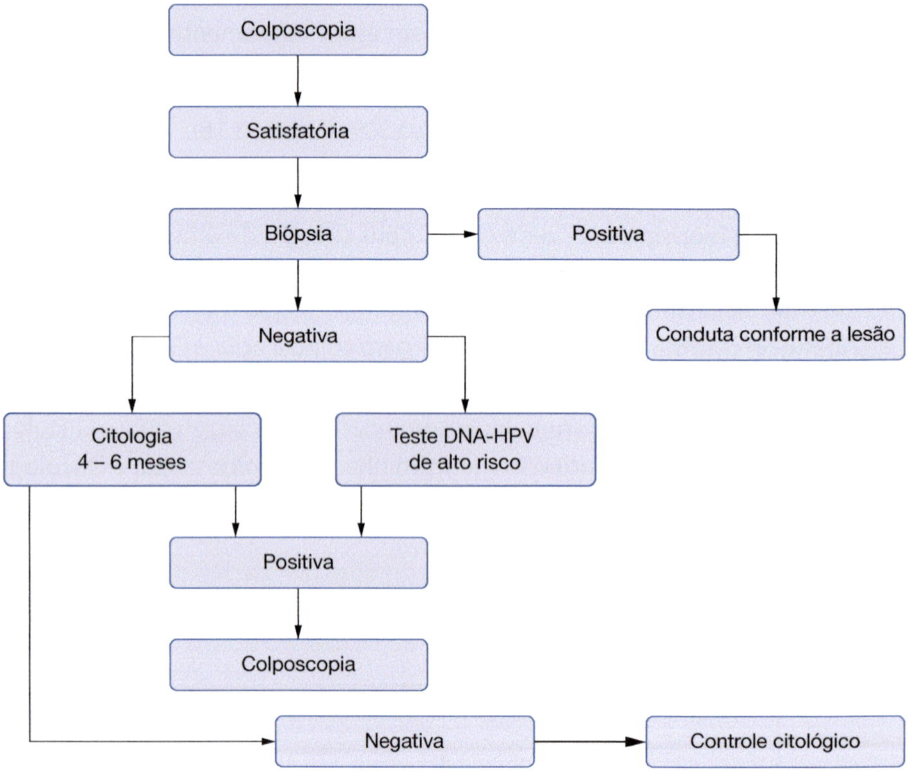

Figura 3.19 – Conduta em lesão intraepitelial escamosa de baixo grau.
DNA-HPV: exame molecular que detecta a presença do papilomavírus humano (HPV) no organismo.
Fonte: Acervo da autoria.

CONDUTA DIANTE DE CÉLULAS ESCAMOSAS ATÍPICAS DE SIGNIFICADO INDETERMINADO

CASOS CLÍNICOS

1. AOT, 36 anos, G3P3A0, última menstruação há 15 dias, apresentou-se para consulta ginecológica de rotina. Ao exame ginecológico, não se observou JEC, mas uma ectocérvice totalmente epitelizada e iodo-positiva. A citologia oncótica evidenciou esfregaço inflamatório, bacilos e cocos e ausência de elementos de zona de transformação. Qual a interpretação do resultado?

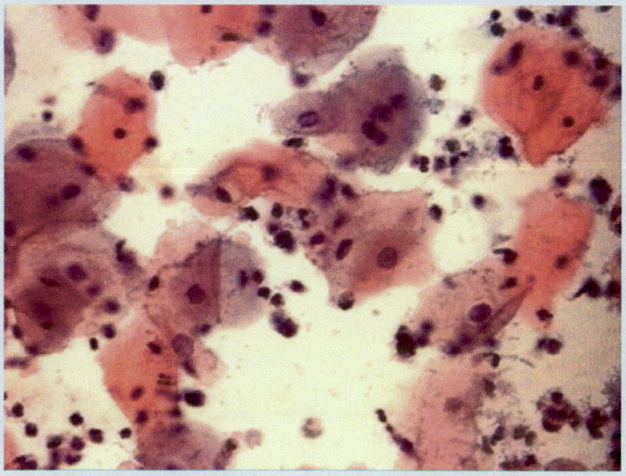

1.1 Exame insatisfatório.

1.2 Exame satisfatório, contudo com ausência de representação epitelial da zona de transformação.

1.3 Exame satisfatório.

1.4 Exame insatisfatório pela presença de quadro inflamatório associado a bacilos e cocos.

2. ERR, 36 anos. Diagnóstico citológico de células escamosas atípicas de significado indeterminado possivelmente não neoplásicas. Qual a conduta a ser adotada?

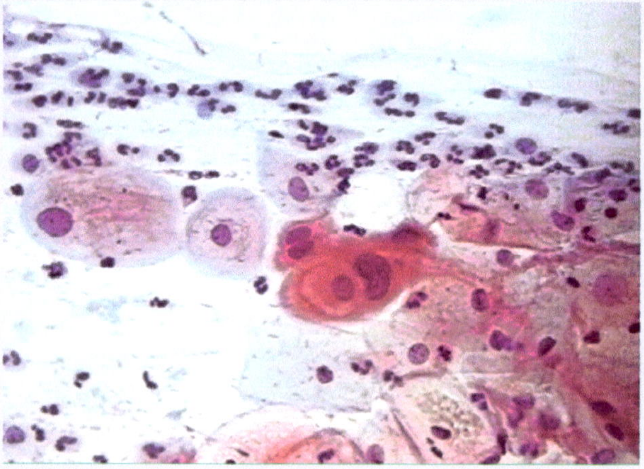

2.1 Repetir citologia em 6 meses.
2.2 Teste do DNA-HPV.
2.3 Colposcopia imediata.
2.4 Todas as respostas anteriores.

3. EEES, 48 anos, G5P5A0. Diagnóstico citológico de células escamosas atípicas de significado indeterminado quando não se pode excluir lesão intraepitelial escamosa de alto grau. Qual a conduta a ser seguida?

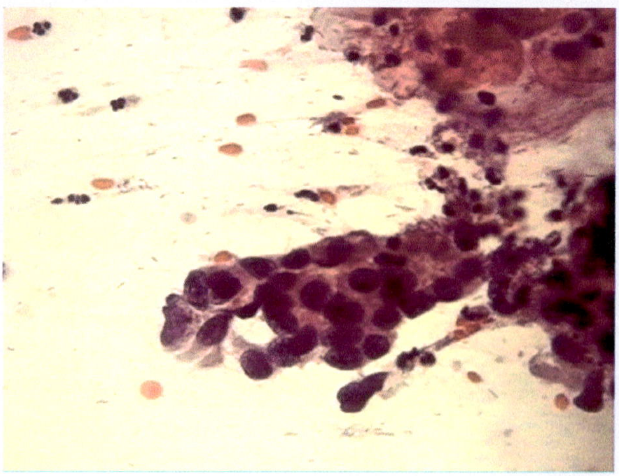

3.1 Repetir citologia em 6 meses.

3.2 Teste do DNA-HPV.

3.3 Colposcopia imediata.

3.4 Todas as respostas anteriores.

4. MSCC, 63 anos, com queixa de sangramento transvaginal intermitente, G7P6A1, no momento sem sangramento, mas com corrimento com odor. Colhido material cervicovaginal em posto de Saúde e encaminhado ao laboratório com uma única descrição: colo com lesão polipoide. O diagnóstico citológico foi de células glandulares endocervicais atípicas. Qual a conduta?

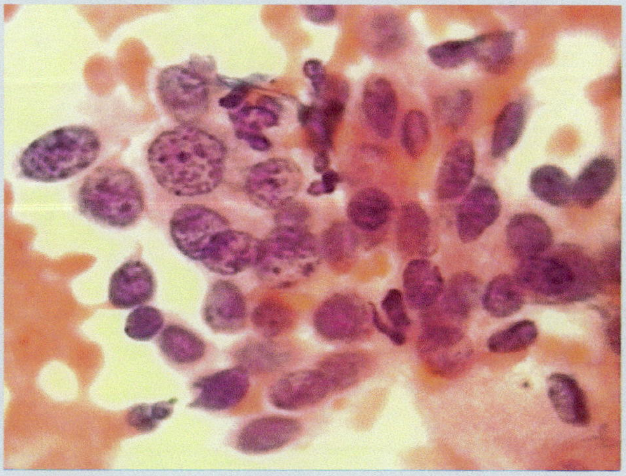

4.1 Repetir citologia em 6 meses.

4.2 Teste do DNA-HPV.

4.3 Colposcopia imediata com amostragem endocervical.

4.4 Encaminhar para oncologia.

5. FAMR, 37 anos, sem queixas. Nunca fez exame preventivo. Ao exame especular, o colo apresenta área iodo-negativa. A citologia sugere lesão intraepitelial escamosa de alto grau. Qual a conduta a ser adotada?

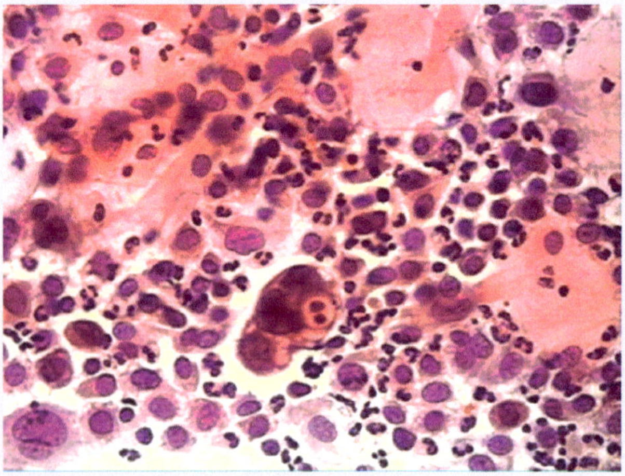

5.1 Repetir citologia em 6 meses.

5.2 Biópsia em quatro quadrantes.

5.3 Colposcopia.

5.4 Teste do DNA-HPV.

RESPOSTAS

1. Alternativa **1.2**. A presença de elementos de zona de transformação em citologia cervical de mulheres jovens com colo uterino demonstra a coleta de material na área mais vulnerável da cérvice à ação da carcinogênese, ou seja, a JEC. A ausência de células glandulares endocervicais e/ou metaplásicas escamosas reduz a sensibilidade do exame de Papanicoloau, daí a importância do uso rotineiro da escova endocervical de forma a garantir uma adequada coleta, mesmo quando a JEC não está visível.

2. Alternativa **2.4**. Embora na nomenclatura brasileira seja sugerido, como conduta única, o seguimento citológico por 6 meses, as evidências científicas sugerem três condutas possíveis: a própria citologia em 6 meses; a colposcopia imediata; ou o teste de DNA-HPV. Outrossim, evidências mais recentes e robustas apontam o último como o de melhor custo-benefício.

3. Alternativa **3.3**. Com a revisão do sistema Bethesda, observou-se a necessidade da criação desse subgrupo em virtude do maior risco, nesses casos, de haver uma lesão mais importante. Por isso, é consensual que, nesses casos, a melhor conduta é a colposcopia imediata.

4. Alternativa **4.3**. Em decorrência do risco de lesão intraepitelial escamosa de alto grau, além de doença glandular, não há dúvida sobre a indicação imediata de colposcopia com amostragem endocervical.

5. Alternativa **5.3**. Quanto ao diagnóstico com esse tipo de lesão, a colposcopia imediata é consenso, podendo ser realizada a biópsia ou o "ver e tratar" com CAF.

4

Princípios Básicos do Exame Colposcópico – Técnica e Terminologia

Jefferson Elias Cordeiro Valença
Newton Sergio de Carvalho

A colposcopia é um exame ginecológico complementar que auxilia no diagnóstico de alterações no colo do útero, vagina e vulva por meio do aumento das imagens do relevo. Utiliza um colposcópio, equipamento óptico que amplia e melhora a nitidez das estruturas visualizadas, incluindo os vasos subepiteliais. O exame foi desenvolvido pelo médico alemão Hans Hinselmann, em 1924, com o objetivo inicial de identificar lesões precursoras do câncer do colo do útero.

A colposcopia permite a realização de biópsias direcionadas, aumentando a precisão na identificação de lesões histológicas uma vez que, por intermédio desse exame, pode ser identificada a área da alteração mais significativa. Além disso, quando o exame citológico sugere uma anormalidade, mas a inspeção colposcópica do colo e da vagina não evidencia alterações, pode-se levantar a suspeita de uma lesão em outro local (fora da abrangência do colposcópio), como a endocérvice.

O exame não se limita a diferenciar características das lesões, mas também determina **localização, tamanho e extensão**, de modo que possibilita a decisão sobre a necessidade de biópsia dirigida e sobre o método a ser utilizado. É essencial realizar um **mapeamento topográfico** das lesões uma vez que a colposcopia não substitui o exame histopatológico, mas direciona o local, sendo a biópsia apenas um diagnóstico localizado e provisório.

A colposcopia não é exame de rastreamento do câncer do colo uterino, que deve ser feito por meio de testes moleculares para o papilomavírus humano (HPV) e da colpocitologia (Papanicolaou) ou outra metodologia (inspeção sob uso do ácido acético, ou outras). Não se restringe ao colo uterino, podendo ser indicada para exames da vagina (vaginoscopia), da vulva (vulvoscopia), do ânus (anuscopia) e do pênis (peniscopia).

RECOMENDAÇÕES APLICADAS ANTES DA COLPOSCOPIA

Antes do exame, é fundamental a correta identificação da paciente e registrar os dados: nome completo; idade; data de nascimento; contato; prontuário; data do exame; data da última menstruação; paridade; via de parto; e motivo da solicitação. Esses dados compõem o **laudo colposcópico** e este deve ser objetivo e servir de comunicação entre o colposcopista e o ginecologista responsável pela conduta clínica ginecológica.

A colposcopia **não deve ser solicitada para diagnóstico ou tratamento de corrimento vaginal**, sendo necessário tratar previamente qualquer corrimento, infecção vaginal, sangramento ou atrofia em mulheres na menopausa, antes de encaminhar para colposcopia. Esse exame também não é pré-requisitos para a inserção do dispositivo intrauterino (DIU), embora este possa ser introduzido sob visão colposcópica.

Antes de se solicitar uma colposcopia, deve-se realizar um exame ginecológico e avaliar os resultados da **citologia oncótica (Papanicolaou)**. O colposcopista deve estar ciente de qualquer anormalidade citológica e esforçar-se para localizar possíveis lesões citológicas na ectocérvice, endocérvice ou na vagina e rever os resultados em casos de discordâncias.

REALIZAÇÃO DO EXAME COLPOSCÓPICO

A colposcopia é realizada com a paciente em posição ginecológica, iniciando-se pela inspeção da vulva, introdução do espéculo vaginal, que deve ser de dimensão adequada para propiciar a visualização do colo do útero por inteiro. Algumas situações como obesidade exagerada, grande multiparidade, presença de miomas ou cistos vaginais (Figura 4.1), distopias, histórico de radioterapia ou de dificuldades em exames anteriores podem gerar dificuldade no exame.

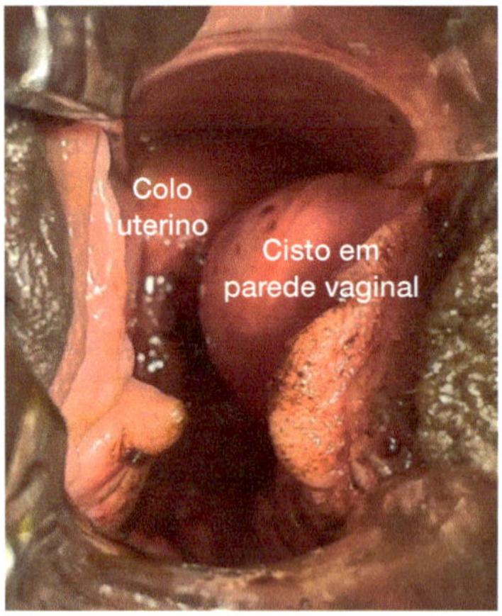

Figura 4.1 – Caso de presença de cisto em parede vaginal, que deve ser rechaçado para propiciar o adequado exame colposcópico.
Fonte: Acervo de NS De Carvalho.

O exame deve se iniciar com a limpeza do conteúdo vaginal e cervical utilizando-se solução fisiológica, que não altera a aparência do epitélio e permite a visualização de vasos sanguíneos e leucoplasias (áreas esbranquiçadas). A observação dos vasos pode ser destacada com o uso de filtros que deveriam estar acoplados ao colposcópio. Em alguns aparelhos, existe conexão para instrumento que divide a imagem, possibilitando que outra pessoa também possa acompanhar o exame em tempo real, ou conexão de câmeras para o registro fotográfico. É, ainda, possível fotografar pela câmera do celular através da ocular, o que requer apagar a luz do ambiente de modo a impedir a interferência da iluminação externa, deixando exclusivamente a luz do próprio colposcópio.

USO DE ÁCIDO ACÉTICO

Sua aplicação na concentração de 3% a 5% foi incorporada à colposcopia, por Hans Hinselmann, em 1930. É similar ao vinagre branco e, como cora densidade de proteínas que aumentam na maior proliferação epitelial, promove o esbranquiçamento das áreas com atipias colposcópicas. Como as células neoplásicas têm núcleos maiores e mais densos com maior quantidade proteica, proporcionalmente à atipia, tornam-se mais brancas conforme a intensidade da proliferação (grau da neoplasia). Concentrações mais elevadas de ácido acético proporcionam um efeito mais rápido e duradouro, entretanto podem irritar a mucosa e não devem ultrapassar os 5%.

É essencial não confundir o ácido acético com o ácido tricloroacético (ATA) ou o ácido acético glacial, pois esses últimos têm efeito corrosivo e não devem ser utilizados na colposcopia. Portanto, os frascos das soluções sempre devem estar corretamente identificados e o colposcopista deve se certificar daquele que utilizará, prevenindo acidentes.

TESTE DE SCHILLER COM A SOLUÇÃO DE LUGOL

Composta por iodo e iodeto de potássio, a solução de lugol foi introduzida, pelo médico austríaco Walter Schiller, em 1928, como auxiliar na colposcopia e baseia-se na afinidade do iodo pelo glicogênio presente no citoplasma das células.

As células superficiais do epitélio normal têm grande quantidade de glicogênio em seu citoplasma, o que resulta em uma coloração marrom intensa, enquanto o epitélio displásico ou alterado tem núcleos maiores, menos citoplasmas e, consequentemente, baixo teor de glicogênio, o que resulta em pouca ou nenhuma captação do lugol, deixando a área iodo-negativa (amarelada) ou clara. Em mulheres na menopausa ou em estados de deficiência estrogênica, a hipocaptação do lugol pode ser observada por causa da menor quantidade de glicogênio nos citoplasmas das células atróficas.

- O teste deve ser aplicado após o uso do ácido acético para ressaltar as características das lesões.
- Na dependência da tonalidade da coloração amarronzada ou de aspecto amarelado (amarelo canário), pode auxiliar na diferenciação das lesões (uso no escore colposcópico) entre lesão colposcópica maior ou menor.
- Também é importante para definir a margem da lesão e suas características, se cortada ou "geográfica" (escore colposcópico). Em casos de conização, por intermédio da aplicação do lugol, define-se exatamente o local da excisão da lesão.

USO DO BISSULFITO DE SÓDIO PARA DESCORAR O EPITÉLIO

Quando se deseja remover a coloração da solução de lugol, utiliza-se o bissulfito de sódio (ou hipossulfito), método proposto por Soler, de Mendoza, na Argentina, em 1963.

Se após a descoloração do epitélio, surgir uma lesão branca, isso pode indicar um epitélio acetobranco tênue que passou despercebido anteriormente ou não teve tempo suficiente para reagir ao ácido acético. Caso não surjam alterações após a descoloração, a área pode ser considerada apenas iodo-negativa.

MELHOR MOMENTO PARA A COLPOSCOPIA

O ideal é realizar o exame na fase pré-ovulatória do ciclo menstrual, 8º ao 12º dia do ciclo, quando o orifício cervical externo (OCE) encontra-se mais aberto e o muco cervical está menos viscoso, mais cristalino e transparente, propiciando melhor visualização. A menstruação dificulta o exame e torna a colposcopia inadequada.

Entretanto, em casos de sangramento sem explicação, especialmente em pacientes sem exames preventivos prévios, deve-se considerar a possibilidade de um câncer cervical avançado e proceder ao exame mesmo em presença de sangramento.

RECOMENDAÇÕES PRÉVIAS AO EXAME

Para uma melhor colposcopia, recomenda-se que, pelo menos 48 horas antes do procedimento, a paciente evite:

- relações sexuais;
- duchas vaginais;
- uso de cremes vaginais;
- exames ginecológicos com lubrificantes;
- ultrassonografia transvaginal ou outros exames por via vaginal.

A coleta da citologia oncótica (Papanicolaou) deve ser evitada no momento que antecede a colposcopia porque o uso da espátula de Ayre e da escovinha pode causar pequenas erosões no epitélio, prejudicando a avaliação colposcópica. Muitas vezes, os dois exames são realizados aproveitando-se o mesmo atendimento, mas não é o recomendado.

LIMITAÇÕES DA COLPOSCOPIA

A colposcopia tem algumas limitações importantes:

- **Visualização insuficiente:** o que não pode ser visto, não pode ser diagnosticado.
- **Falso-negativos:** um câncer cervical oculto pode passar despercebido, e a colposcopia pode falhar em diagnosticar 10% a 15% dos casos de câncer cervical.

Se houver discordância entre a impressão colposcópica e os resultados laboratoriais, é fundamental resolver essa inconsistência por meio de:

- reexame da paciente;
- revisão dos resultados laboratoriais;
- nova coleta de amostras mais representativas;
- discussão do caso em equipe;
- segunda opinião médica.

Uma abordagem criteriosa é essencial para garantir uma conduta diagnóstica e terapêutica adequada.

PRINCIPAIS INDICAÇÕES DA COLPOSCOPIA

1. **Alterações no exame de Papanicolaou:** o exame de citologia oncótica foi desenvolvido pelo médico grego **George Papanicolaou, em 1932**, para a detecção precoce de lesões precursoras do câncer do colo uterino e da vagina. A colposcopia é indicada para identificar, avaliar e estudar as lesões suspeitas. Pelas Diretrizes Brasileiras para o Rastreamento do Câncer do Colo do Útero, a colposcopia deve ser realizada quando o citopatológico apresentar:

- Células escamosas atípicas, não excluindo lesão intraepitelial de alto grau (ASC-H) sem poder afastar lesão intraepitelial escamosa de alto grau (HSIL).
- Células glandulares atípicas de significado indeterminado (AGC) possivelmente não neoplásicas ou não se podendo afastar ASC-H.
- Células atípicas de origem indefinida (AOI) possivelmente não neoplásicas ou não se podendo afastar HSIL.
- Lesão intraepitelial de alto grau, não podendo excluir microinvasão.
- Carcinoma escamoso invasor.
- Adenocarcinoma *in situ* (AIS) ou invasor.
- Existem alterações para as quais a colposcopia não tem indicação inicial, e sim na persistência de células escamosas atípicas de significado indeterminado, possivelmente não neoplásicas (ASC-US), e na lesão intraepitelial de baixo grau (LSIL).

2. **Presença de HPV de alto risco:** em especial, se o teste de DNA-HPV identificar os tipos **16 ou 18**, ou se o exame que não genotipa for positivo para outros tipos e, no teste reflexo, a citologia apresentar anormalidade ou quando o teste é positivo sem excluir os tipos 16 e 18. Caso o exame seja de genotipagem estendida diagnosticando outros tipos de alto risco além do 16 e 18 na presença do 31, também alguns sugerem a indicação da colposcopia.
3. **Seguimento após tratamento de lesões cervicais:** no acompanhamento em casos de conduta conservadora ou no pós-tratamento de lesões precursoras, principalmente quando não há disponibilidade do teste de DNA-HPV, o seguimento é feito com citologia e colposcopia.

4. **Casos de sangramento vaginal sem explicação ou na suspeita de câncer do colo uterino:** o exame auxilia no diagnóstico diferencial entre pólipos cervicais, lesões benignas e câncer invasivo. Em caso de forte suspeita de câncer, a biópsia se impõe imediatamente.
5. **Como parte de um exame ginecológico:** indicação relativa na dependência de cada observador, mas considerando que o colposcópio amplia a visão permitindo melhor avaliação, de modo a auxiliar no diagnóstico em casos de sinusorragia, dispareunia, vulvovaginite de repetição, paciente com verrugas ou lesões genitais, no acompanhamento de ectopia, presença de ulceração ou tumoração à inspeção. Entretanto, considerar que a colposcopia não é um método de rastreamento.
6. **Objetivo principal da colposcopia:** orientar a biópsia, direcionando-a para áreas suspeitas, como lesões colposcópicas de grau maior ou sugestivas de invasão.

A visão colposcópica também auxilia na exérese da zona de transformação (EZT) com alça ou bisturi. No caso do uso do laser para conização ou vaporização de lesões cervicais, ideal inclusive que ele esteja acoplado ao colposcópio. O acessório denominado de micromanipulador facilita esta utilização.

A biópsia não necessita de anestesia e deve ser iniciada sempre pela área mais inferior e, em caso de maior sangramento pós-biópsia ou pós-EZT, utilizar a **solução de Monsel** (subsulfato férrico), que apresenta efeito hemostático. O tamponamento vaginal, eventualmente, poderá ser necessário.

O padrão-ouro no diagnóstico **não é** a Biologia Molecular, citologia ou mesmo a colposcopia, e sim o histopatológico e sua exatidão depende da representatividade dos fragmentos, da identificação da área colposcópica mais significativa, necessitando que os procedimentos sejam realizados por médico com qualificação em patologia do trato genital inferior e colposcopia. Então, a colposcopia é um procedimento examinador-dependente e baseia-se na experiência deste.

CONCLUSÃO

A colposcopia desempenha um papel essencial na **avaliação de lesões cervicais**, permite um diagnóstico mais preciso e orienta condutas terapêuticas. No entanto, seu uso deve ser bem-indicado para evitar diagnósticos e tratamentos desnecessários. Quando realizada de forma criteriosa, melhora a eficiência do rastreamento e do manejo das lesões cervicais, contribuindo significativamente para a saúde ginecológica das pacientes.

CLASSIFICAÇÃO COLPOSCÓPICA

A classificação, terminologia ou nomenclatura usadas para o laudo colposcópico têm como finalidade padronizar os termos utilizados, de modo a permitir comparações e garantir uma linguagem uniforme.

A primeira classificação colposcópica foi proposta, por Hans Hinselmann, em 1933, dividindo os achados colposcópicos em quatro categorias:

1. normais;
2. lesões benignas;
3. lesões suspeitas;
4. achadas superpostos.

No entanto, essa classificação não foi adotada de forma universal.

Por muitos anos, cada país e até mesmo cada médico utilizavam sua própria forma de redigir o laudo colposcópico. Para padronizar essa comunicação, a **Federação Internacional de Patologia Cervical (IFCPC)**, fundada em 6 de novembro de 1972, criou a primeira terminologia colposcópica internacional, durante um congresso internacional realizado em Graz, na Áustria, em 1975. Essa terminologia classificava os achados em **normais, anormais, suspeitos de invasão, achados insatisfatórios** e **vários.**

Em 1990, foi redigida a **Classificação Colposcópica de Roma**, quando os **achados vários** foram substituídos por **miscelânea**. Em 2002, foi divulgada a **Nomenclatura Colposcópica de Barcelona,** até se chegar à versão mais recente, no **Rio de Janeiro,** em **2011**, a **Terminologia Colposcópica da IFCPC Rio-2011**, subdividida em cinco aspectos:

1. avaliação geral;
2. achados colposcópicos normais;
3. achados anormais;
4. achados anormais não específicos;
5. suspeita de invasão e miscelânea.

A avaliação geral compreende três aspectos

1. **Adequabilidade do exame** – avalia se a colposcopia pode ser realizada no momento da consulta, considerando o exame **adequado** quando o colo do útero está completamente visível e não há nenhuma alteração que comprometa sua realização, enquanto um exame **inadequado** deve ser adiado até que a conduta necessária permita sua execução. Não se deve confundir com a nomenclatura anterior de **satisfatório** ou **insatisfatório,** que deve ser abandonada. Algumas condições que podem tornar a colposcopia inadequada incluem:
   - **Sangramento intenso**, que dificulta a visualização adequada.
   - **Inflamações**, como colpite ou cervicite, que exigem tratamento prévio.
   - **Atrofia acentuada**, que pode necessitar de terapia estrogênica ou, se houver contraindicação, substituir o estrogênio pelo promestrieno para melhora do trofismo.
   - **Cicatrizes,** que impossibilitam uma boa visualização do colo do útero.

2. **Visibilidade da junção escamocolunar (JEC)** – avalia se a JEC está completamente visível, parcialmente visível ou não visível. Vale ressaltar que a visibilidade da JEC não está relacionada à adequabilidade do exame.

3. **Zona de transformação (ZT)** – Classificada em três tipos:

ZT1: completamente visível, com a JEC localizada externamente a partir do OCE.

ZT2: completamente visível, porém com toda a JEC ou parte dela situada dentro do canal cervical.

ZT3: completa ou parcialmente **não** visível, quando toda a JEC ou alguma parte desta não é visualizada.

Achados colposcópicos normais

Na avaliação dos achados colposcópicos normais, consideram-se os seguintes aspectos:

- **Epitélio escamoso original:** verifica-se se está **maduro** ou se apresenta **atrofia leve a moderada**, mas que permite a realização do exame. Nos casos de atrofia acentuada, a colposcopia é considerada **inadequada** até que o trofismo seja melhorado.
- **Epitélio colunar:** avalia a presença de **ectopia**, caracterizada pela exposição do epitélio colunar na ectocérvice.
- **Epitélio escamoso metaplásico:** observa-se a presença de cistos de **Naboth** ou de **orifícios glandulares abertos**, caracterizando-se pela transformação do epitélio glandular exposto na ectocérvice ao meio vaginal, em epitélio metaplásico e, depois, escamoso. Esse epitélio é encontrado na ZT que ocorre quando o organismo tenta recobrir uma ectopia. Nesse caso, a JEC avança e forma o limite interno da ZT ("nova" JEC), sendo o seu limite externo uma área de epitélio não recoberto (glândula aberta) ou um cisto de Naboth (glândula fechada ou coberta). Portanto, a nova JEC e a última glândula definem a ZT, que é denominada típica (ZTT) quando não existirem achados colposcópico anormais (Figura 4.2) ou atípica (ZTA) caso achados anormais sejam observados.
- **Deciduose na gestação:** na gravidez, pode ocorrer uma modificação histológica do estroma cervical semelhante à que ocorre fisiologicamente no endométrio durante a gravidez. Esse quadro apresenta um padrão colposcópico característico.

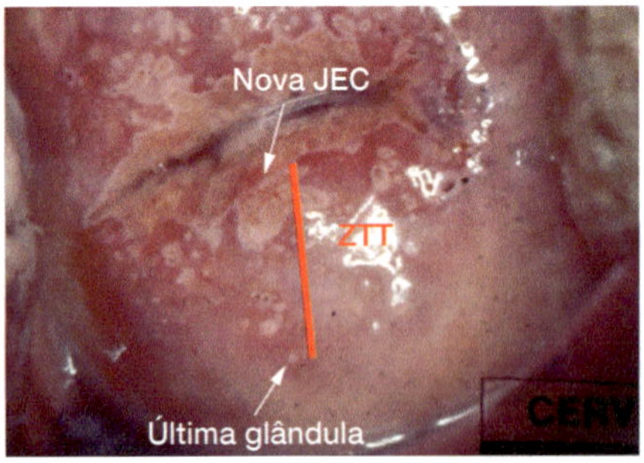

Figura 4.2 – Mostra imagem da ZTT (cervicografia) em que se observam a formação da nova JEC (interna) e a última glândula (externa).

JEC: junção escamocolunar; ZTT: zona de transformação típica.

Fonte: Adaptada de Gasperin P Jr, Francisco JA, Tizzot EL, Curcio L Jr, Couto Filho Jd, Moreira PR et al. Is there a role for cervicography in the detection of premalignant lesions of the uterine cervix?: a Brazilian experience. J Low Genit Tract Dis. 2012;16(4):387-93.

Achados colposcópicos anormais

Na avaliação dos achados anormais, são descritos os seguintes aspectos gerais:

- **Localização da lesão:** indica se a lesão está **dentro ou fora da ZT**, além de sua posição de acordo com os **ponteiros do relógio.**
- **Tamanho da lesão:** determina o número de **quadrantes do colo uterino envolvidos** e a extensão da lesão, em **porcentagem**, da área do colo uterino.

Os achados anormais são classificados em:

Grau 1 (menor)

- Epitélio acetobranco (EAB) **tênue**, com bordas **irregulares ou geográficas.**
- **Mosaico fino** e **pontilhado fino.**
- Após a aplicação do ácido acético, o acetobranqueamento ocorre **lentamente**, o branco é **suave** e desaparece com rapidez.

Grau 2 (maior)

- EAB **denso**, com acetobranqueamento **rápido e duradouro.**
- Bordas **regulares ou retificadas**, podendo haver **orifícios glandulares espessados.**
- **Mosaico grosseiro**, **pontilhado grosseiro** e **margens bem-demarcadas.**
- **Sinal da margem interna** – demarcação acetobranca nítida dentro de uma área menos acetobranca (Figura 4.3A).
- **Sinal da crista** (ou do cume) – elevação da lesão semelhante à crista de um galo (Figura 4.3B).

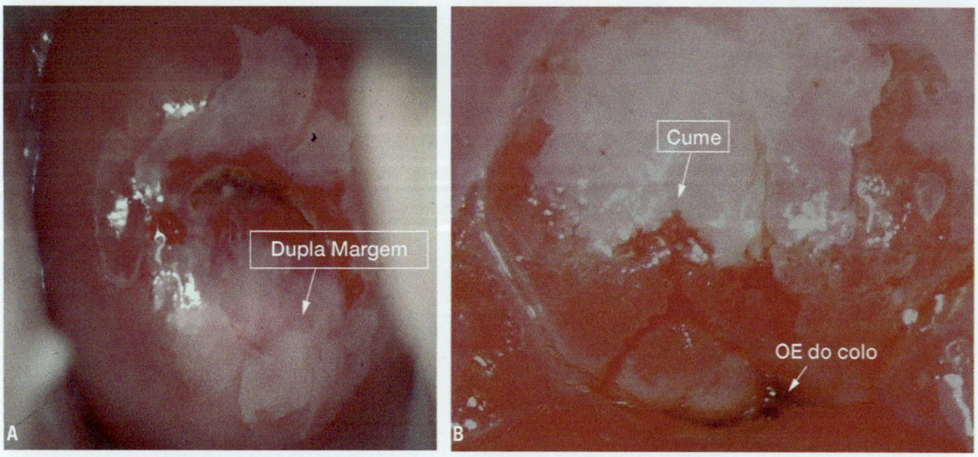

Figura 4.3 – A. Sinal da dupla margem. B. Sinal da crista.

Fonte: Acervo de NS De Carvalho.

Achados anormais não específicos

- **Leucoplasia** (queratose, hiperqueratose).
- **Erosão.**

- **Captação da solução de lugol**:
  - **Positiva (corado)**.
  - **Negativa (não corado)** – conhecida como **teste de Schiller positivo**, quando o lugol evidencia uma área negativa e o **teste de Schiller é negativo,** se o lugol corar o epitélio escamoso em marrom.

Suspeita de invasão

Os achados que sugerem suspeita de invasão incluem:

- **Vasos atípicos:** estruturas vasculares que sobressaem sob o epitélio normal e dividem-se de maneira **irregular.** Imagens de vasos que se interrompem abruptamente (*stop*), alargados ou formando lagos vasculares (Figura 4.4).

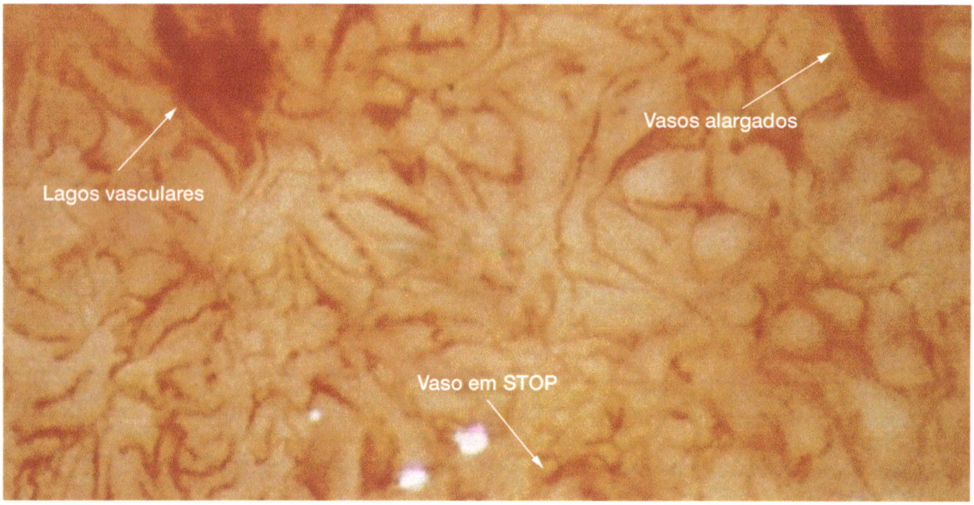

Figura 4.4 – Imagens de vasos atípicos.
Fonte: Acervo de NS De Carvalho.

Sinais adicionais

- **vasos frágeis;**
- **superfície irregular;**
- **lesão exofítica;**
- **necrose;**
- **ulceração necrótica;**
- **neoplasia tumoral grosseira.**

Miscelânea

A miscelânea, cujo sinônimo é "mistura", já foi denominada de "achados vários" e engloba **alterações benignas** que não se enquadram nas demais categorias.

As principais condições descritas nessa categoria incluem:

- **zona de transformação congênita;**
- **condiloma;**
- **pólipo (ectocervical ou endocervical);**
- **inflamação;**
- **estenose;**
- **anomalias congênitas;**
- **sequelas pós-tratamento;**
- **Endometriose no colo uterino.**

BIBLIOGRAFIA CONSULTADA

- Bornstein J, Bentley J, Bösze P, Girardi F, Haefner H, Menton M, et al. 2011 colposcopic terminology of the International Federation for Cervical Pathology and Colposcopy. Obstet Gynecol. 2012;120(1):166-72. doi: 10.1097/AOG.0b013e318254f90c.
- Cartier R, Cartier I. Colposcopia Prática. 3. ed. São Paulo: Roca: 1994:945.
- Carvalho NS. Patologia do trato genital inferior e colposcopia: manual prático, São Paulo: Atheneu; 2010.
- De Palo G. Colposcopia e patologia do trato genital inferior. Rio de Janeiro: MEDSI. 1993.
- Diretrizes Brasileiras para o Rastreamento do Câncer do Colo do Útero. Instituto Nacional de Câncer José Alencar Gomes da Silva. Coordenação de Prevenção e Vigilância. Divisão de Detecção Precoce e Apoio à Organização de Rede. 2. ed. rev. atual. Rio de Janeiro: INCA, 2016a. Disponível na Internet: https://www.inca.gov.br/sites/ufu.sti.inca.local/files//media/document//diretrizes_para_o_rastreamento_do_cancer_do_colo_do_utero_2016_corrigido.pdf (03 maio 2025).
- Gama CS, Rieper JP, Sanches LR. Colposcopia. 4. ed. Rio de Janeiro, FAE: 1984:133.
- Gasperin P Jr, Francisco JA, Tizzot EL, Curcio L Jr, Couto Filho Jd, Moreira PR et al. Is there a role for cervicography in the detection of premalignant lesions of the uterine cervix? A Brazilian experience. J Low Genit Tract Dis. 2012;16(4):387-93.
- Martins NV. Patologia do trato genital inferior: diagnóstico e tratamento. 2. ed. São Paulo: Santos; 2014.
- Mayeaux EJ Jr, Cox JT. Tratado e atlas – colposcopia moderna. 3. ed. Rio de Janeiro: Dilivros; ASCPC; 2012.
- Primo WQSP. Doenças do trato genital inferior. Coleção FEBRASGO. Rio de Janeiro: Elsevier; 2016.
- Scheungraber C, Glutig K, Fechtel B, Kuehne-Heid R, Duerst M, Schneider A. Inner border⊠a specific and significant colposcopic sign for moderate or severe dysplasia (cervical intraepithelial neoplasia 2 or 3). J Low Genit Tract Dis. 2009;13(1):1-4. doi: 10.1097/LGT.0b013e31817ff92a.
- Scheungraber C, Koenig U, Fechtel B, Kuehne-Heid R, Duerst M, Schneider A. The colposcopic feature ridge sign is associated with the presence of cervical intraepithelial neoplasia 2/3 and human papillomavirus 16 in young women. J Low Genit Tract Dis. 2009;13(1):13-6. doi: 10.1097/LGT.0b013e318180438a.
- Stoler MH, Wright TC Jr, Parvu V, Yanson K, Cooper CK, Andrews J. Stratified risk of high-grade cervical disease using onclarity HPV extended genotyping in women, ≥25 years of age, with NILM cytology. Gynecol Oncol. 2019;153(1):26-33.
- Terminologia colposcópica do colo uterino IFCPC 2011. International Federation for Cervical Pathology and Colposcopy (IFCPC), 2011a. Disponível na Internet: https://colposcopia.org.br/wp-content/uploads/2018/05/nova-nomenclatura-rio-de-janeiro-2011-737270731.pdf (03 maio 2025).

CASOS CLÍNICOS

1. A colposcopia está indicada:

1.1 Diante de qualquer alteração citológica.

1.2 Em casos de corrimento vaginal.

1.3 Antes da introdução de um DIU.

1.4 No seguimento pós-EZT.

2. Em uma colposcopia, usamos na sequência:

2.1 Solução fisiológica, ácido acético glacial e Shiller.

2.2 Lugol, bissulfito e ácido tricloroacético.

2.3 Solução fisiológica, ácido acético, lugol.

2.4 Ácido acético e bissulfito, lugol.

3. Na terminologia colposcópica da IFCPC, Rio 2011:

3.1 A zona de transformação congênita é um achado anormal inespecífico.

3.2 A leucoplasia é classificada como miscelânea.

3.3 A JEC não visível, é um achado colposcópico insatisfatório.

3.4 A ectopia é um achado colposcópico normal.

4. Paciente de 30 anos, gesta 3 para 3, submetida â laqueadura tubária, realizou uma citologia que apresentou lesão intraepitelial de alto grau (LIEAG). A colposcopia foi adequada com JEC parcialmente visível, ZT tipo 3, EAB tênue. A biópsia mostrou neoplasia intraepitelial 1 (NIC1), vagina sem achado colposcópico anormal. Qual conduta deve ser seguida?

4.1 Solicitar teste de HPV.

4.2 Tratamento destrutivo da lesão.

4.3 Estudo do canal.

4.4 Repetir os exames em 6 meses.

RESPOSTAS

1. Alternativa **1.4**. Não se indica a colposcopia para qualquer alteração citológica, nem para diagnóstico, tratamento de corrimento vaginal ou para inserção de DIU. Mas, no seguimento pós-EZT, o exame colposcópico é necessário.

2. Alternativa **2.3**. Solução fisiológica para a limpeza do muco, ácido acético e lugol para investigar achados anormais. Ácido acético glacial e ácido tricloroacético não são usados no exame colposcópico.

3. Alternativa **3.4**. A ectopia é um achado colposcópico normal; a ZT congênita é classificada como miscelânea; a leucoplasia, um achado anormal inespecífico; e a JEC não visível não significa achado insatisfatório, mas apenas ZT do tipo 3.

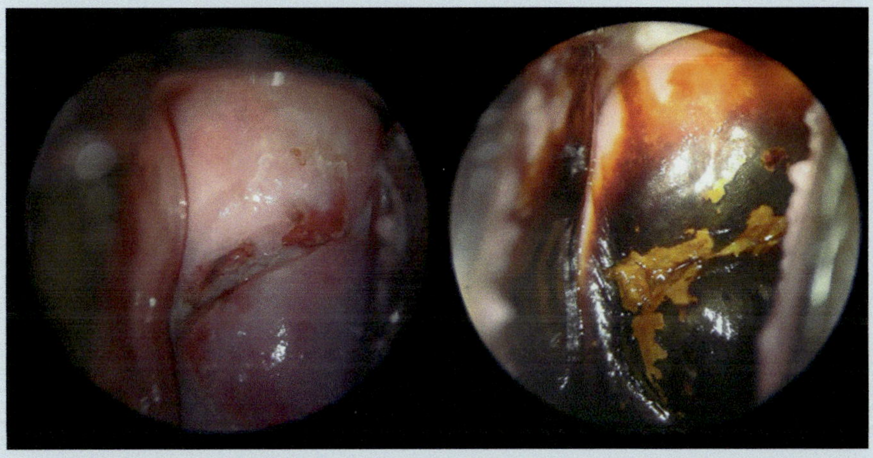

Fonte: Acervo de Jeferson Valença.

4. Alternativa **4.3**. Citologia com LIEAG, com histopatológico da biópsia dirigida pela colposcopia de NIC1, ZT3, vagina sem atipia, o canal precisa ser estudado em busca da área com LIEAG. Tratamento destrutivo não deve ser realizado pela possibilidade de a lesão se encontrar no canal sem que seja visualizada. A espera para repetir o exame após 6 meses não se justifica. Também não há necessidade de teste de HPV porque seu resultado, positivo ou negativo, em nada influenciaria a conduta.

5

Colposcopia Alterada – Índices Colposcópicos

Gutemberg Leão de Almeida

Isabel do Val

Isa Maria Melo (*in memoriam*)

INTRODUÇÃO

A colposcopia é um exame cuja técnica permite a ampliação estereoscópica para a exploração do epitélio escamoso e córion subjacente do colo do útero e da vagina sob magnificação da imagem, com a finalidade de identificar lesões pré-neoplásicas ou neoplásicas e orientar o local mais adequado para a realização da biópsia.

As imagens obtidas pelo exame colposcópico devem ser pormenorizadas levando-se em consideração o aspecto, a espessura, a extensão, a localização, a superfície e os limites das lesões visando identificar o local com maior probabilidade de corresponder ao substrato histopatológico sugerido pela imagem colposcópica. A utilização de uma nomenclatura ou terminologia internacional é de suma importância para descrever as imagens detectadas pelo observador, tornando o exame universalmente reprodutível. Os achados colposcópicos anormais, a suspeita de invasão e a miscelânia, motivos deste capítulo, serão descritos conforme a terminologia colposcópica da Federação Internacional de Patologia Cervical e Colposcopia (IFCPC Rio, 2011) (Quadro 5.1), aprovada no Congresso Mundial do Rio de Janeiro, em 2011, sendo a classificação oficial e mundialmente adotada,[1] em substituição à terminologia colposcópica IFCPC Barcelona, 2002.[2]

Incialmente, classifica-se a colposcopia como **adequada** ou **inadequada.** Se tiver algum motivo, como ausência do colo do útero, trauma, cicatriz, inflamação, sangramento, atrofia ou outra situação clínica que impeça uma avaliação colposcópica completa, esta será classificada como inadequada. Em seguida, serão descritas a visualização e a localização da junção escamocolunar (JEC) classificada como **completamente visível**, **parcialmente visível** ou **não visível** (Figura 5.1). Por fim, caracteriza-se o tipo de zona de transformação (ZT) em: **ZT tipo 1** – é completamente

Quadro 5.1 – Terminologia colposcópica do colo uterino IFCPC Rio, 2011	
Nomenclatura IFCPC Rio, 2011	**Descrição das observações encontradas**
Avaliação geral	• Colposcopia adequada ou inadequada (especificar o motivo: sangramento, inflamação, cicatriz etc.) • Visualização da junção escamocolunar: completamente visível, parcialmente visível e não visível • Zona de transformação tipos 1, 2 ou 3
Achados colposcópicos normais	Epitélio escamoso original • Maduro • Atrófico Epitélio colunar • Ectopia Epitélio escamoso metaplásico • Cistos de Naboth • Orifícios (glandulares) abertos • Deciduose na gravidez
Achados colposcópicos anormais	**Princípios gerais: localização da lesão:** dentro ou fora da ZT e de acordo com a posição do relógio **Tamanho da lesão:** número de quadrantes do colo uterino envolvidos pela lesão e tamanho da lesão em porcentagem do colo uterino
	Grau 1 (menor): epitélio acetobranco tênue, borda irregular ou geográfica. Mosaico fino ou pontilhado fino
	Grau 2 (maior): epitélio acetobranco denso, acetobranqueamento de aparecimento rápido, orifícios glandulares espessados. Mosaico grosseiro e pontilhados grosseiros. Sinal da margem interna e sinal da crista (sobrelevado)
	Não específico: leucoplasia (queratose e hiperqueratose), erosão, captação de lugol: positiva (corado) ou negativa (não corado) (teste de Schiller negativo ou positivo)
Suspeita de invasão	**Vasos atípicos** **Sinais adicionais:** vasos frágeis, superfície irregular, lesão exofítica, necrose, ulceração (necrótica), neoplasia tumoral/grosseira
Miscelânea	Zona de transformação congênita, condiloma, pólipo (ectocervical/endocervical), inflamação, estenose, anomalia congênita, sequela pós-tratamento, endometriose

IFCPC: terminologia colposcópica da Federação Internacional de Patologia Cervical e Colposcopia; ZT: zona de transformação.
Fonte: Desenvolvido pela autoria.

ectocervical e totalmente visível; **ZT tipo 2** – tem componente endocervical, mas é totalmente visível e pode ter componente ectocervical; e **ZT tipo 3** – tem componente endocervical, mas não é totalmente visível e pode ter componente ectocervical.

Dessa forma, o laudo colposcópico será descrito como: achados colposcópicos normais; achados colposcópicos anormais (grau 1 ou menor, grau 2 ou maior e não específico); suspeita de invasão e miscelânia.[1,3]

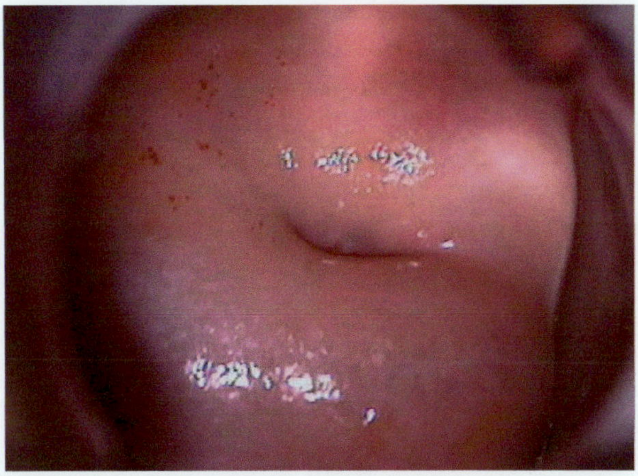

Figura 5.1 – Epitélio escamoso original, maduro. JEC não visível.
JEC: junção escamocolunar.
Fonte: Acervo da autoria.

ACHADOS COLPOSCÓPICOS ANORMAIS

PRINCÍPIOS GERAIS: LOCALIZAÇÃO DA LESÃO E TAMANHO DA LESÃO

Nessa nomenclatura, voltou-se a descrever a localização da lesão, se dentro ou fora da ZT, como utilizada na terminologia colposcópica IFCPC Roma, 1990, pois uma lesão localizada dentro da ZT representa um preditor independente da presença de lesão de alto grau ou de câncer, assim como seu tamanho de acordo com o número de quadrantes do colo do útero acometidos.[2] Isso é de grande importância para determinar o tipo de excisão da zona de transformação (EZT) que será realizada de acordo com o tipo de ZT. Quando a lesão se localiza numa ZT do tipo 1, o tratamento será a EZT do tipo 1; quando a lesão se localiza numa ZT tipo 2, o tratamento será a EZT do tipo 2; e numa ZT tipo 3, será a EZT do tipo 3. O tipo de EZT diferencia-se pelo diâmetro e pela profundidade da alça do eletrodo utilizado para a realização do procedimento, variando de 1 cm, 1,5 cm, 2 cm a 2,5 cm, respectivamente, para os tipos de EZT 1, 2 ou 3.[1]

GRAU 1 (MENOR) E GRAU 2 (MAIOR)

Epitélio acetobranco

É o epitélio que se torna esbranquiçado após a aplicação da solução de ácido acético a 5%, fenômeno explicado pela espessura epitelial aumentada, pela alta densidade celular e nuclear e pela coagulação das proteínas citoplasmáticas e nucleares. Representa o mais importante de todos os sinais no diagnóstico colposcópico das lesões papilomavírus humano (HPV) induzidas. É importante observar o grau, o tempo de aparecimento e a duração do acetobranqueamento do epitélio que se relacionam com o grau de alteração neoplásica da lesão.

No achado colposcópico **grau 1 (ou menor)**, o acetobranqueamento é tênue e fugaz, com margens irregulares ou geográficas (Figura 5.2A). No achado **grau 2 (ou maior)**, encontrar-se-á um epitélio acetobranco denso, com acetobranqueamento de aparecimento rápido e duradouro, orifícios glandulares espessados e margens demarcadas (Figura 5.2B).

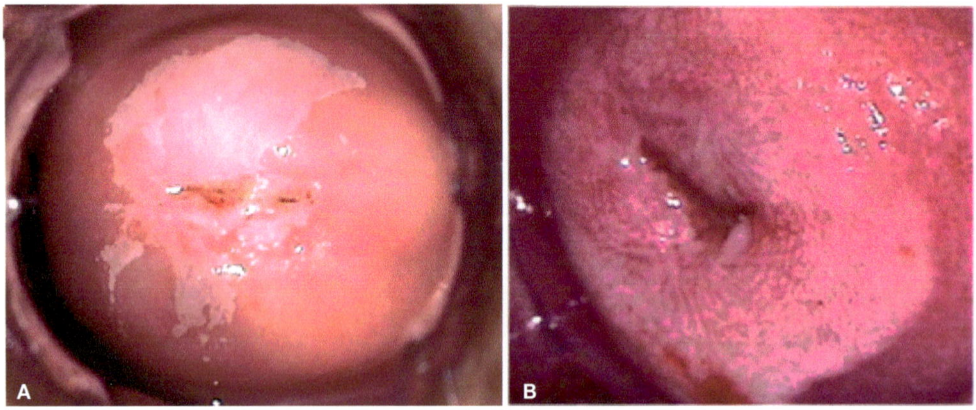

Figura 5.2 – A. Epitélio acetobranco tênue, margem irregular compatível com achado menor (grau 1). B. Epitélio acetobranco denso, margem demarcada compatível com achado menor (grau 1).
Fonte: Acervo da autoria.

Podem ser identificados o **sinal da margem** interna (representado por área acetobranca mais forte numa zona com acetobranqueamento menos opaco) e o **sinal da crista** (presença de crista acetobranca opaca na união do epitelio escamoso com o glandular), os quais, quando presentes, são indicativos de lesão intraepitelial escamosa cervical de alto grau, indicando o melhor local para a realização de biópsia.[4,5]

Pontilhado e mosaico

O pontilhado e o mosaico são aspectos colposcópicos focais de uma mesma alteração, já que os dois diferem apenas na disposição da angioarquitetura. A expressão geométrica dos vasos recém-formados na superfície produz o pontilhado ou o mosaico.

No pontilhado, os capilares são observados por transparência na disposição vertical entre blocos de epitélio acetobranco espessado, num desenho vascular de pontos. No mosaico, a neoformação vascular forma linhas e divisões ao redor de blocos de epitélio acetobranco em disposição paralela ao olho do examinador, produzindo o aspecto de mosaico ou colmeia.

Quanto mais fina e regular for a aparência dos capilares apresentando distância intercapilar pequena, é mais provável que se trate de achado menor (grau 1), sendo denominados "mosaico" e "pontilhado finos" (Figura 5.3A).

O pontilhado e o mosaico grosseiros são formados por vasos de maior calibre com distâncias intercapilares maiores e irregulares. Ambos os tipos de achados costumam aparecer em lesões mais graves, como observados nos achados maiores (grau 2) (Figura 5.3B) e nas suspeitas de invasão. Às vezes, os dois padrões são sobrepostos em uma área, de modo que as alças capilares são vistas no centro de cada "ladrilho" do mosaico. Esse aspecto é denominado "umbilicação" ou "mosaico umbilicado".

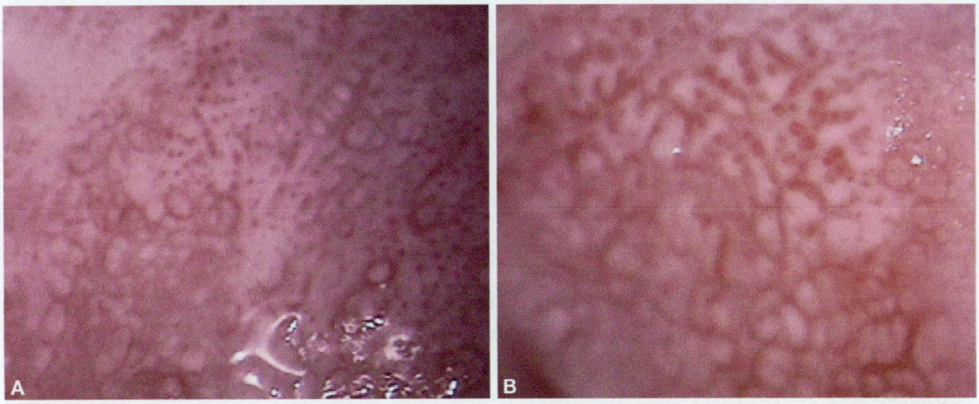

Figura 5.3 – A. Mosaico e pontilhado finos compatíveis com achado menor (grau 1). B. Mosaico e pontilhado grosseiros compatíveis com achado maior (grau 2).
Fonte: Acervo da autoria.

NÃO ESPECÍFICO

Leucoplasia (queratose, hiperqueratose)

A leucoplasia é uma alteração colposcópica focal que consiste em placa branca, de limites nítidos, com ou sem relevo, visível antes da aplicação do ácido acético, consequentemente à hiperqueratose ou à paraqueratose das camadas superficiais do epitélio escamoso (Figura 5.4). Os vasos não são visíveis porque a camada de queratina encobre o tecido conjuntivo subjacente, o que impede sua avaliação adequada.

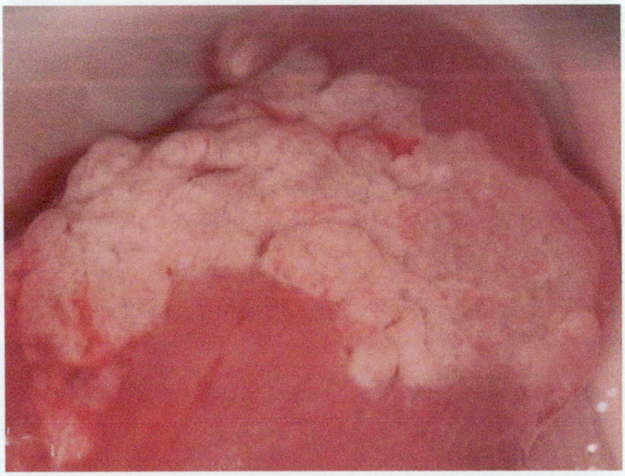

Figura 5.4 – Leucoplasia. Epitélio acetobranco denso, com relevo e visível antes da aplicação do ácido acético.
Fonte: Acervo da autoria.

Os termos "leucoplasia" ou "queratose" tiveram muita importância nas duas primeiras terminologias colposcópicas da IFCPC, pois poderiam representar uma lesão de maior gravidade. Entretanto, esses termos foram reclassificados como "miscelânea" na terminologia colposcópica de 2002, na tentativa de diminuir sua importância no diagnóstico de lesão de maior gravidade. Todavia, pelo fato de a leucoplasia ter demonstrado um índice preditivo independente de 25% de conter lesão de alto grau ou invasora, voltou-se a classificá-la como achado colposcópico anormal, porém com a denominação de "não específico", pois pode representar tanto uma lesão intraepitelial benigna como uma lesão mais grave.[6]

Erosão

A erosão representa uma área de epitélio desnudo que, isoladamente, carece de significado clínico. A erosão é consequência da perda das camadas superficiais do epitélio escamoso (Figura 5.5). Pode ser causada por inflamação, atrofia ou trauma. Apresenta-se como uma área avermelhada. A aplicação do ácido acético modifica-a muito pouco, a vasoconstrição passageira clareia sua superfície. À aplicação da solução de lugol, o iodo se fixa parcialmente.

Figura 5.5 – Erosão no colo que pode ter sido causada por inflamação, atrofia ou trauma.
Fonte: Acervo da autoria.

Captação da solução de lugol (teste de Schiller)

Depois da aplicação da solução de iodo, o epitélio escamoso maduro normal, que contém vacúolos de glicogênio, apresentará uma cor marrom-escura denominada "captação positiva do iodo" (**corado**) ou "teste de Schiller negativo" (Figura 5.6A)

Na terminologia colposcópica IFCPC Barcelona, 2002, o teste de Schiller estava na categoria de "alterações menores e maiores". Na nova classificação, passou para a categoria dos achados colposcópicos anormais não específicos pelo fato de apresentar baixa sensibilidade, verificada nos estudos de triagem de células escamosas atípicas de significado indeterminado, possivelmente não neoplásicas (ASC-US) e de lesão de baixo grau.[7]

Áreas com captação ao iodo negativa ou teste de Schiller positivo podem representar situações fisiológicas, como epitélio escamoso metaplásico ainda imaturo e hipoestrogenismo (ou seja, atrofia) ou lesão intraepitelial cervical. Uma aparência de salpicado marrom ("iodo malhado") em uma área com alteração acetobranca tênue pode representar metaplasia imatura ou achado menor (grau 1). Completa negatividade ao iodo (**não corado**) (Figura 5.6C) e que, geralmente, mostra uma coloração amarelo mostarda em uma área que, antes, apresentava acetobranqueamento denso é altamente sugestiva de achado maior (grau 2).

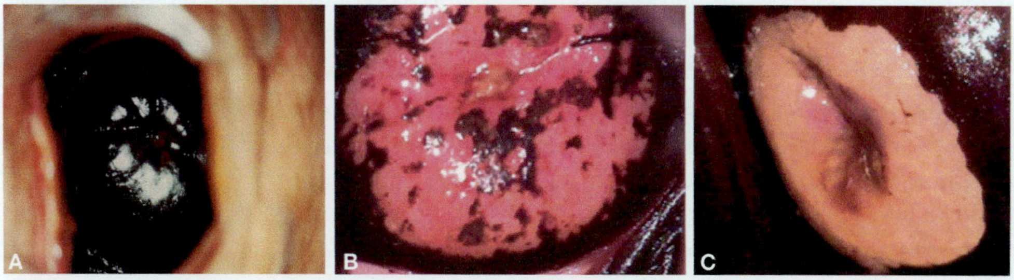

Figura 5.6 – A. Captação do iodo: teste de Schiller negativo ou iodo positivo. Coloração marrom-escura. B. Epitélio iodo parcialmente positivo encontrado na metaplasia imatura ou na LIE-BG. C. Epitélio iodo negativo encontrado no achado maior (grau 2).
Fonte: A: imagem gentilmente cedida pela Dra. Paula Maldonado; B e C: acervo da autoria.

SUSPEITA DE INVASÃO

VASOS ATÍPICOS

Na cérvice normal, a vascularização mantém o padrão arboriforme (vasos típicos ou normais), com vasos que correm no mesmo plano tecidual. O aspecto colposcópico de vasos atípicos é aquele em que os vasos perdem o padrão arboriforme, apresentam-se irregulares ou curtos e mudam bruscamente de calibre e de direção, com interrupção abrupta de seu curso ou apresentam grande distância intercapilar e arranjo irregular (Figura 5.7).

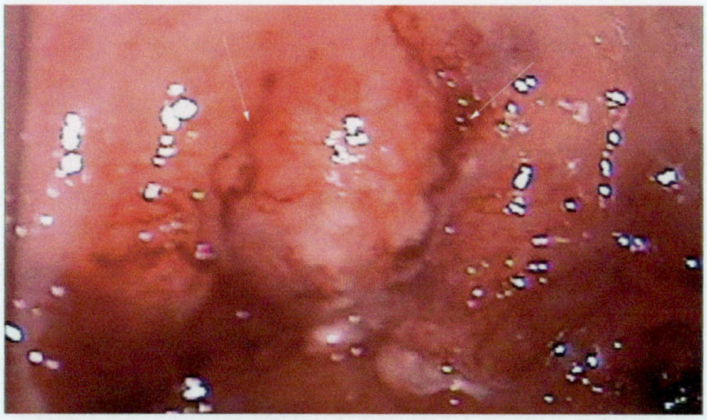

Figura 5.7 – Vasos atípicos irregulares, com perda da ramificação e de formas bizarras.
Fonte: Acervo da autoria.

Esses vasos podem ter aparência de saca-rolha, de vírgula, de grampo, de formas bizarras ou caótica. A presença de vasos atípicos é uma alteração altamente suspeita de lesão invasora. Na cérvice pós-irradiação, mesmo depois da cura do câncer, os vasos podem se apresentar irregulares e de aspecto serpenteado, porém correndo no mesmo plano tecidual.

SINAIS ADICIONAIS

A presença de superfície irregular em áreas de acetobranqueamento denso e alterações vasculares extremamente bizarras falam a favor de invasão tecidual. A lesão pode ser exofítica, ulcerada (necrótica) (Figura 5.8A), tumoral ou grosseira e tende a ser friável pela necrose que acompanha o processo neoplásico.

Geralmente, o carcinoma escamoso invasor se apresenta como tecido cerebroide, com vasos atípicos, desnudos, bizarros, com irregularidade da superfície e bordas elevadas, friáveis e com sangramento espontâneo ou de contato (Figura 5.8B).

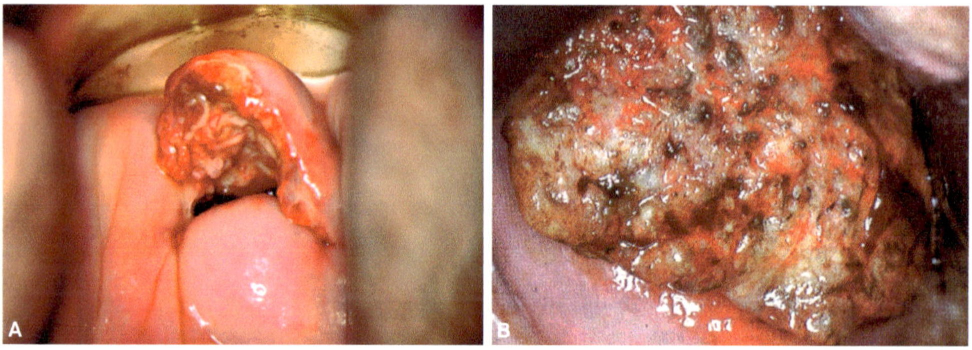

Figura 5.8 – A. Carcinoma escamoso. Úlcera necrótica com tecido cerebroide e destruição parcial do lábio anterior do colo uterino. B. Aspecto sugestivo de invasão. Lesão exofítica, cerebroide com vasos atípicos bizarros, desnudos, superfície irregular e com bordas elevadas.
Fonte: A: imagem gentilmente cedida pela Dra. Paula Maldonado; B: imagem gentilmente cedida pela Dra. Jupira Mesquita (in memoriam).

MISCELÂNEA

ZONA DE TRANSFORMAÇÃO CONGÊNITA

É a persistência de epitélio metaplásico parado em uma fase acantótica não glicogenada.

Está presente em cerca de 3% a 4% das mulheres. A etiologia exata ainda é incerta, porém parece estar relacionada ao estrogênio materno no 3º trimestre da gravidez, o que faz o epitélio glandular na ectocérvice, no fórnice anterior e posterior da vagina, apresentar metaplasia antes do nascimento e no período pré-puberal. A zona de transformação congênita (ZTC) tem aparência pálida e de cera antes da aplicação do ácido acético, sendo homogênea em toda sua extensão. O acetobranqueamento demora a aparecer, sendo comum a presença de mosaico e de pontilhado finos. A captação de lugol é negativa ou com captação irregular em razão da ausência de glicogênio no epitélio (Figura 5.9).

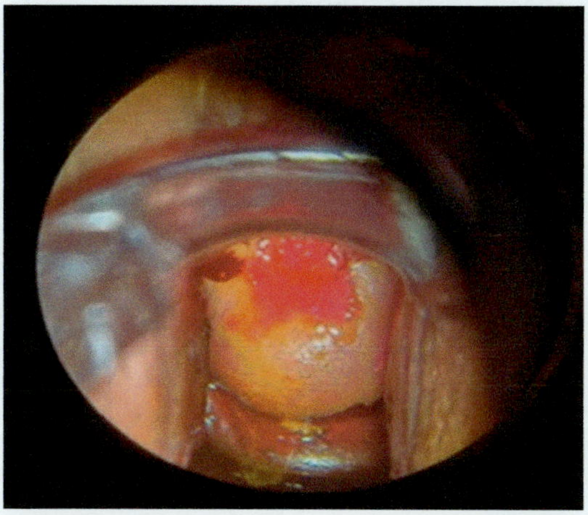

Figura 5.9 – ZTC com aparência de cera, brilhante antes da aplicação do ácido acético. Captação negativa de iodo.

ZTC: zona de transformação congênita.

Fonte: Acervo da autoria.

CONDILOMA

O condiloma acuminado ou exofítico se apresenta como uma tumoração com formações digitiformes que emergem de base única. Cada papila apresenta um eixo vascular recoberto por uma fina camada epitelial. Indica infecção pelo HPV de baixo risco. Pelo seu aspecto tumoral ("couve-flor") pode ser confundido pelo colposcopista iniciante com o câncer invasor, sendo importante observar a distância intercapilar que é bem mais regular nos condilomas (Figura 5.10). Apesar de a aplicação do ácido acético poder produzir acetobranqueamento, verifica-se que, após a aplicação da solução de iodo, ele se cora parcial e irregularmente, o que lhe confere característica de benignidade.

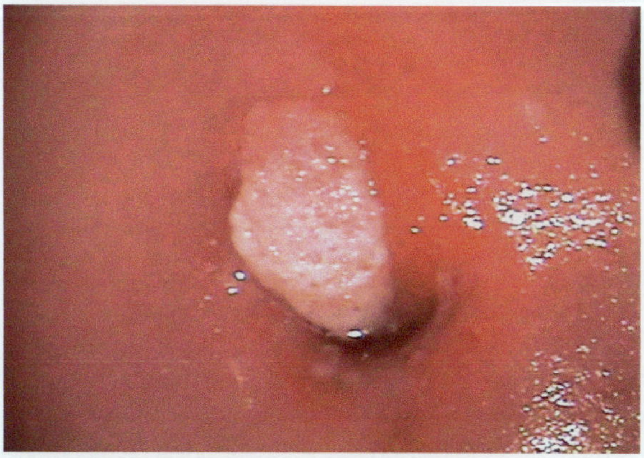

Figura 5.10 – Aspecto de condiloma acuminado no colo uterino.

Fonte: Acervo da autoria.

PÓLIPOS (ECTOCERVICAL/ENDOCERVICAL)

Correspondem a formações hiperplásicas, em geral focais, do epitélio cilíndrico que recobre a endocérvice e exteriorizam-se através do orifício externo (OE) do colo uterino. Podem ser sésseis ou pediculados e são facilmente identificáveis. Ao exame colposcópico, apresentam características de epitélio colunar e/ou da zona de transformação, a depender da metaplasia que possa ocorrer em sua superfície (Figura 5.11).

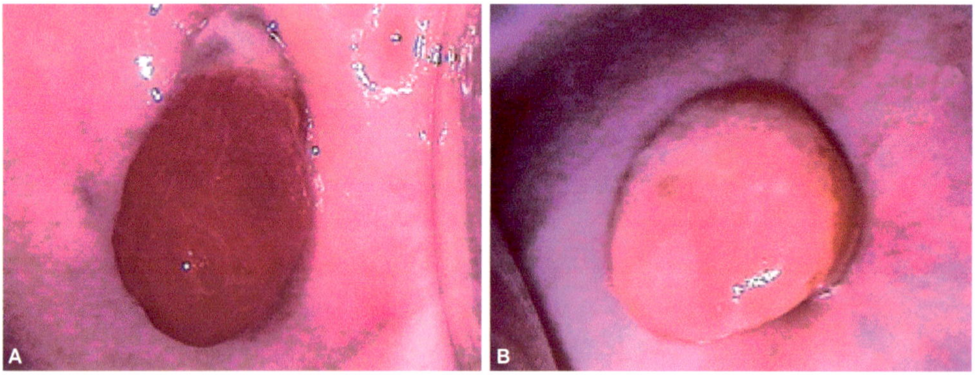

Figura 5.11 – Pólipos. A. Pólipo recoberto por epitélio cilíndrico (avermelhado) exteriorizando-se pelo OE do colo uterino. B. Pólipo recoberto por epitélio escamoso metaplásico (coloração rósea) exteriorizando-se pelo OE do colo uterino.
OE: orifício externo.
Fonte: Acervo da autoria.

INFLAMAÇÃO

Alteração geralmente difusa caracterizada por congestão vascular e edema da mucosa. Pode ser pontilhado-símile, diferenciando-se do pontilhado por apresentar capilares finos e muito próximos entre si em um colo avermelhado. Em geral, cora-se parcialmente ao iodo. A inflamação associada à tricomoníase é um exemplo clássico dessa situação (Figura 5.12).

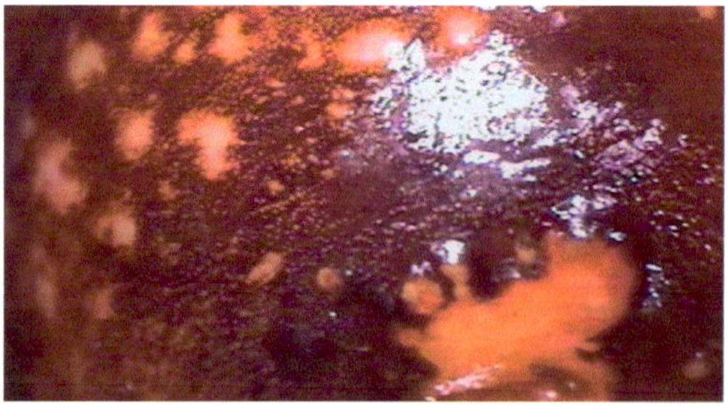

Figura 5.12 – Inflamação com aspecto de pontilhado-símile, típica de tricomoníase, após a aplicação de solução de iodo.
Fonte: Acervo da autoria.

ESTENOSE

Um dos fatores para se classificar a colposcopia como inadequada é a impossibilidade de o colo do útero ser exposto e examinado adequadamente. Isso acontece na estenose do OE da pós-menopausa ou como sequela cicatricial após intervenções operatórias sobre o colo uterino.

ANOMALIA CONGÊNITA

Outros fatores para se classificar a colposcopia como inadequada são as anomalias congênitas, como ocorre na agenesia de colo uterino, na agenesia isolada de vagina, na agenesia de útero e vagina e na presença do septo vaginal transverso.

ENDOMETRIOSE

Lesão raramente observada no colo do útero. Pode se apresentar como mancha azulada de tonalidade variável de acordo com a profundidade da lesão. Na maioria das vezes, constitui-se num achado colposcópico inesperado. Não se modifica após a aplicação de ácido acético ou da solução de iodo. Pode ser confundida com uma variz ou hematoma.

SEQUELA PÓS-TRATAMENTO

O tratamento das lesões do colo uterino, por meio de conização com lâmina fria (Sturmdorf ou Scott), ou pelo uso de alta frequência – EZT, pode determinar sequela cicatricial ou estenose do OE, que pode justificar a classificação da colposcopia como inadequada (Figura 5.13).

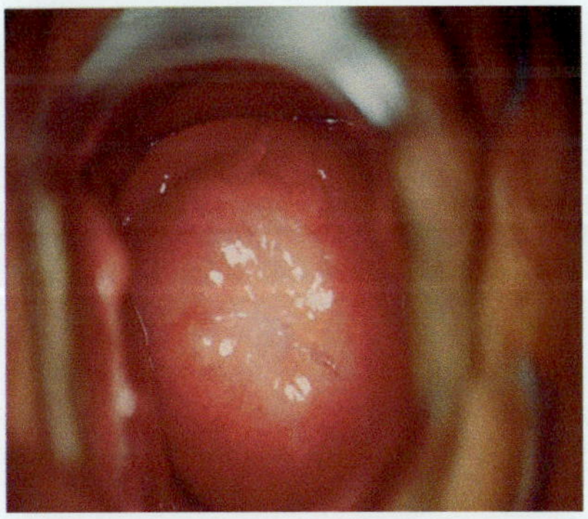

Figura 5.13 – Sequela cicatricial pós-EZT: estenose total do OE do colo uterino.
EZT: excisão da zona de transformação; OE: orifício externo.
Fonte: Imagem gentilmente cedida pela Dra. Paula Maldonado.

ÍNDICES COLPOSCÓPICOS

Apesar dos esforços em se criar uma nomenclatura internacional e na tentativa de melhorar a precisão e aumentar a reprodutibilidade dos resultados colposcópicos, vários índices foram desenvolvidos para auxiliar na avaliação colposcópica.

Esses índices podem ser particularmente úteis em lesões mais complexas para identificar a área mais significante onde se deve biopsiar. Assim, alguns autores criaram esquemas de graduações para analisar o aspecto das lesões e dar mais objetividade à interpretação dos achados anormais.

O diagnóstico colposcópico das alterações pré-neoplásicas ou neoplásicas do colo uterino se baseia no reconhecimento das seguintes características: tonalidade e intensidade do acetobranqueamento; margem e contorno superficial das áreas acetobrancas; padrão vascular; e da coloração ao iodo. A maioria dos índices leva em conta essas características.

Um dos índices mais antigo e aceito é o de Reid e Scalzi (1985),[8] que é um sistema de contagem quantitativo no qual se avaliam quatro parâmetros: margem da lesão; vascularização; acetobranqueamento pelo ácido acético; e coloração pelo iodo. Atribui-se o valor de 0, 1 ou 2 a cada item que corresponde, respectivamente, a **sem alteração**, **alteração menor** e **alteração maior**. Ao final, soma-se cada nota, com uma variação do escore de 0 até 8. Os quatro registros são somados para formar o índice colposcópico e quanto mais alta a contagem, mais provável que a lesão seja de maior gravidade (Quadro 5.2).

Quadro 5.2 – Índice colposcópico de Reid e Scalzi

Sinal Colposcópico	0 Pontos	1 Ponto	2 Pontos
Margem	Contorno condilomatoso ou micropapilar Bordas picotadas espiculadas ou anguladas Lesões satélites, acetobrancas que se estendem além da zona de transformação	Lesões regulares com contorno bem-demarcados e lisos; Margens periféricas bem-definidas	Destacamento do epitélio com bordas enroladas Bordas internas entre as áreas de aspecto diferente
Cor	Branca, brilhante acetobranco semitransparente	Branca, brilhante branco intermediário	Branco-acinzentado opaco (tipo ostra)
Vasos	Uniformes, calibre fino Alças capilares não dilatadas	Ausência de vasos na superfície após o ácido acético	Pontilhado ou mosaico grosseiros; Vasos dilatados, arranjados em padrões irregulares
Coloração pelo iodo	Captação produzindo cor marrom-escura sem captação por uma área reconhecida como de baixo grau pelos critérios anteriores	Captação parcial Aspecto variável	Coloração negativa na lesão de alto grau pelos critérios acima (> 3/6) Aspecto amarelo mostarda
Índice	0 a 2 HPV ou NIC 1	3 a 5 NIC 1 ou NIC 2	6 a 8 NIC 2 ou NIC 3

Fonte: Desenvolvido pela autoria.

Outro índice utilizado é o escore Swede[9] que se diferencia do anterior por incluir o tamanho da lesão como uma categoria a ser avaliada. Assim, esse escore analisa cinco parâmetros, pode variar de 0 até 10 e, também, correlaciona o escore total com o provável diagnóstico histológico.[9]

Atualmente, a IFCPC utiliza a nomenclatura IFCPC Rio, 2011, que é descritiva e categoriza os achados colposcópicos de acordo com sua gravidade e o escore Swede como referência para laudos colposcópicos.

O escore Swede foi criado por Strander *et al.*, em 2005. Esse terno significa "sueco", proveniente da Suécia, país de origem do autor. Utilizam-se características das lesões, que são categorizadas e pontuadas de acordo com sua gravidade. As variáveis incluídas são o acetobranqueamento, margem ou superfície da lesão, coloração com lugol, vascularização e o tamanho da lesão. Esse escore se diferencia dos escores tradicionais, como o de Reid e Scalzi, porque reconhece o tamanho da lesão como uma variável que se relaciona ao grau da doença. Assim, quanto maior for a lesão, maior será a pontuação a ela atribuída. As notas variam de 0, 1 até 2, sendo 0 **sem alteração**; 1 ponto, **alteração menor;** e 2 pontos, **alteração maior**. Feita a soma, o total do escore pode variar de 0 a 10[10,11] (Quadro 5.3).

Quadro 5.3 – Pontuação pelo escore Swede e alterações colposcópicas relacionadas

Escore Swede Características	Pontuação 0	1	2
Acetobranqueamento	Ausente	Leitoso	Opaco
Margem/superfície	Difusa	Irregular	Irregular e com desnível
Vascularização	Fina e regular	Ausente	Atípica
Tamanho da lesão	< 5 mm	5 mm a 15 mm ou 2 quadrantes	> 15 mm ou 3 a 4 quadrantes
Coloração pelo iodo	Marrom	Parcialmente corado ou amarelado	Amarelo/ausente

Fonte: Adaptado de escore Swede. Site: ifcpc.org.

Segundo o estudo de Strander *et al.* (2005),[9] em uma pontuação menor que 5, há baixa probabilidade da presença de uma lesão intraepitelial escamosa de alto grau. Por sua vez, uma pontuação maior ou igual a 5 sugere alta suspeição de sua presença, com 100% de sensibilidade. Quando se eleva o ponto de corte para 8, encontra-se uma especificidade de 90%, valor bastante confiável para a realização imediata do tratamento, dispensando, dessa forma, a biópsia (Quadro 5.4).

Campos *et al.* (2022)[12] realizaram um estudo comparando a nomenclatura IFCPC Rio, 2011 e o escore Swede a fim de avaliar a concordância entre eles. Ambos os índices colposcópicos tiveram boa reprodutibilidade; no entanto, o escore Swede mostrou melhor acurácia, maior sensibilidade e maior especificidade em identificar as lesões NIC 2+.

Apesar de uma descrição detalhada dos sistemas de classificação colposcópica, existirão lesões que serão difíceis de categorizar e a histologia pode não confirmar o

Quadro 5.4 – Interpretação do escore Swede	
Escore Swede	**Probabilidade histológica**
0 a 4	Baixo grau/normal NIC I
5 a 6	Alto grau/câncer não invasivo > NIC II
7 a 10	Alto grau/câncer invasivo > NICII

Fonte: Adaptado de escore Swede. ifcpc.org.

grau colposcópico predito. Fatores que causam acetobranqueamento podem existir em outros estados epiteliais além das lesões intraepiteliais escamosas. Por exemplo, um epitélio metaplásico imaturo pode ser acetobranco e, algumas vezes, será difícil diferenciar esse aspecto daquele visto nas lesões de baixo grau. Esses resultados podem conduzir a falso-positivos, que podem ser minimizados pela análise crítica do conjunto das características colposcópicas. As lesões de alto grau costumam ter margens demarcadas, mais nítidas do que as de baixo grau cujas margens são picotadas, geográficas. Por vezes, a lesão de alto grau pode apresentar margens sobrelevadas.

A visualização de uma ou mais margens dentro de uma lesão acetobranca ("lesão dentro da lesão") ou de uma área com intensidade variada de cor é uma observação importante que indica maior gravidade. Considera-se que a lesão mais próxima à JEC é quase sempre a de maior gravidade.

As lesões acetobrancas associadas às alterações de alto grau invariavelmente estão localizadas dentro da zona de transformação e mais próximas e contíguas à JEC. Elas costumam ser complexas, em geral ocupam dois ou mais quadrantes do colo e podem se estender ao canal endocervical.

Os orifícios glandulares espessados, embora não constem como um item dos achados colposcópicos anormais, na terminologia vigente, devem ser observados e assinalados. A penetração do epitélio atípico nas glândulas forma um invólucro em volta do canal de abertura glandular, traduzido como halo branco, espesso, periorificial. Nas lesões de maior grau, eles são mais brancos ("cornificados"), maiores e mais numerosos do que os anéis acetobrancos tênues, discretos que, às vezes, são vistos na metaplasia imatura.

Alguns pontos importantes podem auxiliar na definição de gravidade colposcópica e podem se apresentar de forma isolada ou associada (Quadro 5.5). Dessa forma, algumas características apresentadas pelas lesões podem sugerir maior gravidade e proporcionar mais precisão na indicação do melhor local de biópsia.

Quadro 5.5 – Aspectos indicativos de maior gravidade para as lesões colposcópicas
Margens regulares, nítidas, "cortadas", sobrelevadas
Margens secundárias intralesão acetobrancas ou com intensidade variada de cor
Maior proximidade das lesões do orifício interno e, em algumas situações, do canal
Coloração acetobranca opaca e, algumas vezes, em relevo

(*Continua*)

Quadro 5.5 – Aspectos indicativos de maior gravidade para as lesões colposcópicas *(Continuação)*
Imagens vasculares grosseiras, irregulares, engrossadas, desorganizadas
Orifícios glandulares espessados e, algumas vezes, cornificados
Imagens iodo-negativas amareladas após aplicação do lugol

Fonte: Adaptado de Curcio LR Jr, 1998.[13]

CONCLUSÕES

A colposcopia é fundamental para avaliar a extensão e a gravidade de uma lesão, permite escolher o melhor local para a realização de biópsia, prevê o diagnóstico histológico e o prognóstico quando realizada por mãos experientes.

Uma terminologia colposcópica deve padronizar e definir conceitos e ser um meio eficaz de comunicação entre aqueles que executam a colposcopia de maneira a permitir realizar pesquisas, guiar o aprendizado e auxiliar na decisão diagnóstica e terapêutica.

O quadro das alterações colposcópicas vistas de forma isolada, muitas vezes, não permite caracterizar, fidedignamente, o grau de severidade das lesões. A criação dos índices colposcópicos tornou mais objetivo e abrangente esse estudo.

Atualmente, a IFCPC apresenta, junto com a atual terminologia, um conjunto de critérios derivados dos diversos índices já publicados, visando caracterizar melhor o grau de severidade das lesões. A terminologia da IFCPC e o escore Swede são recomendados, mundialmente, pela IFCP como referência para a confecção de laudos colposcópicos.

Até agora, os estudos para a aplicabilidade desses "índices colposcópicos" são escassos. Assim, mais trabalhos são, urgentemente, necessários para avaliar a atual terminologia e os índices colposcópicos existentes.

BIBLIOGRAFIA CONSULTADA

- Bornstein J, Bentley J, Bösze P et al. 2011 Colposcopy terminology of the international federation of cervical pathology and colposcopy. Obstet Gynecol. 2012;120:167-72.
- Walker P, Dexeus S, De Palo G, Barrasso R, Campion M, Girardi F et al. International terminology of colposcopy: an updated report from the international federation for cervical pathology and colposcopy. Obstet Gynecol. 2003;101(1):175-7.
- Quaas J, Reich O, Frey Tirri B et al. Explanation and use of the colposcopy terminology of the IFCPC (International Federation for Cervical Pathology and Colposcopy) Rio 2011. Geburtsh Frauenheilk. 2013;73:904-7.
- Scheungraber C, Glutig K, Fechtel B, Kuehne-Heid R, Duerst M, Schneider A. Inner border – a specific and significant colposcopic sign for moderate or severe dysplasia (cervical intraepithelial neoplasia 2 or 3). J Low Genit Tract Dis. 2009;13:1-4.
- Scheungraber C, Koenig U, Fechtel B, Kuehne-Heid R, Duerst M, Schneider A. The colposcopic feature ridge sign is associated with the presence of cervical intraepithelial neoplasia 2/3 and human papillomavirus 16 in young women. J Low Genit Tract Dis. 2009;13:13-16.
- Hammes LS, Naud P, Passos EP, Matos J, Brouwers K, Rivoire W et al. Value of the international federation for cervical pathology and colposcopy (IFCPC) Terminology in predicting cervical disease. J Low Genit Tract Dis. 2007;11:158-65.

- Ferris DG, Litaker MS. Prediction of cervical histologic results using an abbreviated reid colposcopic index during ALTS. Am J Obstet Gynecol. 2006;194:704-10.
- Reid R, Scalzi P. Genital warts and cervical cancer. VII. An improved colposcopic index for differentiating benign papillomaviral infections from high-grade cervical intraepithelial neoplasia. Am J Obstet Gynecol. 1985;153(6):611-8.
- Strander B, Ellstrom-Andersson A, Franzen S, Milsom I, Rådberg T. The performance of a new scoring system for colposcopy in detecting high-grade dysplasia in the uterine cervix. Acta Obstet Gynecol Scand. 2005;84:1013-7.
- Kushwah S, Kushwah B. Correlation of two colposcopic índices for predicting premalignant lesions of cervix. J Mid-life Health. 2017;8:118-23.
- Bowring J, Strander B, Young M, Evans H, Walker P. The swede escore: evaluation of a scoring system designed to improve the predictive value of colposcopy. J Low Genit Tract Dis 2010;14(4):301-5.
- Campos PL, do Val Guimarães ICC, Fialho SCAV, Martins CAO, Rodrigues FR, Velarde LGC et al. Association of Swede score and 2011 IFCPC nomenclature in women with abnormal cytology. Rev Bras Ginecol Obstet. 2022;44(10):938-44.
- Curcio LR Jr. O papel do HPV nas lesões citológicas de baixo grau: correlação entre tipo e carga viral, dados epidemiológicos e gravidade. Tese de Mestrado Universidade Federal do Paraná, Curitiba; 1998.

CASOS CLÍNICOS

1. Paciente de 27 anos, solteira. Gesta 0, para 0. Início de atividade sexual aos 16 anos. Múltiplos parceiros, mas com parceiro único há 2 anos. Uso de anticoncepcional oral. Fumante de cerca de 20 cigarros/dia.

   Foi encaminhada para colposcopia por ter apresentado citologia oncótica alterada em sua última consulta ginecológica há 4 semanas.

   Veja uma imagem da colposcopia realizada:

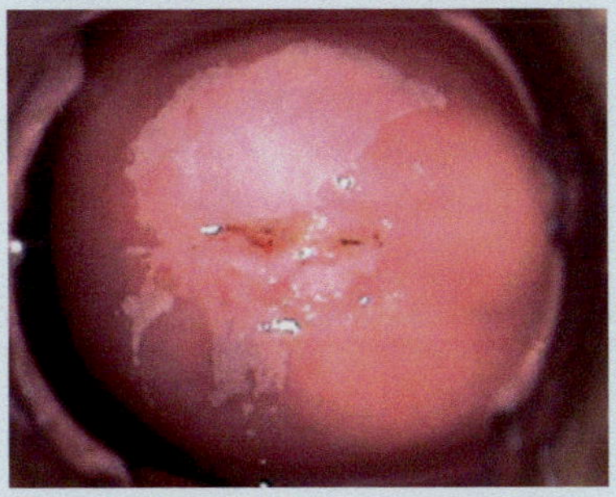

1.1. Como descreveria essa imagem após a aplicação de ácido acético a 5%?

a. Leucoplasia.

b. Epitélio escamoso original, maduro.

c. Epitélio acetobranco tênue, extenso, com margens. Irregulares.

d. Epitélio acetobranco denso, extenso, com margens bem-demarcadas.

1.2. Como classificaria essa imagem segundo a Terminologia Colposcópica IFCPC Rio,2011?

a. Achado colposcópico normal.

b. Achado colposcópico anormal, grau 1 (menor).

c. Achado colposcópico anormal, grau 2 (maior).

d. Suspeita de invasão.

1.3. O que acentua a cor de um epitélio acetobranco após a aplicação de ácido acético a 5%?

a. Aumento da espessura do epitélio escamoso.

b. Aumento da densidade celular e nuclear.

c. Coagulação das proteínas citoplasmáticas e nucleares.

d. Todas as opções anteriores estão corretas.

1.4. Que abordagem faria a seguir se uma segunda citologia oncótica fosse compatível com LIE-BG?

a. Colposcopia.
b. Teste do HPV (PCR).
c. EZT tipo 1.
d. Conização com lâmina fria.

2. Paciente de 61 anos. Gesta 2, para 2 (partos normais). Menopausa aos 49 anos. Não fuma, nem bebe. Encaminhada para colposcopia por ter apresentado lesão intraepitelial de alto grau (LIE-AG) na citologia em base líquida (LBC) e detecção de HPV 16 e 18 no teste do HPV (PCR). Veja uma imagem da colposcopia:

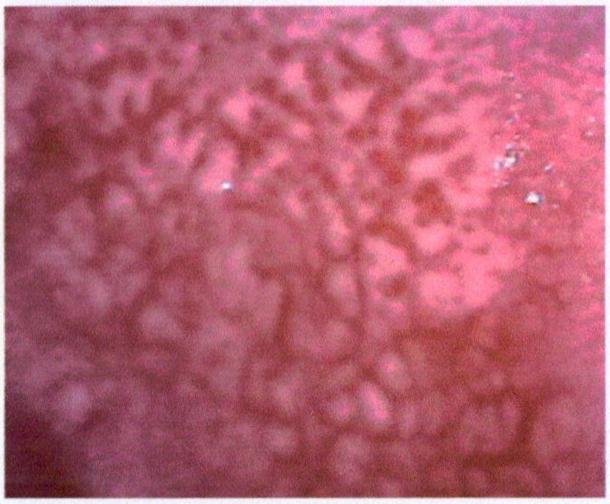

2.1. Como descreveria essa imagem após a aplicação de ácido acético a 5%?

a. Epitélio escamoso original, maduro.
b. Epitélio acetobranco, denso, extenso, margem demarcada.
c. Pontilhado fino, pequena distância intercapilar.
d. Mosaico grosseiro, grande distância intercapilar.

2.2. Como classificaria essa imagem segundo a Terminologia Colposcópica IFCPC Rio, 2011?

a. Achado colposcópico normal.
b. Achado colposcópico anormal, grau 1 (menor).
c. Achado colposcópico anormal, grau 2 (maior).
d. Suspeita de invasão.

2.3. Poderia antecipar como seria a captação do iodo por esta lesão?

a. Teste de Schiller negativo – iodo positivo.
b. Teste de Schiller negativo – iodo parcialmente positivo.

c. Teste de Schiller positivo – iodo negativo.
d. Teste de Schiller negativo – iodo malhado.

2.4. Qual a abordagem primária adequada nesse caso?
a. Citologia (LBC) imediata.
b. Teste do HPV (PCR) em 6 meses.
c. Colposcopia com biópsia dirigida.
d. "Ver e tratar" não é aceitável.

QUESTÕES

1. Na atual terminologia colposcópica (IFCPC – Rio, 2011):

Teste de Schiller positivo ou iodo negativo (não corado) reflete a não captação do iodo pelo epitélio da cérvice e caracteriza um achado.

Colposcópico:

a. Normal.
b. Anormal, grau 1 (menor).
c. Anormal, grau 2 (maior).
d. Anormal não específico.

2. Com relação ao padrão vascular da cérvice, é **incorreto** afirmar:
a. Padrão vascular do tipo arboriforme caracteriza anormalidade.
b. Pontilhado e mosaico finos sugerem lesão de baixo grau.
c. Pontilhado e mosaico grosseiros sugerem lesão de alto grau.
d. Vasos em saca-rolha, virgula ou grampo são suspeitos de invasão.

3. Qual dos achados colposcópicos citados a seguir pode ser interpretado como suspeita de invasão?
a. Acetobranqueamento lento e de duração fugaz.
b. Epitélio acetobranco tênue, de borda irregular ou geográfica.
c. Mosaico fino, de pequena extensão e localizado fora da ZT.
d. Vasos atípicos, frágeis, em forma de saca-rolha, vírgula ou grampo.

4. Entre os achados colposcópicos anormais, qual **não** é sugestivo de lesão de alto grau?
a. Presença de orifícios glandulares espessados.
b. Epitélio acetobranco tênue, de aparecimento lento e desaparecimento rápido após aplicação do ácido acético.

c. Epitélio acetobranco denso, de aparecimento rápido e desaparecimento lento após aplicação de ácido acético.
d. Pontilhado e mosaico grosseiros com vasos de maior calibre, irregulares e com grande distância intercapilar.

5. O índice colposcópico de Reid e Scalzi leva em consideração os seguintes parâmetros, além das características do acetobranqueamento:
a. Margem da lesão, padrão vascular e captação do iodo.
b. Tamanho, limite e localização da lesão.
c. Margem da lesão, superfície e extensão da lesão.
d. Padrão vascular, tamanho e superfície da lesão.

6. O escore Swede leva em consideração o seguinte parâmetro, além das características do acetobranqueamento, da vascularização, da margem/superfície da lesão e do tamanho da lesão:
a. Localização da JEC.
b. Localização da lesão.
c. Tipo de ZT.
d. Captação do iodo.

CASOS CLÍNICOS

RESPOSTAS

Caso clínico 1

1.1. Alternativa **c**. Trata-se de epitélio acetobranco tênue, que ocupa pelo menos dois quadrantes da cérvice e suas margens são irregulares e adotam um contorno geográfico.

1.2. Alternativa **b**. Essa lesão deverá ser classificada como achado colposcópico anormal, de Grau 1 (menor) porque a alteração é tênue, translúcida e com margens irregulares. Após a aplicação do ácido acético a 5%, o acetobranqueamento é lento e sua permanência é fugaz. A captação do iodo é negativa.

1.3. Alternativa **d**. No epitélio acetobranco, há aumento da espessura do epitélio como consequência do aumento da densidade celular e nuclear. Adicionalmente, as proteínas citoplasmáticas e nucleares coagulam após a aplicação do ácido acético a 5%, o que também eleva o grau de brancura da lesão.

1.4. Alternativa **a**. Na presença de uma LIE-BG, a conduta primária é repetir a citologia em 6 meses. Se o resultado da citologia de LIA-BG se mantiver, a conduta a seguir será uma colposcopia. Repetir citologia ou realizar um teste do HPV não esclarecem o caso nem direcionam a conduta a ser tomada.

Caso clínico 2

2.1. Alternativa **d**. Trata-se de um mosaico grosseiro com grande distância intercapilar. As margens tendem a ser demarcadas. A aplicação do ácido acético a 5% acentua a imagem rapidamente e sua ação é duradoura.

2.2. Alternativa **c**. Essa lesão é classificada como um achado colposcópico anormal de grau 2 (maior.)

2.3. Alternativa **c**. Nesse tipo de lesão (mosaico grosseiro), não ocorre captação do iodo e o resultado é sempre iodo negativo.

2.4. Alternativa **c**. A conduta nesse caso é realizar a colposcopia com biópsia dirigida. Todavia, o "ver e tratar" é conduta aceitável se a lesão não for muito extensa; a JEC, totalmente visível; e o colposcopista, bem-treinado.

QUESTÕES

RESPOSTAS

1. Alternativa correta: **d.** Na atual terminologia colposcópica (IFCPC Rio, 2011), o teste de Schiller ou iodo negativo caracteriza um achado anormal não específico do epitélio da cérvice e não define o tipo de lesão.

2. Alternativa correta: **a.** O padrão vascular do tipo arboriforme define justamente o contrário.

3. Alternativa correta: **d.** As imagens colposcópicas mais suspeitas de invasão são os vasos atípicos. São vasos curtos, frágeis, que desaparecem subitamente, mudam de trajeto de forma brusca ou se apresentam em forma de saca-rolha, vírgula ou grampo.

4. Alternativa correta: **b.** As imagens colposcópicas que mais sugerem lesão de alto grau são o epitélio acetobranco denso, com margens bem-demarcadas, de aparecimento rápido e duradouro; o pontilhado e o mosaico grosseiros com grande distância intercapilar.

5. Alternativa correta: **a.** O índice colposcópico de Reid e Scalzi se caracteriza pela análise de quatro parâmetros (cor da lesão, padrão vascular, margem da lesão e coloração pelo iodo). O resultado é dado pela soma dos pontos obtidos, constituindo um sistema de pontuação ou escore. Quanto maior o escore obtido, maior deverá ser a gravidade da lesão.

6. Alternativa correta: **d.** O escore Swede se caracteriza pela análise de cinco parâmetros (acetobranqueamento, margem/superfície da lesão, tamanho da lesão, vascularização e coloração pelo iodo). O resultado é dado pela soma dos pontos obtidos, constituindo um sistema de escore. Quanto maior o escore obtido, maior a probabilidade de a lesão ser histologicamente de alto grau ou

6

Rastreamento do Câncer do Colo do Útero

Julio Cesar Teixeira
Luiz Carlos Zeferino

INTRODUÇÃO

O câncer do colo do útero continua sendo um importante problema de Saúde Pública, principalmente em locais de poucos recursos econômicos. A alta morbidade causada por essa patologia resulta, principalmente, da alta prevalência de infecções por papilomavírus humano (HPV) (> 10% em mulheres com 30 anos ou mais) e da limitada efetividade dos programas de rastreamento não organizados. Nesse cenário, a maior parte dos casos é diagnosticada em estágios avançados com piores resultados em sobrevida.[1]

A infecção por HPV é um fator necessário para o desenvolvimento desse câncer, mas não suficiente. A prevenção primária dessa infecção pode ser conseguida por abstinência sexual ou pelo uso de vacinas profiláticas. A prevenção secundária impede que uma lesão precursora evolua para invasão. Um ótimo exemplo é o rastreamento citológico para detectar lesões precursoras de câncer cervical passíveis de tratamento. O impacto do rastreamento citológico na diminuição da incidência e da mortalidade desse câncer foi previamente demonstrado após a introdução de programas organizados em países desenvolvidos.[2]

A redução na incidência observada variou conforme a faixa etária rastreada, o intervalo entre os exames e a cobertura alcançada, chegando à redução de 82% na Islândia e de apenas 11% na Noruega, onde apenas 5% da população de risco foi rastreada. Em avaliações mais detalhadas, observou-se que a faixa etária-alvo para o rastreamento é um dos fatores na redução da incidência dessa doença. O intervalo entre as citologias de até 5 anos mantém a efetividade dos programas.[2-4]

Outro ponto importante, além da adequada definição da faixa etária-alvo e da cobertura alcançada, são os procedimentos necessários para a realização do teste de rastreamento.

Além da citologia, outros testes de rastreamento para câncer de colo uterino, como os visuais ou os de detecção de DNA-HPV, são capazes de identificar mulheres com maior risco para lesões precursoras ou para câncer subclínico. A inspeção visual direta com ácido acético (IVA) ou com lugol iodado (VILI) é um método utilizado em ambientes de alta prevalência de câncer com importante limitações de recursos ou de acesso.[5] Já os testes de DNA-HPV, que necessitam de aparatos mais tecnológicos, foram extensamente estudados e demonstraram fortes evidências de sua superioridade em relação à citologia convencional. Desde 2013, a Organização Mundial da Saúde (OMS) recomenda que todo novo programa de rastreamento deva se basear na utilização de um teste de HPV e, a partir de 2017, vários países têm atualizado seus programas substituindo a citologia pelo teste biomolecular.[6-8] Em adição, o rastreamento futuro para as mulheres previamente vacinadas contra HPV deverá ser feito em ambiente de menor prevalência de infecções virais e de lesões precursoras, mais propício de ser realizado por um teste de DNA-HPV, que melhorará sua especificidade, enquanto a citologia apresentará redução de seu poder de detecção e de rastreio.[9,10]

Ao fim, o objetivo do rastreamento é identificar mulheres com lesões intraepiteliais de alto grau (NIC 2 ou 3) e a efetividade do rastreamento depende da redução da incidência e da mortalidade por câncer de colo uterino, um reflexo da melhor identificação de mulheres de risco (qualidade do teste) e da correta condução por meio de fluxogramas validados, que inclui a realização de colposcopia, biópsia e tratamento, e posterior seguimento. As dificuldades na implementação de toda essa rede de ações e de integração destas têm resultado em grandes atrasos na introdução de programas efetivos em países em desenvolvimento.

RASTREAMENTO CITOLÓGICO

CITOLOGIA CONVENCIONAL

É realizada em mulheres sexualmente ativas e envolve coleta da amostra, preparação da lâmina, coloração, leitura e geração de um relatório. Isso requer uma infraestrutura com laboratório, citotécnicos, citopatologistas, controle de qualidade interno e externo e um sistema para comunicar os resultados às mulheres. Periodicamente, a realização de treinamentos, educação continuada e testes de qualificação dos profissionais envolvidos são importantes para a manutenção da qualidade do programa. Considerando-se todas as etapas executadas, o teste citológico apresenta moderada sensibilidade e alta especificidade na detecção de NIC 2 ou 3. Contudo, na prática da maioria dos programas, o teste tem apresentado sensibilidade muito variável e menor que a esperada. Em recentes revisões, a sensibilidade para a detecção de NIC 2 ou 3 variou de 47% a 62% com especificidade de 60% a 95%.[2,11] Reorganização ou intensificação de programas estão associadas com melhora nos índices. O programa brasileiro, na média, apresentou impacto limitado, até o momento, com manutenção da mortalidade nas últimas décadas.[12]

Atualmente, a orientação oficial brasileira é de que o rastreamento seja realizado com citologia periódica, iniciando-se aos 25 anos e podendo ser interrompido aos 64 anos para aquelas pacientes que permaneceram negativas. A frequência é anual até dois exames consecutivos negativos e, depois, trianuais. Por se tratar de um programa de rastreamento oportunístico, é aceitável a realização de rastreio em gestantes, apenas evitando-se traumatizar a endocérvice.[13]

CITOLOGIA EM MEIO LÍQUIDO

A coleta da amostra cervical é feita com uma escovinha específica e depositada (e agitada) em um tubo com meio liquido, que é enviado ao laboratório. Assim, a principal vantagem dessa técnica é, basicamente, a preparação automatizada do esfregaço em laboratório, produzindo uma lâmina com células em monocamada, sem sobreposição e sem detritos, com substancial diminuição de exames insatisfatórios.[14] O liquido conservante com a amostra também possibilita a realização de testes biomoleculares incluindo testes de HPV. As desvantagens seriam: treinamento e adaptação visual para as imagens citológicas pelo método; fundo limpo que dificulta diferenciação de lesão de alto grau de invasora; e ainda, a falta de identificação de patógenos. Em programas atuais com teste de DNA-HPV primário, prevê-se que 10% das amostras precisarão de avaliação citológica complementar para definição diagnóstica e orientação de condução.[15,16]

CITOLOGIA – PRÓXIMO PASSO E LIMITAÇÕES

Em geral, uma citologia com resultado alterado indica um risco e uma avaliação de encaminhamento para realização de colposcopia. O programa oficial brasileiro (2016) orienta a repetição da citologia em 6 a 12 meses para resultados de células escamosas atípicas de significado indeterminado, possivelmente não neoplásicas (ASC-US) a lesão intraepitelial escamosa de baixo grau (LSIL); e, se citologia de rastreio de células escamosas atípicas, não excluindo lesão intraepitelial de alto grau (ASC-H) ou pior, encaminhamento para colposcopia.[13]

A maior limitação da citologia é um resultado falso-negativo. Gay *et al.*[17] mostraram 20% de falso-negativos em amostras prévias em mulheres com diagnóstico de câncer. A maior parte desses resultados decorre de problemas na coleta.

TESTE DE DNA-HPV

Os testes para detecção de genoma do HPV se baseiam em procedimentos de hibridização. São vários tipos de testes e muito sensíveis. Apenas o sequenciamento do DNA viral por meio de reação em cadeia de polimerase (PCR) é capaz de reconhecer todos os tipos de HPV variantes numa amostra, apesar de ser um método trabalhoso. Os primeiros testes se basearam em *primers* (inicializadores) e sondas genéricas e, atualmente, os mais utilizados se baseiam em PCR com sondas que possibilitam a detecção de 13 a 14 tipos de HPV de alto risco oncogênico (do inglês, *high-risk*-HPV ou hr-HPV) e, ainda, testes com sondas específicas, que permitem a genotipagem isolada dos HPV-16 e HPV-18, responsáveis por 70% do total de câncer do colo do útero.[18]

CH2 (CAPTURA HIBRIDA 2)

Esse método foi o primeiro largamente utilizado e ainda está disponível em alguns locais. Baseia-se na hibridização, em solução, com sondas sintéticas de RNA complementar a sequências gênicas, agrupadas em duas reações separadas com dois coquetéis de sondas, conforme a Tabela 6.1.

Tabela 6.1 – Tipos de HPV identificados pelas sondas de captura hibrida
"A" → 5 tipos de HPV de baixo risco oncogênico (6, 11, 42, 43 e 44).
"B" → 13 tipos de HPV de alto risco oncogênico (16, 18, 31, 33, 35, 39, 45, 51, 52, 56, 58, 59 e 68)

Fonte: Desenvolvida pela autoria.

Na solução, são formados híbridos específicos de "HPV DNA-RNA" e capturados por anticorpos presentes em placas especiais por onde a solução passa. Depois, reações que identificam esses híbridos imobilizados nas placas geram produtos luminescentes com a luz emitida mensurada em um luminômetro. A intensidade da emissão de luz medida está relacionada com a quantidade de híbridos formados na solução, dando uma medida semiquantitativa da carga viral.[18] Na prática, apenas a testagem dos vírus do grupo B é utilizada.

REAÇÃO EM CADEIA DE POLIMERASE

A PCR consegue detectar ínfimas quantidades de sequências de DNA específicas. Primeiramente, é realizada a desnaturação das proteínas (e do DNA) da solução seguida de extração de DNA. Com a solução contendo as fitas do DNA separadas, sequências-alvo de DNA são detectadas na solução por meio de *primers* (inicializadores) específicos que iniciam a construção da fita complementar da sequência-alvo de nucleotídeos por meio da enzima *Taq DNA polimerase*. Esse processo é repetido inúmeras vezes, multiplicando-se a quantidade da sequência de DNA-alvo. Por fim, essa sequência, agora amplificada em quantidade (amplicons), é passível de identificação por meio de sondas que se ligam na região e emitem luz, que é captada. Essa técnica é denominada "PCR em tempo real".

No início, a PCR foi considerada uma técnica de difícil execução na rotina, mas hoje encontra-se acessível por meio de equipamentos que automatizam o processo. Os primeiros *primers* (sondas) eram do tipo genéricos, ou seja, detectavam sequências presentes em todos os HPVs. Posteriormente, foram desenvolvidas sondas específicas para cada tipo de HPV de interesse. Algumas sondas são utilizadas agrupadas (*pool*) para facilitar o processamento. Um dos testes atuais mais utilizados em rastreamento realiza a extração do DNA celular do HPV e amplifica-a por PCR em tempo real utilizando *primers* específicos para β-globina humana (controle de presença de DNA humano na amostra) e HPV. Um *pool* de 12 hr-HPVs é detectado usando-se um mesmo corante fluorescente, enquanto os sinais do HPV16, HPV18 e da β-globina são detectados por fluoroforos (cores) diferentes.

EVOLUÇÃO DA UTILIDADE CLÍNICA DOS TESTES DE DNA-HPV

Triagem para colposcopia quando citologia ASC-US

A primeira utilização clínica dos testes de DNA-HPV aceita pela agência reguladora norte-americana Food and Drug Administration (FDA) foi para selecionar mulheres com > 30 anos e citologia ASC-US para realização de colposcopia. Se a citologia foi realizada em meio líquido, o teste de DNA-HPV poderia ser feito no mesmo material (denominado "teste reflexo"), evitando um segundo exame ginecológico. Aquelas mulheres com ASC-US/hr-HPV positivo seriam encaminhadas para colposcopia, e as negativas, para controle citológico, após 12 meses.[19] No Brasil, a diretriz ainda vigente (2016)[13] para citologia ASC-US indica a repetição da citologia em 6 meses (≥ 30 anos) a 12 meses (25 a 29 anos).

Teste de cura após lesão detectada

Outra aplicação para os testes de DNA-HPV é sua utilização após 12 meses de seguimento de caso com lesão detectada, tratada ou não.[20] Nessa situação, um teste negativo tem poder similar ao de um teste de rastreamento, indicando a cura e a possibilidade de retorno ao rastreio periódico da rotina. Dessa forma, permitindo um acompanhamento simplificado, abreviado e com segurança.

Rastreamento primário com teste de DNA-HPV

Cerca de 40% das mulheres sexualmente ativas, em especial as mais jovens, são DNA-HPV-positivas em um teste aleatório de esfregaço cervicovaginal, e 80% da população terá contato com algum HPV durante a vida. Mas a grande maioria tem uma infecção transitória e poucas persistirão em atividade a ponto de desenvolverem lesões de alto grau (NIC 2 ou 3). Assim, a utilização desses testes para rastreamento primário necessita de estratégias para que se identifiquem as mulheres com maior probabilidade de estarem com uma infecção persistente por um hr-HPV.[21] As infecções transitórias são menos frequentes em mulheres a partir de 30 anos. Assim, uma das estratégias para se evitar um grande número de testes positivos e identificar casos com maior probabilidade de lesões significativas dentro de programa de rastreamento (especificidade) é a aplicação do teste para mulheres de mais idade. Essa foi a indicação inicialmente orientada pela American Society for Colposcopy and Cervical Pathology (ASCCP) e American College of Obstetricians and Gynecologists (ACOG) nos Estados Unidos, ou seja, rastreamento por citologia abaixo de 30 anos e por teste de DNA-HPV a partir de 30 anos. Em 2014, a FDA aprovou o primeiro teste para utilização como rastreamento primário que inclui a genotipagem dos HPV-16 e HPV-18, principais vírus associados ao câncer do colo do útero.[22] Isso possibilitou melhorar a identificação de mulheres com maior risco, aumentando a especificidade geral do teste e indicando sua utilização a partir de 25 anos de idade. Essas estratégias já são adotadas em programa de vários países.

Em estudos que avaliaram diversas estratégias de rastreio ou programa em atividade, a comparação com a citologia mostrou que os testes DNA-HPV são 27% mais sensíveis e 8% menos específicos que a citologia.[21,23] A *performance* desses testes alcança 89% de sensibilidade e 90% de especificidade se consideradas apenas as mulheres com 30 anos ou mais. Ainda, o valor preditivo negativo de um teste para hr-HPV é muito alto (próximo de/ou 100% em vários estudos com CH2 ou PCR).[7] Isso significa que o intervalo do rastreamento pode ser aumentado se um teste de

DNA-HPV for negativo, pois o risco de desenvolver um câncer no colo em até 5 anos é considerado desprezível.[8,21]

O fluxograma atualmente mais utilizado em programas de rastreamento com teste de DNA-HPV para mulheres a partir de 25 anos de idade é mostrado na Figura 6.1. As proporções de resultados esperados se baseiam nos achados de estudo de demonstração brasileiro, realizado entre 2017 e 2022, considerando mais de 21 mil testes de DNA-HPV, com detecção de 14 hr-HPV e genotipagem dos HPV-16 e 18, realizados em cenário de atenção primária do Sistema Único de Saúde (SUS). A citologia em base líquida, reflexa, no mesmo material, foi realizada para 9,3% dos casos:[15,16]

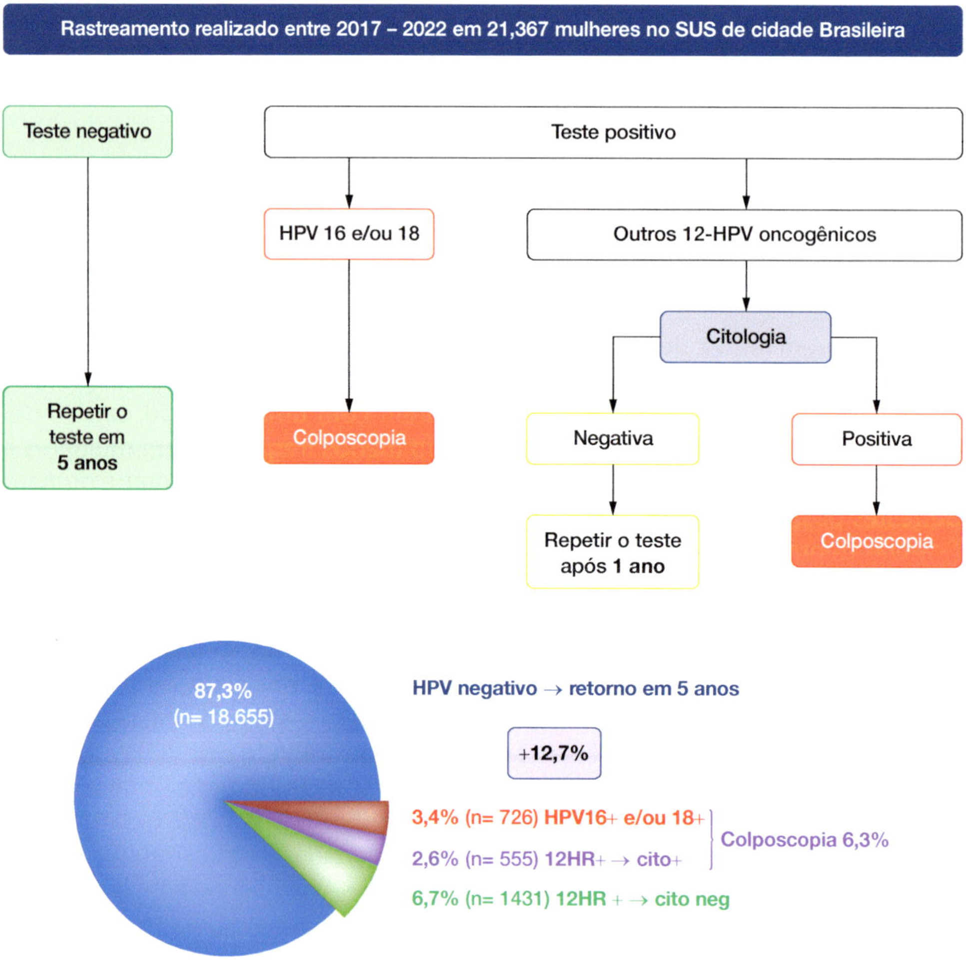

Figura 6.1 Fluxograma de rastreamento com teste de DNA-HPV para mulheres a partir de 25 anos de idade.

Fonte: Adaptada de Teixeira JC, Vale DB, Discacciati MG, Campos CS, Bragança JF, Zeferino LC. Cervical cancer screening with DNA-HPV testing and precancerous lesions detection: a Brazilian population-based demonstration study. Rev Bras Ginecol Obstet. 2023;45:21-30.

RASTREAMENTOS ALTERNATIVOS

As dificuldades inerentes aos programas que utilizam os testes descritos existem, como o impacto da necessidade de três visitas para teste, diagnóstico e para tratamento. São desafios importantes em ambientes com dificuldades de acesso e recursos limitados. Para esses locais, existem testes alternativos, mais simples e baratos, que permitem rastreamento e tratamento em uma ou duas visitas, embora menos eficientes. Os rastreamentos com inspeção visual do colo são exemplos.

RASTREAMENTO VISUAL

Com base no fato de que a maioria das lesões pré-câncer e de câncer inicial é visível a olho nu após a aplicação de ácido acético (3% a 5%) ou de solução de lugol, testes visuais foram avaliados extensivamente como métodos alternativos para rastreamento.[5,24]

INSPEÇÃO VISUAL DIRETA COM ÁCIDO ACÉTICO

É a mais estudada. A alta concentração de proteínas intracelulares na neoplasia cervical tem efeito de acetobranqueamento após uma aplicação de ácido acético diluído. A inspeção do colo uterino é realizada a olho nu, sob iluminação direta com uma fonte de luz comum. Um teste positivo é caracterizado por uma área branca, bem-definida, junto à junção escamocolunar, ou por uma lesão exofítica branca ou por branqueamento de toda a cérvix. Outras imagens acetobrancas associadas com áreas tênues e pouco definidas, pólipos endocervicais, cistos de Naboth, pontuais ou uma proeminente JEC são consideradas testes negativos.[24] O acetobranqueamento não é específico de lesões, podendo ocorrer em áreas de metaplasia escamosa e em processos inflamatórios ou regenerativos. As lesões precursoras correspondem a áreas mais acetobrancas, delimitadas e localizadas na JEC. Já o câncer inicial apresenta-se intensamente acetobranco e opaco.[3]

A IVA é um método barato, de fácil aprendizado, requer pouco equipamento e pode ser usada por não médicos, com resultado imediato, possibilitando diagnosticar e tratar as lesões em sessão única. Por essas razões, a IVA é aplicada em localidades de poucos recursos. Estudos mostraram que a sensibilidade da IVA para detectar NIC 2 ou 3 variou de 49% a 96% com especificidade de 49% a 98%.[2,5] Nos vários estudos comparativos com a citologia convencional, apresentou sensibilidade semelhante com pior especificidade. Uma limitação importante se refere a mulheres com junção escamocolunar não visível, geralmente de maior idade.

INSPEÇÃO VISUAL DIRETA COM LUGOL IODADO

É semelhante ao teste de Schiller, demarcando áreas suspeitas pobres em glicogênio que ficam amareladas, sem captação do iodo. O treinamento e a facilidade de realização e de obtenção de resultados são similares aos da IVA.[24] Também se aplica onde os recursos são escassos, com elevada prevalência de lesões de alto grau e câncer, cujo exemplo é a África.

No Brasil, há recursos, embora em algumas regiões, por causa das grandes distâncias, seja difícil chegar a mulheres sob risco. Assim, a aplicação de testes visuais poderia ter alguma utilidade, por exemplo, em regiões específicas, como o Norte do país.

Mais uma alternativa de testes para programas de rastreamento esperadas para um futuro próximo, embora algumas já disponíveis para abordagem individual em alguns locais, é a utilização de testes para triagens adicionais para mulheres com testes biomoleculares positivos, visando evitar o encaminhamento para colposcopia de mulheres sem risco relevante. É exemplo disso a pesquisa em amostras de esfregaços cervicais de p16, Ki-67 ou de metilação.[10]

REFERÊNCIAS BIBLIOGRÁFICAS

1. Teixeira JC, Maestri CA, Machado HDC, Zeferino LC, Carvalho NS. Cervical cancer registered in two developed regions from brazil: upper limit of reachable results from opportunistic screening. Rev Bras Ginecol Obstet. 2018;40:347-53.
2. International Agency for Research on Cancer. Cervix Cancer Screening. IARC Handbooks on Cancer Prevention. Lyon, França: IARC Press; 2006;10.
3. Denny L, Quinn M, Sankaranarayanan R. Chapter 8: Screening for cervical cancer in developing countries. Vaccine. 2006;24(3):S3/71-7.
4. Perkins RB, Wentzensen N, Guido RS, Schiffman M. Cervical cancer screening: a review. JAMA. 2023;330:547-58.
5. Sankaranarayanan R, Gaffikin L, Jacob M, Sellors J, Robles S. A critical assessment of screening methods for cervical neoplasia. Int J Gynaecol Obstet. 2005;89(2):S4-S12.
6. World Health Organization. WHO guidelines for screening and treatment of precancerous lesions for cervical cancer prevention. Geneva: World Health Organization; 2013.
7. Franco EL. Chapter 13: Primary screening of cervical cancer with human papillomavirus tests. J Natl Cancer Inst Monogr. 2003;31:89-96.
8. Cuzick J, Szarewski A, Cubie H, Hulman G, Kitchener H, Luesley D et al. Management of women who test positive for high-risk types of human papillomavirus: the HART study. Lancet. 2003;362(9399):1871-6.
9. Chrysostomou AC, Stylianou DC, Constantinidou A, Kostrikis LG. Cervical cancer screening programs in Europe: the transition towards HPV vaccination and population-based HPV Testing. Viruses. 2018;10:729.
10. Rajaram S, Gupta B. Screening for cervical cancer: choices & dilemmas. Indian J Med Res. 2021;154(2):210-20.
11. Nanda K, McCrory DC, Myers ER, Bastian LA, Hasselblad V, Hickey JD et al. Accuracy of the papanicolaou test in screening for and follow-up of cervical cytologic abnormalities: a systematic review. Ann Intern Med. 2000;16:132(10):810-9.
12. INCA. Instituto Nacional de Câncer José Alencar Gomes da Silva. Estimativas/2023 – Cancer estatística. Brasil. 2023a. Disponível na Internet: https://www.gov.br/inca/pt-br/assuntos/cancer/numeros (03 maio 2025).
13. INCA. Instituto Nacional de Câncer José Alencar Gomes da Silva. Diretrizes Brasileiras para o Rastreamento do Câncer do Colo do Útero. 2016a. Disponível na Internet: https://www.inca.gov.br/sites/ufu.sti.inca.local/files/media/document/diretrizesparaorastreamentodocancerdocolodoutero_2016_corrigido.pdf (03 maio 2025).
14. Ronco G, Cuzick J, Pierotti P, Cariaggi MP, Dalla Palma P, Naldoni C et al. Accuracy of liquid based versus conventional cytology: overall results of new technologies for cervical cancer screening: randomised controlled trial. BMJ. 2007;335(7609):28.
15. Teixeira JC, Vale DB, Campos CS, Bragança JF, Discacciati MG, Zeferino LC. Organization of cervical cancer screening with DNA-HPV testing impact on early-stage cancer detection: a population-based demonstration study in a Brazilian city. Lancet Reg Health Am. 2021;5:100084.

16. Teixeira JC, Vale DB, Discacciati MG, Campos CS, Bragança JF, Zeferino LC. Cervical cancer screening with DNA-HPV testing and precancerous lesions detection: a Brazilian population-based demonstration study. Rev Bras Ginecol Obstet. 2023;45:21-30.

17. Gay JD, Donaldson LD, Goellner JR. False-negative results in cervical cytologic studies. Acta Cytol. 1985;29(6):1043-6.

18. Villa LL, Denny L. Methods for detection of HPV infection and its clinical utility. Int J Ginaecol Obstet. 2006;94(1):S71-80.

19. The atypical squamous cells of undetermined significance/low-grade squamous intraepithelial lesions triage study (ALTS) Group. Human papillomavirus testing for triage of women with cytologic evidence of low-grade squamous intraepithelial lesions: baseline data from a randomized trial. J Natl Cancer Inst. 2000;92(5):397-402.

20. Bhatia R, Graham C, Elasifer H, Asodaria P, Moncur S, Wilson A et al. Clinical performance of DNA and RNA based HPV tests for test of cure (TOC) post treatment for cervical intraepithelial neoplasia (CIN) – a retrospective study. J Clin Virol. 2022;105165:150-1.

21. Sherman ME, Lorincz AT, Scott DR, Wacholder S, Castle PE, Glass AG et al. Baseline cytology, human papillomavirus testing, and risk for cervical neoplasia: a 10-year cohort analysis. J Natl Cancer Inst. 2003;95(1):46-52.

22. ASCO post. FDA approves first HPV test for primary cervical cancer Screening. 2014a. Disponível na Internet: https://ascopost.com/issues/may-15-2014/fda-approves-first-HPV-test-for-primary-cervical-cancer-screening/ (03 maio 2025).

23. Koliopoulos G, Nyaga VN, Santesso N, Bryant A, Martin-Hirsch PP, Mustafa RA. Cytology versus HPV testing for cervical cancer screening in the general population. Cochrane Database Syst. 2017;8:CD008587.

24. Sankaranarayanan R, Wesley R. A practical manual on visual screening for cervical neoplasia. Lyon, França: IARC. IARC Technical Publication Press; 2003;41.

CASOS CLÍNICOS

1. Mulher de 23 anos, com atividade sexual iniciada há 6 meses, com citologia negativa e teste de DNA-HPV positivo. A conduta é discutida.

1.1 Quais são o método oficial e a idade de início de rastreamento para lesões precursoras e para câncer do colo do útero no Brasil?

a) Teste de DNA-HPV; 30 anos.
b) Citologia; 21 anos.
c) Teste de DNA-HPV; 25 anos.
d) Citologia; 25 anos.

1.2 Os testes de DNA-HPV em materiais do colo uterino apresentam alta positividade em mulheres jovens, sexualmente ativas. O que poderia ser feito para melhorar sua acurácia na detecção de lesões de alto grau?

a) Realizá-los a partir de 30 anos.
b) Genotipagem de 14 tipos de HPV de alto risco.
c) Repetição do teste após 6 meses.
d) Nada, pois, com um teste de DNA-HPV (+), há lesão no colo.

1.3 O que fazer frente à colposcopia negativa indicada por teste de rastreamento alterado?

a) Seguir, pois não há lesão cervical se a JEC for visualizada por completo.
b) Se citologia de lesão intraepitelial escamosa de alto grau (HSIL), pode haver uma lesão ainda não encontrada.
c) Se citologia for de LSIL, a lesão está na vagina.
d) Se teste de DNA-HPV positivo para HPV-16, indicado realizar uma EZT (excisão).

2. Mulher de 45 anos refere três citologias anuais prévias negativas e, agora, apresenta suspeita de câncer no colo uterino. A situação é discutida.

2.1 Qual é o intervalo rotineiro preconizado para os testes de rastreamento no Brasil?

a) Anual para citologia e a cada 3 anos para teste de DNA-HPV.
b) Trienal para qualquer tipo de teste.

c) Cinco anos após um teste de DNA-HPV negativo.
d) Se citologia negativa e teste de DNA-HPV negativo, não precisa mais rastrear.

2.2 Quais fatores poderiam justificar uma aparente falha do rastreio citológico para o caso?

a) A idade e a qualidade do teste no SUS.
b) Um método contraceptivo hormonal e tabagismo.
c) Um vício de posição do colo ficando menos visível e coleta após higiene intima.
d) Tipo de escova ou espátula coletora e qualidade do fixador.

2.3 Quando um programa de rastreamento citológico não apresenta resultados, qual a melhor estratégia para melhorá-lo?

a) Reorganização e intensificação de cobertura da população de risco.
b) Aumentar o número de laboratórios.
c) Treinar melhor os citotécnicos.
d) Melhorar a comunicação dos resultados para as mulheres.

RESPOSTAS

1. No início da vida sexual, é muito frequente a infecção por HPV (teste positivo) e a maioria dos casos vai ser controlada naturalmente em até 2 anos. Sabemos que decorre tempo significativo entre uma infecção e o surgimento de alguma lesão em suscetíveis (por isso, a citologia negativa). Assim, deveria ter sido retardado o início da realização de rastreamento, pelo menos para a idade de início preconizada (25 anos). A sugestão econômica e efetiva é que se faça apenas um dos dois testes realizados. A condução do caso é simples e deve-se tranquilizar a paciente e orientá-la que retorne após 1 ano para novo teste (um deles, o disponível).

1.1 Alternativa **d**. O rastreamento oficial brasileiro ainda (2023) se baseia na citologia convencional para pessoas entre 25 e 64 anos, que tenham colo uterino. O novo programa nacional previsto para 2025 utilizará o teste de DNA-HPV a partir de 25 anos. Menos de 1% dos cânceres de colo são abaixo de 25 anos e usualmente é de tipos histológicos não rastreáveis.

1.2 Alternativa **a**. Para que ocorra evolução entre lesões precursoras e câncer de colo, é necessária uma infecção persistente por dado tipo de hr-HPV. A maior parte das infecções é controlada pela resposta imune em até 2 anos. Assim, aumentar a idade (>30 anos) é uma alternativa para ampliar a proporção de infecções persistentes em testes positivos de DNA-HPV. A genotipagem para o HPV-16 e 18 também pode ajudar e possibilita a utilização a partir de 25 anos.

1.3 Alternativa **b**. A especificidade da citologia é boa, ou seja, se há células alteradas para HSIL, é esperado que haja uma lesão que, no caso, pode ser de tamanho indetectável pelo colposcópio ou estar em local não visível (canal, cripta glandular etc.).

2. O falso-negativo da citologia convencional é bem-conhecido e minimizado pela repetição periódica. Uma justificativa aceitável para o caso é a doença com rápida progressão, que é rara, mas possível em imunossuprimidos, por exemplo. Outra possibilidade seria erro na interpretação dos resultados prévios pelo médico: amostras sem elementos representativos da JEC (presença de células endocervicais/do epitélio glandular) deveriam ser desconsideradas e repetidas. A situação mais frequente é aquele em que o examinador tem dificuldades para alcançar o colo uterino e seu orifício externo para uma adequada colheita, sendo muito comum, nesses casos, uma

colheita de local não adequado, favorecendo um falso-negativo, sobretudo no caso das lesões glandulares (adenocarcinoma). É necessário colher do local certo e treinar adequadamente os profissionais envolvidos nessa tarefa.

2.1 Alternativa **c**. O rastreio citológico oficial preconiza dois testes anuais negativos e, depois, a cada 3 anos. Programa em execução por vários países indicam teste de DNA-HPV a cada 5 anos, pois o valor preditivo negativo para HSIL é próximo de 100%.

2.2 Alternativa **c**. Na situação descrita, poderia haver um problema de amostragem da JEC do colo ou de processamento citológico no laboratório. Pensando-se em possíveis falhas repetidas, por algum motivo, a amostra na lâmina não deve ser representativa como acontece em coletas de locais diferentes (colo não visualizado) ou quando há excesso de higiene íntima antes da coleta.

2.3 Alternativa **a**. Realmente, a melhor estratégia é ampliar a cobertura, como já feito em outros países, com ótimos resultados. Para o Brasil, é necessário ampliar investimentos, mas de forma realista e, principalmente, coordenada e organizada, como devem ser os programas de rastreamento.

7

Princípios Básicos dos Exames de Vaginoscopia, Anuscopia, Vulvoscopia, Peniscopia

Newton Sergio de Carvalho
Rita Maira Zanini
Sidney Roberto Nadal
Dulcimary Dias Bittencourt

7.1

O câncer do colo uterino tem relação direta com a presença de infecção pelo papilomavírus humano (HPV) de alto risco, persistente e associada com outros fatores. Dessa forma, alguns pacientes que cumpram esse requisito terão possibilidade de iniciar o processo oncogênico durante o qual, na maioria das situações, existirão lesões precursoras que permanecem por algum tempo até que possam progredir para o câncer. Nesse contexto, em 1928, George Papanicolaou, um grego naturalizado americano, trabalhando na Universidade Cornnel, em Nova York, publicou seus estudos demonstrando a possibilidade de diagnosticar precocemente as lesões precursoras mediante observação das células do colo. Então, publicou um livro sobre essa descoberta (*Diagnosis of Uterine Cancer by the Vaginal Smear*, 1943) e um artigo em associação com Herbert Traut, um ginecologista e também patologista.[1] Em 1925, na Alemanha, Hans Hinselmann iniciou uma pesquisa para, por meio de lentes, examinar melhor o introito vaginal e a vulva, em cooperação com técnicos da empresa Leitz. Na sequência, criou um aparelho que possibilitava olhar o colo uterino e descobrir as lesões precursoras mediante aumento das imagens e que foi denominado "colposcópio" (Hinselmann H).[2] Posteriormente, ambos os métodos foram aperfeiçoados e a Citologia foi definida como método de rastreamento de lesões precursoras do câncer de colo (CC), enquanto a colposcopia se estabeleceu como método para descobrir as lesões inaparentes à visão normal e orientar o melhor local para, quando indicado, biopsiá-las.

Com relação à colposcopia que, classicamente, foi direcionada para o colo uterino, com a observação que a infecção pelo HPV apresentava potencial de ocasionar lesões precursoras e mesmo carcinomas em outros locais, foi, então, adaptada metodologicamente para uso em outros locais. Entretanto, observamos que, em determinados locais, nem a citologia, como método de rastreamento precoce, nem a colposcopia, como método de encontrar lesões, apresentaram utilidade. Assim, além de seu uso para o exame do colo uterino, a colposcopia foi classicamente utilizada para examinar ânus e vagina, ao passo que, para examinar a vulva, passa por algumas adequações e foi praticamente abandonada para examinar o pênis. Na região oral, seu uso não foi definido. No Quadro 7.1.1, observamos essa situação.

Quadro 7.1.1 – Locais anatômicos de possível ocorrência de lesões HPV-induzidas a serem definidas por meio de magnificação de imagem

Colo uterino	As lesões são definidas conforme alteração citológica e/ou presença de determinados tipos de HPV oncogênicos (16 e 18)	Perfeitamente definidas e classificadas
Ânus	As lesões são definidas de acordo com a citologia alterada Indicada para determinadas situações	Anuscopia de alta magnificação
Vagina	Em citologia alterada ou determinadas situações como extensão da lesão do colo ou casos de CC operado	Ressalta o uso do lugol Lesões classificadas
Vulva	As lesões são mais bem-definidas (maioria observada à macroscopia)	Uso do colposcópico ou de lupa
Pênis	As lesões são mais bem-definidas (maioria observada à macroscopia)	Uso do colposcópico ou de Lupa
Orofaringe	Ainda sem definição	Lesões não definidas

OBS: Com relação à colposcopia para examinar o colo, ver capítulo; mais detalhes quanto à vulva e orofaringe, ver capítulos específicos.
Fonte: Desenvolvido pela autoria.

REFERÊNCIAS BIBLIOGRÁFICAS

1. Papanicolaou GN, Traut HF. The diagnostic value of vaginal smears in carcinoma of the uterus 1941. Arch Pathol Lab Med. 1997;121:211-24.
2. Hinselmann H. Verbesserung der Inspektionsmöglichkeit von Vulva, Vagina und Portio. Münchner Medizinische Wochenschrift. 1925;77:1733.

7.2 | Vaginoscopia

Rita Maira Zanine

A vagina é um canal muscular, elástico e tubular, que se estende do colo uterino até o vestíbulo da vulva, localizada entre o reto, em sua face posterior, e a bexiga, na anterior.

É um órgão cilíndrico, achatada no sentido anteroposterior. É oblíqua de baixo para diante, formando um ângulo de 70 graus com o plano horizontal, exceto em seu terço distal, que é vertical.

Tem um comprimento de 7 cm a 9 cm, com uma espessura média de 3 mm.[1]

A parede vaginal é constituída por três camadas: mucosa; muscular; e adventícia.

O epitélio que reveste a mucosa é pavimentoso, estratificado, com espessura média de 0,14 mm. Suas células podem conter pequenas quantidades de queratina e, quando expostas ao estímulo pelo estrogênio, esse epitélio produz e acumula uma grande quantidade de glicogênio. As bactérias presentes na vagina metabolizam o glicogênio e produzem o ácido lático que é responsável pelo pH vaginal ácido. O ambiente ácido confere proteção contra certos micro-organismos patogênicos.

A lâmina própria é formada pelo tecido conjuntivo frouxo, rico em fibras elásticas. Essa camada tem uma espessura de 0,89 mm. Entre as células da lâmina própria, existem quantidades relativamente grandes de linfócitos e neutrófilos.

A camada muscular da vagina é composta principalmente por fibras musculares lisas com disposição circular sobretudo na parte mais interna, próxima à mucosa, essa camada tem espessura de 1,58 mm, o que totaliza a espessura do órgão entre 4,37 mm e 9,99 mm.[2]

A vagina pode ser sede de várias doenças, mas realmente a mais preocupante é o carcinoma de vagina, uma neoplasia rara associada ao papilomavírus humano (HPV) e corresponde a 1% a 4% dos cânceres genitais da mulher.

A neoplasia invasora vaginal é precedida pelas formas pré-invasivas conhecidas como "neoplasia intraepitelial vaginal" (NIVA). A incidência dessa lesão é de 0,2/0,3/100 mil mulheres, e a taxa de progressão para o câncer varia entre 2% e 9%.[3]

A detecção da NIVA é feita por meio de alterações citológicas presentes no rastreio para o carcinoma de colo uterino, lembrando que o epitélio que recobre a vagina é semelhante ao epitélio escamoso do colo uterino.

A maioria das pacientes é encaminhada para o exame colposcópico e, na presença de uma lesão intraepitelial de alto grau citológica, o exame da vagina será uma parte obrigatória após a visualização do colo do útero.[4]

A lesão de vagina deve ser suspeitada toda vez que não for encontrada lesão cervical apesar de uma citologia ser positiva e também nas pacientes histerectomizadas com ausência de colo uterino. Outro cenário importante é a síndrome do trato genital inferior (TGI), em que lesões de colo ou vulva estão presentes.

A etapa do exame colposcópico da vagina é, por vezes, desafiadora em razão de vários motivos como:

- As válvulas do espéculo recobrem as paredes anterior e posteriores da vagina.
- Nas mulheres em hipoestrogenismo, o estado atrófico do epitélio pode dificultar o exame.
- A multiparidade pode produzir abaulamento das paredes da vagina e obstruir a visualização total do órgão.
- Nas mulheres submetidas à histerectomia total, a linha de sutura poderá ocultar uma lesão importante, pois poderá produzir dois recessos laterais conhecidos como "orelhas de cachorro".

A etapa do exame colposcópico da vagina compreende:

1. Devemos pensar a vagina como um corredor constituído de duas paredes laterais, uma parede anterior que seria o teto e outra posterior que corresponderia ao assoalho.
2. No caso de mulheres com história de histerectomia total, o foco principal deverá ser a linha de sutura com ênfase nos recessos laterais.
3. Nas mulheres com útero presente, lembrar de mobilizar o colo para que os fórnices vaginais possam ser visualizados.[4]

A colposcopia da vagina é desafiadora por causa de sua grande superfície, da presença das pregas, dos recessos pós-histerectomia e da multifocalidade das lesões.

O exame colposcópico deverá ter início com a embrocação de todo o canal vaginal com a solução de ácido acético a 5%.

O espéculo deverá ser rodado de modo que todas as quatro paredes sejam visualizadas. Nas mulheres jovens, o pregueamento da mucosa poderá ser fator de dificuldade na interpretação do exame; dessa maneira, o uso da solução de lugol forte, em uma nova embrocação, do local é de muita ajuda.

Na presença do colo uterino, uma mobilização dessa porção com a pinça Cheron é de muita utilidade para se obter acesso aos fórnices da vagina.

Grande parte das lesões neoplásicas encontra-se no terço superior do órgão; dessa maneira, um vigoroso escrutínio, tanto nos fórnices como na linha de sutura de uma mulher histerectomizada, deverá ser feito. Novamente, a pinça de Cheron será de muita utilidade, para a qual podem ser alternativas a escova cervical ou um *swab*.[4]

O exame colposcópico da vagina permite reconhecer os aspectos fisiológicos e as alterações correspondentes às neoplasias.

Em 2011, uma nova nomenclatura colposcópica foi elaborada no Congresso Mundial de Patologia do Trato Genital Inferior e Colposcopia – Rio de Janeiro.[5]

Essa nova nomenclatura contemplou a vagina fazendo um paralelo com as lesões displásicas do colo uterino (Quadro 7.2.1).

É muito importante saber caracterizar as lesões displásicas vaginais apesar de não existir um padrão específico para elas.

Em razão da espessura da parede vaginal, não há um bom mecanismo de reflexão da luz que possibilite o surgimento de certos padrões ao exame colposcópico.

Os achados colposcópicos que melhor se relacionam com o exame histopatológico são os de verrugas e os sugestivos de câncer invasor. Já o achado de epitélio acetobranco tênue, apesar de muito frequente, não tem boa especificidade, pois ele é comum nas lesões de NIVA 1 e nas de NIVA 2 e 3.[6]

O epitélio acetobranco denso se faz presente nas lesões mais graves, porém menor quantidade de pacientes apresenta esse achado. Os achados de pontilhado grosseiro e mosaico tanto fino como grosseiro são imagens raras mesmo nas lesões mais graves.

Em decorrência da pobre correlação entre os achados colposcópicos e os de histopatologia quando se detectam lesões menores ou maiores, uma biópsia deverá ser realizada para se excluir lesão invasora e para melhor orientar o tratamento.[6,1]

Quadro 7.2.1 –Terminologia das lesões colposcópicas vaginais		
Terminologia colposcópica da vagina		
Avaliação geral	Colposcopia adequada ou inadequada (especificar o motivo)	
Achados colposcópicos normais	Epitélio escamoso original Maduro Atrófico	
Achados colposcópicos anormais	Princípios gerais (terço superior/dois terços inferiores) Anterior, posterior, laterais (direita, esquerda)	
	Grau 1 (menor)	Epitélio acetobranco tênue Mosaico fino Pontilhado fino
	Grau 2 (maior)	Epitélio acetobranco denso Mosaico grosseiro Pontilhado grosseiro
	Suspeita de invasão	Vasos atípicos Sinais adicionais (vasos frágeis, superfície irregular, lesão exofítica, necrose, ulceração, tumor)
	Não específico	Epitélio colunar (adenose) captação do lugol positiva ou negativa
Miscelânea	Erosão (traumática), condiloma, pólipo, cisto, endometriose, inflamação, estenose vaginal e zona de transformação congênita	

Fonte: Adaptado de Bornstein J, Bentley J, Bosze P et al. 2011. Colposcopic terminology of the International Federation for Cervical Pathology and Colposcopy. Obstet Gynecol. 2012;120(1):166-172.

Importante lembrar que o terço superior da vagina, onde ocorre a grande maioria das lesões, não apresenta sensibilidade dolorosa, portanto a biópsia poderá ser realizada em ambiente ambulatorial sem a necessidade de infiltração anestésica. O terço inferior apresenta muita sensibilidade à dor, o que contraindica um procedimento em consultório.[1,7]

Apesar da pouca espessura vaginal, devemos estar atentos para uma boa tomada de biópsia que englobe toda a camada do epitélio até a lâmina própria para afastarmos a possibilidade de invasão. Alguns instrumentos são de grande valia para a realização de um procedimento completo e sem mal-estar para a paciente. O gancho de íris para destacar a área a ser biopsiada juntamente com a pinça de biópsia de Tischler é muito útil para a amostragem vaginal. Vários fragmentos podem ser retirados até a totalidade da lesão conforme o tamanho da área afetada. O produto da biópsia deverá ser imerso em um frasco com solução de formol a 10% e enviado ao laboratório.

Raramente é necessário suturar a parede vaginal quando se faz a amostragem com a profundidade adequada. Pequenos sangramentos são resolvidos com a aplicação de percloreto férrico na forma de pasta ou de solução. Um tampão poderá ser deixado no canal vaginal por 12 horas.

Nas mulheres em estado de hipoestrogenismo, poderá haver dificuldade na obtenção de uma boa amostra de biópsia; assim, a prescrição de estrogênio tópico durante 4 semanas deverá ser encorajada antes da realização do procedimento.[8]

Portanto, conclui-se que deveremos realizar o exame colposcópico da vagina sempre que a paciente apresente uma lesão de alto grau citológica, pensando no efeito de campo da infecção pelo HPV. Nas mulheres com história de histerectomia e que sejam portadoras de alterações de citologia, também haverá indicação do referido exame.[8]

REFERÊNCIAS BIBLIOGRÁFICAS

1. Zanine RM. Neoplasia intraepitelial vaginal. In: Doenças do trato genital inferior e colposcopia: um enfoque na terapêutica. Rio de Janeiro: Thieme; 2021;123.
2. Cui C, Xiao Y, Lin E, Luo L, Sun X, Zeng, et al. Precise measurement of the thickness of vaginal intraepithelial neoplasia. J Low Gen Tract Dis. 2022;26(3):245-9.
3. Sopracordevole F, Nicola C, Jacopo G, Falloni MG, Cattani P, Agarossi A, et al. Clinical characteristics and long-term follow-up of patients treated fot high-grade vaginal intraepithelial neoplasia: results from a 20 -year survey in Italy. J Low Genit Tract Dis. 2020;24(4):381-6.
4. Leroy JL. Colposcopia das lesões vaginais. In: Marchetta J, Descamps P (eds.). Colposcopia, técnica, indicação, diagnóstico e tratamento. Rio Janeiro: Revinter; 2016;103.
5. Bornstein J, Bentley J, Bosze P, Girardi F, Hoefner H, Menton M. 2011 colposcopic terminology of the International Federation for Cervical Pathology and Colposcopy. Obstet gynecol. 2012;120(1):166-72.
6. Sopracordevole F, Clemente N, Barbero M, Agarossi A, Cattani P, Fallani MG. Colposcopic patterns of vaginal intraepithelial neoplasia: a focus on low-grade lesions. Eur Rev Med Pharmacol. 2017;21(12):2823-8.
7. Kesic V, Carcopino X, Preti M, Vieira-Batista P, Bevilacqua F, Bornstein J, et al. The European Society of Gynaecological Oncology (ESGO), the International Society for the Study of Vulvovaginal Disease (ISSVD), the European College for the Study of Vulvovaginal Disease (ECSVD) and the European Federation for Colposcopy (EFC) consensus statement on the management of vaginal intraepithelial neoplasia. Int J Gynecolo Cancer. 2023;33(4):446-61.
8. Cong Q, Fu Z, Zhang D, Sui L. Importance of colposcopy impression in the early diagnosis of posthysterectomy vaginal cancer. J Low Genit Tract Dis. 2019;23(1):13-7.

CASO CLÍNICO

1. Paciente com 55 anos, G.V.P.V, menopausa há 6 anos, vem à consulta com laudo citológico correspondente à lesão escamosa de alto grau. História de histerectomia total abdominal realizada há 2 anos por apresentar resultado de biópsia de colo compatível com NIC 3. Assinale a alternativa correta.
   a. O exame citológico deverá ser repetido juntamente com o teste de HPV de alto risco.
   b. Deverá ser solicitada revisão de lâmina da citologia.
   c. A referência para a colposcopia estará indicada.
   d. A paciente deverá ser referida para uso de terapia hormonal com estrogênio sistêmico.
   e. Múltiplas biópsias aleatórias deverão ser realizadas nas paredes vaginais.

7.3 | Anuscopia de alta resolução

Sidney Roberto Nadal

A inspeção da pele perianal e do canal anal com o colposcópio, após aplicação de soluções de ácido ácetico, é denominada, na literatura inglesa, como *high resolution anuscopy* ou, traduzindo, anuscopia de alta resolução (AAR). Seu objetivo é identificar o local de ocorrência de lesões para realizar biópsias de modo a comprovar a doença provocada pelo papilomavírus humano (HPV) e a definir sua gravidade.[1] Todavia, o termo "colposcopia anal" é o que consta na tabela TUSS (código 41301536).

O canal anal pode ser dividido em três porções. A primeira, mais interna, recoberta por mucosa do tipo retal, denomina-se "zona colorretal". A segunda, formada por vários tipos de tecido, é conhecida como "zona anal de transição" (ou transformação). É onde fica a junção do epitélio escamoso da pele com o colunar da mucosa retal. A terceira, zona escamosa, apresenta epitélio escamoso estratificado. A histologia sugere semelhança entre a anatomia do canal anal e a da cérvice uterina, tendo ambas a zona de transição que parece ser o sítio ideal para a instalação de infecções pelo HPV. A possibilidade de instalação do carcinoma e de suas lesões precursoras na região indica que a AAR deve ser realizada. Esse exame proporciona avaliação completa do períneo, da margem e do canal anal. Uma falha do método é a dificuldade para identificar doença na profundidade das criptas anais localizadas na zona de transição.[2] Entretanto, não há protocolo universalmente aceito, nem consenso a respeito de seu uso no rastreamento. A seguir, vamos discorrer sobre o mais citado na literatura e nossa experiência própria.

A citologia oncótica é utilizada como método de rastreamento para o carcinoma anal e de suas lesões precursoras e como seguimento daquele com lesões, pelo HPV, já tratadas.

Sugerimos rastrear populações de risco, como os praticantes de sexo anal, principalmente se portadores de doenças ou condições que provoquem imunodeficiência; profissionais do sexo; parceiros sexuais de portadores de lesões pelo HPV; pessoas com doenças genitais pelo HPV, incluindo o carcinoma, atual ou pregresso. Há proposta de que se inicie o rastreamento em praticantes do sexo anal a partir dos 35 anos se positivos para o HIV; aos 45 anos, nos não portadores desse vírus; e, nos transplantados de órgãos sólidos, 10 anos após o transplante.[3]

Iniciamos o rastreamento pela coleta de material do canal anal com escova para pesquisar alterações celulares relacionadas aos tipos de alto risco do HPV. Depois, realizamos o exame proctológico completo para detectar lesões macroscópicas pelo HPV que, quando presentes, serão tratadas antes de indicarmos a AAR. Se houver alteração citológica e/ou HPV de alto risco em teste de HPV-DNA (avaliação por Biologia Molecular), na ausência de doença macroscópica, a AAR está indicada.

Utilizamos o seguinte método: o paciente fica em posição de litotomia; dessa maneira, dispensamos um auxiliar para afastar as nádegas, principalmente com os pacientes obesos. Entretanto, o decúbito lateral esquerdo também pode ser usado. Após inspeção inicial, aplicamos solução de ácido acético 2%, 3% ou 5% na pele perianal. Optamos particularmente pela concentração a 3%. Após 2 minutos, a região é avaliada com o colposcópio em busca de lesões esbranquiçadas, denominadas "acetobrancas", que contrastem com o epitélio adjacente. Sugerimos iniciar a leitura pelo períneo e seguir em sentido horário pela margem anal até completar a avaliação. A diferenciação com as lesões cicatriciais pode ser feita com solução de azul de toluidina a 1% que cora as áreas acometidas pelo HPV. Em seguida, o anuscópio é introduzido no canal anal para localização da linha pectínea. Nesse local, deixamos gaze embebida em ácido acético por até 2 minutos. Retirada a gaze, recolocamos o anuscópio e examinamos o canal anal, a linha pectínea e o reto distal para pesquisar lesões acetobrancas. São feitas biópsias nas lesões encontradas e eletrocauterização dos pontos hemorrágicos, sob anestesia local.

Classificamos os achados como negativos, na ausência de lesões, ou positivos, quando identificamos áreas acometidas na margem e/ou canal anal. Essas alterações podem ser espiculadas, pontilhadas, em mosaico e apresentar alterações vasculares.[4] Os achados positivos devem sofrer biópsia para confirmação histológica. Na dúvida quanto à natureza das lesões, utilizamos a solução de Schiller.

Eventualmente, a AAR pode ser normal e a citologia mostrar alteração e/ou o HPV de alto risco estar presente.[5] Nesses casos, sugerimos repetir o exame proctológico completo em 90 dias e os exames do raspado em 6 meses.

A avaliação histopatológica pode se revelar normal ou com as seguintes alterações: processo inflamatório crônico inespecífico, condilomas acuminados, neoplasia intraepitelial anal (NIA) de baixo ou alto grau ou carcinoma. Todavia, esse último é facilmente detectado pelo exame proctológico.

Para os grupos com risco aumentado de carcinoma anal, o raspado para citologia e a pesquisa para HPV devem ser repetidos anualmente enquanto estiverem negativos e normais. Nos grupos sem risco, os exames podem ser descontinuados se permanecerem negativos e normais após 2 anos.

Além das situações citadas, o método também pode ser utilizado no diagnóstico diferencial do prurido anal, casos em que a doença subclínica provocada pelo HPV pode ser detectada.[6]

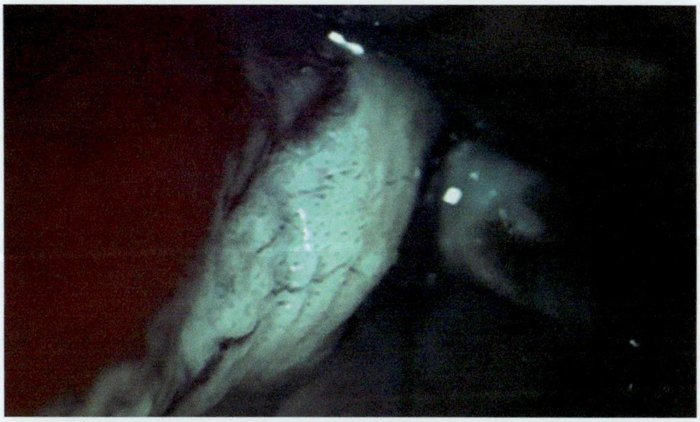

Figura 7.3.1 – Pontilhado fino sobre uma área acetobranca junto à área de transformação anal.
Fonte: Acervo da autoria.

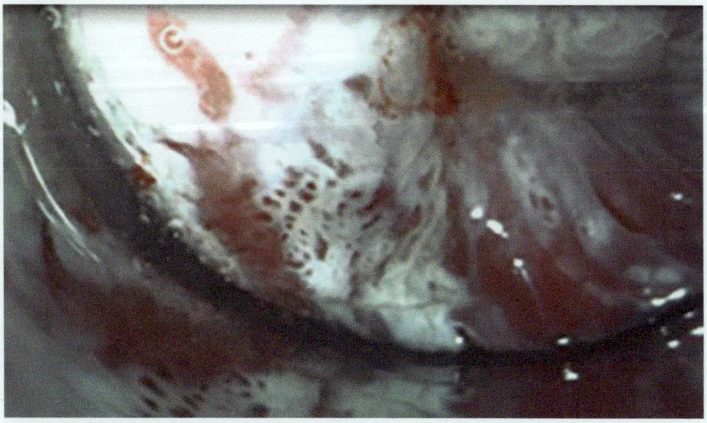

Figura 7.3.2 – Pontilhado grosseiro em epitelio anal.
Fonte: Acervo da autoria.

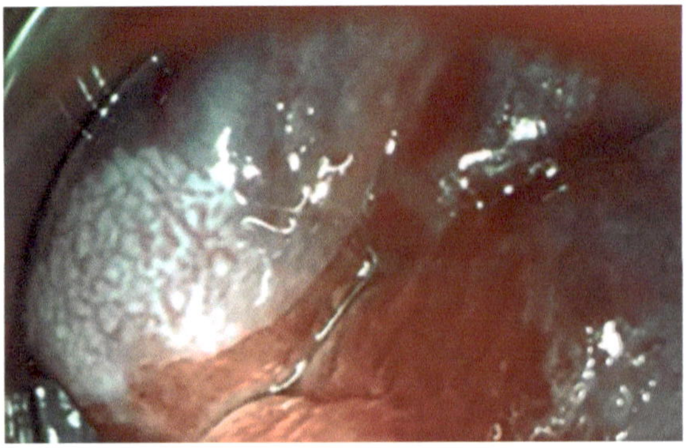

Figura 7.3.3 – Mozaico grosseiro em epitélio anal.
Fonte: Acervo da autoria.

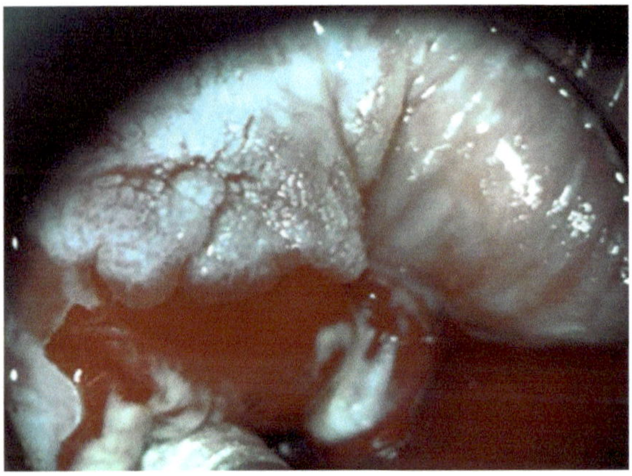

Figura 7.3.4 – Lesão condilomatosa intra-anal.
Fonte: Acervo da autoria.

REFERÊNCIAS BIBLIOGRÁFICAS

1. Cho SD, Groves E, Lao VV. History of High-Resolution Anoscopy. Clin Colon Rectal Surg. 2018;31(6):336-46. doi: 10.1055/s-0038-1668103.
2. Manzione T da S, Nadal SR, Calore EE, Manzione Nadal LR, Manzione CR. Local control of human papillomavirus infection after anal condylomata acuminata eradication. Rev Col Bras Cir. 2014;41(2):87-91. doi: 10.1590/s0100-69912014000200003.
3. Stier EA, Clarke MA, Ashish A, Deshmukh AA, Wentzensen N, Liu Y, et al. International Anal Neoplasia Society's consensus guidelines for anal cancer screening. Int J Cancer. 2024;154(10):1694-702. doi: 10.1002/ijc.34850.
4. Richel O, Hallensleben NDL, Kreuter A, van Noese CJMl, Prins JM, de Vries HJC. High-resolution anoscopy: clinical features of anal intraepithelial neoplasia in HIV-positive men. Dis Colon Rectum. 2013;56(11):1237-42. doi: 10.1097/DCR.0b013e3182a53568.
5. Nadal LR, Saad SS, Lopes Filho GJ, Joaquim HPG, Manzione T da S, Manzione CR, et al. Comparison between anal cytology, high-resolution anoscopy and HPV DNA genotyping by polymerase chain reaction in the post-treatment follow-up of condylomata acuminata. Rev Col Bras Cir. 2020:47:e20202543. doi: 10.1590/0100-6991e-20202543.
6. Magi JC, Rodrigues MRS, Guerra MLSR, Costa ACL, Formiga GJS. O papilomavírus humano (HPV) na forma subclínica como diagnóstico diferencial da etiologia do prurido anal. Rev bras Coloproct, 2002;23(4):273-7.

7.4 | Vulvoscopia

Dulcimary Dias Bittencourt

O exame da vulva é um passo essencial durante o exame ginecológico. A vulvoscopia foi introduzida, em 1971, por Broen e Ostergard e consiste no exame da vulva com um colposcópio, porém, atualmente, outros autores definem vulvoscopia como um exame acurado da região vulvar. Este pode ser realizado a olho nu ou com magnificação por lupa ou colposcópio, pois a maioria das alterações vulvares pode ser diagnosticada à visão desarmada, com uma boa iluminação, o que requer do ginecologista maior conhecimento das doenças dermatológicas.[1-3]

TÉCNICA DA VULVOSCOPIA

A paciente é examinada em posição de litotomia e todas as partes da vulva devem ser observadas: monte de vênus; lábios maiores e menores; vestíbulo; clitóris; meato uretral; períneo; e região perianal. O exame deve começar sem magnificação, com inicial atenção nas áreas com pilificação; na sequência, deve-se realizar a separação dos lábios para observação do sulco entre eles e expor o vestíbulo, e terminar o exame com a avaliação do períneo e da região perianal. Durante as fases do exame, áreas de vermelhidão, de espessamentos, de pigmentação, úlceras, atrofia, verrugas e de câncer invasor são facilmente reconhecidas.[2]

Importante salientar que existem variantes normais na vulva que não devem ser confundidas com patologias, a exemplo das glândulas sebáceas, denominadas "grânulos de Fordyce", presentes como pequenas múltiplas glândulas amarelas na face interna dos pequenos lábios. Outro achado comum são as papilomatoses, por vezes confundidas com condilomas.[4]

COLPOSCOPIA DA VULVA

O colposcópio foi originalmente criado para exame de colo e vagina, sendo, depois, direcionado para a vulva. As características e a estrutura do tecido vulvar, como espessura do epitélio, presença ou ausência de pelos e presença de queratina, tornam a colposcopia menos rica de achados, como padrões vasculares que são menos marcados quando comparados aos da colposcopia do colo. A presença de placas brancas e o epitélio acetobranco são os achados mais frequentes no exame colposcópico da vulva.[2]

Embora seja possível diagnosticar a maioria das lesões sem auxílio de uma lente de ampliação, há algumas indicações da vulvoscopia magnificada:

1. Demarcação exata da neoplasia intraepitelial vulvar (NIV).
2. Indicar melhor local de biópsia.
3. No seguimento pós-tratamento da NIV.
4. Em áreas congestas circunscritas.

5. Rastreamento da população com risco: mulheres com doença HPV multicêntricas, mulheres imunossuprimidas.
6. Prurido crônico ou vulvodínea.[5,6]

ÁCIDO ACÉTICO

O ácido acético é parte integral do exame colposcópico da vulva. Embora seu efeito seja menos proeminente, nessa região, em razão da pele queratinizada, a porcentagem de ácido acético utilizado na vulva deve ser de 5%, enquanto no colo utilizamos 3%. Ainda, deve ser aplicado com mais frequência e de modo mais abundante e a aplicação deve durar em torno de 10 minutos para permitir que as lesões se tornem brancas.[2,3,7]

O exato efeito do ácido acético é desconhecido, as alterações celulares que resultam em aceto branqueamento são transientes, duram de 15 a 20 segundos e dependem do número de células, tamanho dos núcleos e quantidade de citoplasma. A chance de o ácido acético marcar a NIV é de 97% de sensibilidade e 40% de especificidade.[8] O ácido acético causa aceto branqueamento plano, tênue e bem-demarcado no vestíbulo de todas as mulheres, não devendo ser confundido com aquele próprio das lesões inquietantes.[9]

TESTE DE COLLINS

O teste de Collins usa o corante azul de toluidina a 1% para marcar lesões. O azul de toluidina é um corante nuclear que se fixa na superfície nucleica, porém pode corar não apenas neoplasias, mas também ulcerações, lacerações, reparações e paraqueratose; com isso, seu uso foi descartado da prática clínica.[2,6]

Q-TIP TESTE

O teste Q-TIP, também denominado "teste do cotonete", para avaliação de possível vulvodínea, é realizado tocando-se suavemente, com o cotonete, várias partes da vulva, dos lábios maiores em direção ao introito, onde, geralmente, a dor é pior.[4]

TÉCNICA DA BIÓPSIA VULVAR

Após identificada a área a ser biopsiada, esta deverá ser anestesiada com infiltração de xilocaína ou lidocaína a 1%, com ou sem vasoconstritor. Pode ser utilizado um creme anestésico (Figura 7.4.1) 20 minutos antes da infiltração que pode ser lidocaína a 5%, ou outras associações, pois a infiltração anestésica pode acarretar dor à paciente. Escolhe-se uma agulha fina (de insulina), em seringa descartável ou de carpule, e injeta-se 1 mL a 2 mL de anestésico até a derme papliar subepitelial (Figura 7.4.2).

A lesão poderá ser biopsiada com punches, sacabocadas, tesoura delicada ou bisturi (Figura 7.4.3). O uso de *puch* de Keys (Figura 7.4.4) tem a vantagem de possibilitar a coleta de um fragmento de pequeno diâmetro, mas com profundidade suficiente para adequada análise histopatológica da epiderme e derme.

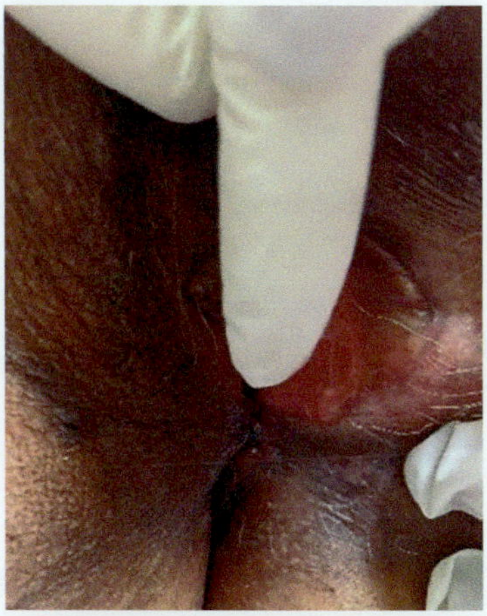

Figura 7.4.1 – Lesão vulvar em que a biópsia foi indicada.
Fonte: Acervo da autoria.

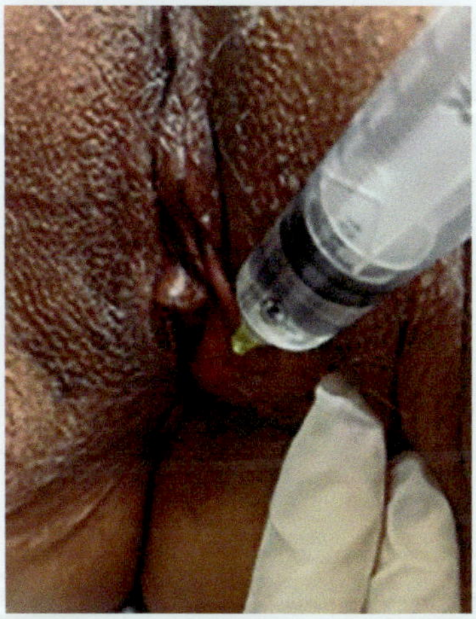

Figura 7.4.2 – Anestesia local na região a ser biopsiada.
Fonte: Acervo da autoria.

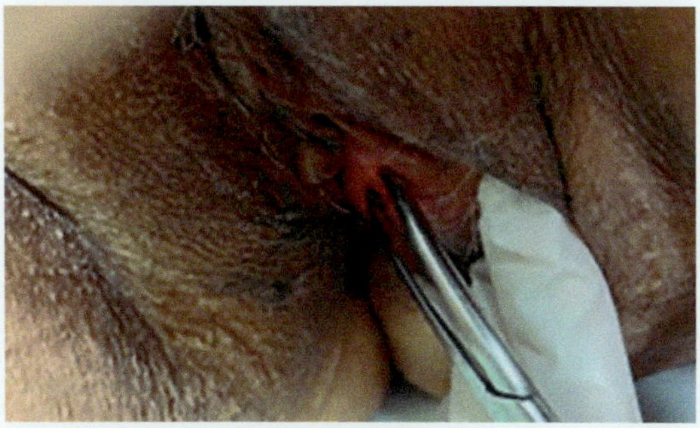

Figura 7.4.3 –Área com lesão sendo biopsiada utilizando-se a pinça saca-bocado.
Fonte: Acervo da autoria.

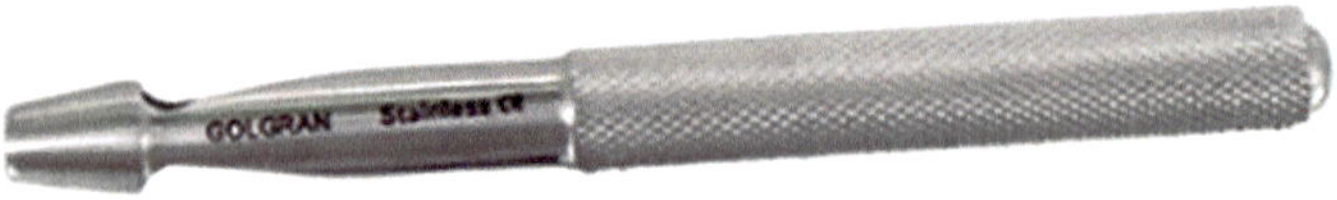

Figura 7.4.4 – Um dos tipos de *punch* de Keys.
Fonte: Acervo da autoria.

A área sangrante pode ser hemostasiada com solução de percloreto férrico a 80% embebida em um cotonete (Figuras 7.4.5 e 7.4.6) e, caso não haja controle do sangramento, uma sutura simples de um ou dois pontos pode ser realizado com fio vycril 3-0 ou 4-0 ou fio de náilon 4-0.

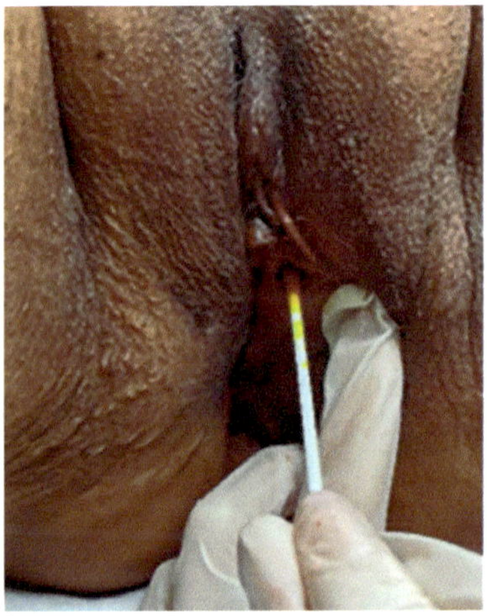

Figura 7.4.5 – Cauterização da área biopsiada utilizando-se o percloreto férrico.
Fonte: Acervo da autoria.

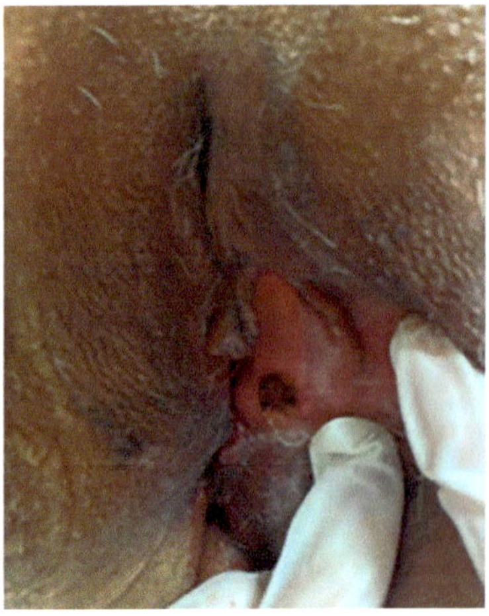

Figura 7.4.6 – Leito onde foi realizado a biópsia por meio de *punch* de Keys (mostrado na Figura 7.4.4)
Fonte: Acervo da autoria.

Se houver mais de uma peça biopsiada, estas devem ser identificadas por intermédio de um mapa da região vulvar e enviadas à anatomia patológica em frascos separados.[6]

A biópsia vulvar é mandatória em algumas situações:

1. Crescimento rápido de uma lesão.
2. Úlceras que duram mais de 1 mês.
3. Área de sangramento.
4. Área de coloração suspeita.
5. Áreas de induração.
6. Lesão resistente ao tratamento local.
7. Falha em tratamento prévio.[2]

DESCRIÇÃO DOS ACHADOS VULVOSCÓPICOS

Uma das grandes dificuldades do ginecologista é descrever os achados encontrados na vulva em decorrência da variedade de tipos histológicos que esta apresenta.

A fim de facilitar a descrição e a interpretação dos achados, a seguir descrevemos a terminologia clínica colposcópica da vulva proposta pela Federação Internacional de Patologia Cervical (IFCPC), em 2011, com as definições das lesões; em seguida, apresentamos a classificação das desordens dermatológicas proposta pela Sociedade Internacional para o Estudo da Doença Vulvovaginal (ISSVD) em 2011.

TERMINOLOGIA CLÍNICA/COLPOSCÓPICA DA VULVA (INCLUINDO O ÂNUS) – IFCPC 2011[10]

Definições básicas: várias estruturas – uretra, abertura de ductos de Skene, clitóris, prepúcio, frênulo, púbis, lábios maiores, lábios menores, sulcos interlabiais, vestíbulo, abertura de dutos vestibulares, abertura de dutos de Bartholin, hímen, fúrcula, períneo, ânus, junção escamocolunar anal (linha denteada). Composição: epitélio escamoso: piloso e não piloso; mucosa.

Achados normais: micropapilomatose, glândulas sebáceas (grânulos de Fordyce), vermelhidão vestibular.

Achados anormais: princípios gerais – tamanho em centímetros, localização:

- Tipo de lesão: mácula, mancha, pápula, placa, nódulo, cisto, vesícula, bolha, pústula.
- Cor da lesão: cor da pele, vermelha, branca, escura.
- Morfologia secundária: eczema, liquenificação, escoriação, púrpura, cicatriz, úlcera, erosão, fissura, verruga.

Achados vários/miscelânea: trauma, malformação.

Suspeita de malignidade: neoplasia grosseira, ulceração, necrose, sangramento, lesão exofítica, hiperqueratose com ou sem descoloração branca, cinza, vermelha e marrom.

Achados colposcópicos anormais/outros achados de magnificação: epitélio acetobranco, pontilhado, vasos atípicos, irregulares na superfície, junção escamocolunar anal anormal (anotar localização na linha denteada).

Definições de tipos de lesões primárias:

Mácula: área pequena (< 1,5 cm) de alteração de cor; plana e não palpável.

Mancha: área maior (> 1,5 cm) de alteração de cor; plana e não palpável.

Pápula: lesão pequena (< 1,5 cm) elevada e palpável.

Placa: lesão grande (> 1,5 cm) elevada, palpável e no topo achatada.

Nódulo: pápula grande (> 1,5 cm); frequentemente hemisférica ou mal-marginada; pode estar localizado na superfície, dentro ou abaixo da pele; nódulos podem ser císticos ou sólidos.

Vesícula: lesão pequena (< 0,5 cm) cheia de líquido, o fluido é claro.

Bolha: lesão grande (0,5 cm) cheia de líquido, o fluido é claro.

Pústula: lesão cheia de pus, o fluido é branco ou amarelo.

Definições de apresentações morfológicas secundárias:

Eczema: um grupo de doenças inflamatórias clinicamente caracterizadas pela presença de prurido, com placas vermelhas mal-marginadas com evidência menor de microvesiculação e/ou, mais frequentemente, com subsequente ruptura da superfície.

Liquenificação: espessamento do tecido e aumento da proeminência das marcas da pele. Escamas podem ou não ser detectadas na liquenificação vulvar. A liquenificação pode ter a aparência de coloração vermelho brilhante, vermelho escura, branca ou cor da pele.

Escoriação: ruptura superficial resultante de ciclo de prurido-coçadura.

Erosão: defeito raso da superfície da pele, ausência de alguma, ou toda, a epiderme até a membrana basal; a derme está intacta.

Fissura: erosão linear e fina da superfície da pele.

Úlcera: defeito mais profundo; ausência de epiderme e alguma, ou toda, a derme.

CLASSIFICAÇÃO CLÍNICA DAS DESORDENS DERMATOLÓGICAS DA ISSVD (2011)[11]

1. LESÕES COR DA PELE

A. Pápulas e nódulos

1. Papilomatose do vestíbulo e da face medial do lábio menor (um achado normal, não uma patologia).
2. Molusco contagioso.
3. Condiloma (infecção pelo HPV).
4. Cicatriz.
5. NIV.
6. Prolongamentos de pele (acrocórdão, pólipo fibroepitelial).

7. Nevo (tipo intradérmico).
8. Cisto mucinoso do vestíbulo e face medial do lábio menor (pode apresentar matiz amarelada).
9. Cisto epidérmico (cisto epidermoide, cisto epitelial).
10. Tumor glandular semelhante ao mamário (hidradenoma papilífero).
11. Cisto e tumor da glândula de Bartholin.
12. Siringoma.
13. Carcinoma basocelular.

B. Placas cor da pele

1. Líquen simples crônico (LSC) e outras patologias liquenoides.
2. NIV.

2. LESÕES VERMELHAS: MANCHAS E PLACAS

A. Doenças eczematosas e liquenoides

1. Dermatite de contato alérgica.
2. Dermatite de contato por irritante primário.
3. Dermatite atópica (raramente vista em apresentação vulvar).
4. Alterações eczematosas superpostas às outras desordens vulvares.
5. Doenças que, clinicamente, imitam patologias eczematosas (candidíases, doença de Hailey-Hailey e doença de Paget extramamária).
6. LSC (liquenificação sem lesões prévias de pele).
7. Liquenificação sobreposta a uma doença pruriginosa preexistente.

B. Manchas e placas vermelhas (sem ruptura epitelial)

1. Candidíase.
2. Psoríase.
3. NIV.
4. Líquen plano.
5. Vulvite plasmacelular (Zoon).
6. Infecção bacteriana de tecidos moles (celulite e fascite necrotizante inicial).
7. Doença de Paget extramamária.

3. LESÕES VERMELHAS: PÁPULAS E NÓDULOS

A. Pápulas vermelhas

1. Foliculite.
2. Condiloma (infecção pelo HPV).
3. Angioqueratoma.

4. Molusco contagioso (inflamado).
5. Hidradenite supurativa (lesões iniciais).
6. Doença de Hailey-Hailey.

B. Nódulos vermelhos

1. Furúnculos.
2. Condiloma (infecção pelo HPV).
3. Prurigo estrófulo.
4. NIV.
5. Molusco contagioso (inflamado).
6. Carúncula e prolapso uretral.
7. Hidradenite supurativa.
8. Adenoma glandular *mammary-like* (hidradenoma papilífero).
9. Cisto epidérmico inflamado.
10. Abscesso do ducto de Bartholin.
11. Carcinoma escamoso.
12. Melanoma (do tipo amelanocítico).

4. LESÕES BRANCAS

A. Pápulas e nódulos brancos

1. Grânulos de Fordyce (um achado normal; pode, às vezes, ter matiz amarelada).
2. Molusco contagioso.
3. Condiloma.
4. Cicatriz.
5. NIV.
6. Carcinoma escamoso.
7. Mílio.
8. Cisto epidérmico.
9. Doença de Hailey-Hailey.

B. Manchas e placas brancas

1. Vitiligo.
2. Líquen escleroso.
3. Hipopigmentação pós-inflamatória.
4. Doenças com liquenificação.
5. Líquen plano.
6. NIV.
7. Carcinoma escamoso.

5. LESÕES ESCURAS (COR MARROM, AZUL, CINZA OU PRETA)

A. Manchas escuras

1. Nevo melanocítico.
2. Melanose vulvar (lentiginose vulvar).
3. Hiperpigmentação pós-inflamatória.
4. Líquen plano.
5. Acantose nigricante.
6. Melanoma *in situ*.

B. Pápulas e nódulos escuros

1. Nevo melanocítico (inclui aqueles com atipia clínica ou histológica).
2. Condiloma (infecção pelo HPV).
3. NIV.
4. Queratose seborreica.
5. Angioqueratoma (angioma capilar, angioma cereja).
6. Adenoma glandular semelhante ao mamário (hidradenoma papilífero).
7. Melanoma.

6. BOLHOSAS

A. Vesículas e bolhas

1. Infecções pelo herpesvírus (herpes simples, herpes-zóster).
2. Eczema agudo.
3. Líquen escleroso bolhoso.
4. Linfangioma circunscrito (linfangiectasia).
5. Desordens imunes bolhosas (penfigoide cicatricial, erupção por droga, síndrome de Steven-Johnson, pênfigo).

B. Pústulas

1. Candidíase (candidose).
2. Foliculite.

7. EROSÕES E ÚLCERAS

A. Erosões

1. Escoriações (veja as desordens no grupo "Doenças eczematosas e liquenoides").
2. Líquen plano erosivo.
3. Fissuras em pele normal (idiopáticas, relacionadas ao coito).
4. Fissuras em pele anormal (candidíase, LSC, psoríase, doença de Crohn etc.)
5. NIV, variante erosiva.

6. Vesículas, bolhas e pústulas rotas (veja todas as desordens listadas no grupo 6).
7. Doença de Paget extramamária.

B. Úlceras

1. Escoriações (relacionadas ao eczema, LSC).
2. Úlceras aftosas; sinônimo de úlcera aftosa menor, úlcera aftosa maior, úlcera de Lipschütz (ocorre de forma primária ou secundária a outras doenças como as de Crohn e de Behçet, além de várias infecções virais).
3. Doença de Crohn.
4. Infecção por herpesvírus (particularmente em pacientes imunossuprimidos).
5. Carcinoma escamoso ulcerado.
6. Sífilis primária (cancro).

8. EDEMA (AUMENTO GENITAL DIFUSO)

A. Edema cor da pele

1. Doença de Crohn.
2. Anormalidade linfática idiopática (doença congênita de Milroy).
3. Obstrução linfática pós-radiação e pós-cirúrgica.
4. Edema pós-infeccioso (celulite estafilocócica e estreptocócica).
5. Edema pós-inflamatório (hidradenite supurativa).

B. Edema rosa ou vermelho

1. Obstrução venosa (gravidez e parto).
2. Celulite (primária ou superposta a um edema já existente).
3. Abscesso de cisto de Bartholin.
4. Doença de Crohn.
5. Edema vulvar leve pode ocorrer com qualquer doença inflamatória vulvar.[5]

REFERÊNCIAS BIBLIOGRÁFICAS

1. Micheletti L, Preti M, La Monica F. La vulvoscopia, no debe ser destinada como el examen colposcopico de la vulva. Archivos Médicos de Actualización en Tracto Genital Inferior. 2011;III(4):29-34.
2. Kesić V, Vieira-Baptista P, Stockdale CK. Early diagnostics of vulvar intraepithelial neoplasia; Cancers. MDPI; 2022;14.
3. Gagné HM. Colposcopy of the vagina and vulva. Obstet Gynecol Clin North Am. 2008;35(4):659-69.
4. Cohen Sacher B. The normal vulva, vulvar examination, and evaluation tools; 2015a. Disponível na Internet: www.clinicalobgyn.com (02 jun. 2025).
5. Ferro filho APCCA. vulvoscopia. Revista Brasileira de Patologia do Trato Genital Inferior e Colposcopia. 2012;2(3):107-11.
6. Zanine R. propedêutica vulvar. In: Doenças do trato genital inferior e colposcopia - um enfoque terapêutico. 1Rio de Janeiro: Revinter; 2021:139-41.
7. González MGY, Ledesma AMM, Monge MN, Fontán JS. Colposcopy of the vulva and perineum. In: Colposcopy and cervical pathology. InTech; 2017.
8. Santoso JT, Likes W. Colposcopic acetowhitening of vulvar lesion: a validity study. Arch Gynecol Obstet. 2015;292(2):387-90.

9. Beurden M, Vange N, Craen AJM, Tjong-A-Hung SP, Kate FJW, Schegget J, et al. Normal findings in vulvar examination and vulvoscopy. BJOG. 1997;104(3):320-4.
10. Bornstein J, Sideri M, Tatti S, Walker P, Prendiville W, Haefner HK. 2011 Terminology of the vulva of the international federation for cervical pathology and colposcopy. J Low Genit Tract Dis. 2012;16(3):290-5.
11. Lynch PJ, Moyal-Barracco M, Scurry J, Stockdale C. 2011 ISSVD Terminology and classification of vulvar dermatological disorders: an approach to clinical diagnosis. Journal of Lower Genital Tract Disease; 2012;16.

QUESTÕES

1. Quanto ao exame da vulva, é correto afirmar:

a. Deve ser realizado sempre com um colposcópio de 32x de aumento.
b. Deve ser feito em ambiente escuro para realçar o corante azul de toluidina.
c. Deve ser realizado com boa iluminação.
d. Deve ser realizado com a paciente deitada em posição fetal.

2. Quanto à biópsia de vulva, é correto afirmar:

a. Sempre é indicada em uma úlcera.
b. Não necessita de anestésico para realização.
c. Pode ser feita com um *punch* de Keys.
d. A paciente deve estar sob sedação no momento da biópsia

3. Qual percentagem de ácido acético é utilizada na vulva?

a. 3%.
b. 5%.
c. 2%.
d. 1%.

7.5 | Peniscopia

Newton Sergio de Carvalho

A prevalência da infecção pelo papilomavírus humano (HPV) na população masculina, semelhante ao que ocorre com a feminina, é alta e pode chegar a 65%, embora não exista consenso de quais testes devem ser usados para estabelecer um diagnóstico de infecção por HPV em homens.[1] Se fosse estabelecida a necessidade do diagnóstico da infecção pelo HPV na forma subclínica ou latente, haveria basicamente duas finalidades:

- Rastrear lesões precursoras do câncer do pênis já que se sabe que estas apresentam sinais/sintomas clínicos, o que dispensa o rastreamento de rotina ou,
- Tentativa de reduzir a transmissão uma vez que essa infecção é adquirida por meio da relação sexual e, na sua presença, a transmissão poderia ocorrer. Inclusive estudos demonstram o benefício no uso de preservativos, mesmo em pacientes (casal) com a infecção estabelecida, no sentido de facilitar a eliminação viral e diminuir a progressão das lesões.[2,3]

TÉCNICA DA PENISCOPIA

Em meados da década de 1980, Levine *et al.*[4] publicaram os resultados do estudo da infecção pelo HPV em homens utilizando um instrumento óptico de magnificação, associado ao ácido acético, para o exame do pênis. O método de peniscopia utiliza o ácido acético 5% nas regiões do pênis e do escroto; em seguida, toda a área genital é examinada sob ampliação óptica de 10 a 16 vezes, o resultado do exame mostra lesões acetobrancas.[1] Entretanto, existe referência de que a peniscopia não se trata de uma ferramenta diagnóstica conclusiva para diferenciar achados de HPV daqueles não associados com o HPV em homens, mas para melhor estudar o aspecto macroscópico das lesões, sendo que apenas o teste de HPV-DNA poderia propiciar essa diferenciação.[5] Portanto, o diagnóstico de lesões penianas associadas ao HPV é essencialmente clínico, e a área genital deve ser inspecionada cuidadosamente, sob boa iluminação, podendo se utilizar o colposcopio ou uma lupa de aumento. A localização preferencial das lesões associadas ao HPV naqueles não circuncisados é o sulco balanoprepucial, enquanto nos circuncisados é o corpo do pênis, e o meato uretral também deve ser avaliado.[6]

Em nosso meio, Nicolau foi pioneiro na introdução da peniscopia. Essa técnica preconizava cobrir todo o pênis, incluindo a bolsa escrotal, com uma gaze embebida em ácido acético a 5% e, posteriormente, com a utilização do colposcópico, avaliar a presença de lesões acetobrancas e, na sequência, utilizar o teste de azul de toluidina.[7]

Apesar dessa tentativa de emprego da colposcopia na identificação de lesões penianas, essa intenção não prosperou, pois, nos últimos 5 anos, a literatura praticamente não mostrou publicações sobre o tema. Essa desmotivação quanto ao uso da peniscopia resulta, provavelmente, do fato de a utilização do ácido acético para a identificação das lesões subclínicas apresentar uma taxa de falso-positivos superior a 60%. Além disso, mesmo a tentativa de identificação da infecção no homem, por intermédio do teste de HPV-DNA, atualmente não está recomendada, tanto para o rastreio como para o diagnóstico, dada a ausência de benefício na orientação clínica subsequente.[8]

Além dessa desmotivação quanto à utilização da peniscopia, os estudos também têm mostrado que o benefício de revelar um teste positivo de HPV para parceiros sexuais atuais e futuros não é definido.

Assim, a normativa do Center of Disease Control and Prevention (CDC), dos Estados Unidos, sugere as orientações de aconselhamento em relação aos parceiros sexuais descritas no Quadro 7.5.1.

Quadro 7.5.1 – Orientações para parceiros sexuais de pacientes portadores da infecção pelo HPV[9]
Não há necessidade de serem testados para HPV
O HPV tende a ser compartilhado entre parceiros
Parceiros sexuais de pessoas com infecção por HPV também são propensos a ter uma infecção por HPV
As parceiras sexuais femininas de homens que revelam que tiveram uma parceira feminina anterior com HPV devem ser rastreadas nos mesmos intervalos que as mulheres com risco médio. Ou seja, nessa situação, não há dados que indiquem que um rastreamento mais frequente seja benéfico

HPV: papilomavírus humano.
Fonte: Desenvolvido pela autoria.

REFERÊNCIAS BIBLIOGRÁFICAS

1. Truzzi JC, da Silva ID, Freire MP, Neto MJ, Rodrigues FF, Maciel GA, et al. Contemporary human papillomavirus genotyping and correlations to peniscopy, cytology, and histopatology on over 1000 males. Diagn Cytopathol. 2020;48(11):1021-6.
2. Shepherd JP, Frampton GK, Harris P. Interventions for encouraging sexual behaviours intended to prevent cervical cancer. Cochrane Database of Systematic Reviews; 2011.
3. Bleeker MC, Hogewoning CJ, Voorhorst FJ, et al. Condom use promotes regression of human papillomavirus-associated penile lesions in male sexual partners of women with cervical intraepithelial neoplasia. Int J Cancer. 2003;107:804-10. doi: 10.1002/ ijc.11473.
4. Levine RU, Crum CP, Herman E, Silvers D, Ferenczy A, Richart RM. Cervical papillomavirus infection and intraepithelial neoplasia: a study of male sexual partners. Obstet. Gynecol. 1984;64:19-20.
5. Mestrovic T, Profozic Z, Neuberg M, Kozina G, Savic I, Profozic V. Characteristics and distribution of penile lesions in croatian men with laboratory-confirmed low-risk and high-risk human papillomavirus (HPV) Infection. Clin Lab. 2017;63(5):971-81.
6. Wei F, Li M, Wu X, Yin K, Lan J, Sheng W, et al. The prevalence and concordance of human papillomavirus infection in different anogenital sites among men and women in Liuzhou. China: A population-based study. Int J Cancer. 2018;142:1244-51.
7. Nicolau SM, Martins NV, Ferraz PE, Stávale JN, Gonçalves WJ, Baracat EC, et al. Importance of peniscopy, oncologic cytology and histopathology in the diagnosis of penile infection by human papillomavirus. Sao Paulo Med J. 1997;115(1):1330-5.
8. Workowski KA, Bachmann LH, Chan PA, Johnston CM, Muzny CA, Park I, et al. Sexually transmitted infections treatment guidelines. MMWR Recomm Rep. 2021;70(4):1-187.
9. Winer RL, Hughes JP, Feng Q et al. Condom use and the risk of genital human papillomavirus infection in young women. N Engl J Med. 2006;354:2645-54. doi: 10.1056/ NEJMoa053284.

QUESTÕES

1. Qual o elemento que responde pelo mecanismo básico de aparecimento dos achados das lesões HPV-induzidas mostradas na peniscopia?

a. Azul de touidina.

b. Lugol.

c. Ácido acético.

d. Bisulfito.

2. Qual o principal problema quanto ao uso do ácido acético na peniscopia?

a. Provocar ardência no paciente.

b. Custo do produto.

c. Elevada percentagem de falso-positivos.

d. Dificuldade de aquisição do produto.

3. Com relação à testagem para o HPV em parceiros de pacientes portadoras dessa infecção, podemos dizer que:

a. Devemos testar os parceiros das pacientes portadoras de lesão de alto grau.

b. É desnecessária a testagem, pois o HPV tende a ser compartilhado e, então, o teste sabidamente seria positivo na maioria.

c. Apenas testar se pacientes com lesões condilomatosas.

d. Devemos testar parceiros das pacientes portadoras de HPV de alto risco.

7.2 | CASO CLÍNICO

COMENTÁRIO

Alternativa correta: **c**. Os componentes do TGI têm uma origem cloacogênica comum, sendo que a infecção pelo HPV é universal em todo o aparelho genital baixo. Na vigência de uma lesão de alto grau de colo uterino comprovada por uma biópsia, o passo seguinte deverá ser a realização de uma excisão que contemple toda a zona de transformação. O procedimento excisional é, ao mesmo tempo, um complemento diagnóstico e também é terapêutico, não sendo necessária a complementação com a histerectomia. Na história natural do HPV, sabemos que o vírus vai acometer e causar outras lesões em vagina, vulva e ânus, não no corpo uterino, e uma cirurgia ampliada não trará benefício para a paciente.

Então, a paciente deverá ser encaminhada para a colposcopia como primeira conduta e, se observado um achado de atrofia severa, ela poderá fazer uma terapia tópica com estrogênio com a finalidade de melhorar o trofismo do epitélio vaginal, proporcionando um exame colposcópico de melhor qualidade.

7.4 | QUESTÕES

RESPOSTAS

1. Alternativa correta: **c**. O exame da vulva pode ser feito em posição de litotomia, com boa iluminação ou uso de uma lupa, não havendo necessidade de colposcópio, pois a maioria das lesões é facilmente visualizada a visão desarmada.

2. Alternativa correta: **c**. A biópsia pode ser feita com *punch* de Keys, com anestesia local.

   As úlceras devem ser biopsiadas quando duram mais de 1 mês.

3. Alternativa correta: **b**. A percentagem de ácido acético usado na vulva é de 5%, pois, em virtude da queratinização da pele, necessita-se de maior concentração.

7.5 | QUESTÕES

RESPOSTAS

1. Alternativa correta: **c**. O ácido acético é o elemento que pode mostrar acetorreatividade na presença de lesões associadas com a infecção pelo HPV.

2. Alternativa correta: **c**. O ácido acético tem possibilidade de corar áreas com alguma irritação ou processo inflamatório, o que aumenta a chance de falso-positivos.

3. Alternativa correta: **b**. A testagem não faz sentido, pois, sendo de transmissão sexual, a infecção se propaga para ambos os parceiros.

SEÇÃO 2

PATOLOGIA BENIGNA DO TRATO GENITAL INFERIOR

8

Afecções Não Neoplásicas do Colo do Útero

Yara Lucia Mendes Furtado de Melo
Vera Lucia da Mota Fonseca
Maricy Tacla

Nesse título, está incluída uma série de situações que, além de poder causar desconfortos relacionados com o trato genital inferior, integra diagnósticos diferenciais com lesões precursoras do câncer ou mesmo com lesões carcinomatosas.

Assim, são abordadas, no presente capítulo, as seguintes situações não neoplásicas que podem se instalar no colo uterino: 1 – Ectopia; 2 – Deciduose; 3 – Leiomioma; 4 – Endometriose; 5 – Cisto de Naboth; 6 – Cervicite; 7 – Herpes cervical; 8 – Lesões cervicais benignas decorrentes de prolapso uterino; 9 – Estenose e 10 – Cicatriz (pós-tratamento).

ECTOPIA

Ectopia ou *ectropion* designa o epitélio colunar, que normalmente reveste o canal endocervical, estendido externamente para o ectocérvice, formando uma eversão que expõe esse tecido para o meio vaginal. Tem aparência, ao exame clínico, de um tecido avermelhado, semelhante a um tecido de granulação e, por causa desse aspecto, é denominado, por leigos, de "ferida no colo do útero".

EPIDEMIOLOGIA

A prevalência da ectopia varia de 17% a 50%, na dependência da fase reprodutiva da mulher. Na maioria das vezes, ocorre regressão espontânea da condição, mas em alguns casos pode persistir, principalmente nas mulheres jovens. Como o curso da ectopia tem tempo limitado, as estimativas de prevalência apenas são calculadas com base na detecção de mulheres com ectopia no momento do diagnóstico. É provável que a maioria das mulheres tenha tido ectopia em algum momento ao longo de sua vida.[2]

PATOGÊNESE

Nem todos os fatores envolvidos na patogênese da ectopia são conhecidos, mas é conhecida sua associação com a ação do estrogênio. Assim, a ectopia é uma condição comum nas adolescentes, nas gestantes e em mulheres usuárias de contraceptivos hormonais com altas doses de estrogênio, mas raramente vista no período do climatério. Nos relatos de exames de recém-nascidas, observou-se alta prevalência provavelmente em razão do estímulo secundário do estrogênio materno. Não existe associação entre a presença da ectopia e o número de anos de atividade sexual, se existe desde o início da atividade sexual e nem com o número de parcerias sexuais.

A história natural da ectopia é bem-estabelecida. Após seu desenvolvimento, um processo de metaplasia se instala no epitélio colunar, conhecido como "metaplasia escamosa". Importante ressaltar que a ectopia e o processo de metaplasia escamosa são considerados fenômenos fisiológicos.

CONDUTA

A metaplasia escamosa proporciona a regressão da ectopia, porém o processo pode ser muito lento. Atualmente, existe menor tendência a se indicar intervenções, mas ainda se fazem indicações de algum procedimento com o objetivo de se acelerar o processo de regressão. Entre as justificativas para o tratamento, existem algumas linhas de argumentos como:

1. Proteger contra o câncer do colo uterino (relação com a metaplasia escamosa e indução do carcinoma escamoso por meio da infecção do papilomavírus humano (HPV) nesse tecido).
2. Infecção por algumas bactérias de transmissão sexual, como *Chlamydia trachomatis* e *Neisseria gonorrhoea*, que ocorre preferencialmente no epitélio colunar e a exposição deste pode facilitar a infecção.
3. Aumento de desconforto com o aumento da produção de muco nas mulheres com ectopia e sangramento pós-coito em razão da fragilidade do epitélio colunar.

Machado Jr *et al.* (2008) publicaram uma revisão da literatura analisando as evidências de benefícios no tratamento da ectopia com os seguintes tópicos: associação entre infecção por *Chlamydia trachomatis, Neisseria gonorrhoea*, citomegalovírus, vírus da imunodeficiência humana (HIV), HPV e desenvolvimento da neoplasia intraepitelial cervical (NIC); sintomas de ectopia; e a proteção contra câncer do colo uterino pela cauterização. Entre as conclusões, observa-se que não existem dados na literatura que suportem o tratamento rotineiro para ectopia e este pode ser realizado em caso de ectopia sintomática, porém os autores relatam que há mais sintomas atribuídos à condição da ectopia do que confirmados nos estudos controlados. Novos desenhos de estudos têm de ser realizados para avaliar a proteção contra o câncer de colo uterino conferida por esse procedimento.

O tratamento de escolha da ectopia, fora da rotina, e quando indicado, é a cauterização. Podem ser realizadas eletrocauterização, criocauterização ou cauterização a *laser*.

DECIDUOSE

Na gestação, as modificações do colo uterino estão relacionadas ao aumento da produção hormonal. Existem duas modificações estromais essenciais: vascularização; e decidualização. Na vascularização, o colo se torna hiperemiado e essa modificação se traduz por congestão, enquanto a hiperplasia e a hipertrofia vascular provocam transudação serosa extravascular, que é responsável pelo edema permanente do córion e pelo aumento do volume do colo.

A deciduose consiste em uma lesão benigna considerada específica da gestação. Tem frequência de cerca de 10% a 40% e apresenta-se de formas diferentes. É o aparecimento no estroma cervical de modificações semelhantes àquelas que acontecem na gravidez de forma fisiológica no endométrio. Pode ser subescamosa ou subglandular. Na forma subescamosa, pode ter as seguintes apresentações:

1. Plana ou ligeiramente elevada (manchas avermelhadas e, às vezes, branco turvo).
2. Nodular ou tumoral (aspecto, às vezes, difícil de identificar).
3. Ulcerada (sangra facilmente de forma espontânea, ou durante a relação sexual ou toque vaginal – nunca de forma importante). As bordas da ulceração são irregulares e o fundo é limpo.

A decidualização subglandular interessa ao córion do epitélio glandular e a aplicação do ácido acético provoca uma reação branca, mais intensa.

O aspecto da deciduose pode se assemelhar, muitas vezes, à lesão invasora do colo uterino (carcinoma invasor). É mais bem-avaliada pela colposcopia. Ocorre nos 2º e 3º trimestres e desaparece após o término da gestação.

LEIOMIOMA CERVICAL

Leiomioma uterino é o tumor sólido mais frequente do trato genital feminino, com um percentual de 20% a 40% nas mulheres em idade reprodutiva. Em cerca de 95%, o leiomioma se desenvolve no corpo uterino, e de 0,9% a 8% ocorre no colo uterino.

Algumas classificações de leiomioma cervical já foram propostas, a maioria com base em sua localização, mas atualmente se distingue o leiomioma subseroso (extracervical) dos localizados dentro da cérvice (definidos como do tipo intracervical).

SINTOMAS

Sintomas associados com o leiomioma cervical são: sangramento anormal; dor (muitas vezes, dismenorreia); sinusiorragia; retenção urinária; aumento de frequência miccional; constipação; e sensação de "peso" vaginal.[6] Pode se apresentar como massa polipoide vaginal, que se confunde com prolapso de órgãos pélvicos.

DIAGNÓSTICO

O diagnóstico, além de clínico, deve envolver exame de imagem. O exame ultrassonográfico e a ressonância magnética (RM) têm papel importante no diagnóstico e manejo do leiomioma cervical. A RM é a modalidade de imagem com maior acurácia para planejamento terapêutico, para avaliação de tamanho, número e localização.[7]

TRATAMENTO

Ferrari *et al.* (2021), em revisão sistemática que analisou as opções de tratamento atuais do leiomioma cervical, concluíram que a cirurgia, como modalidade terapêutica primária, tem baixas taxas de complicações. A abordagem desse tipo de leiomioma pode ser mais complicada em razão de limitação do campo operatório, pouca flexibilidade do colo uterino, acesso limitado para sutura, risco de aumento da perda sanguínea no procedimento e proximidade com estruturas e órgãos (bexiga, ureter e reto). O leiomioma cervical pode mudar a posição anatômica dessas estruturas adjacentes, principalmente ureter, dificultando a ressecção sem lesão dessas estruturas.

Ainda não existe a cirurgia padrão para o leiomioma cervical, que fica na dependência da característica da mulher, o desejo de manter a fertilidade e a experiência individual dos cirurgiões ou serviços ginecológicos. Pode ser realizada a miomectomia ou, quando a fertilidade não precisa ser preservada, indicada a histerectomia. Pelo risco de sangramento intraoperatório, principalmente na miomectomia, alguns procedimentos têm sido indicados para diminuir a chance dessa complicação: injeção pré-operatória de agonista hormônio liberador de gonadotrofina (GnRH); método do torniquete; injeção intraoperatória de vasopressina no miométrio; e oclusão permanente de artérias uterinas. As técnicas operatórias variam entre laparotomia, videolaparoscopia e robótica, sempre na dependência da habilidade do cirurgião.

Existem procedimentos conservadores como embolização de artéria uterina e técnicas de embolização superseletiva de artéria cervicovaginal também, essa última uma opção terapêutica promissora, mas ainda com poucos estudos mostrando sucesso.

ENDOMETRIOSE

Endometriose é uma doença caracterizada pela presença de células do endométrio fora do útero, pelo desenvolvimento e crescimento de estroma e glândulas endometriais em outros sítios além da cavidade uterina, resultando em reação inflamatória crônica.

A endometriose do colo do útero é uma forma rara de endometriose genital, caracterizada pelo aparecimento de tecido na parte vaginal do colo do útero, semelhante ao tecido da membrana mucosa da cavidade uterina.

A endometriose cervical primária é definida como a presença de tecido endometrial no colo do útero, limitado à superfície deste e não se estendendo abaixo do epitélio escamoso. A endometriose cervical secundária é mais comum que o tipo primário e descreve as extensões da doença a partir da pelve ou, geralmente, do septo retovaginal.

ETIOLOGIA

As causas do aparecimento da endometriose ainda não são completamente conhecidas. Existem diversas teorias para o aparecimento da doença.

A endometriose primária do colo uterino pode se desenvolver no colo do útero, enquanto a endometriose secundária pode resultar de endometriose vizinha. O trauma é a principal causa dessas lesões. A perda do epitélio causada pelo trauma permitiria o transplante endometrial durante a menstruação.

Estudos emergentes encontraram associações de endometriose com disbiose da microbiota genital. No entanto, o papel da microbiota vaginal e cervical ainda não é totalmente compreendido. Relato recente sugere que a translocação de gêneros específicos entre os locais vaginais e cervicais desempenha um papel na endometriose cervical.

PATOGENIA

O endométrio, que reveste a superfície interna do útero, reage aos hormônios durante o ciclo menstrual. A endometriose cervical é mais comumente um achado incidental, com pouca repercussão local.

QUADRO CLÍNICO

A endometriose cervical, que é muito rara, aparece como áreas vermelhas ou acastanhadas/pretas ("queimaduras de pólvora") que não empalidecem com a compressão ou como nódulos firmes no *portio vaginalis*. As pacientes afetadas podem ser assintomáticas, o que ocorre na maioria das vezes, ou apresentar corrimento, dismenorreia ou dispareunia. As manifestações clínicas, além da secreção, decorrem, provavelmente, de implantes em outros locais da pelve, como o ovário ou os ligamentos uterossacrais. Há relatos de casos de hemorragia com risco de vida consequente à endometriose cervical com cistos endometrióticos cervicais.

DIAGNÓSTICO

Excisão ou biópsia e avaliação patológica são as chaves para o diagnóstico definitivo da endometriose "geral" e cervical. A familiaridade com os achados de imagem específicos relatados para o colo uterino é uma meta dos radiologistas. Os achados típicos de RM de lesões cervicais uterinas correspondem às características histopatológicas. Essas lesões podem ser categorizadas como neoplasias epiteliais, neoplasias não epiteliais e doenças não neoplásicas. A RM permite a diferenciação entre crescimento endofítico e exofítico e entre achados normais e anormais após histerectomia e irradiação. As neoplasias não epiteliais do colo uterino incluem linfoma maligno e leiomioma. As doenças não neoplásicas do colo uterino incluem gravidez cervical, cervicite, cistos de Naboth, pólipos e endometriose cervical.

DIAGNÓSTICO DIFERENCIAL

A endometriose cervical superficial tem sido confundida com displasia glandular endocervical e adenocarcinoma, que só pode ser excluído por biópsia.

A endometriose polipoide do colo do útero é uma forma distinta de endometriose que pode ser confundida com uma neoplasia. Cinco relatórios anteriores dessa entidade descreveram um pólipo prolapsado assumindo proporções gigantescas. Essa condição deve ser considerada no diagnóstico diferencial das lesões polipoides do colo uterino. A endometriose cervical deve ser considerada no diagnóstico diferencial de massas cervicais com sangramento pós-coito.

TRATAMENTO

Se os implantes endometrióticos estiverem sensíveis e causando dispareunia, a ablação eletrocirúrgica é terapêutica. Há referência de massa cervical cística hemorrágica que foi excisada com cirurgia de alta frequência (CAF) em caráter de urgência por sangramento intenso. A massa foi considerada endometriose cervical. Não houve evidência de recorrência até 1 ano após a excisão.

CISTOS DE NABOTH

Os cistos de Naboth, também denominados "cistos de retenção mucinosos" ou "cistos de inclusão epitelial", são estruturas císticas que se formam quando as células colunares continuam a secretar material mucoide e são recobertas por camada de células escamosas.

ETIOLOGIA

Os cistos de Naboth podem ocorrer após um pequeno trauma ou parto, mais frequentes no processo fisiológico de metaplasia. São mais comuns em mulheres em idade reprodutiva.

PATOGENIA

A transformação consequente ao processo de metaplasia constitui a "reepidermização" que ocorre quando o epitélio pavimentoso recobre parte da exocérvice revestida por epitélio glandular – ectopia/ectrópio da mucosa glandular –, surgindo a figura do cisto de Naboth.

PROPEDÊUTICA

Achado comum nos exames ginecológicos, é uma das irregularidades benignas mais comuns vistas rotineiramente pelos ginecologistas por meio do exame ginecológico ao especular ou à colposcopia.

A ultrassonografia pode detectar esses cistos, assim como tomografia e RM, essas duas reservadas para identificação daqueles com características peculiares de volume e localização.

Na ultrassonografia pélvica, têm sido descritos os cistos no colo uterino, o que resulta em angústia das pacientes, não se justificando essa descrição já que reflete característica fisiológica.

QUADRO CLÍNICO

Constituem achado comum ao exame pélvico. Os cistos de Naboth são geralmente assintomáticos, variam de microscópicos a vários centímetros de tamanho; os maiores aparecem acima da superfície do pórtico. Podem parecer translúcidos ou opacos.

DIAGNÓSTICO

Seu diagnóstico é estabelecido por meio do exame clínico e da observação dos cistos a olho nu ou à colposcopia na ectocérvice – área arredondada, mais lisa e, dependendo do volume, mais sobrelevada, branca amarelada, podendo se evidenciar a presença de vasos sanguíneos na superfície. Costumam se apresentar isoladamente ou em grupo.

Raramente pode ser necessário diferenciar de outras lesões benignas ou malignas, sendo realizados biópsia e estudo anatomopatológico.

CONDUTA

Os cistos de Naboth, geralmente assintomáticos, não são tratados. A única indicação de tratamento é o alívio de dor ou sensação incômoda de plenitude na vagina em casos excepcionais, quando assume grande volume.

Se o diagnóstico não for claro, o cisto pode ser aberto, drenado e uma parte ou a totalidade pode ser enviada para avaliação patológica.

O tratamento, quando indicado, geralmente envolve ablação do cisto por meio de eletrocauterização, eletrocirurgia ou crioterapia. Em casos raros, o cisto pode ser removido cirurgicamente. Portanto, trata-se de entidade benigna que, na maioria dos casos, não precisa nem de tratamento, sendo o prognóstico bom.

CERVICITE

Cervicite ou endocervicite é um processo inflamatório/infeccioso do epitélio glandular que recobre o canal endocervical.

EPIDEMIOLOGIA

Essa doença atinge com maior frequência as mulheres sexualmente ativas com idade inferior a 25 anos, novas ou múltiplas parcerias sexuais, parcerias com infecções sexualmente transmissíveis (IST), história prévia ou presença de outra IST e uso irregular de preservativo.

ETIOLOGIA

Os principais agentes etiológicos são: *Chlamydia trachomatis (CT)*; *Mycoplasma genitalium* (MG); e a *Neisseria gonorrhoeae* (NG). Eles têm tropismo pelo epitélio glandular, provocando, assim, a cervicite. Aqui, vamos comentar a respeito do gonococo uma vez que a CT e o MG são objeto de capítulo específico.

A NG é um diplococo Gram-negativo intracelular. O risco de transmissão de um parceiro infectado a outro é de 50% pelo ato sexual. O período de incubação é de 2 a 5 dias. Além de infectar a endocérvice, pode acometer a faringe, a conjuntiva e as articulações. Também é a responsável pela uretrite gonocócica e é um dos patógenos primários da doença inflamatória pélvica (DIP). A infecção gonocócica parece facilitar a transmissão do HIV.

SINTOMATOLOGIA

As cervicites são frequentemente assintomáticas (em torno de 70% a 80%). Nos casos sintomáticos, a mulher apresenta queixas de corrimento vaginal, sangramento intermenstrual, sinusiorragia e dispareunia. Quando ocorre acometimento uretral, também se apresentam disúria e polaciúria. Nos casos de cervicite que possam evoluir para DIP, a paciente apresenta dor pélvica.

DIAGNÓSTICO

Ao exame físico e por meio do exame especular, constata-se presença de material mucopurulento oriundo do colo uterino principalmente nos casos de *Neisseria gonorreia*, edema cervical, presença de mácula rubra, friabilidade provocando sangramento ao toque da espátula, além de dor à mobilização do colo uterino. Lembrando que nos casos de cervicite por CT e/ou MG, habitualmente, o colo se apresenta com características normais.

A abordagem etiológica pode ser realizada em laboratórios que disponham de teste de Biologia Molecular, sobretudo os testes do ácido nucleico (NAATs, do inglês *nucleic acid test*). Por isso, quando não for possível a realização destes, o tratamento em conjunto para CT e NG deve ser indicado.

A coloração pelo método de Gram não é indicada, pois, na mulher, tem apenas uma sensibilidade de 30%. A cervicite gonocócica pode ser diagnosticada com a utilização do meio de cultura seletivo de Thayer-Martin modificado, avaliando-se amostras endocervicais.

Já o diagnóstico definitivo da cervicite causada por CT e MG é realizado pela cultura em células de McCoy. Porém, essa técnica é pouco sensível e de muito complexa realização, não tendo indicação na prática.

Com certeza, para confirmação diagnóstica e etiológica das cervicites, os métodos mais utilizados, atualmente, são os de Biologia Molecular. Apresentam alta sensibilidade e especificidade, como também facilidade de realização, o que supera os obstáculos encontrados em outros métodos.

As parcerias sexuais de homens portadores de uretrite ou de mulheres com cervicite igualmente deverão ser tratadas.

Em razão de sua prevalência, o rastreamento de infecção por CT em gestantes adolescentes é indicado pelo Programa de Pré-natal do Ministério da Saúde (MS). Igualmente, o rastreamento de CT é recomendado em mulheres sexualmente ativas com 24 anos ou menos e em mulheres com 25 anos ou mais que apresentam maior risco de infecção, como aquelas com múltiplos parceiros, parceiros com múltiplos parceiros ou histórico de

ISTs. O Center of Disease Control and Prevention (CDC), dos Estados Unidos, recomenda o rastreamento anual das mulheres sexualmente ativas com menos de 25 anos, maiores de 25 anos com fatores de risco (vários parceiros, exposição a outras ISTs, história prévia de DIP, idade precoce da primeira relação sexual ou troca recente de parceiro) e gestantes.

TRATAMENTO

Segundo o Protocolo Clínico e Diretrizes Terapêuticas para Atenção Integral às Pessoas com Infecções Sexualmente Transmissíveis (PCDT-ISTs), de 2022, do MS, o tratamento sugerido é o seguinte:

- Infecção gonocócica NÃO complicada (uretra, colo do útero, reto e faringe): ceftriaxona 500 mg, intramuscular (IM), dose única MAIS azitromicina 500 mg, 2 comprimidos/dia, via oral (VO), dose única.
- Infecção gonocócica disseminada: ceftriaxona 1 g/dia, IM ou intravenosa (IV), completando ao menos 7 dias de tratamento MAIS azitromicina 500 mg, 2 comprimidos/dia, VO, dose única.

HERPES

As manifestações causadas pela infecção primária do herpesvírus surgem principalmente na vulva, apresentando-se como vesículas e úlceras acompanhadas de desconforto, ardência local e adenopatia inguinal.

As lesões herpéticas no colo uterino ocorrem a cada três casos de vulvite herpética, mas raramente o colo é o único local atingido. É comum a mulher apresentar conteúdo vaginal aumentado e dor pélvica. O diagnóstico das lesões cervicais é pouco realizado pela dor que a paciente apresenta, o que dificulta a colocação do espéculo. Essas lesões podem evoluir para cervicite necrosante aguda, quando se pode observar um colo completamente destruído. A repitelização acontece sem deixar cicatrizes.

PÓLIPOS CERVICAIS

Os pólipos cervicais são tumores fibroelásticos resultantes de uma hiperplasia focal da endocérvice que inclui o epitélio glandular e estroma. Podem ser sésseis ou pediculados e, na maioria das vezes, exteriorizam-se pelo orifício do colo uterino. São lesões benignas que podem ser únicas ou múltiplas, apresentando-se de várias formas e tamanhos. Normalmente, os pólipos medem 2 cm a 3 cm, mas podem ser tão volumosos que chegam a atingir o introito vaginal. Eles têm origem na cérvice uterina, mas também podem ter sido formados no endométrio e prolongar-se até o colo uterino.

EPIDEMIOLOGIA

Os pólipos acometem 2% a 5% das mulheres adultas, e 60% deles encontram-se em mulheres entre 40 e 65 anos. Raramente ocorrem na menina pré-púbere. Têm baixa taxa de malignização que varia de 0,2% a 1,5%. Os pólipos cervicais podem estar associados a pólipos endometriais em 25% dos casos.

ETIOLOGIA

A etiologia é desconhecida. Alguns autores os consideram decorrentes de processos inflamatórios; outros os consideram resultado de formação vascular, secundária à congestão crônica dos vasos cervicais; e outros, ainda, evidenciam uma relação entre o hiperestímulo estrogênico na ausência da contraposição progestogênica, ocorrendo mais frequentemente quando a paciente apresenta ciclos anovulatórios.

SINTOMATOLOGIA

Na grande maioria, os pólipos cervicais são assintomáticos. Todavia, podem ser responsáveis por sangramentos intermenstruais, sinusiorragia, sangramento pós-menopausa e, ainda, em alguns casos, pela maior produção de muco, provocando, consequentemente, aumento do conteúdo vaginal.

DIAGNÓSTICO

O diagnóstico, normalmente, é realizado sob visão direta. Com o exame especular, no qual se pode visualizar o colo uterino e uma protusão oriunda do canal cervical que varia de coloração conforme seu tipo histológico desde róseo até vermelho ou, até mesmo, ter aspecto ulcerado ou necrótico. Porém, diminutos pólipos podem apenas ser vistos por meio da colposcopia e outros, ainda, são diagnosticados pela histeroscopia, principalmente em mulheres que estão investigando quadro de infertilidade ou sangramento uterino anormal. Além do diagnóstico por visão direta, alguns podem ser visualizados ao exame ultrassonográfico. Na colposcopia, após a aplicação do ácido acético, a superfície do pólipo fica com aspecto de framboesa e podem ser vistos relevos papilares em forma de cacho quando recobertos por tecido glandular. O teste de Schiller é negativo.

O diagnóstico diferencial deve ser realizado com os miomas paridos ou, ainda, com a hipertrofia do colo uterino.

TRATAMENTO

Não existe indicação formal para exérese de todos os pólipos cervicais, porém, na presença de sintomatologia ou quando forem maiores que 3 cm ou, ainda, quando, ao exame colposcópico, apresentarem epitélio com alterações sugestivas de atipias, devem ser retirados e encaminhados para exame anatomopatológico. Histologicamente, os pólipos são caracterizados por neoformação de tecido conjuntivo frouxo com projeção vascular, revestidos por epitélio glandular e infiltrado inflamatório crônico estromal.

Quando indicada, a polipectomia deve ser realizada sob visão direta em âmbito ambulatorial, mediante apreensão da base do pólipo com uma pinça de Allis e realização de movimentos lentos de rotação em torno do eixo, para que a exérese do pólipo seja completa. Deve-se estar atento à espessura do pedículo, pois pólipos com pedículos espessos podem provocar sangramentos inesperados no momento do procedimento. Sempre que for possível, deve-se avaliar também sua base. Uma cureta de Novak pode ser utilizada para retirar parte do pedículo com o objetivo de diminuir a chance de recidiva. Pólipos de grande volume ou com pedículo espesso devem ser ressecados em centro cirúrgico com a utilização da histeroscopia com ressectoscópio.

Quadro 7.1 – Classificação dos pólipos cervicais	
Mucosos	Quando sua superfície é recoberta por epitélio cilíndrico endocervical e estroma frouxo. São os mais frequentes, presentes em 70% a 80% das vezes
Adenomatosos	Quando há o predomínio do componente epitelial (cilíndrico) sobre o estroma, tendo, em decorrência disso, maior risco de malignização. Ocorre em torno de 12% a 15% dos casos
Fibrosos	Há predomínio do componente do estroma sobre o epitelial glandular. São os pólipos encontrados na porção mais alta do canal cervical
Epidermizados	Quando expostos ao meio vaginal, poderão sofrer transformação metaplásica, mais frequentemente encontrados em pólipos mucosos
Decidualizados	Por ação hormonal progesterônica gestacional, semelhante à observada no endométrio
Inflamatórios	Por estímulo inflamatório, ocorrem congestão e infiltrado inflamatório
Necróticos	Por comprometimento do eixo conjuntivo vascular, haverá necrose

Fonte: Desenvolvido pela autoria.

LESÕES CERVICAIS BENIGNAS DECORRENTES DO PROLAPSO UTERINO

Quando ocorre o prolapso uterino, em algumas situações o colo é exteriorizado para fora da vagina. Isso pode queratinizar o epitélio pavimentoso que cobre a ectocérvice. À colposcopia, o aspecto queratinizado do colo pode lembrar a aparência de pele, tanto por sua cor como por sua rugosidade.

A presença de uma úlcera no colo uterino também pode ser diagnosticada no prolapso e ocorre apenas pelo trauma, isto é, pelo contato íntimo e frequente daquela mucosa com outra estrutura como a vulva ou com o próprio material do tecido da roupa íntima.

ESTENOSE

A estenose cervical é pouco frequente, sendo rara a forma congênita. Ela é comumente causada por procedimentos cervicais como cauterizações e conizações. Em geral, decorre do processo reparativo iniciado após o tratamento das lesões precursoras ou invasoras do colo uterino. Está mais relacionada nas conizações, cuja peça tem profundidade maior que 2 cm e em mulheres com mais de 40 anos. Nesses procedimentos, acontece uma reação inflamatória que causa necrose e a reparação é feita pelas modificações do tecido conjuntivo e as alterações em sua vascularização. A mucosa ectocervical retrai-se em sentido cranial e, consequentemente, a junção escamocolunar passa a se situar dentro do canal, o que provoca a estenose do orifício cervical.

Quando ocorre no período pós-menopausa, não causa sintomatologia; quando ocorre durante a menacme, pode provocar dismenorreia ou, até mesmo, amenorreia por conta da retenção do sangue intrauterino, o que causa hematometra, infertilidade, dor pélvica e, por vezes, até favorece a endometrite.

O achado de estenose cervical é de suma importância, tanto pelas repercussões clínicas como pela dificuldade de realizar os seguimentos citológico e colposcópico. É possível realizar o diagnóstico apenas sob visão direta pelo exame especular ou pela colposcopia quando se visualiza apenas um diminuto pertuito ou, até mesmo, a ausência deste. Quando decorrente de procedimentos prévios, é possível observar conjuntamente achados colpocópicos que evidenciam áreas ectocervicais cicatriciais em forma de esclerose ou sulcos radiais brancacentos ao redor do colo uterino.

Nos casos que apresentem muita sintomatologia, o tratamento cirúrgico está indicado. A dilatação cervical deve ser a primeira intervenção a ser realizada. Na maioria dos casos, é possível sua realização em âmbito ambulatorial. Utilizam-se velas de Hegar até se alcançar a vela de número 15 e, em seguida, é posicionada uma sonda urinária de Foley fixada pela insuflação do balonete com 10 mL de soro fisiológico. A sonda é mantida por 15 dias e, posteriormente, retirada. Isso é realizado com o intuito de manter o canal cervical pérvio até sua repitelização. Esse procedimento pode ser dificultado pelo grau de estenose e pela possibilidade de criação de falso trajeto, laceração do colo e perfuração uterina.

A histeroscopia com ressecção radial de 2 mm do canal endocervical também pode ser utilizada.

SEQUELA (CICATRIZ PÓS-TRATAMENTO)

Alguns achados cicatriciais podem ser observados após a realização de tratamentos ablativos (criocirurgia, eletrocoagulação, CAF ou vaporização a *laser*) ou excisionais (bisturi frio, CAF ou *laser*) no colo uterino. Essas cicatrizes podem ser observadas após a completa reparação do tecido do colo uterino. Observamos um branqueamento epitelial com sulcos radiais ao redor do orifício cervical. Isso é consequente ao aumento do tecido fibroso estromal. A estenose do canal endocervical pode também ser notada, como já descrito, como consequência principalmente de técnicas ablativas. Já as técnicas excisionais podem provocar exposição do epitélio glandular endocervical, assemelhando-se a uma mácula rubra.

O achado colposcópico residual corresponde a um epitélio escamoso esbranquiçado, translúcido, no qual estrias de terminações delicadas de vasos se irradiam centrifugamente do orifício cervical externo como aros de roda de carroça.

O ideal é que a colposcopia seja realizada apenas 6 meses após qualquer procedimento no colo uterino, já que a presença de padrões regenerativos e vasculares podem interferir na avaliação correta do exame.

BIBLIOGRAFIA CONSULTADA

- Atalay Mert S, Dilbaz B, Ercan EE, Sahin Duran F. A Rare case of the cervical endometriosis and overview of the literature. Reprod Sci. 2023;30(9):2882-6. doi: 10.1007/s43032-023-01238-4.

- Bajo J, Moreno-Calvo FJ, Uguet-de-Resayre C, Huertas MA, Mateos F, Haya J. Contribution of transvaginal sonography to the evaluation of benign cervical conditions. J Clin Ultrasound. 1999;27(2):61-4. doi: 10.1002/(sici)1097-0096(199902)27:2<61:aid-jcu2>3.0.co;2-0.
- Baker PM, Clement PB, Bell DA, Young RH. Superficial endometriosis of the uterine cervix: a report of 20 cases of a process that may be confused with endocervical glandular dysplasia or adenocarcinoma in situ. Int J Gynecol Pathol. 1999;18(3):198-205.
- Benali S, Kouach J. Endométriose cervicale: à propos d'un cas [Endometriosis of the uterine cervix: about a case]. Pan Afr Med J. French. 2020;35:82. doi: 10.11604/pamj.2020.35.82.20662.
- Brasil. Ministério da Saúde. Secretaria de Atenção à Saúde. Instituto Nacional de Câncer. Coordenação de Prevenção e Vigilância. Diretri-zes Brasileiras para o Rastreamento do Câncer do Colo do Útero; 2016.
- Bruijn AM, Adriaansens SJH, Smink M et al. Uterine artery embolization in women with symptomatic cervical leiomyomata: efficacy and safety. Cardiovasc Intervent Radiol. 2019;42:371-80.
- Clement PB, Young RH, Scully RE. Stromal endometriosis of the uterine cervix. A variant of endometriosis that may simulate a sarcoma. Am J Surg Pathol. 1990;14(5):449-55. doi: 10.1097/00000478-199005000-00004.
- El-Agwany AS. Large multilocular cystic lesions in the uterine cervix: differential diagnosis and significance. J Med Ultrasound. 2018;26(3):153-6. doi: 10.4103/JMU.JMU_38_18.
- Eleuterio Junior J, Giraldo PC et al. Uterine cervical ectopy during reproductive age: cytological and microbiological findings. Diagnostic Cytopathology. 2013;42(5):401-4.
- Fernandes S, Miyahira H. Ginecologia clínica e cirúrgica: patologias benignas do colo uterino. Rio de Janeiro: Rubio; 2019;36.
- Ferrari F, Forte S, Valenti G, Ardighieri et al. Current treatment options for cervical leiomyomas: a systematic review of literature. Medi-cina. 2021;57:92-108.
- Gupta A, Gupta P, Manaktala U. Varied clinical presentations, the role of magnetic resonance imaging in the diagnosis, and successful management of cervical leiomyomas: a case-series and review of literature. Cureus; 2018:e2653. doi: 10.7759/cureus.2653.
- Iwase A, Goto M, Kurotsuchi S, Harata T, Kaseki S, Kikkawa F. Successful management of a massive hemorrhage due to rupture of cystic cervical endometriosis by a loop electrosurgical excision procedure. Fertil Steril. 2008;89(4):991.e13-5. doi: 10.1016/j.fertnstert.2007.04.011.
- Jaiman S, Gundabattula SR, Pochiraju M, Sangireddy JR. Polypoid endometriosis of the cervix: a case report and review of the literature. Arch Gynecol Obstet. 2014;289(4):915-20. doi: 10.1007/s00404-013-3112-5.
- James H, Liu. Manual MSD. Endometriose. Case Western Reserve University School of Medicine; 2012.
- Kourounis G, Iatrakis G, Diakakis I, Sakellaropoulos G, Ladopoulos I, Prapa Z. Treatment results of liquid nitrogen cryotherapy on selec-ted pathologic changes of the uterine cervix. Clin Exp Obstet Gynecol. 1999;26(2):115.
- Machado Junior LC et al. Evidence for benefits from treating cervical ectopy: literature review São Paulo: Med J. 2008;126(2):132-9.
- Marchetta J, Descamps P. Colposcopia técnica, indicações, diagnóstico e tratamento: colposcopias especiais. São Paulo: Revinter; 2007;11.
- Matoba Y, Tsuji K, Morisada T, Takahashi M, Kobayashi Y, Nakamura M et al. Massive hemorrhage due to cervical endometriotic cyst rupture: two case reports and a literature review. Am J Case Rep. 2021;22:e934120. doi: 10.12659/AJCR.934120.
- Nassif J, Nahouli H, Mourad A, Yammine R, Khoury S, Khalil A. Laparoscopic excision of an unusual presentation of a nabothian cyst: case report and review of the literature. Surg Technol Int. 2017;31:140-3.
- Oh H, Park SB, Park HJ, Lee ES, Hur J, Choi W et al. Ultrasonographic features of uterine cervical lesions. Br J Radiol. 2021;94(1121):20201242. doi: 10.1259/bjr.20201242.
- Okamoto Y, Tanaka YO, Nishida M, Tsunoda H, Yoshikawa H, Itai Y. MR imaging of the uterine cervix: imaging-pathologic correlation. Radiographics. 2003;23(2):425-45,534-5. doi: 10.1148/rg.232025065.
- Seval MM, Cavkaytar S, Atak Z, Guresci S. Postcoital bleeding due to cervical endometriosis. BMJ Case Rep. 2013;2013:bcr2012008209. doi: 10.1136/bcr-2012-008209.

- Shroff N, Bhargava P. Giant nabothian cysts: a rare incidental diagnosis on MRI. Radiol Case Rep. 2021;16(6):1473-6. doi: 10.1016/j.radcr.2021.03.028.
- Speck NMG. Coleção Febrasgo. Atlas de colposcopia: achados colposcópicos normais. São Paulo: Grupo Gen; 2020;3.
- Toniyan KA, Gorbacheva EY, Boyarintsev VV, Ogneva IV. Endometriosis of the cervix: a rare clinical case with the possibility of compa-ring the eutopic and ectopic endometrium at the cellular level. Int J Mol Sci. 2023;24(3):2184. doi: 10.3390/ijms24032184.
- Yang Q, Wang Y, Cai H, Zhou Q, Zeng L, Li S et al. Translocation of vaginal and cervical low-abundance non-Lactobacillus bacteria no-tably associate with endometriosis: a pilot study. Microb Pathog. 2023;183:106309. doi: 10.1016/j.micpath.2023.106309.
- Yokota N, Yoshida H, Sakakibara H, Inayama Y, Hirahara F. A severe vaginal hemorrhage caused by cervical endometriosis. Am J Obstet Gynecol. 2008;199(1):e12-3. doi: 10.1016/j.ajog.2008.02.012.
- Young RH, Clement PB. Pseudoneoplastic glandular lesions of the uterine cervix. Semin Diagn Pathol. 1991;8(4):234-49.

QUESTÕES

1. Qual das opções seguintes poderia justificar a indicação de tratamento da ectopia?
   a. Presença da metaplasia escamosa na área com ectopia.
   b. Proteção contra infecção por *Chlamydia trachomatis* e *Neisseria gonorrhoea*.
   c. Dores em baixo ventre e sangramento uterino anormal.
   d. Teste de HPV positivo por autocoleta.

2. Leiomioma cervical é um tipo mais raro que o leiomioma que se desenvolve no corpo uterino. Das opções seguintes, quais sintomas podem estar relacionados ao leiomioma cervical?
   a. Dores em baixo ventre e incontinência urinária.
   b. Sinusiorragia e dismenorreia.
   c. Sintoma de peso vaginal e diarreia.
   d. Prolapso genital e aumento da frequência miccional.

3. Com relação às cervicites, marque a correta:
   a. As infecções por clamídia e gonococo têm como particularidade a afinidade por epitélio escamoso.
   b. A indicação precoce do tratamento não influencia a manutenção da fertilidade na mulher portadora de cervicite.
   c. As infecções por *C. Trachomatis* estão entre os principais causadores da DIP.
   d. A grande maioria das infecções por *C. Trachomatis* (mais de 70%) é sintomática.

CASOS CLÍNICOS

1. Gestante com 16 semanas de evolução foi encaminhada da Clínica da Família para um serviço de colposcopia porque apresenta mudança na aparência do colo uterino, apesar de exame citopatológico de rastreio normal. Nega dores ou sangramento, mas o médico ficou impressionado com a alteração na superfície do colo. Ao exame colposcópico, observa-se lesão hipertrófica, pouco friável em lábio anterior de colo uterino, do tipo nodular. Qual o provável diagnóstico?
   a. Deciduose subescamosa.
   b. Hemangioma da gestação.
   c. Deciduose subglandular.
   d. Metaplasia escamosa.

2. Mulher com 42 anos queixa-se de dores em baixo ventre, com piora no período menstrual, sangramento intermenstrual e sinusiorragia há cerca de 3 meses. Procurou atendimento e, ao exame clínico, observa-se massa pediculada em colo uterino. O médico fez o diagnóstico de leiomioma cervical. Qual exame poderia confirmar o diagnóstico, além de ser mais indicado para planejamento cirúrgico?

a. Video-histeroscopia.

b. Ultrassonografia transvaginal.

c. Ressonância magnética.

d. Tomografia computadorizada.

QUESTÕES

RESPOSTAS

1. Alternativa **b**. A prevenção que o tratamento pode favorecer é contra ISTs, como infecções por *Chlamydia trachomatis* e *Neisseria gonorrhoea*. Essas duas bactérias fazem infecção preferencialmente no epitélio cilíndrico e este, exposto na ectopia, pode facilitar a infecção.

2. Alternativa **b**. A presença do leiomioma no colo uterino tanto promove dismenorreia (dor no período menstrual) como sangramento no coito (sinusiorragia) pela exposição deste na cérvice (sangramento pelo trauma direto) e ectasia vascular no local. O mecanismo da dismenorreia não está muito explicado, mas pode estar relacionado à obstrução do canal cervical.

3. Alternativa **c**. As infecções por clamídia são os principais causadores de DIP, pois, na média, para cada 5 casos de infecção cervical, há ascensão com 1 caso de DIP. Isso ocorre principalmente em pacientes jovens (menor de 21 anos) e claro que o tratamento precoce tende a evitar essa situação. Na cervicite, existe comprometimento do epitélio glandular pelo qual a clamídia e o gonococo têm afinidade, o que não se observa com o epitélio escamoso (exceto nas crianças que não apresentam mecanismo de defesa).

CASOS CLÍNICOS

RESPOSTAS

1. Alternativa **a**. A deciduose subescamosa se apresenta sob três formas, sendo uma delas do tipo nodular ou tumoral, informação importante para o estabelecimento do diagnóstico correto. Se o colposcopista tiver dúvida, pode fazer a biópsia, mas deve sempre evitá-la em virtude de maior risco de sangramento.

2. Alternativa **c**. A RM é o exame que dá a mais segura confirmação diagnóstica do leiomioma tanto cervical como em corpo uterino, além de fornecer, com maior segurança, a posição e o número de leiomiomas.

9

Afecções Não Neoplásicas da Vagina

Nilma Antas Neves
Renata Lopes Britto

VAGINITES E VAGINOSES

"Vaginite" e "vaginose" são termos comumente usados para descrever os sintomas e sinais clínicos causados por processo inflamatório, infecção ou alterações na microbiota vaginal. Os sintomas mais frequentes incluem corrimento vaginal com alterações na quantidade, cor, consistência e no odor e a presença de prurido, ardor, sangramento, dor ou dispareunia. A avaliação ginecológica deve incluir anamnese, exame físico genital e exames para diagnóstico de infecções sexualmente transmissíveis (ISTs).

De início, devemos ressaltar que, na maioria das vezes, é muito frequente, quando examinamos uma paciente com queixa de corrimento vaginal, a impressão diagnóstica de se tratar de corrimento fisiológico, portanto é de fundamental importância o diagnostico diferencial, se estamos diante de umidade, condição fisiológica ou alteração ou, ainda, se algum agente agressor estaria implicado na suspeita de alguma patologia. É fisiológico, a mulher apresentar variável quantidade de corrimento branco ou incolor, sem odor fétido e sem sintomas de prurido ou ardor associados, principalmente nos períodos pré e pós-menstrual. Esse corrimento compõe-se de células epiteliais descamadas, muco endocervical, material de transudação vaginal e vulvar e bactérias próprias da flora vaginal de microbiota normal.

Na avaliação de uma paciente que se queixa de corrimento vaginal, é importante que se conheçam as características do fluxo vaginal e sua microbiota, composta de bactérias, fungos, vírus e protozoários. Na maioria das mulheres, os lactobacilos são o gênero bacteriano dominante, com as espécies *L. crispatus, L. jensenii, L. gasseri* e *L. iners* mais frequentes.

Para confirmação dessa suspeita clínica, podemos realizar o exame a fresco ou corado pelo Gram (bacterioscopia), que não evidenciará nenhuma anormalidade e mostrará, sobretudo, onde a quantidade de células inflamatórias (polimorfonucleares

[PMN]) não ultrapassa a de células de descamação. A orientação para cada paciente quanto à natureza do corrimento é a conduta adequada e satisfatória. Caso disponível a avalição do pH, mostrando que se encontra entre 3,8 e 4,5, sendo que esse valor sugere que o meio ambiente vaginal se encontra em equilíbrio

Outro ponto a ser comentado é que, algumas vezes, o corrimento não encontra sua causa "mesmo este sendo decorrente" de patologia vaginal, paredes vaginais ou vulvares, mas sim é decorrente de agentes situados no epitélio endocervical (glandular) do colo uterino. Portanto, sempre diante de uma paciente com quadro de suposta vulvovaginite, temos de nos perguntar se este não está associado a cervicite (Quadro 9.1).

Quadro 9.1 – Perguntas obrigatórias diante de caso de vulvovaginite (ou corrimento fluxo genital)
Não é situação fisiológica?
Foi afastada a cervicite?

Fonte: Desenvolvido pela autoria.

DIAGNÓSTICO

O diagnóstico das vaginites e vaginoses não deve se basear exclusivamente nos sinais e sintomas porque algumas séries de outras condições infecciosas ou não infecciosas causam quadro clínico semelhante. Dessa forma, é necessária a confirmação laboratorial para o diagnóstico de certeza e tratamento adequado (Quadro 9.2).

Quadro 9.2 – Exames complementares possíveis auxiliares para diagnóstico de fluxo corrimento genital vaginal
Exame a fresco do conteúdo vaginal
Determinação do pH vaginal
Bacterioscopia corada por Gram
Culturas específicas do conteúdo vaginal
Esfregaço de Papanicolaou ou testes de biologia molecular para agentes infecciosos

Fonte: Desenvolvido pela autoria.

Na primeira consulta da paciente, devemos colher o material para análise microscópica (a fresco e/ou corada) e iniciar o tratamento com base nos sinais e sintomas, acrescendo a visão do exame a fresco e a aferição do pH vaginal. Na consulta subsequente, o resultado será avaliado e novo tratamento poderá ser instituído ou não. Também será definida a necessidade de cultura específica ou teste de Biologia Molecular do conteúdo vaginal, nas situações em que os sintomas persistem e a bacterioscopia não seja esclarecedora.

Na vigência de vaginite, não é indicada a coleta de material para citologia cervicovaginal oncótica (PAP), pois o conteúdo de células inflamatórias poderá limitar a análise oncótica. O ideal é tratar o processo inflamatório e coletar a citologia cervical 2 a 3 meses depois. Só deveremos solicitar culturas de meio vaginal quando indicadas, especificando qual o patógeno a ser investigado, pois a cultura do meio vaginal geral não traz benefícios.

Não é infrequente a presença de infecção mista, isto é, aquela que implica bactérias e fungos. Sua real frequência não é conhecida, mas é estimada em torno de 10% a 15 %.

SUSPEITA DIAGNÓSTICA COM BASE NO QUADRO CLÍNICO

Todas as vaginites podem cursar com prurido e/ou ardor (Quadro 9.3).

Quadro 9.3 – Principais causas de vaginites e vaginoses

	Sintomas	Sinais	Exame a Fresco	Bacterioscopia Corada (Gram)	Cultura
Candidíase	Prurido intenso Corrimento branco em grumos Dispareunia Disúria terminal	Hiperemia e edema de mucosas Colpite difusa e focal Teste amina negativo	Hifas pH < 4,5	Grande número de leucócitos Lise celular Pseudo-hifas	Meio de Nickerson ou Sabouroud
Vaginose bacteriana	Corrimento branco ou acinzentado com odor fétido	Corrimento branco ou acinzentado, podendo ser bolhoso Ausência de colpite Teste aminas positivo	Células epiteliais recobertas por bactérias (*clue cells*) pH > 4,5	Poucos leucócitos Ausência de lise celular Células epiteliais recobertas por cocobacilos	
Tricomoníase	Corrimento amarelo com odor fétido Ardor vulvar Disúria Dispareunia Sangramento pós coito	Corrimento amarelo-esverdeado e bolhoso Hiperemia mucosas Colpite difusa e focal Teste aminas frequentemente positivo	Protozoário flagelado pH > 4,5	Grande número de leucócitos Lise celular intensa Protozoário flagelado	Meio de Diamond
Vaginose citolítica	Corrimento branco Prurido vulvar Ardor vulvar	Corrimento branco homogêneo Ausência de colpite Teste amina negativo	Lise celular pH < 4,3	Flora bacilar intensa Poucos leucócitos Lise celular intensa Células epiteliais cobertas por lactobacilos	

(*Continua*)

Quadro 9.3 – Principais causas de vaginites e vaginoses (*Continuação*)					
	Sintomas	Sinais	Exame a Fresco	Bacterioscopia Corada (Gram)	Cultura
Vaginite inflamatória descamativa	Corrimento amarelo com frequência purulento #	Hiperemia mucosas Teste amina negativo	Células parabasais com núcleos vazios pH > 4,5	Grande número de leucócitos Ausência de lactobacilos Grande número de cocos Gram-positivos	Frequente *Streptococcus* do grupo B + atrofia
Vaginite atrófica	Ardor vulvar Corrimento amarelo	Mucosa atrófica Corrimento amarelo Colpite Teste amina negativo	Flora cocoide pH > 4,5	Flora cocoide	

Fonte: Desenvolvido pela autoria.

Quando o prurido é muito intenso e está associado a corrimento branco em grumos, a principal suspeita diagnóstica (SD) é de fungos.

Quando o odor fétido é o principal sintoma, a SD poderá ser vaginose bacteriana ou tricomoníase. Na vaginose bacteriana, o corrimento tende a ser acinzentado e bolhoso. Na tricomoníase, o corrimento é amarelo-esverdeado e mais bolhoso. Lembrar que é assintomática em mais que 50% dos casos.

Lembrar que a vaginose citolítica também pode se apresentar com corrimento branco, prurido e ardor. Não é infecciosa, mas deve ser tratada quando for sintomática.

TRATAMENTO

Candidíase

- Creme para uso intravaginal, antifúngico, derivado imidazólico por 7 dias (miconazol); ou
- Fluconazol 150 mg, via oral (VO), dose única; ou
- Itraconazol 200 mg, VO, a cada 12 horas, em único dia; ou
- Cetoconazol 200 mg, VO, a cada 12 horas, por 5 dias.

Vaginose bacteriana

- Metronidazol 500 mg, a cada 12 horas, por 7 dias; ou
- Metronidazol gel vaginal, por 7 dias; ou
- Clindamicina a 2% 300 mg, VO, a cada 12 horas, creme vaginal, por 7 dias.

Tricomoníase

- Secnidazol metronidazol 2 g, VO, dose única; ou

- Metronidazol 500 mg, gel vaginal, por 7 dias; a cada 12 horas, VO, por 7 dias preferencialmente.
- O mesmo tratamento deverá ser usado pelo parceiro.

Vaginite atrófica

- Estrogênios conjugados estradiol (10 mcg em cada 0,625 mg/cada g de creme comprimido), intravaginal, à noite, por 104 a 201 dias ou
- Estriol (1 g/cada g de creme), intravaginal, à noite, por 201 dias ou
- Promestrieno (0,01 mg/cada mg de creme), intravaginal, à noite, por 21 a 30 dias.
- Obs.: poderá ser necessário associar medicação antibacteriana.
- Lembrar que alguns cremes vaginais de estrógenos, quando utilizados em pacientes menopausadas, poderão causar sintomas de terapia hormonal com eventual sangramento uterino.

Vaginite inflamatória descamativa

- Clindamicina a 2% + hidrocortisona a 5%, creme vaginal, por 14 dias. Depois: manter 2 vezes/semana por mais 2 meses. Na presença de atrofia, utilizar o esquema da vaginite atrófica.

Vaginose citolítica

- Creme vaginal com tampão borato pH 8, por 10 dias. Depois, manter 2 vezes/semana por 2 meses.

NAS RECORRÊNCIAS

Candidíase vaginal recorrente (quatro ou mais episódios/ano)

- Fluconazol 150 mg, VO a cada 3 dias (total de 3 doses) seguido de 1 comprimido/semana por 6 meses.
- Miconazol creme, intravaginal, por 10 a 14 dias.

Manutenção por 6 meses:

- Fluconazol 150 mg, VO, 1 vez/semana ou
- Miconazol creme intravaginal, 2 vezes/semana ou
- Ácido bórico 600 mg, cápsula ou óvulo intravaginal, 2 vezes/semana.
- Acrescentar anti-histamínico quando os sintomas persistem (usando apenas o fluconazol): cetirizine 10 mg, 1 comprimido, VO, à noite, por 2 meses.

Vaginose bacteriana de repetição

- Metronidazol gel vaginal, 1 ou 2 vezes/semana, por 2 meses.
- Clindamicina 300 mg, a cada 12 horas, por 7 dias ou

- Metronidazol 500 mg, a cada 12 horas, por 14 dias.

Seguido por: ácido bórico 600 mg, cápsula ou óvulo intravaginal, por 21 dias.

Manutenção por 6 meses: metronidazol gel intravaginal, 2 vezes/semana.

Vaginite atrófica

- Para manutenção dos efeitos terapêuticos obtidos, recomenda-se o uso de medicação estrogênica, via vaginal: promestrieno ou do estriol, 2 vezes/semana.

Vaginite inflamatória descamativa

- Clindamicina a 2% + hidrocortisona a 5%, creme vaginal, manter 2 vezes/semana por mais 2 meses.
- Cefalexina, 500 mg, a cada 6 horas, por 7 dias.

Vaginose citolítica

- Clindamicina a 2% creme vaginal, por 7 dias ou
- Manter creme vaginal com tampão borato pH 8, 2 vezes/semana, por 3 meses.

VULVOVAGINITES NA INFÂNCIA

A maioria das causas de vulvovaginites na infância está relacionada à precária higiene dos genitais externos e é denominada "vulvovaginite inespecífica". Sinais de má higiene genital, como pedaços de papel higiênico e resíduo fecal na região perianal e introito da vagina, podem ser observados e o diagnóstico é feito com base nesses achados clínicos.

Os sintomas mais comuns são corrimento vaginal mucoide escasso, branco ou claro, prurido, hiperemia, erosão cutânea e odor. A associação do corrimento aumentado com infecções das vias aéreas superiores pode ser relatada por alguns pacientes.

Os achados microbiológicos revelam aumento na população de bactérias aeróbicas e anaeróbicas, e não um agente único e específico como causa do problema.

A ocorrência de corrimento vaginal intenso amarelado ou purulento, que se inicia de forma abrupta, pode sugerir uma infecção bacteriana específica ou presença de corpo estranho vaginal onde, eventualmente, conteúdo sanguinolento poderá existir.

Outras patologias dermatológicas devem ser avaliadas como diagnóstico diferencial das vulvovaginites na infância a exemplo de dermatite atópica, psoríase, infecção pelo oxiúro e infecção perianal estreptocócica.

VULVOVAGINITES INESPECÍFICAS

A queixa principal é irritação vulvar com corrimento e odor fétido. O corrimento pode ser infeccioso ou inflamatório, variando do amarelo ao esverdeado, mas não sanguinolento. O processo inflamatório pode causar eritema e edema vulvar. O excesso de umidade pode causar maceração do tecido vulvar e permitir o crescimento de espécies de *Candida* na vulva.

O diagnóstico se baseia no quadro clínico e os testes laboratoriais poderão ser úteis para excluir causas específicas. O material deve ser colhido da vagina e realizado exame a fresco e corado. A realização de culturas específicas deverá ser indicada quando o corrimento é abundante, para que seja identificado o organismo predominante.

Inicialmente, o tratamento deve ser apenas a intensificação da higiene dos genitais externos, de modo a diminuir a flora contaminante da área e promover alívio da irritação e do prurido vulvar. São indicados banhos de assento com água morna e soluções coloidais 3 vezes/dia. Também pode ser necessário o uso de cremes de barreira para a pele da vulva, assim como anti-histamínicos tópicos ou orais ou creme de corticosteroide de baixa potência, como a hidrocortisona a 1%.

A maioria dos casos é resolvida em 2 semanas. Caso não ocorra resolução do quadro clínico, devemos colher material para culturas específicas, inclusive para IST, lembrando que os agentes que causam cervicite na mulher adulta poderão infectar também as paredes vaginais na criança. O uso de antibióticos não deve ser iniciado antes da coleta do material. Em geral, o crescimento de grande número de bactérias aeróbias deve ser tratado com cefalexina ou amoxicilina. Quando as culturas não estão disponíveis e na presença de odor fétido, devemos utilizar amoxicilina associada ao ácido clavulânico.

Se mesmo após antibioticoterapia o corrimento persiste, indicamos a vaginoscopia para identificar algum corpo estranho na vagina, ureter ectópico ou qualquer outra anormalidade.

VULVOVAGINITES ESPECÍFICAS

Assim como nas vulvovaginites inespecíficas, a rota da infecção pode ser a higiene inadequada ou a autoinoculação, mas também pode decorrer de uma infecção sistêmica. Devemos investigar situações como infecção respiratória recente, do trato urinário e de pele ou diarreia.

A candidíase vaginal em crianças não é frequente, mas quando a menina entra na puberdade (não necessariamente com menarca) e apresenta-se com a vagina estrogenizada, a vulvovaginite por *Candida* se torna a causa mais comum.

Se o prurido é particularmente à noite ou perianal, é importante a avaliação para *Enterobius vermicularis* ("caseira"), com a utilização do teste de fita gomada (método de Graham).

A história de corrimento sanguinolento é, frequentemente, relacionada à presença de corpo estranho na vagina, mas também pode ser causado por infecções por estreptococos hemolíticos, *Shigella* e *Yersínia*. As culturas vaginais e a vaginoscopia poderão esclarecer o diagnóstico.

Vulvovaginites severas também podem ser causadas por alergia de contato que se inicia após o contato com o agente, causando sensação de queimor.

As sugestões para os tratamentos das diversas condições estão descritas na Tabela 9.1.

Tabela 9.1 – Tratamento para causas específicas de vulvovaginites na infância	
Etiologia	**Tratamento**
Bacteriana	Amoxicilina (40 mg/kg/dia); cefalexina (25 a 50 mg/kg/dia); azitromicina (10 mg/kg, dose única)
Corpo estranho	Remoção do corpo estranho
Candidíase	Fluconazol (6 mg/kg, dose única)
Aglutinação de ninfas	Creme de estrogênio externo, 2 ou 3 vezes/dia, por 2 a 3 semanas
Prolapso uretral	Creme de estrogênio externo, 2 ou 3 vezes/dia, por 2 a 3 semanas
Oxiúro	Mebendazol (100 mg, dose única), repete-se com 1 semana
Alergia de contato	Corticosteroide tópico; prednisona (0,5 a 2 mg/kg/dia)
Impetigo	Mupirocina tópica (3 vezes/dia, por 5 a 14 dias)

Fonte: Desenvolvida pela autoria.

BIBLIOGRAFIA CONSULTADA

- ACOG Practice Bulletin. Clinical management guidelines for obstetrician-gynecologists. Vaginitis. Obstet Gynecol. 2006;107(5):1195-206.
- Castelo-Branco C et al. Management of post-menopausal vaginal atrophy and atrophic vaginitis. Maturitas. 2005;52(1):S46-52.
- CDC. Sexually transmited diseases treatment guidelines. In: MMWR editors. 2006.
- Creatsas G et al. Combined oral and vaginal treatment of severe vulvovaginitis during childhood. J Pediatr Adolesc Gynecol. 1999;12(1):23-5.
- Deligeoroglou E. Infections of the lower female genital tract during childhood and adolescence. Clin Exp Obstet Gynecol. 2004;31(3):175-8.
- Faro S, Soper DE. Infectious diseases in women. 1nd ed. W.B. Saunders Company; 2001.
- FEBRASGO. Manual de Orientação DST/AIDS; 2004.
- Franceschi S et al. Cervical infection with chlamydia trachomatis and neisseria gonorrhoeae in women from ten areas in four continents. A cross-sectional study. Sex Transm Dis. 2007;34(8):563-9.
- Griffiths C, Cuddigan A. Clinical management of chlamydia in general practice: a survey of reported practice. J Fam Plann Reprod Health Care. 2002;28(3):149-52.
- Lowe NK, Neal JL, Ryan-Wenger NA. Accuracy of the clinical diagnosis of vaginitis compared with a DNA probe laboratory standard. Obstet Gynecol. 2009;113(1):89-95.
- Mashburn J. Etiology, diagnosis, and management of vaginitis. J Midwifery Womens Health. 2006;51(6):423-3.
- Mason MJ, Winter AJ. How to diagnose and treat aerobic and desquamative inflammatory vaginitis. Sex Transm Infect. 2017;93(1):8-10.
- Morse SA, Morelan A, Holmes KK. Atlas de doenças sexualmente transmissíveis e AIDS. 2. ed. Artes Médicas; 1997.
- Nyirjesi P. Vulvovaginal candidiasis and bacterial vaginosis. Infect Dis Clin North Am. 2008;22(4):637-52vi.
- Brasil. Ministério da Saúde. Protocolo Clínico e Diretrizes Terapêuticas para Atenção Integral às Pessoas com Infecções Sexualmente Transmissíveis (IST). Secretaria de Vigilância em Saúde. Departamento de Vigilância, Prevenção e Controle das Infecções Sexualmente Transmissíveis, do HIV/Aids e das Hepatites Virais; 2018.
- Sexually Transmitted Infections Treatment Guidelines. Centers for Disease Control and Prevention; 2021. Center for Surveillance, Epidemiology, and Laboratory Services, Centers for Disease Control and Prevention (CDC),U.S. Department of Health and Human Services, Atlanta, GA 30329-4027.

- Shahid Z, Sobel JD. Reduced fluconazole susceptibility of candida albicans isolates in women with recurrent vulvovaginal candidiasis: effects of long-term fluconazole therapy. Diagn Microbiol Infect Dis. 2009;64(3):354-6.
- Sobel JD, Reichman O, Misra D, Yoo W. Prognosis and treatment of desquamative inflammatory vaginitis. Obstet Gynecol. 2011;117(4):850-5.
- Sobel JD. Bacterial vaginosis. Annu Rev Med. 2000;51:349-56.
- Soong D, Einarson A. Vaginal yeast infections during pregnancy. Can Fam Physician. 2009;55(3):255-6.
- Svenstrup HF et al. Mycoplasma genitalium, chlamydia trachomatis, and tubal factor infertility ⊠ a prospective study. Fertil Steril. 2008;90(3):513-20.
- Verstraelen H, Vieira-Baptista P, De Seta F et al. The vaginal microbiome: I. Research development, lexicon, defining "normal" and the dynamics throughout women's lives. J Low Genit Tract Dis. 2022;26:73.

QUESTÕES

1. Paciente de 28 anos apresenta corrimento branco bolhoso e fétido. À coloração de Gram, observam-se bacilos curvos, sugerindo *Mobiluncus*, ausência de bacilos de Döderlein e de leucócitos. Não se observam *clue cells*. Qual o diagnóstico?
   a) Vaginite por fungos.
   b) Vaginite inespecífica.
   c) Vaginose bacteriana.
   d) Vaginose citolítica.

2. Paciente com corrimento vaginal branco homogêneo com algumas bolhas e odor fétido. Qual o provável resultado da bacteriscopia corada pelo Gram?
   a) Células epiteliais, algumas polimorfonuclerares, bastonetes Gram-positivos, bastonetes Gram-negativos, cocobacilos Gram-variáveis.
   b) Células epiteliais, numerosos PMN, bastonetes Gram-positivos, cocos aos pares Gram-positivos, células leveduriformes.
   d) Células epiteliais, bastonetes Gram-positivos.
   d) Células epiteliais, numerosos PMN, bastonetes Gram-positivos, bastonetes Gram-negativos, diplococos Gram-negativos.

3. Paciente de 76 anos com corrimento amarelo profuso, ardor e queimor vulvar, sendo o quadro clínico sugestivo de vulvovaginite atrófica. Qual das opções terapêuticas seguintes **não** resolverá os sintomas da paciente?
   a) Estrogênios conjugados via vaginal por 15 dias.
   b) Estrogênios conjugados via oral por 15 dias.
   c) Proprionato de testosterona 2%, uso externo por 1 mês.
   d) Promestrieno via vaginal por 21 dias.

4. Em qual das situações seguintes, com mulher sintomática e parceiro sexual assintomático, há necessidade de convocar (e tratar) o parceiro?
   a) Vulvovaginite fúngica.
   b) Vaginose bacteriana.
   c) Vaginite por tricomonas.
   d) Vaginose citolítica.

5. Paciente de 19 anos com queixa de corrimento vaginal amarelado e ardor vulvar. Ao exame especular: colo friável, congesto e hiperemiado, com fluxo amarelo exteriorizando-se pelo orifício externo do colo uterino. A suspeita diagnóstica é:
   a) Vulvovaginite fúngica.
   b) Vulvovaginite bacteriana.
   c) Cervicocolpite bacteriana.
   d) Cérvico-colpite herpética.

CASOS CLÍNICOS

1. Paciente de 27 anos com queixa de corrimento genital branco associado a prurido e ardor vulvar há 6 dias. Ao exame: vulva hiperemiada e edemaciada, vagina e colo uterino hiperemiados com conteúdo vaginal branco em grumos aderentes às paredes vaginais, sem odor fétido. Parceiro sexual sem sintomas.

   Descreva a conduta.

2. Paciente de 67 anos com corrimento amarelo, prurido e ardor vulvar e ocasional sangramento vaginal. Ao exame especular: vagina com pregueamento diminuído, mucosa pálida e com petéquias, sufusões hemorrágicas e pequenas áreas de erosão nas paredes vaginais e no colo uterino. O conteúdo vaginal é amarelo, sem odor fétido e sem bolhas.

Descreva a conduta.

3. Paciente com história de corrimento branco com odor fétido e ardor vulvar há 1 semana. Relata que esses sintomas são frequentes (a cada 2 a 3 meses) há cerca de 3 anos, não apresentando correlação direta com o período menstrual.

   Ao exame: vulva sem alterações; mucosa vaginal de coloração normal; conteúdo vaginal branco e homogêneo; e presença de algumas bolhas.

   Descreva a conduta.

4. Paciente de 47 anos, histerectomizada há 3, refere corrimento vaginal branco e espesso, associado a ardor e prurido vulvar há 15 dias e com história de recidiva desses sintomas há 1 ano.

   Ao exame: vulva sem alterações, vagina de coloração normal, conteúdo vaginal branco espesso, não aderente às paredes vaginais.

   Descreva a conduta.

5. Criança de 6 anos de idade com sintoma de corrimento genital branco-amarelado há 6 meses.

Ao exame: vulva com material branco amarelado na região interlabial, sugerindo má higiene e introito vaginal hiperemiado.

Descreva a conduta.

QUESTÕES

RESPOSTAS

1. Alternativa **c**. A bacterioscopia corada pelo Gram é um dos métodos para diagnóstico de *Mobiluncus*. A microflora vaginal (pelo Papanicolaou) e o exame a fresco têm baixa sensibilidade para o diagnóstico de *Mobiluncus*. A presença de *Mobiluncus* é específica para vaginose bacteriana.

2. Alternativa **a**. A presença de cocobacilos Gram-varáveis (Gram-pleomórficos) é sugestiva de vaginose bacterina, que é compatível com o quadro clínico descrito.

3. Alternativa **c**. O uso externo de testosterona não vai tratar a atrofia genital, que envolve vagina, vulva e meato uretral. Todas as outras opções via vaginal podem ser utilizadas em conjunto com outro creme vaginal antibacteriano.

4. Alternativa **c**. Das alternativas anteriores, apenas a tricomoníase é considerada IST, então tem indicação de tratar o parceiro.

5. Alternativa **c**. Como foi visualizado que o corrimento se exteriorizava pelo OE, a suspeita é de cervicocolpite bacteriana. Na cervicocolpite herpética, geralmente, há áreas de erosão.

CASOS CLÍNICOS

RESPOSTAS

1. O quadro clínico sugere vulvovaginite por fungos por causa da característica do corrimento (branco em grumos) associada à hiperemia de mucosa vaginal e edema vulvar. Os sintomas de prurido e ardor também ajudam na suspeita clínica.

   A suspeita clínica para vaginose bateriana não deve ser considerada porque, na maioria desses casos, não há hiperemia de mucosa e o odor fétido está presente.

   Para confirmação da suspeita clínica, está indicada a realização da bacterioscopia a fresco com hidróxido de potássio a 10% ou a bacterioscopia corada pelo método de Gram. Em ambos os exames, deverá haver a visualização de hifas.

Não está indicada a realização da citologia oncótica associada à microflora vaginal porque esse exame tem baixa sensibilidade para o diagnóstico de fungos vaginal; além disso, esse exame deve ter sua indicação precisa na avaliação cito-oncótica citológica.

Também não está indicada a realização de cultura para fungos do material vaginal porque essa indicação apenas deve ser efetivada nos casos de dúvida diagnóstica ou de vulvovaginite micótica de repetição.

O tratamento deve ser iniciado mesmo antes do resultado dos exames e não é necessário tratar o parceiro porque ele está assintomático e a vulvovaginite micótica não é sexualmente transmissível.

As vias de tratamento podem ser vaginal ou oral. Não está indicado o uso das duas vias simultaneamente por não apresentar benefício.

Para seguimento, a paciente deverá retornar após 10 a 15 dias para avaliar se houve remissão total ou parcial dos sintomas e dos resultados dos exames.

2. O quadro clínico sugere vaginite atrófica bacteriana que pode cursar com corrimento profuso e amarelado, porém sem odor fétido.

   O sangramento discreto e eventual também pode ser decorrente da atrofia, mas é importante a realização de ultrassonografia (USG) transvaginal para avaliação do endométrio.

   No momento do exame, devemos colher material para bacterioscopia a fresco ou corada pelo Gram e iniciado o tratamento da paciente, com prescrição de creme vaginal antibacteriano por 7 dias e, depois, creme vaginal com ação estrogênica por 15 dias.

3. Colhe-se o material vaginal que deve ser colocado em uma lâmina com duas gotas de hidróxido de potássio a 10%, exalando um cheiro desagradável, do tipo "peixe podre". Esse material é examinado ao microscópio, podendo ser observadas células epiteliais com bactérias na superfície (*clue cels*).

   A suspeita diagnóstica é vaginose bacteriana e o tratamento é iniciado com metronidazol 500 mg, via oral, a cada 12 horas, por 7 dias. Após esse tratamento da fase aguda, será necessário usar metronidazol creme vaginal, 2 vezes/ semana, por 3 meses, para evitar as recidivas.

4. Colhido material para bacterioscopia a fresco e corado pelo Gram com observação de núcleos desnudos e grande quantidade de bacilos de Döderlein. A suspeita diagnóstica é de vaginose citolótica. A vaginose citolítica é frequente em pacientes histerectomizadas e os sintomas são semelhantes aos da vaginite fúngica, mas não apresenta hiperemia de mucosas e tem ausência de hifas na bacterioscopia.

O tratamento será iniciado com creme vaginal alcalinizante (pH 8) por 10 dias e, depois, manter 2 vezes por semana, por 2 meses. Se os sintomas persistirem, usar clindamicina creme vaginal a 2%, por 7 dias.

5. A suspeita diagnóstica é de vulvovaginite inespecífica como consequência da má higiene. Orientamos aos responsáveis por crianças quanto à necessidade de intensificar a qualidade da limpeza da área genital com o uso de água boricada a 3%, 2 vezes/dia, por 1 mês, e retornar para reavaliação.

   Se na consulta de revisão, a criança ainda estiver com sintomas, será necessário colher material vaginal para realização de bacterioscopia e culturas específicas.lhit et derepel ilit ad quiassi ut ut volorit volor atia

10

Alterações Epiteliais Não Neoplásicas da Vulva e Prurido Vulvar

Angelina Farias Maia
Ana Katherine Silveira Gonçalves

10.1 | Alterações epiteliais não neoplásicas

RESUMO

Dermatoses vulvares são condições dermatológicas que afetam a vulva, a região externa dos órgãos genitais femininos. Essas condições podem ser causadas por uma variedade de fatores, incluindo irritação, alergias, infecções, desequilíbrios hormonais e doenças de pele subjacentes. Algumas das dermatoses vulvares mais comuns incluem líquen escleroso, líquen plano, dermatite de contato, dermatite atópica, psoríase e líquen simples crônico. Os sintomas podem variar de acordo com a condição específica, mas podem incluir prurido, dor, vermelhidão, descamação e sensibilidade. O tratamento das dermatoses vulvares depende da causa subjacente e pode envolver o uso de medicamentos tópicos, corticosteroides e de antifúngicos e a adoção de cuidados com a higiene local e de modificações no estilo de vida. Em casos mais graves ou persistentes, pode ser necessário o acompanhamento por um especialista ou ginecologista especializado em saúde da vulva.

INTRODUÇÃO

Em 2006, a International Society for the Study of Vulvovaginal Disease (ISSVD) divulgou uma classificação focada em distúrbios vulvares não neoplásicos e não infecciosos, denominados "dermatoses vulvares".

Essa classificação categorizou as dermatoses em subgrupos histopatológicos, juntamente com seus correlatos clínicos.[1-3]

DERMATOSES

Nessa categoria, foram incluídos apenas as doenças e os padrões histológicos mais comuns e significativos. Condições dermatológicas com padrões de distribuição generalizados foram deliberadamente excluídas.[1-3]

Padrões histológicos considerados[1-3]

1. Padrão espongiótico: caracteriza-se pela presença de edema intercelular na epiderme que ocasiona o alargamento do espaço entre as células epidérmicas. Esse é o padrão característico das doenças eczematosas e dermatites.
2. Padrão acantótico (psoriforme): caracteriza-se pelo aumento no número de células epiteliais (queratinócitos) que ocasiona o espessamento da epiderme. Clinicamente, o padrão acantótico está associado a placas espessas e brancas.
3. Padrão líquenoide: caracteriza-se pela presença de infiltrado linfocitário em camadas da epiderme e basal associado a dano e morte celulares. Padrão observado nos liquens plano e escleroso.
4. Padrão esclerose/homogenização dérmica: caracteriza-se por alteração no colágeno. A derme adquire um aspecto homogeneizado, "vítreo" ou "hialinizado", padrão observado no líquen escleroso.
5. Padrão vesicobolhoso: caracteriza-se pela presença de vesículas pequenas (< 5 mm) e as bolhas maiores (≥ 5 mm). Observado no penfigoide, tipo cicatricial e na doença imunoglobulina A (IgA) linear.
6. Padrão acantolítico: a acantólise resulta da quebra das junções desmossômicas entre as células epidérmicas. Esse processo resulta da separação entre células epiteliais. Observado na doença de Hailey-Hailey e na acantólise genitocrural papular.
7. Padrão granulomatoso: caracteriza-se pela presença de inflamação granulomatosa dentro da derme e/ou fáscia subcutânea. Observado na doença de Crohn e na síndrome de Melkersson-Rosenthal.
8. Padrão vasculopático: caracteriza-se histologicamente por danos nos vasos sanguíneos que ocorrem no cenário de inflamação dérmica generalizada. Observado na doença de Behçet e na vulvite plasmocitária.[1-3]

A proposta dessa classificação é abordar os distúrbios vulvares não infecciosos e não neoplásicos mais frequentes. Foi mantida simples e utilizável, excluindo histologicamente neoplasias bem-definidas e infecções. Também mantém a nomenclatura histológica padronizada para os padrões inflamatórios mais comumente encontrados.[1-3]

A ISSVD acredita que essa seja a abordagem mais prática para atender às necessidades de ginecologistas, dermatologistas e patologistas envolvidos no atendimento de mulheres com doença vulvar (Quadro 10.1.1).[1,2]

Quadro 10.1.1 – Classificação das dermatoses vulvares, ISSVD 2006: subgrupos patológicos e seus correlatos clínicos
Padrão espongiótico • Dermatite atópica • Dermatite de contato alérgica • Dermatite de contato irritativa
Padrão acantótico (antiga hiperplasia escamosas) • Psoríase • Líquen simples crônico – Primário (idiopático) – Secundário (superposto ao líquen escleroso, líquen plano ou outra dermatose vulvar)
Padrão liquenoide • Líquen escleroso • Líquen plano
Padrão esclerose/homogenização dérmica • Líquen escleroso
Padrão vesicobolhoso • Penfigoide, tipo cicatricial • Doença IgA linear
Padrão acantolítico • Doença de Hailey-Hailey • Doença de Darier • Acantólise genitocrural papular
Padrão granulomatoso • Doença de Crohn • Síndrome de Melkersson-Rosenthal
Padrão vasculopático • Úlceras aftosas • Doença de Behçet • Vulvite plasmocitária

ISSVD: International Society for the Study of Vulvovaginal Disease.

Fonte: Adaptado de Lynch PJ, Moyal-Barrocco M, Bogliatto F et al. 2006 ISSVD classification of vulvar dermatoses: pathologic subsets and their clinical correlates. J Reprod Med. 2007;52(1):3-9; Lynch PJ, Moyal-Barracco M, Scurry J et al. 2011 ISSVD Terminology and classification of vulvar dermatological disorders: an approach to clinical diagnosis. J Low Genit Tract Dis. 2012;16(4):339-44. doi: 10.1097/LGT.0b013e3182494e8c.

Padrão espongiótico (dermatites)

Esse é o padrão característico das doenças eczematosas e dermatitites.[1-3]

Dermatite atópica

A dermatite atópica, também conhecida como "eczema atópico", é uma condição crônica da pele que, geralmente, se desenvolve na infância, mas também pode afetar adultos.

É uma doença inflamatória que causa coceira intensa, vermelhidão, inchaço e descamação da pele. Os sintomas podem variar de leves a graves e surgir em episódios intermitentes ao longo da vida.

As causas exatas da dermatite atópica não são totalmente compreendidas, mas acredita-se que uma combinação de fatores genéticos, ambientais e imunológicos desempenhe papel importante no desenvolvimento da condição. Pessoas com dermatite atópica, geralmente, têm pele mais sensível e estão predispostas a reações alérgicas e inflamatórias.

Embora não haja cura para a dermatite atópica, o tratamento, geralmente, envolve a gestão dos sintomas e a prevenção de surtos. Isso pode incluir o uso de cremes ou pomadas tópicas para aliviar a coceira e a inflamação, além de medidas para manter a pele hidratada e evitar desencadeantes conhecidos, como certos tecidos, produtos de cuidados pessoais, alimentos ou alérgenos ambientais.

Em casos mais graves, podem ser prescritos medicamentos orais ou tratamentos imunomoduladores para controlar a inflamação.[4,5]

Dermatite de contato alérgica

A dermatite de contato alérgica é uma condição inflamatória da pele que ocorre em resposta ao contato com uma substância específica a que a pessoa é alérgica. Essa reação alérgica pode ocorrer após o contato inicial com a substância alergênica ou após exposições repetidas ao longo do tempo. É importante notar que a dermatite de contato alérgica difere da dermatite de contato irritativa, que é causada por substâncias que irritam diretamente a pele, independentemente de uma reação alérgica.

Os sintomas da dermatite de contato alérgica, via de regra, incluem vermelhidão, inchaço, coceira e erupções cutâneas, que podem se desenvolver algumas horas ou dias após o contato com a substância alergênica.

As substâncias desencadeantes mais comuns incluem níquel (encontrado em joias, fivelas de cinto, fechos de sutiã etc.), produtos químicos em cosméticos e produtos de cuidados pessoais, plantas como hera venenosa, além de medicamentos tópicos, fragrâncias, látex e certos conservantes.

O tratamento da dermatite de contato alérgica, quase sempre, contempla evitar a substância alergênica, aplicar compressas frias para aliviar a coceira e o desconforto e o uso de cremes ou pomadas tópicas contendo corticosteroides para reduzir a inflamação. Em casos mais graves, o médico pode prescrever medicamentos antialérgicos orais ou imunomoduladores tópicos.[6,7]

Dermatite de contato irritativa

A dermatite de contato irritativa é uma reação inflamatória da pele que ocorre como resultado do contato direto com substâncias irritantes. Diferentemente da dermatite de contato alérgica, que é uma reação imunológica a uma substância específica, a dermatite de contato irritativa decorre da irritação direta da pele por produtos químicos, agentes físicos ou outros irritantes.[8,9]

Os sintomas da dermatite de contato irritativa podem incluir vermelhidão, inchaço, coceira, sensação de queimação e formação de bolhas ou descamação da pele (Figura 10.1.1).

Esses sintomas, geralmente, aparecem logo após o contato com o irritante e podem variar em gravidade a depender da sensibilidade da pele e da concentração do irritante.[8,9]

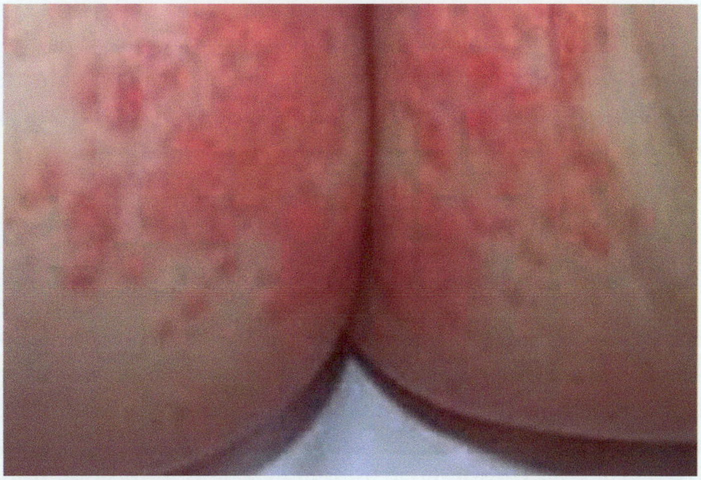

Figura 10.1.1 – Dermatite de contato com infecção fúngica subjacente em criança de 18 meses.
Fonte: Acervo pessoal da autoria.

Os irritantes comuns que podem desencadear dermatite de contato irritativa incluem:

- produtos de limpeza, como detergentes, sabões e solventes;
- produtos químicos industriais;
- substâncias ácidas ou alcalinas;
- fricção repetida ou exposição prolongada à água;
- fricção de tecidos ásperos ou apertados.

O tratamento da dermatite de contato irritativa, geralmente, envolve identificar e evitar o irritante responsável, além de cuidados locais para aliviar os sintomas. Isso pode incluir o uso de cremes ou pomadas tópicas para reduzir a inflamação e a coceira, assim como medidas para proteger a pele de futuras exposições ao irritante, o exemplo do uso de luvas de proteção ou de roupas adequadas.[8,9]

Em casos mais graves ou persistentes, pode ser necessário consultar um dermatologista para avaliação e tratamento adicionais, que podem incluir medicamentos tópicos com corticosteroides ou medicamentos orais para controlar a inflamação e promover a cicatrização da pele.[8,9]

Padrão acantótico (antiga hiperplasia escamosas)[1-3]

Clinicamente, o padrão acantótico está associado a placas espessas e brancas.

Psoríase

A psoríase é uma condição crônica da pele que causa a formação de manchas vermelhas, espessas e escamosas na pele. É uma doença autoimune, o que significa que é causada por mau funcionamento do sistema imunológico, ocasionando uma produção acelerada de células da pele.[10,11]

As placas de psoríase podem aparecer em qualquer parte do corpo, mas são mais comuns nos cotovelos, joelhos, couro cabeludo e parte inferior das costas. Elas podem variar em tamanho e gravidade, desde pequenas manchas até áreas grandes e espessas de pele afetada. Além das placas, a psoríase também pode causar coceira, sensibilidade e dor nas áreas afetadas.[10,11]

Embora a origem exata da psoríase não seja totalmente compreendida, acredita-se que uma combinação de fatores genéticos e ambientais desempenhe um papel no desenvolvimento da doença. Fatores desencadeantes comuns incluem estresse, infecções, lesões na pele, clima frio e certos medicamentos.[10,11]

O tratamento da psoríase visa aliviar os sintomas, reduzir a inflamação e controlar o ciclo de crescimento acelerado das células da pele. Isso pode incluir o uso de cremes ou pomadas tópicas contendo corticosteroides, medicamentos tópicos à base de vitamina D, agentes de alcatrão, fototerapia (exposição à luz ultravioleta) e medicamentos orais ou injetáveis, como retinoides, imunossupressores ou biológicos.[10,11]

A psoríase é uma condição crônica que pode ser de manejo desafiador, mas, com o tratamento adequado e o acompanhamento médico regular, muitas pessoas conseguem controlar seus sintomas e levar uma vida normal.[10,11]

Líquen simples crônico

O líquen simples crônico, também conhecido como "neurodermatite" ou "líquen simples", é uma condição dermatológica caracterizada por coceira crônica e lesões na pele resultantes de um ciclo de coçar a pele repetidamente. Essas lesões podem variar de pequenas manchas a áreas espessas e escamosas de pele afetada.[12,13]

A causa exata do líquen simples crônico não é totalmente compreendida, mas acredita-se que envolva uma combinação de fatores genéticos, ambientais e psicológicos. A coceira inicial pode ser desencadeada por irritantes locais, alergias, estresse emocional ou ansiedade. Com o tempo, o ato de coçar pode causar espessamento da pele e o desenvolvimento de lesões.[12,13]

As áreas mais comuns afetadas pelo líquen simples crônico incluem o pescoço, tornozelos, pulsos, genitais e área anal. A coceira intensa pode interferir significativamente na qualidade de vida do paciente, causando desconforto, perturbação do sono e ansiedade.[12,13]

O tratamento do líquen simples crônico visa aliviar a coceira, reduzir a inflamação e interromper o ciclo de coçar. Isso pode envolver o uso de cremes ou pomadas tópicas contendo corticosteroides para reduzir a inflamação e a coceira, além de medidas para interromper o hábito de coçar, como terapias comportamentais, técnicas de relaxamento e curativos protetores.[13]

Em alguns casos, podem ser prescritos medicamentos orais, como anti-histamínicos ou antidepressivos, para ajudar a controlar a coceira e reduzir o desconforto. É importante consultar um especialista para um diagnóstico preciso e um plano de tratamento adequado para o líquen simples crônico.[13]

Padrão liquenoide[1-3]

Padrão observado no líquen plano e escleroso.

Líquen plano

O líquen plano é uma condição inflamatória crônica da pele e das membranas mucosas que se manifesta por meio de lesões de cor violácea, geralmente planas, mas às vezes elevadas, com superfície brilhante e sulcos característicos. Essas lesões podem ocorrer em qualquer parte do corpo, mas são mais comuns nas extremidades, na parte interna dos pulsos, na boca e nos genitais.[14,15]

As causas exatas do líquen plano não são completamente compreendidas, mas acredita-se que envolvam uma resposta autoimune, na qual o sistema imunológico ataca erroneamente as células da pele ou das membranas mucosas. Fatores genéticos, medicamentos, infecções virais e estresse emocional também podem exercer um papel no desenvolvimento da condição.[14,15]

Os sintomas do líquen plano incluem coceira intensa nas lesões, que podem ser irritantes e desconfortáveis. Em casos graves, as lesões podem se tornar dolorosas ou causar desconforto durante atividades como comer ou escovar os dentes, se ocorrerem na boca.[14,15]

O tratamento do líquen plano visa aliviar os sintomas e prevenir complicações. Isso pode incluir o uso de cremes ou pomadas tópicas contendo corticosteroides para reduzir a inflamação e a coceira, medicamentos tópicos à base de calcineurina, fototerapia (exposição à luz ultravioleta) e, em casos graves, medicamentos orais, como corticosteroides ou imunossupressores.[14,15]

Embora o líquen plano seja uma condição crônica que possa persistir por anos; muitas vezes, é possível controlar seus sintomas com tratamento adequado. Em alguns casos, o acompanhamento regular pode ser necessário para monitorar e gerenciar a condição ao longo do tempo.[14,15]

Padrão liquenoide/padrão esclerose/homogenização dérmica

Padrão observado no líquen escleroso.

Líquen escleroso

O líquen escleroso vulvar (LEV) é uma condição inflamatória crônica comum na prática clínica de doenças vulvares, cuja causa exata é desconhecida, possivelmente de origem autoimune. Mais de 60% das mulheres com LE também apresentam uma ou mais condições autoimunes, incluindo vitiligo, alopecia areata, doença da tireoide e, em menor proporção, anemia perniciosa, diabetes e penfigoide cicatricial. Além disso, sugere-se uma possível contribuição de fatores genéticos, inatividade ou deficiência de receptores androgênicos, deficiência do fator de crescimento epidérmico e, até mesmo, uma causa infecciosa.[16]

Acomete principalmente a vulva e a região perianal, embora possa se manifestar também no tronco e nas extremidades. É mais comum durante a perimenopausa, mas pode acometer crianças de aproximadamente 6 anos, com relatos de ocorrência até mesmo em crianças de até 2 meses de idade. Os sintomas incluem prurido (71%), ardor (33%) e dispareunia (24%), embora em 12% dos casos a condição seja assintomática.[16]

Os sinais clínicos característicos incluem manchas hipocrômicas simétricas, podendo afetar a vulva, o corpo perineal e perianal. Outros sinais incluem fusão do prepúcio do clitóris, hipotrofia ou atrofia dos pequenos lábios, pele fina, apergaminhada e ressecada, escoriações, petéquias e equimoses, estenose do introito vaginal (a vagina não é afetada, ao contrário do líquen plano) e áreas de hiperqueratose, possivelmente em virtude do trauma causado pelo ato de coçar (Figura 10.1.2).[16]

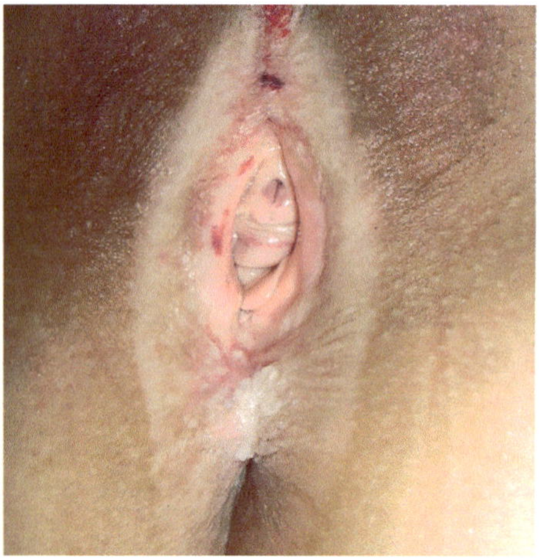

Figura 10.1.2 – Sinais do líquen escleroso (mancha hipocrômica simétrica é o sinal mais importante, fusão parcial ou total do prepúcio do clitóris, hipotrofia ou atrofia dos pequenos lábios, pele fina, apergaminhada e ressecada, podem surgir escoriações, fissuras, petéquias, equimoses e áreas de hiperqueratoses).
Fonte: Acervo da autoria.

O diagnóstico do LEV é feito clinicamente e pode ser confirmado por meio de biópsia histopatológica, quando necessário.[16]

Quanto ao potencial de malignidade do LEV, estudos prospectivos indicam que o carcinoma escamoso invasivo pode surgir em 4% a 6% dos casos de LEV, portanto o LEV é considerado de baixo potencial maligno. As formas hiperplásicas de líquen escleroso estão mais associadas ao desenvolvimento de carcinomas escamosos invasivos.[16,17]

Não existe cura definitiva para o LEV, mas o tratamento visa controlar a doença. Desde os anos 1990, a terapia com corticosteroides tópicos tem sido a abordagem preferida para o LEV, embora não haja consenso universal sobre a potência, frequência e duração do tratamento.[16,17]

Recomenda-se o seguinte protocolo terapêutico para um excelente controle da doença:[16,17]

- Propionato de clobetasol tópico (0,05%) em pomada: aplicar 1 vez/dia, à noite, em pequena quantidade (similar a um caroço de feijão) sobre a lesão. No primeiro mês, aplicar diariamente e, no segundo mês, em noites alternadas. O objetivo do tratamento é aliviar a coceira e eliminar a hiperqueratose. Em casos de persistência dos sintomas, continuar o medicamento por mais 1 mês, aplicando 2 vezes/semana.

- Para manchas hipocrômicas em áreas de pele fina ou quando a paciente relata diminuição da libido, pode-se usar propionato de testosterona a 2% em veículo oleoso. Iniciar aplicando em dias alternados, à noite, por 2 meses, e continuar por mais 2 a 3 meses, 2 ou 3 vezes/semana. É importante alertar sobre os possíveis efeitos colaterais do hormônio masculino, como aumento do clitóris, hirsutismo ou eritema na pele vulvar.
- Recomendar higiene com sabões suaves. Após o tratamento com corticosteroides tópicos, orientar a aplicação de emolientes sobre a lesão após os banhos para prevenir recorrências dos sintomas.
- Incentivar o autoexame para detectar espessamentos, nódulos, úlceras ou hiperqueratoses; e orientar a paciente a retornar ao ginecologista em caso de achados suspeitos.
- Se houver recorrência de prurido ou hiperqueratose após 2 a 3 anos do tratamento inicial, reiniciar o esquema com propionato de clobetasol a 0,05%.[16-19]
- Realizar exame vulvar a cada 6 a 12 meses, preferencialmente com vulvoscopia, mesmo que a paciente esteja assintomática.
- Alguns serviços recomendam tratar também o LEV assintomático para prevenir futuras alterações anatômicas, mas não há estudos que comprovem a eficácia dessa abordagem.
- Biopsiar lesões suspeitas (Figura 10.1.3)

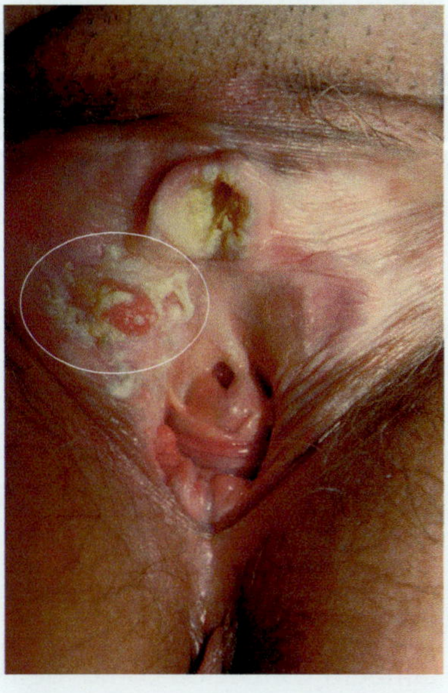

Figura 10.1.3 – Área suspeita nodular correspondente a câncer inicial.
Fonte: Acervo da autoria.

Indicações de biópsia de vulva[1-5,20]

- Avaliação de lesões que não respondem à terapia conforme o esperado.
- Diagnóstico de lesões de aparência atípica.
- Áreas de mucosa esbranquiçadas ou que ficam brancas após a aplicação de uma solução especial de ácido acético.
- Manchas de pele: vermelhas, rosa, cinza, marrom ou acinzentadas.
- Feridas que não cicatrizam.
- Verrugas genitais que não desaparecem.
- Avaliação de lesões de origem incerta.
- Remoção de pequenas lesões cutâneas, como nevos intradérmicos.

Padrão vesicobolhoso[1-3]

Penfigoide, do tipo cicatricial

O penfigoide cicatricial, também conhecido como "penfigoide bolhoso mucoso" ou "penfigoide mucoso bolhoso", é uma doença autoimune rara que afeta a pele e as membranas mucosas. Nessa condição, o sistema imunológico, erroneamente, ataca as proteínas que são importantes para a adesão entre as camadas da pele e das membranas mucosas, promovendo a formação de bolhas e erosões.[21,22]

Essas bolhas podem aparecer em várias partes do corpo, incluindo boca, olhos, nariz, garganta, genitais e ânus. Quando as bolhas se rompem, deixam feridas dolorosas e, quando cicatrizam, podem ocasionar a formação de tecido cicatricial, daí o nome "cicatricial" associado à doença.[21,22]

Os sintomas do penfigoide cicatricial podem incluir bolhas dolorosas, vermelhidão, coceira, queimação e dificuldade para comer, engolir ou urinar, dependendo das áreas afetadas. A condição pode ter um curso crônico e recorrente, com períodos de remissão e exacerbação.[21,22]

O diagnóstico do penfigoide cicatricial é feito por meio de exame clínico, biópsia de pele ou membranas mucosas e testes laboratoriais para detectar autoanticorpos característicos da doença.[21,22]

O tratamento do penfigoide cicatricial, geralmente, envolve o uso de medicamentos imunossupressores, como corticosteroides, agentes imunossupressores sistêmicos (p. ex., azatioprina ou micofenolato) e terapias biológicas direcionadas ao sistema imunológico. O objetivo do tratamento é controlar os sintomas, prevenir complicações e reduzir o risco de cicatrizes e sequelas. O acompanhamento médico regular é essencial para monitorar a progressão da doença e ajustar o tratamento conforme necessário.[21,22]

Doença imunoglobulina A linear

A doença IgA linear, também conhecida como "dermatose IgA linear", é uma doença autoimune rara que afeta a pele e, ocasionalmente, as membranas mucosas.

Nessa condição, o sistema imunológico produz anticorpos IgA que se depositam ao longo da membrana basal da epiderme, causando inflamação e danos à pele.[23,24]

Os sintomas mais comuns da doença IgA linear incluem lesões cutâneas que se apresentam como pápulas ou bolhas que se desenvolvem sobretudo nas extremidades, como nos braços e pernas, e, ocasionalmente, no tronco. As lesões podem ser pruriginosas e dolorosas. Algumas pessoas também podem apresentar sintomas sistêmicos, como febre e mal-estar.[23,24]

O diagnóstico da doença IgA linear é feito por meio de biópsia da pele afetada, que revela a presença de depósitos lineares de IgA ao longo da membrana basal da epiderme. Além disso, testes de imunofluorescência direta podem ser realizados para confirmar a presença de IgA ao longo da membrana basal.[23,24]

O tratamento da doença IgA linear, geralmente, envolve o uso de corticosteroides tópicos ou sistêmicos para controlar a inflamação e os sintomas cutâneos. Outras opções de tratamento incluem imunossupressores, como dapsona ou azatioprina, e terapias biológicas direcionadas ao sistema imunológico.[23,24]

Embora a doença IgA linear possa ser crônica e recorrente, muitas pessoas respondem bem ao tratamento e conseguem controlar seus sintomas. O acompanhamento médico regular é importante para monitorar a progressão da doença e ajustar o tratamento conforme necessário.[23,24]

Padrão acantolítico[1-3]

Observado na doença de Hailey-Hailey e na acantólise genitocrural papular.

Doença de Hailey-Hailey

A doença de Hailey-Hailey, também conhecida como "dermatose acantolítica benigna familiar", é uma doença de pele rara e hereditária caracterizada por bolhas dolorosas e lesões vermelhas na pele. Essas lesões geralmente ocorrem em áreas de atrito ou dobras da pele, como axilas, virilha, pescoço, sob os seios e ao redor dos genitais.[25,26]

A doença de Hailey-Hailey é causada por uma mutação genética que afeta a função das células da pele, resultando na perda de adesão entre as camadas da epiderme. Isso resulta em bolhas que se formam quando as células da pele se separam umas das outras, causando inflamação e irritação.[25,26]

Os sintomas típicos da doença de Hailey-Hailey incluem bolhas dolorosas que se rompem facilmente, deixando áreas úmidas e vermelhas na pele. Essas áreas podem se tornar infectadas e desenvolver crostas ou úlceras. A condição pode ser desencadeada por fatores como calor, umidade, fricção, estresse ou infecções.[25,26]

O diagnóstico da doença de Hailey-Hailey, geralmente, é feito com base no histórico médico, exame físico e na biópsia da pele para confirmar a presença de características típicas da doença.[25,26]

O tratamento da doença de Hailey-Hailey visa controlar os sintomas e prevenir infecções secundárias. Isso pode incluir o uso de medicamentos tópicos, como corticosteroides ou antibióticos, para reduzir a inflamação e tratar infecções. Em casos mais graves, podem ser prescritos medicamentos sistêmicos, como retinoides, imunossupressores ou antibióticos orais.[25,26]

Embora não haja cura definitiva para a doença de Hailey-Hailey, o tratamento adequado pode ajudar a controlar os sintomas e melhorar a qualidade de vida das pessoas afetadas. O acompanhamento médico regular é importante para monitorar a progressão da doença e ajustar o tratamento conforme necessário.[25,26]

Doença de Darier

A doença de Darier, também conhecida como "queratose folicular", é uma doença genética rara da pele que afeta a queratinização, ou seja, o processo de formação de queratina na pele. É hereditária e, geralmente, é transmitida de forma autossômica dominante, o que significa que uma cópia alterada do gene é suficiente para causar a doença.[27,28]

A doença de Darier é causada por mutações no gene ATP2A2, que é responsável por codificar uma proteína chamada "ATPase de cálcio da retícula endoplasmática" (SERCA2). Essa proteína desempenha um papel importante no transporte de cálcio dentro das células da pele.[27,28]

Os sintomas da doença de Darier incluem: lesões cutâneas com aspecto de verrugas, geralmente de cor marrom ou amarelada, que podem ser planas ou elevadas; placas ásperas e escamosas que podem se desenvolver em áreas de atrito, como nas axilas, virilhas, pescoço e couro cabeludo; bolhas ou pústulas que podem se formar em áreas de atrito ou durante períodos de calor ou suor; fragilidade da pele, que pode produzir feridas ou úlceras quando as lesões são coçadas ou traumatizadas; alterações nas unhas, como estrias longitudinais, fragilidade ou deformidades.[27,28]

A doença de Darier não tem cura e o tratamento visa controlar os sintomas e melhorar a qualidade de vida dos pacientes. Isso pode incluir o uso de cremes ou pomadas tópicas contendo retinoides ou corticosteroides para reduzir a inflamação e a hiperqueratose, além de medidas para prevenir infecções secundárias, como a utilização de antibióticos tópicos.[27,28]

Em alguns casos, podem ser prescritos medicamentos sistêmicos, como retinoides orais ou antibióticos, para controlar os sintomas mais graves. É importante evitar fatores que possam piorar a doença, como exposição ao sol, atrito excessivo na pele e estresse emocional.[27,28]

Acantólise genitocrural

A acantólise genitocrural, também conhecida como "acantólise intertriginosa", é uma condição cutânea rara caracterizada pela separação das células da epiderme (camada externa da pele) na região genitocrural, que compreende a área entre a região genital e as coxas. Essa condição pode ocasionar a formação de bolhas, erosões e irritações na pele, causando desconforto e dor.[29,30]

A acantólise genitocrural pode ser desencadeada por fatores como calor, umidade, atrito e infecções cutâneas. Pode acometer pessoas de todas as idades, mas é mais comum em adultos jovens.[29,30]

As causas exatas da acantólise genitocrural não são totalmente compreendidas, mas acredita-se que envolvam uma combinação de fatores genéticos, predisposição individual e influências ambientais.[29,30]

O tratamento da acantólise genitocrural, geralmente, envolve medidas para aliviar os sintomas e prevenir complicações, como o uso de cremes ou pomadas tópicas contendo corticosteroides para reduzir a inflamação, manter a área limpa e seca, evitar roupas apertadas ou ásperas e, em alguns casos, antibióticos tópicos ou sistêmicos podem ser prescritos para prevenir ou tratar infecções secundárias. O acompanhamento médico regular com um dermatologista é importante para monitorar a condição, ajustar o tratamento conforme necessário e garantir o bem-estar da pessoa afetada.[29,30]

Padrão granulomatoso[1-3]

Caracteriza-se pela presença de inflamação granulomatosa dentro da derme e/ou fáscia subcutânea. Observado na doença de Crohn e na síndrome de Melkersson-Rosenthal.

Doença de Crohn

A doença de Crohn é uma condição crônica inflamatória intestinal que pode afetar qualquer parte do trato gastrointestinal, desde a boca até o ânus. Embora seja mais comum nos intestinos, a doença de Crohn também pode afetar outras partes do corpo, incluindo o trato genital feminino.[31,32]

Quando a doença de Crohn afeta o trato genital feminino, pode causar uma série de complicações e sintomas que podem ser preocupantes. Algumas de suas manifestações no genital feminino incluem:[31,32]

- Fístulas genitais: anormalidades na pele que ocorrem quando um túnel se forma entre duas áreas do corpo que não deveriam estar conectadas. No caso das fístulas genitais relacionadas à doença de Crohn, esses túneis podem se desenvolver entre os órgãos genitais internos ou externos e o trato gastrointestinal, resultando em drenagem de fluido ou pus pela vagina.[31,32]
- Abscessos: coleções de pus que se formam em tecidos inflamados. Podem ocorrer nos órgãos genitais femininos como resultado da inflamação causada pela doença de Crohn.[31,32]

A doença de Crohn pode causar inflamação na vulva, que é a parte externa dos órgãos genitais femininos. Isso pode resultar em dor, inchaço, vermelhidão e sensibilidade na área genital.[31,32]

Algumas mulheres com essa doença podem desenvolver lesões cutâneas na área genital, incluindo úlceras, erupções cutâneas ou outros tipos de lesões de pele.[31,32]

O diagnóstico da doença de Crohn no genital feminino, geralmente, envolve, uma combinação de história clínica, exame físico, exames de imagem, como ultrassonografia ou ressonância magnética e, ocasionalmente, biópsias da pele ou tecidos afetados.[31,32]

O tratamento da doença de Crohn no genital feminino é semelhante ao tratamento da doença em outras partes do corpo e pode incluir o uso de medicamentos anti-inflamatórios, imunossupressores ou biológicos para controlar a inflamação, reduzir os sintomas e prevenir complicações. Em alguns casos, procedimentos cirúrgicos podem ser necessários para corrigir fístulas ou abscessos.[31,32]

É importante que as mulheres com doença de Crohn que experimentam sintomas genitais consultem um médico especialista, como um gastroenterologista ou um ginecologista, para um diagnóstico adequado e um plano de tratamento individualizado.[31,32]

Síndrome de Melkersson-Rosenthal

A síndrome de Melkersson-Rosenthal é uma condição que, tradicionalmente, afeta sobretudo a região facial, manifestando-se como paralisia facial recorrente, edema labial recorrente e língua fissurada ou geográfica. No entanto, há relatos raros de envolvimento genital nessa síndrome.[33,34]

Quando ocorre envolvimento genital na síndrome de Melkersson-Rosenthal, isso pode se manifestar como inchaço recorrente dos órgãos genitais externos (vulva) em mulheres ou do pênis em homens. Esse inchaço pode ser unilateral ou bilateral e pode variar em gravidade. Além disso, podem ocorrer sintomas adicionais, como dor, sensação de queimação, coceira ou desconforto na área genital.[33,34]

O tratamento para a síndrome de Melkersson-Rosenthal nos genitais pode ser semelhante ao tratamento para os sintomas faciais, embora a abordagem possa variar dependendo da gravidade dos sintomas e das necessidades individuais do paciente. Algumas opções de tratamento podem inclui corticosteroides tópicos e medicamentos imunossupressores.[33,34]

É importante que os pacientes com a síndrome nos genitais sejam acompanhados por um médico especialista, como um dermatologista ou um ginecologista, para monitorar a progressão da doença e ajustar o tratamento conforme necessário. Em alguns casos, pode ser necessário o envolvimento de uma equipe multidisciplinar, incluindo especialistas em Gastroenterologia, Reumatologia e Cirurgia Plástica, dependendo das necessidades individuais do paciente.[33,34]

Padrão vasculopático[1-3]

Observado na doença de Behçet e na vulvite plasmocitária.

Úlceras aftosas

As úlceras aftosas nos genitais, também conhecidas como "aftas genitais" ou "úlceras aftosas vulvares", são lesões dolorosas que se desenvolvem na área genital externa, incluindo a vulva, vagina, períneo e região perianal. Essas úlceras são semelhantes às aftas orais, que são pequenas úlceras rasas e dolorosas que se formam na mucosa da boca.[35,36]

As úlceras aftosas nos genitais podem variar em tamanho e número. Elas geralmente são rasas, com bordas avermelhadas e um centro branco ou amarelado e podem ser cercadas por uma área de inflamação. Podem ser bastante dolorosas, especialmente durante a micção, relação sexual ou quando se usam roupas justas.[35,36]

As causas das úlceras aftosas genitais não são completamente compreendidas, mas acredita-se que envolvam uma combinação de fatores genéticos, imunológicos e ambientais. Algumas possíveis causas incluem estresse, trauma local, deficiências nutricionais, distúrbios autoimunes e infecções virais, como o herpes genital.[35,36]

O diagnóstico das úlceras aftosas nos genitais se baseia, geralmente, nos sintomas característicos e em exames clínicos. Em alguns casos, podem ser necessários exames adicionais, como testes de cultura viral ou biópsias, para descartar outras condições que possam causar úlceras genitais semelhantes.[35,36]

O tratamento das úlceras aftosas genitais, geralmente, visa aliviar os sintomas e promover a cicatrização das lesões. Isso pode incluir o uso de pomadas ou cremes tópicos contendo corticosteroides para reduzir a inflamação e a dor, banhos de assento mornos para aliviar o desconforto, analgésicos para controlar a dor e medidas para promover a higiene e prevenir infecções secundárias.[35,36]

É importante que as pessoas que desenvolvem úlceras aftosas genitais consultem um médico para um diagnóstico adequado e um plano de tratamento apropriado. Em alguns casos, pode ser necessário o envolvimento de um dermatologista, ginecologista ou especialista em doenças infecciosas, dependendo das características e da gravidade das úlceras.[35,36]

Doença de Behçet

A doença de Behçet é uma condição inflamatória crônica e sistêmica que afeta vasos sanguíneos de diferentes tamanhos, provocando sintomas que podem envolver múltiplos sistemas do corpo. Essa doença é caracterizada por episódios recorrentes de inflamação que afetam principalmente a boca e os genitais, mas também podem afetar os olhos, pele, articulações, vasos sanguíneos e sistema nervoso.[37,38]

Os sintomas da doença de Behçet variam de pessoa para pessoa e podem incluir:[37,38]

- Úlceras aftosas orais recorrentes
- Úlceras genitais: úlceras na região genital, geralmente no pênis ou na vulva.
- Uveíte: dor ocular, vermelhidão, visão turva e sensibilidade à luz.
- Manifestações cutâneas: acne, lesões na pele semelhantes a pústulas ou nódulos, eritema nodoso (nódulos dolorosos sob a pele) e erupções cutâneas.
- Artrite: inflamação das articulações, que pode causar dor, inchaço e rigidez.
- Complicações vasculares: podem incluir inflamação dos vasos sanguíneos (vasculite), resultando em trombose ou aneurismas.
- Comprometimento gastrointestinal.
- Envolvimento neurológico.

A causa exata da doença de Behçet ainda não é completamente compreendida, mas é considerada uma doença autoimune, na qual o sistema imunológico do corpo ataca, erroneamente, os tecidos saudáveis. Fatores genéticos e ambientais também podem desempenhar um papel no desenvolvimento da doença.[37,38]

O tratamento da doença de Behçet visa aliviar os sintomas, reduzir a inflamação e prevenir complicações. Isso, geralmente, envolve o uso de medicamentos anti-inflamatórios, imunossupressores, corticosteroides e terapias biológicas, dependendo dos sintomas e da gravidade da doença. O acompanhamento médico regular é importante para monitorar a doença e ajustar o tratamento conforme necessário.[37,38]

Vulvite plasmocitária

A vulvite plasmocitária é uma condição inflamatória da vulva, condição em que há uma infiltração de células plasmáticas na vulva, o que causa inflamação e sintomas como vermelhidão, inchaço, coceira, dor e sensibilidade na região vulvar.[39,40]

As plasmáticas são um tipo de célula do sistema imunológico que produz anticorpos para combater infecções. Quando há uma infiltração anormal dessas células na vulva, pode ocorrer uma resposta inflamatória desproporcional, resultando em vulvite plasmocitária.[39,40]

As causas exatas da vulvite plasmocitária não são totalmente compreendidas, mas podem incluir fatores como infecções virais, bacterianas ou fúngicas, reações alérgicas, distúrbios imunológicos ou irritação crônica da vulva.[39,40]

O tratamento, geralmente, envolve medidas para aliviar os sintomas, como o uso de cremes ou pomadas tópicas para reduzir a inflamação e a coceira, além de evitar irritantes conhecidos e possíveis desencadeadores. Em alguns casos, pode ser necessária a prescrição de medicamentos anti-inflamatórios mais potentes ou tratamentos específicos, dependendo da gravidade dos sintomas e da causa subjacente da vulvite plasmocitária.[39,40]

REFERÊNCIAS BIBLIOGRÁFICAS

1. Lynch PJ, Moyal-Barrocco M, Bogliatto F et al. 2006 ISSVD classification of vulvar dermatoses: pathologic subsets and their clinical correlates. J Reprod Med. 2007;52(1):3-9.
2. Lynch PJ, Moyal-Barracco M, Scurry J, Stockdale C. 2011 ISSVD Terminology and classification of vulvar dermatological disorders: an approach to clinical diagnosis. J Low Genit Tract Dis. 2012;16(4):339-44. doi: 10.1097/LGT.0b013e3182494e8c.
3. Gonçalves AK, Salcedo MP. Terminologia das lesões vulvares. In: Drumond DG, Speck NMG, Silva-Filho AL, Fernandes CE, editors. Atlas de doenças da vulva. São Paulo: Manole; 2023:13-8.
4. Bieber T. Atopic dermatitis. New England Journal of Medicine, 2008;358(14):1483-94.
5. Sidbury R, Davis DM, Cohen DE, Cordoro KM, Berger TG, Bergman JN et al. Guidelines of care for the management of atopic dermatitis: Section 3. Management and treatment with phototherapy and systemic agents. Journal of the American Academy of Dermatology. 2014;71(2):327-49.
6. Jacob SE, Goldenberg A, Pelletier JL, Fonacier LS, Usatine R. Allergic contact dermatitis. In StatPearls. StatPearls Publishing; 2019.
7. Fonacier L, Bernstein DI, Pacheco K, Holness DL, Blessing-Moore Khan D, Greenberger PA. Contact dermatitis: a practice parameter update 2015. Annals of allergy, asthma & immunology. 2019;113(4):389-413.
8. Zug KA, Pham AK, Belsito DV, DeKoven JG, DeLeo VA, Fowler Jr JF et al. Contact dermatitis: a practice parameter-update 2015. Journal of the American Academy of Dermatology. 2015;72(5):884-905.
9. Fischer LA, Sood A, Sood R. Dermatitis contact. In: StatPearls, Publishing; 2019.
10. Armstrong AW, Read C. Pathophysiology, clinical presentation, and treatment of psoriasis: a review. JAMA. 2020;323(19):1945-60.

11. Rachakonda TD, Schupp CW, Armstrong AW. Psoriasis prevalence among adults in the United States. Journal of the American Academy of Dermatology. 2014;70(3):512-6.
12. Weisshaar E, Szepietowski JC. Itch in atopic dermatitis and lichen simplex chronicus – pathogenesis and treatment. International Journal of Molecular Sciences. 2007;18(11):1-15.
13. Wollenberg A, Barbarot S, Bieber T, Christen-Zaech S, Deleuran M, Fink-Wagner A et al. Consensus-based European guidelines for treatment of atopic eczema (atopic dermatitis) in adults and children: part II. Journal of the European Academy of Dermatology and Venereology. 2018;32(6):850-78.
14. Lehman JS, Tollefson MM, Gibson LE. Lichen Planus. International Journal of Dermatology. 2010;49(8):757-61.
15. Gorouhi F, Davari P. Lichen Planus. Cutaneous and Ocular Toxicology. 2014;33(3):197-205.
16. Funaro D. Dermatologic Therapy. Lichen sclerosus: a rewiew and pratical approach. Canada. 2004;17:28-37.
17. Renaud-Vilmer C et al. Vulvar Lichen Sclerosus of long-term topical application of a potent steroid on the disease's course. XVII ISSVD World Congress and Postgraduate Course. Salvador – Brasil; 2003:31.
18. Chi CC, Kirtschig G, Baldo M, Brackenbury F, Lewis F, Wojnarowska F. Topical interventions for genital lichen sclerosus. Cochrane Database Syst Rev. 2011;2011(12):CD008240. doi: 10.1002/14651858.CD008240.pub2.
19. Lee A, Bradford J, Fischer G. Long-term management of adult vulvar lichen sclerosus: a prospective cohort study of 507 women. JAMA Dermatol. 2015;151(10):1061-7. doi: 10.1001/jamadermatol.2015.0643.
20. Gonçalves AKE Jr. J. Compreendendo a biópsia de vulva. Revista Brasileira de Patologia do Trato Genital Inferior. 2021;5(2):31-5.
21. Chan LS, Lai-Cheong JE. Cicatricial pemphigoid. Dermatologic Clinics. 2018;36(3):277-87.
22. Schmidt E, Zillikens, D. Pemphigoid diseases. The Lancet. 2011;377(9784):63-76.
23. Chan LS, Lai-Cheong JE. Linear IgA disease. Dermatologic Clinics. 2018;36(3):285-95.
24. Wojnarowska F, Venning VA. Immunobullous diseases in dermatology. Springer: London; 2002:359-85.
25. Burge SM. Hailey-Hailey disease: the clinical features, response to treatment and prognosis. British Journal of Dermatology. 1993;128(4):415-41.
26. Ben Lagha I, Ashack K, Khachemoune A. Hailey-hailey disease: an update review with a focus on treatment data. Am J Clin Dermatol. 2020;21(1):49-68. doi: 10.1007/s40257-019-00477.
27. Sakuntabhai A, Ruiz-Perez VL. Mutations in ATP2A2, encoding a Ca2+ pump, cause Darier disease. Nature Genetics. 2002;21(3):271-7.
28. Burge SM, Wilkinson JD, De Berker DA. Darier's disease: epidemiology, pathophysiology, and management. American Journal of Clinical Dermatology. 1992;4(2):97-105.
29. Gourraud PA, Khosrotehrani K, Ortonne JP. Rare genital dermatoses. Dermatol Clin. 2010;28(4):679-89. doi: 10.1016/j.det.2010.07.008.
30. Odom RB, James WD, Berger TG. Andrews' diseases of the skin: clinical dermatology. 10th ed. Philadelphia: Saunders; 2005.
31. Torres J, Mehandru S, Colombel JF, Peyrin-Biroulet L. Crohn's disease. The Lancet. 2017;389(10080):1741-55. doi: 10.1016/S0140-6736(16)31711-1.
32. Gajendran M, Loganathan P, Catinella AP, Hashash JG. A comprehensive review and update on Crohn's disease. Disease-a-Month. 2018;64(7):20-57. doi: 10.1016/j.disamonth.2017.07.001.
33. Verma R, Vasudevan B, Pragasam V. Melkersson-rosenthal syndrome: a rare entity with literature review. BMJ Case Rep. 2013;2013:bcr2013200328. doi: 10.1136/bcr-2013-200328.
34. Daneshpazhooh M, Chams-Davatchi C, Valikhani M, Esmaili N, Balighi K, Hallaji Z et al. Melkersson--Rosenthal syndrome: a retrospective study of 44 patients. Int J Dermatol. 2014;53(11):1400-4. doi: 10.1111/ijd.12463.
35. Drago F, Ciccarese G, Broccolo F, Rebora A, Parodi A. Persistent aphthous ulcers and squamous--cell carcinoma: coincidence or something more? J Cutan Pathol. 2018;45(2):142-6. doi: 10.1111/cup.13086.

36. Thornhill MH, Baccaglini L, Theaker E, Pemberton MN. A randomized, double-blind, placebo-controlled trial of pentoxifylline for the treatment of recurrent aphthous stomatitis. Arch Dermatol. 2007;143(5):463-70. doi: 10.1001/archderm.143.5.463.
37. Alpsoy E. Behçet's disease: a comprehensive review with a focus on epidemiology, etiology and clinical features, and management of mucocutaneous lesions. J Dermatol. 2016;43(7):620-32. doi: 10.1111/1346-8138.13323.
38. Hatemi G, Seyahi E, Fresko I, Talarico R, Hamuryudan V. Behçet's syndrome: a critical digest of the 2013-2014 literature. Clin Exp Rheumatol. 2014;32(4-86):S112-22.
39. Khosla AH, Bhogal B, Gorelick L et al. Plasmacytosis of the vulva: a review of diagnosis, classification, and treatment. J Low Genit Tract Dis. 2014;18(2):164-8. doi: 10.1097/LGT.0b013e31829cd6b1.
40. Kryvenko ON, Epstein JI. Plasmacytosis of the vulva: a report of 6 cases. Am J Surg Pathol. 2012;36(2):228-32. doi: 10.1097/PAS.0b013e318237882b.

CASO CLÍNICO

1. Mulher de 63 anos com diagnóstico prévio de líquen escleroso há 5 anos, referindo abandono do tratamento logo após o diagnóstico. Na consulta, apresenta queixa de prurido, ardor e sangramento. Qual a conduta mais adequada?

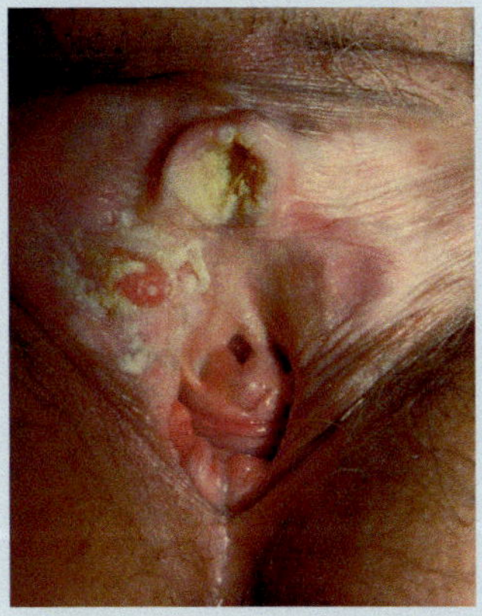

Fonte: Acervo da autoria.

1.1 Prescrever um creme hidratante para aliviar os sintomas.

1.2 Recomendar uma biópsia para confirmar o diagnóstico e avaliar a extensão da condição.

1.3 Iniciar imediatamente o tratamento com corticosteroides tópicos para reduzir a inflamação.

1.4 Sugerir a aplicação de compressas frias para aliviar o ardor e o desconforto.

QUESTÕES

1. Qual das seguintes afirmativas sobre a psoríase está correta?

a) A psoríase é causada por uma infecção bacteriana na pele.

b) As placas de psoríase são mais comuns na área do rosto e pescoço.

c) A psoríase não é influenciada por fatores ambientais.

d) O tratamento da psoríase pode incluir fototerapia e uso de medicamentos orais.

2. Qual das seguintes opções de tratamento é mais apropriada para a doença de Darier?
   a) Uso de cremes tópicos contendo antibióticos para prevenir infecções secundárias.
   b) Prescrição de medicamentos sistêmicos, como antibióticos orais, para controlar os sintomas.
   c) Utilização de cremes ou pomadas tópicas contendo retinoides ou corticosteroides para reduzir a inflamação e a hiperqueratose.
   d) Exposição ao sol como forma de tratamento complementar para melhorar a qualidade de vida dos pacientes.

3. Qual das seguintes opções de tratamento é mais apropriada para a doença de Behçet?
   a) Uso exclusivo de analgésicos para controlar a dor articular.
   b) Prescrição exclusiva de corticosteroides para reduzir a inflamação em casos de uveíte.
   c) Utilização exclusiva de tratamentos tópicos para úlceras aftosas orais.
   d) Terapias biológicas para casos graves que não respondem a outras formas de tratamento.

4. Qual das seguintes situações seria uma indicação apropriada para biópsia da vulva?
   a) Lesões que apresentam melhora significativa após terapia adequada.
   b) Áreas de mucosa que não apresentam mudanças após aplicação de ácido acético.
   c) Verrugas genitais que desaparecem espontaneamente.
   d) Feridas persistentes que não cicatrizam mesmo após tratamento adequado.

5. Qual das seguintes afirmações sobre a vulvite plasmocitária está correta?
   a) A vulvite plasmocitária é causada exclusivamente por infecções virais.
   b) A vulvite plasmocitária não causa inflamação na vulva.
   c) A vulvite plasmocitária pode ser tratada apenas com medidas para aliviar os sintomas.
   d) A vulvite plasmocitária pode ser desencadeada por infecções virais, bacterianas, fúngicas, reações alérgicas ou irritação crônica da vulva.

10.2 | Prurido vulvar

Angelina Farias Maia
Ana Katherine Silveira Gonçalves

RESUMO

O prurido vulvar é um sintoma comum que prejudica significativamente a qualidade de vida das mulheres, afetando a função sexual, relacionamentos, sono e autoestima. A despeito da alta prevalência desse sintoma, os mecanismos fisiopatológicos subjacentes ainda não são totalmente compreendidos. O prurido vulvar tem sido associado a muitas condições dermatológicas, incluindo dermatoses infecciosas, inflamatórias e neoplásicas que afetam os órgãos genitais femininos. No passado, a coceira era considerada um subtipo de sensações de dor. Hoje, entretanto, supõe-se que seja uma qualidade sensorial independente, mediada por fibras nervosas aferentes não mielinizadas. Essas terminações nervosas respondem a estímulos químicos, mecânicos e térmicos e são ativadas por mediadores específicos, como cininas, prostataglandinas e neuropeptídeos. O prurido genital é uma causa frequente de consulta aos ginecologistas. Pode ocorrer de forma contínua ou intermitente, localizado ou generalizado. São condições comuns associadas ao prurido vulvar: dermatite atópica (DA) e de contato; líquen escleroso (LE); psoríase; e vulvovaginite infecciosa. Analisamos os potenciais fatores fisiológicos, ambientais e infecciosos que contribuem para o desenvolvimento do prurido vulvar e enfatizamos a importância de abordar sua complexa interação ao gerenciar esse sintoma disruptivo e desafiador.

INTRODUÇÃO

O prurido vulvar é um sintoma frequentemente crônico e debilitante associado a muitas desordens vulvares. A exata prevalência do prurido vulvar é desconhecida, pois os dados epidemiológicos são limitados e a maioria dos relatos se concentra em condições individuais relacionadas à coceira genital.[1,2] Em um estudo que avaliou 480 mulheres da população geral, em Boston, Massachusetts, 6,6% das mulheres relataram experienciar prurido ou queimação vulvar.[3] Isso é semelhante às taxas de prurido vulvar relatadas na população geral da Alemanha, que variaram de 5% a 10%.[4] A verdadeira prevalência do prurido vulvar pode ser difícil de avaliar, pois é provável que seja subnotificada em razão do constrangimento que muitas mulheres sentem ao discutir sintomas genitais.[5] A coceira foi considerada o sintoma mais frequente, ocorrendo em 70% dos pacientes que procuraram uma clínica especializada em condições vulvares.[6] Da mesma forma, em um estudo de pesquisa realizado no Reino Unido, 67,3% dos médicos de clínica geral relataram que atendem mais de cinco pacientes por mês com sintomas vulvares, sendo o prurido vulvar o mais comum.[7]

O prurido vulvar pode ter um impacto profundo na qualidade de vida.[8] Em pacientes com psoríase genital, a coceira foi relatada como o sintoma mais incômodo, com impacto substancial nos relacionamentos sexuais e no bem-estar psicossocial.[9] Além disso, vários estudos demonstraram o impacto negativo do LE, uma condição caracterizada por coceira e dor genital, na satisfação sexual.[10-12]

O prurido vulvar é, frequentemente, o sintoma que mais motiva a consulta ginecológica, justificando, assim, um capítulo especial. Na maioria dos casos, a coceira vulvar está associada a alguma doença subjacente. O conhecimento das doenças que apresentam prurido contribui para reduzir o número de casos designados como "pruridos essenciais", ou seja, aqueles sem causa aparente. Este capítulo tem como objetivo fornecer um resumo, alertando para algumas particularidades que podem auxiliar no diagnóstico diferencial. A maioria das doenças que causam prurido está detalhada em outros capítulos.

No Quadro 10.2.1, destacam-se as doenças sugeridas como mais importantes a serem associadas ao prurido vulvar.

Quadro 10.2.1 – Etiopatogenia do prurido vulvar
Dermatoses vulvares pruriginosas
Fatores alérgicos e irritativos: dermatites inflamatórias (dermatite atópica, dermatite de contato irritante, dermatite de contato alérgica e psoríase)
Dermatoses liquenoides
Dermatites infecciosas (cândida, estreptococo beta-hemolítico)
Neoplasias (neoplasias intraepiteliais e invasoras)
Fatores hormonais (hipoestrogenismo)
Disfunção neural
Fatores metabólicos (diabetes *mellitus* e icterícias)
Doenças sistêmicas (alguns casos de leucoses)

Fonte: Desenvolvido pela autoria.

1. O prurido é multifatorial (Figura 10.2.1), tendo como causas:[1,2]
   - fatores intrínsecos: distúrbios neurológicos, vasculares e endócrinos;
   - fatores extrínsecos: alimentos, substâncias, químicas, pelos de animais etc.;
   - causas locais: dermatites, eczemas;
   - causas sistêmicas: doenças inflamatórias, sistêmicas, icterícias etc.

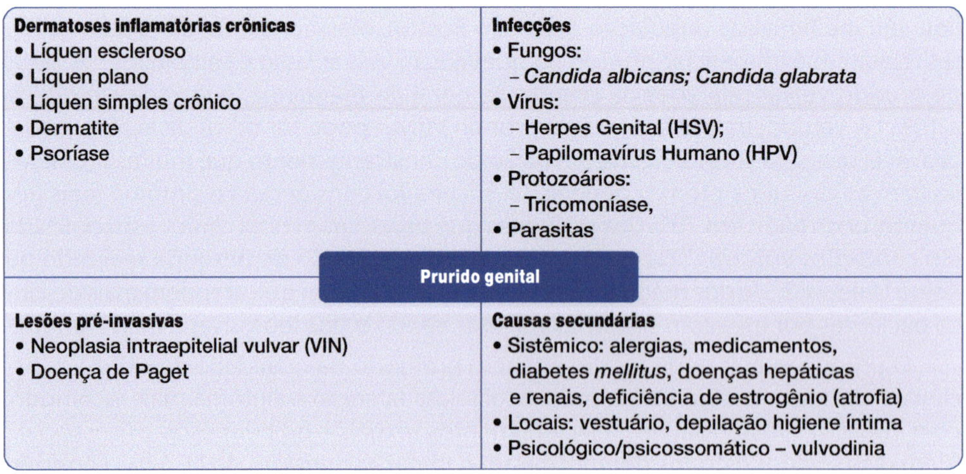

Figura 10.2.1 – Diagnósticos diferenciais comuns de prurido vulvar.
Fonte: Desenvolvida pela autoria.

DERMATOSES VULVARES PRURIGINOSAS

O prurido vulvar surge no contexto de muitos processos inflamatórios, infecciosos e neoplásicos que podem afetar os órgãos genitais femininos.[13]

DERMATOSES VULVARES INFLAMATÓRIAS

Dermatoses vulvares inflamatórias, comumente caracterizadas por prurido intenso, incluem DA e de contato, líquen plano (LP), líquen simples crônico (LSC), psoríase e LE, entre outros. DA, dermatite de contato irritante (DCI) e dermatite de contato alérgica (DCA) são as causas mais comuns de prurido vulvar em mulheres.[14] Em um estudo com 144 mulheres adultas com queixas vulvares, 66% das pacientes apresentavam um processo eczematoso confirmado por patologia.[15] Em um estudo de coorte prospectivo separado, 81,4% das pacientes com prurido vulvar tinham pelo menos um alérgeno de contato positivo no teste de adesivos.[16] Da mesma forma, DA e DCI foram relatadas como a causa mais comum de sintomas vulvares em meninas pré-púberes.[17]

DA é uma doença genética da pele caracterizada por uma barreira cutânea alterada e prurido crônico. Apresenta-se agudamente como placas eritematosas, edematosas ou vesiculadas. Liquenificação e despigmentação podem ser observadas em casos crônicos. É importante notar que, em razão da barreira cutânea alterada, pacientes com DA podem ter um risco aumentado para o desenvolvimento de dermatoses de contato irritantes e alérgicas.[18-21]

Dermatite de contato (DC) consiste em inflamação da pele resultante de um agente externo que age como irritante ou alérgeno. A manifestação de ambas as formas de dermatite é muito semelhante, variando de eritema leve e descamação a eritema e edema mais graves.[22] A área de envolvimento pode ser localizada no local exposto ou ser mais extensa conforme o produto se espalha, com umidade ou coceira.[23] Além da coceira, dor e queimação também podem estar presentes. Úlceras e erosões podem ser observadas com irritantes primários.[23] Na DCA, pode-se observar vesiculação na fase aguda.[24] Em casos mais crônicos, a liquenificação com escoriações são características comuns. Infecção secundária pode ser vista tanto na DCI como na DCA, com pústulas, crostas e fissuras.

Muitas substâncias podem causar irritação da vulva, incluindo fluidos corporais, produtos de higiene feminina ou vários medicamentos tópicos.[22] Irritantes físicos e térmicos, como roupas apertadas, panos de limpeza, esponjas e secadores de cabelo, têm sido implicados no desenvolvimento de DCI.[22,24] Da mesma forma, alérgenos, frequentemente, contribuem para a coceira e dermatite em pacientes com doenças vulvares. Alérgenos comuns incluem fragrâncias e conservantes em produtos como sabonetes e detergentes, lenços de limpeza, antissépticos, espermicidas, absorventes higiênicos, lubrificantes e até tratamentos tópicos como esteroides, anestésicos, agentes antibacterianos e antifúngicos.[22,25] Produtos de borracha, como pessários, preservativos, diafragmas e luvas, também podem ser sensibilizadores.[22] Além disso, meias-calças e roupas com corantes azo podem contribuir para a DCA.[22] O teste de adesivos pode identificar os alérgenos responsáveis pela DCA.

A psoríase é outra doença inflamatória comum da pele que afeta a pele genital e, frequentemente, é acompanhada por prurido.[23] Na maioria dos casos, a psoríase genital surge no contexto de envolvimento cutâneo mais amplo, mas a apresentação isolada da psoríase genital pode ocorrer em 2% a 5% dos pacientes psoriáticos.[24] Lesões psoriáticas na vulva são mais comuns em crianças do que em adultos. Em um estudo que avaliou 130 meninas pré-púberes com queixas vulvares, 17% tinham psoríase, que foi a terceira condição cutânea mais comum depois de DA e LP.[17] As características clínicas da psoríase vulvar consistem em placas bem-delimitadas e brilhantemente eritematosas, com ou sem descamação, nos lábios maiores.[25] As placas podem se estender para as dobras inguinais, e pode haver maceração.[26]

OUTRAS ETIOLOGIAS INFLAMATÓRIAS

O prurido vulvar inflamatório também pode ser causado por dermatite seborreica, vulvite de células plasmáticas (VCP) e doença de Fox-Fordyce. A dermatite seborreica é uma condição inflamatória que afeta áreas ricas em sebo do corpo e deve ser considerada em pacientes com prurido vulvar. Embora incomum, a dermatite seborreica pode ocasionalmente se manifestar na vulva e, quase sempre, está associada ao aparecimento simultâneo de seborreia característica no couro cabeludo e no rosto.[27] Manifesta-se na vulva como placas eritematosas sobretudo nos lábios maiores, períneo e monte púbico. A descamação é, frequentemente, ausente na vulva, e a gravidade do prurido é, mais das vezes, mais marcada do que o esperado com base nos sinais clínicos.[28]

A VCP é uma causa extremamente rara de prurido vulvar caracterizada por uma placa eritematosa bem-delimitada, composta predominantemente por células plasmáticas.[29,30] Quase sempre está localizada no vestíbulo vulvar, muitas vezes se estendendo para os lábios menores mediais. Os sintomas mais comuns associados à VCP são pruridos, dor, queimação e dispareunia.[31]

A doença de Fox-Fordyce é outra condição inflamatória rara que pode afetar a pele vulvar e provocar coceira intensa. O processo fisiopatológico primário envolve a obstrução do ducto sudoríparo apócrino e a subsequente ruptura do ducto, causando inflamação e aumento das glândulas.[30] O monte púbis e os lábios maiores são os locais mais comumente afetados. No aspecto clínico, a doença de Fox-Fordyce se manifesta como pápulas muito pruriginosas, numerosas, de cor semelhante à carne a ligeiramente amarelada.[33,34]

DERMATOSES LIQUENOIDES

O LSC é um distúrbio eczematoso que, frequentemente, afeta a pele vulvar. Apresenta-se como placas escamosas e espessadas que se desenvolvem em resposta a coceiras persistentes e vigorosas em locais intensamente pruriginosos.[35] O LSC representa 35% das visitas a clínicas especializadas em vulva, afetando predominantemente mulheres adultas, mas também pode ocorrer em crianças.[36]

Embora considerado, com frequência, um diagnóstico primário, o LSC, muitas vezes, surge como uma descoberta secundária no contexto de doenças cutâneas primárias neuropáticas ou outras, como DA, DCA ou LP.[37] Também pode ocorrer em pacientes com transtornos psiquiátricos como depressão e transtorno obsessivo-compulsivo.[38,39] Prurido em doenças sistêmicas, como doença renal em estágio terminal, doença biliar obstrutiva ou linfoma de Hodgkin, também pode provocar o LSC.[40] O LSC é caracterizado por um ciclo coceira-arranhão autoperpetuante. Em pacientes com LSC primário, o ciclo coceira-arranhão é, frequentemente, desencadeado por irritação inicial da pele devido a roupas apertadas, tecidos irritantes ou itens de cuidado pessoal que provocam o ato de coçar.[13,41] O dano ao epitélio vulvar resultante do ato de coçar compromete a barreira cutânea, potencialmente provocando a liberação de citocinas epiteliais e tornando a pele mais vulnerável a infecções potenciais, o que, por sua vez, estimula a coceira e a inflamação.[37] Se suficientemente pronunciado, o ato de coçar resulta em hipertrofia e liquenificação da pele genital. O exame clínico, geralmente, revela placas liquenificadas com escoriações e níveis variáveis de eritema e descamação.[36]

O LE é outra dermatose inflamatória que afeta a mucosa vulvar e vaginal e, não raramente, estende-se à região perineal e à pele perianal. Enquanto o LE vulvar pode ocorrer em qualquer idade, a maioria dos casos é observada em meninas pré-púberes ou em mulheres pós-menopausa, quando a produção endógena de estrogênio é baixa.[36] Prurido e dor são sintomas predominantes da doença, embora raramente o LE possa ser assintomático. Outros sintomas incluem dispareunia e disúria. Em crianças, a constipação pode ser um sintoma inicial por causa da dor durante a defecação.[37] A prevalência exata do LE é desconhecida, mas as estimativas variam de 1:300 a 1:1.000 de todos os pacientes adultos encaminhados para departamentos de Dermatologia.[38] A prevalência estimada em meninas pré-púberes é de 1 em 900.[39] Em um consultório de Ginecologia Geral, a taxa de LE vulvar foi estimada em 1,7%.[40]

Novamente, a discrepância na prevalência relatada entre práticas ginecológicas e dermatológicas pode refletir a hesitação dos pacientes em discutir sintomas genitais fora de uma visita de saúde dedicada ao cuidado geniturinário. O LE, quase sempre, se manifesta como manchas ou placas atróficas, pálidas a brancas, que, frequentemente, formam um padrão em oito englobando a vulva e o ânus.[41] Erosões e fissuras dolorosas podem ser observadas consequentes à inflamação subjacente, bem como ao ato de coçar ou à irritação do tecido inflamado e frágil. A perda da arquitetura vulvar normal pode ser observada em casos mais avançados, com retração do clitóris e aglutinação dos lábios. O LE está associado a um aumento do risco de desenvolvimento de carcinoma de células escamosas (CCE) genital. Embora o risco exato de transformação maligna seja incerto, as estimativas de desenvolvimento de CCE estão entre 3% e 5%.[42,43] Em um estudo mais recente que utilizou dados do Registro Patológico Holandês e incluiu 3.038 mulheres diagnosticadas com LE, o risco de desenvolvimento de CCE após 10 e 20 anos foi de 3,3% e 6,7%, respectivamente.[44]

O LP é um distúrbio mucocutâneo autoimune altamente pruriginoso, no qual as células T ativadas têm como alvo os queratinócitos basais do epitélio escamoso queratinizado e não queratinizado.[45] A prevalência do LP é estimada em 1% da população em geral.[46] Embora o LP afete mais comumente a mucosa oral, cerca de 25% das mulheres com LP oral também apresentam envolvimento vulvovaginal.[47] O LP afeta predominantemente mulheres adultas, embora casos isolados tenham sido relatados em meninas jovens.[48] O LP vulvovaginal pode se manifestar de várias maneiras, apresentando formas erosivas, papuloesquamosas e hipertróficas.[49] O LP erosivo, a apresentação mais comum que afeta a pele genital, é caracterizado por manchas bem-delimitadas, vítreas, eritematosas a violáceas, com uma borda hiperqueratótica, e afeta principalmente o epitélio não queratinizado do vestíbulo, lábios menores e vagina.[50] Vários estudos de coorte examinaram a distribuição de subtipos de LP que surgem na pele queratinizada dos lábios maiores.[50,51] O LP papuloesquamoso, também denominado "LP clássico", surge em 4% a 33% dos casos e manifesta-se com pápulas poligonais roxas, marrons ou rosadas ou pequenas placas que podem ter estrias de Wickham associadas.[50,51] O LP hipertrófico surge em 29% a 46% dos casos e apresenta-se com placas mais espessas, violáceas e hiperqueratósicas.[49] Um estudo de coorte descrevendo características clínicas e histológicas em 63 casos de LP vulvar relatou prurido como o principal sintoma que afeta 79% e 81% dos pacientes com LP hipertrófico e papuloesquamoso, respectivamente, enquanto a dor foi uma manifestação primária em apenas 10% e 14%, respectivamente.[50] Semelhante ao LE, a doença crônica e não tratada pode causar alterações na arquitetura normal com estreitamento do introito vaginal.[52]

DERMATITES INFECCIOSAS

ETIOLOGIAS COMUNS

O prurido vulvar pode estar associado a vários tipos de infecções, e essas variações ocorrem com a idade. Em mulheres pré-púberes, a infecção pelo estreptococo beta-hemolítico do grupo A (GABHS), frequentemente, provoca sintomas vulvares, incluindo prurido e dor, e manifesta-se com placas vermelhas edematosas nitidamente demarcadas.[53] Em contraste, mulheres adultas são menos suscetíveis à vulvite aguda mediada pelo GABHS. A infecção orofaríngea pelo GABHS, muitas vezes, mas nem sempre, precede o desenvolvimento de sintomas vulvares.[54]

Em mulheres adultas, a candidíase vulvovaginal é uma causa frequente de prurido vulvar, com alguns estudos sugerindo que a candidíase representa de 35% a 40% dos casos de coceira vulvar nessa faixa etária.[1,2,4] Vários estudos epidemiológicos indicaram que a *Candida albicans* é responsável pelo excesso de episódios de candidíase vulvovaginal, embora relatos indiquem que espécies não *albicans* de *Candida*, principalmente a *Candida glabrata*, representem de 10% a 20% dos episódios em certas regiões.[54-56] Níveis elevados de estrogênio, que foram implicados na redução da atividade inibitória das células epiteliais contra a *Candida*, são considerados responsáveis pelo aumento da candidíase em mulheres em idade reprodutiva.[57] Estima-se que 75% das mulheres já foram afetadas pela candidíase vulvovaginal em algum momento de suas vidas.[54,57] A gravidez, antibióticos, contraceptivos orais e terapias de reposição hormonal podem aumentar os níveis de estrogênio, resultando em uma frequência aumentada da doença.[58,59] O tamoxifeno, um antagonista do estrogênio no tecido mamário, foi relatado como causador de efeitos semelhantes aos do estrogênio no epitélio vaginal em mulheres pós-menopausa, aumentando o risco de candidíase vulvovaginal.[60-62] Além disso, a função imunológica comprometida também está associada a um maior risco de infecções por fungos, como observado em pacientes com diabetes, vírus da imunodeficiência humana (HIV) ou que utilizam regularmente corticosteroides sistêmicos ou tópicos.[63] Pacientes com candidíase vulvovaginal recorrente (CVVR), definida como a ocorrência de pelo menos quatro episódios de candidíase vaginal ou, nos Estados Unidos, definida como três ou mais episódios de candidíase vulvovaginal sintomática (CVV) em menos de 1 ano.[64] Nas diretrizes europeias e de acordo com as diretrizes da Infectious Diseases Society of America, são necessários quatro ou mais episódios sintomáticos de CVV por ano para esse diagnóstico.[65] Pode, ainda, existir um fator genético predisponente subjacente a sua suscetibilidade.[66] A apresentação clínica de eritema vulvar, pústulas ou erosões e corrimento vaginal pode variar, mas os sintomas de prurido e ardência são comumente observados. Sintomas adicionais podem incluir disúria e dispareunia. A identificação da espécie específica de *Candida* pode ser considerada em pacientes com candidíase vulvovaginal refratária ou recorrente, uma vez que algumas espécies são, frequentemente, resistentes ao tratamento.[67]

OUTRAS ETIOLOGIAS

Em contraste com o GABHS, que comumente afeta mulheres pré-púberes, infecções por *Staphylococcus aureus*, *Haemophilus* e *Shigella* são causas infecciosas menos comuns de prurido vulvovaginal.[63] A infestação por *Enterobius vermicularis* (oxiúros) pode ser outra fonte de prurido vulvar e perineal em mulheres mais jovens em todo o mundo.[68]

Em adultos, as duas infestações parasitárias vulvares mais comuns são a pediculose causada pelo *Pediculus humanus* e a sarna, sarcoptose consequente ao *Sarcoptes scabiei*.[69] Ambas as infecções cutâneas são, com frequência, observadas em jovens adultos e adquiridas durante contatos sexuais. O prurido vulvar é o sintoma predominante que se desenvolve após a sensibilização alérgica.[28,69] Na pediculose pubiana, os piolhos adultos e seus ovos (lêndeas) podem ser visíveis a olho nu. A infecção pode se espalhar da área genital para outras partes do corpo, como as coxas ou tronco.[69] A infestação por sarna causa coceira generalizada com predominância noturna. Ao contrário de outras áreas do corpo, as galerias na vulva são incomuns e podem ser mascaradas por escoriações ou infecção secundária.[28]

Tinea cruris é uma infecção adicional que pode causar prurido vulvar em mulheres.[28,70] Pode envolver as dobras inguinais e os lábios maiores. As lesões típicas consistem em placas levemente pruriginosas com uma borda eritematosa escamosa elevada e clareamento central. Infecções virais, como herpesvírus simples (HSV), papilomavírus humano (HPV) e molusco contagioso, também podem desencadear uma sensação de coceira vulvar.[28] No entanto, infecções herpéticas predominam manifestando-se como dor, e HSV e molusco são tipicamente assintomáticos.

NEOPLASIAS

Neoplasias benignas ou malignas são causas incomuns de prurido vulvar. O prurido pode ser um sinal de malignidade vulvar, como CCE, melanoma, doença de Paget extramamária (DPEM) ou neoplasia intraepitelial vulvar (NIV). A malignidade vulvar é pouco comum e representa aproximadamente 2% a 5% de todos os cânceres ginecológicos, sendo o CCE responsável pela grande maioria (> 80%) dos casos, seguido por melanoma, carcinoma basocelular, carcinoma verrucoso, DPEM, adenocarcinoma e carcinoma da glândula de Bartholin.[71,72] Embora frequentemente subestimado, o prurido é o sintoma inicial mais comum de malignidade vulvar, com relatos de até 50% a 60% dos pacientes apresentando prurido moderado a grave.[13,73] Em um estudo retrospectivo multicêntrico que descreveu 76 mulheres com câncer vulvar na Tunísia, 48,7% das pacientes experimentaram prurido crônico como o sintoma de apresentação, e o intervalo médio de tempo desde o início dos sintomas até o diagnóstico do câncer foi de cerca de 12,9 meses (+/- 6,38).[74] O CCE, geralmente, se apresenta como pápulas persistentes, placas ou úlceras com sangramento associado, coceira e/ou dor refratárias ao tratamento anti-inflamatório.[75] É mais comum em mulheres pós-menopáusicas e frequentemente está associado à LS. A doença de Paget da vulva é uma lesão incomum que representa < 1% das neoplasias vulvares.[75] Afeta, predominantemente, mulheres caucasianas na pós-menopausa e apresenta-se como placas finas, pruriginosas, brancas a vermelhas e aveludadas.[76] Embora quase sempre confinada ao epitélio, a doença invasiva é observada em 15% a 25% dos pacientes.[77] A NIV é um achado pré-maligno e está associada à infecção pelo HPV, especialmente os subtipos 16 e 18.[78] Pode causar coceira, ocasionando graus variados de escoriação e formação de crostas.[13]

Além disso, uma variedade de processos neoplásicos benignos pode contribuir para o prurido vulvar. Por exemplo, os siringomas são tumores raros derivados das glândulas sudoríparas écrinas. Embora, quase sempre, afetem o rosto, pescoço ou peito, ocasionalmente se apresentam como múltiplas pápulas pruriginosas de cor semelhante à da carne na vulva.[79] Além disso, o papilífero de hidradenoma (PH), um tumor originário de glândulas apócrinas ou mamárias, pode ocorrer, às vezes, na vulva e causar prurido.[80] Em uma série, o PH representou até 60% dos tumores anexiais vulvares.[81] Em geral, manifesta-se como um nódulo firme, de cor carne a vermelha, que pode ou não estar acompanhado de prurido.[82] Pode ser confundido com adenocarcinoma em razão de sua tendência a ulcerar.[78,83]

DISFUNÇÃO NEURAL

A disfunção neural, consequente a insultos neurogênicos ou neuropáticos, é uma causa comum, mas frequentemente negligenciada, de prurido vulvar. A coceira neurogênica tem origem em fatores endógenos ou exógenos que ativam o sistema nervoso central no nível do cérebro ou da medula espinhal, sem evidência de dano nervoso. Embora a vulvodínia seja classicamente considerada um tipo de dor neuropática, coceira e queimação podem acompanhar a vulvodínia em 20% e 70%, respectivamente (106).[1,84,85]

FATORES HORMONAIS

O hipoestrogenismo pode provocar atrofia dérmica, predispondo à ação de agentes irritativos e patógenos. Além disso, pode existir um mecanismo neurogênico local relacionado à hipotrofia induzida pela baixa hormonal. Após a menopausa, a diminuição do estrogênio sistêmico resulta em aumento do pH vulvovaginal.[86]

Em pH mais alcalino, a atividade de diversas proteases derivadas de células epiteliais ou imunes pode aumentar, o que resulta em maior ativação dos receptores de coceira neuronais.[86,87]

FATORES METABÓLICOS

Frequentemente associados a diabetes e icterícia, sendo, nessa última, mais comum o prurido generalizado.[2,86]

FATORES LIGADOS A ENFERMIDADES SISTÊMICAS

Nas leucemias, em alguns casos, um prurido vulvar pode surgir como primeiro sintoma por causa da ação tóxica sobre os filetes nervosos sensitivos.[2,86]

MANEJO DO PRURIDO VULVAR

A abordagem do prurido genital deve se embasar na anamnese, no exame ginecológico, na confirmação do diagnóstico e no tratamento[2,86] (Figura 10.2.2).

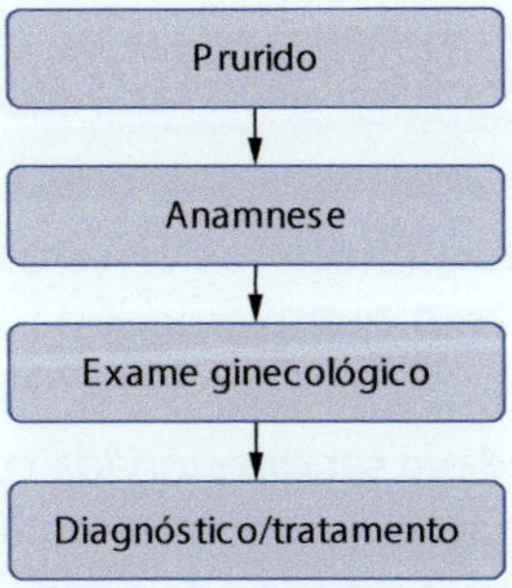

Figura 10.2.2 – Diagrama do manejo racional do prurido vulvar.
Fonte: Desenvolvida pela autoria.

ANAMNESE

Realizar uma entrevista minuciosa para obter informações sobre o prurido vulvar é essencial. Isso inclui explorar duração, recorrência, intensidade, fatores desencadeantes e sintomas associados, como corrimento, dor e queimação. Além disso, é importante investigar a atividade sexual recente, o método contraceptivo utilizado, o uso de produtos de higiene íntima, alergias conhecidas e o histórico de infecções ginecológicas anteriores, entre outros aspectos relevantes.[2,87] No caso de mulheres em pós-menopausa, é crucial considerar a possibilidade de atrofia vaginal consequente à diminuição dos níveis hormonais. A anamnese deve abordar sistematicamente diversos elementos, como a história sexual, a duração e intensidade dos sintomas, distúrbios sistêmicos, moduladores de melhoria/agravamento, tratamentos anteriores, o uso de hormônios e a situação hormonal geral. Essas informações detalhadas proporcionarão compreensão mais abrangente do quadro clínico, facilitando o diagnóstico e o desenvolvimento de um plano de tratamento adequado.[1,2,88]

EXAME CLÍNICO DA VULVA/PERÍNEO E EXAME ESPECULAR

Deve-se realizar um exame físico minucioso da região genital para identificar possíveis lesões, eritema, edema, descamação, corrimento, úlceras ou outras anormalidades, como eritema, descoloração branca, liquenificação e alterações na pele. Verificar a presença de infecções, incluindo as de natureza fúngica, bacteriana e sexualmente transmissível. Avaliar também fatores relacionados ao prurido, como corrimento, ardor e irritação.[1,2,88]

Deve-se complementar o exame clínico com propedêutica adicional, incluindo avaliação do pH, microscopia, teste das aminas, cultura para fungos, *swab* microbiológico e teste de ácido nucleico (NAAT) para agentes específicos. Descartar a possibilidade de infecções por meio de exames laboratoriais e levar em consideração a possibilidade de alergias a produtos de higiene, detergentes, sabonetes ou tecidos.[1,2,89] Se houver lesões suspeitas ou ausência de melhora com tratamentos convencionais, deve-se considerar a realização de colposcopia ou biópsia para uma avaliação mais aprofundada. Esse enfoque mais detalhado permitirá uma análise mais precisa e direcionada.[88]

CONSIDERAÇÕES INICIAIS DE TRATAMENTO E GESTÃO DO PRURIDO

A princípio, é necessário reconhecer os diversos fatores que contribuem para a patogênese do prurido vulvar, o que é crucial para uma avaliação diagnóstica e gestão adequadas.[1,2,89]

A abordagem terapêutica deve ser direcionada contra o mecanismo subjacente primário suspeito (p. ex., inflamação devido à DA ou dermatite de contato, candidíase etc.), mas também deve-se levar em consideração outros fatores exacerbantes.[1,2,86]

A abordagem eficaz do prurido vulvar é facilitada pelo diagnóstico preciso da doença subjacente que provoca esse sintoma. Quando não há um diagnóstico definido da condição causadora do prurido, a abordagem comum pode incluir a prescrição de um creme ou pomada polivalente, frequentemente contendo corticosteroide tópico. No entanto, é crucial exercer cautela ao se adotar essa conduta, pois pode resultar em recidiva e agravamento do quadro clínico.[1,2,88]

Adicionalmente, é essencial informar às pacientes que diversos fatores podem desencadear o prurido, como o calor, a prática de exercícios, a transpiração, a fricção, o uso de roupas oclusivas, mudanças abruptas de temperatura, sabonetes que reduzem a camada oleosa protetora e certos medicamentos. Além disso, a higiene com água fria pode proporcionar alívio ao prurido.[1,2,88]

TRATAMENTOS FARMACOLÓGICOS

Os corticosteroides tópicos são comumente usados para aliviar o prurido causado por doenças inflamatórias da pele. A potência utilizada em um paciente deve ser determinada com base na idade do paciente, no diagnóstico e na gravidade dos sintomas. Algumas condições vulvares, como LE e LP, podem exigir terapia com corticosteroides mais potentes ou prolongada, como clobetasol e halobetasol, enquanto uma formulação menos potente pode ser suficiente para outros diagnósticos.[1,2,88]

Os inibidores tópicos da calcineurina, tacrolimo ou pimecrolimo, são agentes anti-inflamatórios não esteroidais que também podem ser úteis na redução da inflamação ou do prurido vulvar, especialmente quando cursos prolongados são necessários para evitar efeitos colaterais induzidos por esteroides. Terapias tópicas adicionais visando o prurido podem ser consideradas, como preparações de capsaicina ou doxepina. A doxepina deve ser usada com cautela em virtude de sua alta capacidade de sensibilização. Se a pomada de capsaicina for considerada para uso na pele genital, são aconselhadas concentrações mais baixas (0,012%).[1,2,88]

Preparações sistêmicas de esteroides devem ser consideradas apenas após a exaustão das abordagens tópicas ou em dermatites graves. Imunomoduladores sistêmicos, como azatioprina, metotrexato, micofenolato de mofetila e infliximabe, foram avaliados por seu potencial uso na DA, no entanto mais pesquisas são necessárias para determinar especificamente sua utilidade em dermatoses vulvares pruriginosas.[1,2,88]

A epiderme escoriada pode se tornar superinfectada e, assim, os profissionais de Saúde devem ter uma baixa tolerância para investigar e tratar infecções fúngicas e/ou bacterianas potenciais, mesmo quando as mulheres têm outras razões subjacentes para o prurido genital. Para causas infecciosas de prurido vulvar, o tratamento deve depender do patógeno provocador. Infecções bacterianas específicas requerem antibióticos tópicos ou orais apropriados. Para infecções fúngicas como candidíase, agentes azólicos tópicos ou orais são eficazes. No entanto, é importante observar que a *Candida glabrata* é menos responsiva aos azóis. Ácido bórico vaginal ou anfotericina B podem ser usados para casos refratários. O tratamento de infestações por piolhos pubianos e sarna pode ser realizado com permetrina ou piretrinas com piperonil butóxido. Terapias aceitas para oxiúros incluem pamoato de pirantel ou mebendazol, que devem ser administrados a todos os membros do domicílio. Para causas virais de prurido vulvar, o aciclovir, penciclovir ou valaciclovir são considerados tratamentos para herpes genital. Em pacientes com condiloma acuminado causado por infecção por HPV, o tratamento com podofilina, nitrogênio líquido ou imiquimode apresenta níveis variados de eficácia.[1,2,88]

Embora poucos estudos abordem o uso de neuromoduladores para o prurido neuropático vulvar, alguns relatos sugerem que a gabapentina oral e a lidocaína tópica podem ser eficazes. O uso de antidepressivos tricíclicos, inibidores seletivos da recaptação de serotonina e de outros antidepressivos também pode ser considerado e mostrou benefício em pacientes com prurido crônico e psicossomático.[1,2,88]

Em mulheres em pós-menopausa ou em caso de estado hipoestrogênico, a terapia tópica com estrogênio pode ser adequada para reduzir os sintomas de secura, atrofia e prurido. À medida que nossa compreensão da fisiopatologia do prurido avança, tratamentos antipruriginosos direcionados podem surgir e precisarão ser avaliados em ensaios clínicos randomizados para o prurido vulvar.[1,2,88]

TRATAMENTOS NÃO FARMACOLÓGICOS

Consequentemente à frequente ocorrência de escoriações, fissuras e lesões em condições associadas ao prurido vulvar, é importante orientar as pacientes a evitar todas as fontes de irritação ou potencial sensibilização alérgica, incluindo fragrâncias, lubrificantes e produtos de limpeza. Testes de *patch* devem ser realizados em pacientes com achados no exame físico ou histológicos suspeitos de DCA.[1,2,88]

Testes de *patch* também podem ser uma ferramenta útil em pacientes com sintomas vulvares persistentes que não respondem ao tratamento após 8 semanas, para evitar atrasos no diagnóstico. Adicionalmente, medidas simples como o uso de sabonetes suaves durante o banho e, sempre que possível, o enxágue da pele genital com água após urinar sempre devem ser enfatizadas como essenciais para redução do prurido. Além disso, formulações de reposição lipídica, como vaselina ou cremes de barreira, a exemplo da pasta de óxido de zinco, devem ser usadas para melhorar a função de barreira da pele e da mucosa vulvares.[1,2,88]

Estratégias de modificação comportamental, como esfregar e resfriar a pele em vez de coçar, podem ser eficazes quando usadas em combinação com a farmacoterapia. As pacientes também devem ser aconselhadas a manter as unhas curtas para minimizar o trauma causado pela escoriação. Além disso, intervenções psicológicas para controlar o impulso de coçar, como a terapia cognitivo-comportamental, podem ser benéficas para algumas pacientes. Um ensaio clínico randomizado com pacientes de DA que receberam tratamento cognitivo-comportamental mostrou uma diminuição significativa na intensidade da coceira e no comportamento de coçar após 1 ano, em comparação com aqueles que receberam apenas cuidados dermatológicos padrão.[1,2,88]

A fototerapia é outra modalidade terapêutica que pode ser considerada para o controle da coceira em várias condições pruriginosas inflamatórias que afetam a vulva, como DA, psoríase e LE. Vários estudos documentaram a eficácia da fototerapia em vários comprimentos de onda para melhorar a gravidade da DA e a coceira associada, com a UVA de dose média e a UVB estreito sendo as modalidades preferidas. Da mesma forma, a UVB tem mostrado reduzir a coceira em pacientes com psoríase. A fototerapia na pele genital pode ser considerada principalmente em casos refratários e quando dispositivos portáteis estão disponíveis.[1,2,88]

CONDUTAS GERAIS PARA O CONTROLE DO PRURIDO VULVAR[2,88]

- Eliminar a etiologia identificada do prurido.
- Reconhecer que nem sempre a patologia vulvar identificada é responsável pelos sintomas de prurido ou dor.
- Adotar medidas educativas.
- Técnica da higiene vulvar.
- Evitar roupas íntimas sintéticas, *jeans* e vestimentas justas.
- Eliminar alérgenos (fibras sintéticas, desodorantes, espermicidas etc.).
- Abster-se de atividade sexual, considerando o risco de agravamento.
- Após melhora clínica, associar lubrificantes.
- Uso de preservativo masculino para evitar contato com substâncias alergênicas do sêmen.
- Dieta: eliminar substâncias irritantes como álcool, cafeína, ácido ascórbico, tomate, chocolate, adoçantes e temperos.

PRURIDO GENITAL IDIOPÁTICO E PERSISTENTE[2,88]

- Resfriamento local.
- Corticosteroideterapia tópica ou sistêmica.
- Anticonvulsivantes (p. ex., gabapentina).
- Antidepressivos (como doxepina, sertralina, mirtazapina, amitriptilina).
- Antagonistas opióides (p. ex., naltrexona).
- Acupuntura.
- Estimulação elétrica nervosa transcutânea (TENS). A TENS funciona mediante aplicação de correntes elétricas de baixa intensidade sobre a pele através de eletrodos colocados na área afetada. Essas correntes elétricas podem modular a transmissão de sinais de dor ao longo das vias nervosas, alterando a percepção da dor pelo cérebro. Quando aplicada ao prurido vulvar, a TENS pode ajudar a reduzir a sensação de coceira, proporcionando alívio temporário.

USO DE CORTICOSTEROIDETERAPIA TÓPICA[2,88]

- Prurido de média intensidade: corticosteroideterapia tópica de baixa ou média potência, como hidrocortisona (1% ou 2,5%) ou triancinolona (0,1%), uma aplicação/dia por 30 dias; depois, 2 vezes/semana.
- Sintomas severos: corticosteroides de média/alta potência, como dipropionato de betametasona ou propionato de clobetasol, podem ser usados por 12 semanas sem efeitos adversos.
- A terapia deve ser mantida com a menor dose necessária para controlar o prurido.
- Resultados no prurido de etiologia indefinida são controversos.

ESQUEMAS TERAPÊUTICOS[2,88]

- Gabapentina: iniciar com 100 mg à noite e aumentar progressivamente até 3.600 mg/dia, divididos em três tomadas.
- Antidepressivos: amitriptilina ou doxepina 25 mg a 75 mg/dia; em idosos, sertralina 50 mg VO.
- Antialérgicos: hidroxizina 25 mg a 75 mg/dia VO.
- Ácido gamalinolenico (óleo de prímula 500 mg/dia) VO.
- Hidratantes e chá de camomila – local.
- Capsaicina (ativo da pimenta) 0,025% a 0,05% – local.
- Anti-histamínico (oxatomida a 5%) – local.
- Toxina botulínica, tipo A – local.
- Injeções subdérmicas de álcool – local.

CONSIDERAÇÕES PARA A PRÁTICA CLÍNICA[2,88]

- O prurido vulvar é de etiologia complexa e impacta a qualidade de vida das mulheres.
- O tratamento do prurido crônico requer abordagem multimodal e interdisciplinar.
- Eliminação de gatilhos potenciais e cuidados básicos são fundamentais.
- Encaminhamento a um ginecologista experiente é necessário em casos refratários ou com lesões suspeitas.
- Obter amostra para avaliação histológica é essencial para descartar lesões pré-malignas e malignas.
- Informar as pacientes sobre causas e opções de tratamento.
- Considerar aspectos psicossociais e psicossexuais, colaborando com profissionais especializados quando necessário.

CONCLUSÕES

O prurido vulvar é um sintoma comum de etiologia multifatorial que pode ser causado por distúrbios inflamatórios primários, interrupção da barreira, alterações hormonais e causas infecciosas. A identificação precisa da causa é essencial para orientar um tratamento eficaz e melhorar a qualidade de vida das pacientes. Portanto, é fundamental abordar cada caso de prurido vulvar de maneira individualizada, considerando a diversidade de fatores envolvidos. A coceira vulvar tem um impacto significativo na qualidade de vida das pacientes afetadas e deve ser abordada por ginecologistas, dermatologistas, urologistas e clínicos gerais, sempre que possível. Estratégias terapêuticas eficazes exigem que os profissionais entendam a natureza multidimensional do prurido vulvar e abordem simultaneamente os muitos fatores contribuintes que subjazem a esse sintoma desafiador. Adicionalmente, a consulta ginecológica especializada desempenha um papel crucial nesse processo, permitindo uma avaliação abrangente e uma abordagem terapêutica personalizada.

REFERÊNCIAS BIBLIOGRÁFICAS

1. Raef HS, Elmariah SB. Vulvar pruritus: a review of clinical associations, pathophysiology and therapeutic management. Front Med (Lausanne). 2021;8:649402. doi: 10.3389/fmed.2021.649402.
2. Woelber L, Prieske K, Mendling W, Schmalfeldt B, Tietz H-J, Jaeger A. Vulvar pruritus-causes, diagnosis and therapeutic approach. Dtsch Arztebl Int. 2020;116:126-33. doi: 10.3238/arztebl.2020.0126.
3. Ständer S, Zeidler C, Augustin M et al. S2k-Leitlinie zur Diagnostik und Therapie des chronischen Pruritus. JDDG: J Dtsch Dermatol Ges. 2017;15:860-73.
4. Gokdemir G, Baksu B, Baksu A, Davas I, Koslu A. Features of patients with vulvar dermatoses in dermatologic and gynecologic practice in Turkey: is there a need for an interdisciplinary approach? J Obstet Gynaecol Res. 2005;31:427-31. doi: 10.1111/j.1447-0756.2005. 00314.x.
5. Sullivan AK, Straughair GJ, Marwood RP, Staughton RC, Barton SE. A multidisciplinary vulva clinic: the role of genitourinary medicine. J Eur Acad Dermatol Venereol. 1999;13:36-40. doi: 10.1111/ j.1468-3083.1999.tb00841.x.

6. Kandanearachchi P, Sahu B, Antonakou A, Papoutsis D. A survey of management of vulvar disorders in the primary health care setting in an urban area of England. Arch Hell Med. 2018;35:405-11. Disponível na Internet: http://www.mednet.gr/archives/2018-3/pdf/405.pdf (3 maio 2025).
7. Hickey S, Bell H. Quality of life in the vulvar clinic: a pilot study. J Low Genit Tract Dis. 2010;14:225-9. doi: 10.1097/LGT.0b013e3181dc1e45.
8. Cather JC, Ryan C, Meeuwis K, Potts Bleakman AJ, Naegeli AN, Edson-Heredia E et al. Patients' perspectives on the impact of genital psoriasis: a qualitative study. Dermatol Ther. 2017;7:447-61. doi: 10.1007/s13555-017-0204-3.
9. Gooderham M, Papp K, Albrecht L, Grewal P, Gaudreau AJ. Dermatologists' perspectives on defining moderate psoriasis: The Canadian moderate psoriasis survey. J Drugs Dermatol. 2021;20(2):126-32. doi: 10.36849/JDD.5531.
10. Felmingham C, Chan L, Doyle LW, Veysey E. The vulval disease quality of life index in women with vulval lichen sclerosus correlates with clinician and symptom scores. Australas J Dermatol. 2020;61:110-8. doi: 10.1111/ajd.13197.
11. Vittrup G, Moerup L, Heilesen T, Jensen D, Laursen BS, Westmark S et al. PO-02-015 Quality of life and sexuality in Danish women with lichen sclerosus. J Sex Med. 2019;16:S80. doi: 10.1016/j.jsxm.2019.03.256.
12. Savas JA, Pichardo RO. Female genital itch. Dermatol Clin. 2018;36:225-43. doi: 10.1016/j.det.2018.02.006.
13. Fischer GO. The commonest causes of symptomatic vulvar disease: a dermatologist's perspective. Australas J Dermatol. 1996;37:12-8. doi: 10.1111/j.1440-0960.1996.tb00988.x.
14. Fischer G, Spurrett B, Fischer A. The chronically symptomatic vulva: aetiology and management. Br J Obstet Gynaecol. 1995;102:773-9. doi: 10.1111/j.1471-0528.1995.tb10841.x.
15. Haverhoek E, Reid C, Gordon L, Marshman G, Wood J, Selva-Nayagam P. Prospective study of patch testing in patients with vulval pruritus. Australas J Dermatol. 2008;49:80-5. doi: 10.1111/j.1440-0960.2008.00442.x.
16. Fischer G, Rogers M. Vulvar disease in children: a clinical audit of 130 cases. Pediatr Dermatol. 2000;17:1-6. doi: 10.1046/j.1525-1470.2000.01701.x.
17. Milam EC, Jacob SE, Cohen DE. Contact dermatitis in the patient with atopic dermatitis. J Allergy Clin Immunol Pract. 2019;7:18-26. doi: 10.1016/j.jaip.2018.11.003.
18. Kohli N, Nedorost S. Inflamed skin predisposes to sensitization to less potent allergens. J Am Acad Dermatol. 2016;75:312-7.e1. doi: 10.1016/j.jaad.2016.03.010.
19. Shaughnessy CN, Malajian D, Belsito DV. Cutaneous delayed-type hypersensitivity in patients with atopic dermatitis: reactivity to surfactants. J Am Acad Dermatol. 2014;70:704-8. doi: 10.1016/j.jaad.2013.12.009.
20. Machler BC, Sung CT, Darwin E, Jacob SE. Dupilumab use in allergic contact dermatitis. J Am Acad Dermatol. 2019;80:280-1.e1. doi: 10.1016/j.jaad.2018.07.043.
21. Margesson LJ. Contact dermatitis of the vulva. Dermatol Ther. 2004;17:207. doi: 10.1111/j.1396-0296.2004.04003.x.
22. Zamirska A, Reich A, Berny-Moreno J, Salomon J, Szepietowski JC. Vulvar pruritus and burning sensation in women with psoriasis. Acta Derm Venereol. 2008;88:132-5. doi: 10.2340/00015555-0372.
23. Meeuwis KAP, de Hullu JA, Massuger LFAG, van de Kerkhof PCM, van Rossum MM. Genital psoriasis: a systematic literature review on this hidden skin disease. Acta Derm Venereol. 2011;91:5-11. doi: 10.2340/00015555-0988.
24. Kapila S, Bradford J, Fischer G. Vulvar psoriasis in adults and children: a clinical audit of 194 cases and review of the literature. J Low Genit Tract Dis. 2012;16:364-71. doi: 10.1097/LGT.0b013e31824b9e5e.
25. Charifa A, Badri T, Harris BW. Lichen simplex chronicus. In: StatPearls. Treasure Island (FL): StatPearls Publishing; 2020.
26. Stewart KMA. Clinical care of vulvar pruritus, with emphasis on one common cause, lichen simplex chronicus. Dermatol Clin. 2010;28:669-80. doi: 10.1016/j.det.2010.08.004.

27. Bohl TG. Overview of vulvar pruritus through the life cycle. Clin Obstet Gynecol. 2005;48:786-807. doi: 10.1097/01.grf.0000179636.64663.e6.
28. Mensing H, Jänner M. Vulvitis plasmacellularis Zoon (author's transl). Z Hautkr. 1981;56:728-32.
29. Bharatia PR, Pradhan AM, Zawar VP. Plasma cell vulvitis. Indian J Sex Transm Dis AIDS. 2015;36:185-7. doi: 10.4103/0253-7184.167172.
30. Goldstein AT, Christopher K, Burrows LJ. Plasma cell vulvitis: a rare cause of intractable vulvar pruritus. Arch Dermatol. 2005;141:789-90. doi: 10.1001/archderm.141.6.789.
31. Yost J, Robinson M, Meehan SA. Fox-Fordyce disease. Dermatol Online J. 2012;18:28.
32. Gurusamy L, Jegadeesan M, Jayakumar S. Fox-Fordyce disease of the vulva. Indian J Sex Transm Dis AIDS. 2016;37:65-7. doi: 10.4103/0253-7184.180293.
33. Mahajan R, Bang D, Nagar A, Bilimoria F. Rare sweat gland tumors of vulva: report of two cases. Indian J Sex Transm Dis AIDS. 2012;33:124-7. doi: 10.4103/0253-7184.102128.
34. Patterson JW. Weedon's Skin Pathology. 4th ed. Charlottesville, VA: Elsevier; 2016.
35. Lynch PJ. Lichen simplex chronicus (atopic/neurodermatitis) of the anogenital region. Dermatol Ther. 2004;17:8-19. doi: 10.1111/j.1396-0296.2004.04002.x.
36. Thorstensen KA, Birenbaum DL. Recognition and management of vulvar dermatologic conditions: lichen sclerosus, lichen planus, and lichen simplex chronicus. J Midwifery Womens Health. 2012;57:260-75. doi: 10.1111/j.1542-2011.2012.00175.x.
37. Charifa A, Badri T, Harris BW. Lichen simplex chronicus. In: StatPearls. Treasure Island (FL): StatPearls Publishing; 2020.
38. Konuk N, Koca R, Atik L, Muhtar S, Atasoy N, Bostanci B. Psychopathology, depression and dissociative experiences in patients with lichen simplex chronicus. Gen Hosp Psychiatry. 2007;29:232-5. doi: 10.1016/j.genhosppsych.2007.01.006.
39. Bolognia JL, Schaffer JV, Cerroni L, editors. Dermatology E-Book. 4th ed. New Haven, CT: Elsevier; 2017.
40. Corazza M, Borghi A, Minghetti S, Toni G, Virgili A. Effectiveness of silk fabric underwear as an adjuvant tool in the management of vulvar lichen simplex chronicus: results of a double-blind randomized controlled trial. Menopause. 2015;22:850-6. doi: 10.1097/GME.0000000000000410.
41. Zamirska A, Reich A, Berny-Moreno J, Salomon J, Szepietowski JC. Vulvar pruritus and burning sensation in women with psoriasis. Acta Derm Venereol. 2008;88:132-5. doi: 10.2340/00015555-0372.
42. Meeuwis KAP, de Hullu JA, Massuger LFAG, van de Kerkhof PCM, van Rossum MM. Genital psoriasis: a systematic literature review on this hidden skin disease. Acta Derm Venereol. 2011;91:5-11. doi: 10.2340/00015555-0988.
43. Kapila S, Bradford J, Fischer G. Vulvar psoriasis in adults and children: a clinical audit of 194 cases and review of the literature. J Low Genit Tract Dis. 2012;16:364-71. doi: 10.1097/LGT.0b013e31824b9e5e.
44. Terlou A, Santegoets LAM, van der Meijden WI, Heijmans-Antonissen C, Swagemakers SMA, van der Spek PJ et al. An autoimmune phenotype in vulvar lichen sclerosus and lichen planus: a Th1 response and high levels of microRNA-155. J Invest Dermatol. 2012;132:658-66. doi: 10.1038/jid.2011.369.
45. Eisen D. The clinical features, malignant potential, and systemic associations of oral lichen planus: a study of 723 patients. J Am Acad Dermatol. 2002;46:207-14. doi: 10.1067/mjd.2002.120452.
46. Eisen D. The evaluation of cutaneous, genital, scalp, nail, esophageal, and ocular involvement in patients with oral lichen planus. Oral Surg Oral Med Oral Pathol Oral Radiol Endod. 1999;88:431-6. doi: 10.1016/S1079-2104(99)700570.
47. Handa S, Sahoo B. Childhood lichen planus: a study of 87 cases. Int J Dermatol. 2002;41:423-7. doi: 10.1046/j.1365-4362.2002.01522.x.
48. Goldstein AT, Metz A. Vulvar lichen planus. Clin Obstet Gynecol. 2005;48:818-23. doi: 10.1097/01.grf.0000179670.98939.b7.
49. Day T, Weigner J, Scurry J. Classic and hypertrophic vulvar lichen planus. J Low Genit Tract Dis. 2018;22:387-95. doi: 10.1097/LGT.0000000000000419.
50. Chew A, Stefanato CM, Savarese I, Neill SM, Fenton DA, Lewis FM. Clinical patterns of lichen planopilaris in patients with vulval lichen planus. Br J Dermatol. 2014;170:218-20. doi: 10.1111/bjd.12609.

51. Fruchter R, Melnick L, Pomeranz MK. Lichenoid vulvar disease: a review. IntJ Womens Dermatol. 2017;3:58-64. doi: 10.1016/j.ijwd.2017.02.017.

52. Mogielnicki NP, Schwartzman JD, Elliott JA. Perineal group A streptococcal disease in a pediatric practice. Pediatrics. 2000;106:276-81. doi: 10.1542/peds.106.2.276.

53. Fischer GO. Vulval disease in pre-pubertal girls. Australas J Dermatol. 2001;42:225-34. doi: 10.1046/j.1440-0960.2001.00526.x.

54. Corsello S, Spinillo A, Osnengo G, Penna C, Guaschino S, Beltrame A et al. An epidemiological survey of vulvovaginal candidiasis in Italy. Eur J Obstet Gynecol Reprod Biol. 2003;110:66-72. doi: 10.1016/S0301-2115(03)00096-4.

55. Okungbowa FI, Isikhuemhen OS, Dede APO. The distribution frequency of Candida species in the genitourinary tract among symptomatic individuals in Nigerian cities. Rev Iberoam Micol. 2003:20:60-3.

56. Buscemi L, Arechavala A, Negroni R. Study of acute vulvovaginitis in sexually active adult women, with special reference to candidosis, in patients of the Francisco J. Muñiz Infectious Diseases Hospital. Rev Iberoam Micol. 2004;21:177-81.

57. Fidel PL Jr, Cutright J, Steele C. Effects of reproductive hormones on experimental vaginal candidiasis. Infect Immun. 2000;68:651-7. doi: 10.1128/IAI.68.2.651-657.2000.

58. Xu J. Response: Re: Effect of antibiotics on vulvovaginal candidiasis: a metronet study. J Am Board Fam Med. 2009;22:223. doi: 10.3122/jabfm.2009.02.080258.

59. Ahmad A, Khan AU. Prevalence of Candida species and potential risk factors for vulvovaginal candidiasis in Aligarh, India. Eur J Obstet Gynecol Reprod Biol. 2009;144:68-71. doi: 10.1016/j.ejogrb.2008.12.020.

60. Ferrazzi E, Cartei G, Mattarazzo R, Fiorentino M. Oestrogen-like effect of tamoxifen on vaginal epithelium. Br Med J. 1977;1:1351-2. doi: 10.1136/bmj.1.6072.1351-e.

61. Sobel JD, Chaim W, Leaman D. Recurrent vulvovaginal candidiasis associated with long-term tamoxifen treatment in postmenopausal women. Obstet Gynecol. 1996;88:704-6. doi: 10.1016/0029-7844(96)00123-8.

62. Lahti E, Vuopala S, Kauppila A, Blanco G, Ruokonen A, Laatikainen T. Maturation of vaginal and endometrial epithelium in postmenopausal breast cancer patients receiving long-term tamoxifen. Gynecol Oncol. 1994;55:410-4. doi: 10.1006/gyno.1994.1314.

63. Rimoin LP, Kwatra SG, Yosipovitch G. Female-specific pruritus from childhood to postmenopause: clinical features, hormonal factors, and treatment considerations. Dermatol Ther. 2013;26:157-67. doi: 10.1111/dth.12034.

64. Smeekens SP, van de Veerdonk FL, Kullberg BJ, Netea MG. Genetic susceptibility to Candida infections. EMBO Mol Med. 2013;5:805-13. doi: 10.1002/emmm.201201678.

65. Workowski KA, Bachmann LH, Chan PA, Johnston CM, Muzny CA, Park I et al. Sexually transmitted infections treatment guidelines. MMWR Recomm Rep. 2021;70(4):1-187. doi: 10.15585/mmwr.rr7004a1.

66. McKloud E, Delaney C, Sherry L, Kean R, Williams S, Metcalfe R et al. Recurrent vulvovaginal candidiasis: a dynamic interkingdom biofilm disease of candida and lactobacillus. mSystems. 2021;6(4):e0062221. doi: 10.1128/mSystems.00622-21.

67. Sobel JD. Vulvovaginal candidosis. Lancet. 2007;369:1961-71. doi: 10.1016/S0140-6736(07)60917-9.

68. Siegfried EC, Frasier LD. Anogenital skin diseases of childhood. Pediatr Ann. 1997;26:321-31. doi: 10.3928/0090-4481-19970501-11.

69. Bignell C. Lice and scabies. Medicine. 2014;42:382-4. doi: 10.1016/j.mpmed.2014.04.008.

70. Ingram JT. Tinea of vulva. BMJ. 1955;2:1500. doi: 10.1136/bmj.2.4954.1500.

71. Rogers LJ, Cuello MA. Cancer of the vulva. Int J Gynaecol Obstet. 2018;143(2):4-13. doi: 10.1002/ijgo.12609.

72. Raef HS, Elmariah SB. Vulvar pruritus: a review of clinical associations, pathophysiology and therapeutic management. Front Med (Lausanne). 2021;8:649402. doi: 10.3389/fmed.2021.649402.

73. Kehila M, Harabi S, Mhiri R, Touhami O, Abouda HS, Khlifi A et al. Vulvar cancer in Tunisia: epidemiological and clinicopathological features multicentric study. J Egypt Natl Canc Inst. 2017;29:95-8. doi: 10.1016/j.jnci.2017.02.001.
74. Kingston A. Vulval disease in the postmenopausal patient: a guide to current management. Menopause Int. 2010;16:117-20. doi: 10.1258/mi.2010.010031.
75. Fanning J, Lambert HCL, Hale TM, Morris PC, Schuerch C. Paget's disease of the vulva: prevalence of associated vulvar adenocarcinoma, invasive Paget's disease, and recurrence after surgical excision. Am J Obstet Gynecol. 1999;180:24-7. doi: 10.1016/S0002-9378(99)70143-2.
76. Tebes S, Cardosi R, Hoffman M. Paget's disease of the vulva. Am J Obstet Gynecol. 2002;187:281-3. doi: 10.1067/mob.2002.125700.
77. Hoffmann PE. Malignancies of the vulva. Am J Obstet Gynecol. 1937;33:607. doi: 10.1016/S0002-9378(15)32743-5.
78. Ngan HY, Cheung AN, Liu SS, Yip PS, Tsao SW. Abnormal expression or mutation of TP53 and HPV in vulvar cancer. Eur J Cancer. 1999;35:481-4. doi: 10.1016/S0959-8049(98)00407-9.
79. Heller DS. Benign tumors and tumor-like lesions of the vulva. Clin Obstet Gynecol. 2015;58:526-35. doi: 10.1097/GRF.0000000000000133.
80. El-Khoury J, Renald M-H, Plantier F, Avril M-F, Moyal-Barracco M. Vulvar hidradenoma papilliferum (HP) is located on the sites of mammary-like anogenital glands (MLAGs): analysis of the photographs of 52 tumors. J Am Acad Dermatol. 2016;75:380-4. doi: 10.1016/j.jaad.2016.01.034.
81. Baker GM, Selim MA, Hoang MP. Vulvar adnexal lesions: a 32-year, single institution review from Massachusetts General Hospital. Arch Pathol Lab Med. 2013;137:1237-46. doi: 10.5858/arpa.2012-0434-OA.
82. Kambil SM, Bhat RM, D'Souza DC. Hidradenoma papilliferum of the vulva. Indian Dermatol Online J. 2014;5:523-4. doi: 10.4103/2229-5178.142541.
83. Dabral R, Jetly D, Goel D. Hidradenoma papilliferum of the vulva with extensive squamous metaplasia mimicking malignancy: rare entity with diagnostic challenge. Oncol J India. 2019;3:38. doi: 10.4103/oji.oji_23_19.
84. Yosipovitch G, Greaves MW, Schmelz M. Itch. Lancet. 2003;361:690-
85. 4. doi: 10.1016/S0140-6736(03)12570-6.
86. Phillips NA, Brown C, Foster D, Bachour C, Rawlinson L, Wan J et al. Presenting symptoms among premenopausal and postmenopausal women with vulvodynia: a case series. Menopause. 2015;22:1296-300. doi: 10.1097/GME.0000000000000526.
87. Raef HS, Elmariah SB. Vulvar pruritus: a review of clinical associations, pathophysiology and therapeutic management. Front Med (Lausanne). 2021; 8:649402. doi: 10.3389/fmed.2021.649402.
88. Akiyama T, Lerner EA, Carstens E. Protease-activated receptors and itch. Handb Exp Pharmacol. 2015;226:219-35. doi: 10.1007/978-3-662-44605-8_13.
89. Gonçalves AK. Como eu abordo o prurido genital. Revista Brasileira de Patologia do Trato Genital Inferior. 2023;7(2):29-33.

CASO CLÍNICO

1. Paciente de 57 anos refere história de muito sofrimento, com queixa de prurido genital. Há vários anos tem sido medicada para tratamento de candidíase e também com corticosteroide tópico, sem resultado satisfatório. Queixando-se, ainda, de ardor, dispareunia e irritação local. Qual dos seguintes métodos é mais comumente utilizado para o diagnóstico da lesão ilustrada na figura?

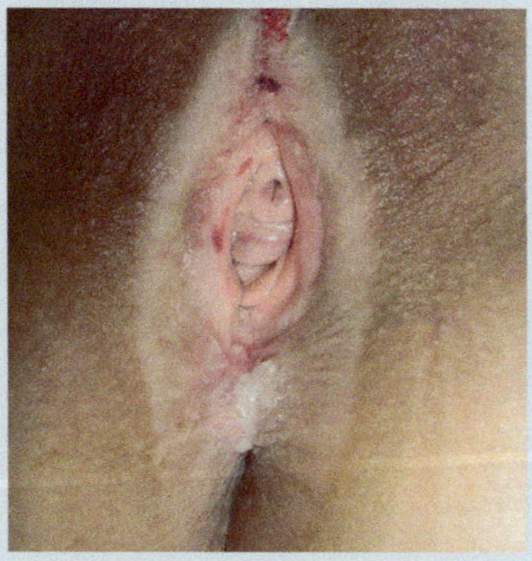

(Arquivo pessoal da Dra. Angelina Maia)

1.1 Exame físico sem exames complementares.

1.2 Biópsia vulvar e análise histopatológica.

1.3 Testes de alergia cutânea.

1.4 Avaliação de ultrassonografia pélvica.

QUESTÕES

1. Qual das seguintes afirmações é verdadeira sobre o prurido vulvar?

a) A verdadeira prevalência do prurido vulvar é bem-conhecida em razão dos dados epidemiológicos robustos disponíveis.

b) O prurido vulvar é um sintoma raro e, geralmente, não está associado a doenças subjacentes.

c) O prurido vulvar pode ter um impacto profundo na qualidade de vida das pacientes.

d) O prurido vulvar é mais comum em homens do que em mulheres.

2. Qual das seguintes afirmações é verdadeira sobre as dermatoses vulvares inflamatórias?

a) A psoríase genital é mais comum em adultos do que em crianças.

b) Dermatite de contato alérgica (DCA) é uma causa menos comum de coceira vulvar do que DA.

c) Liquenificação e despigmentação são características comuns de DCI.

d) Substâncias como fragrâncias e conservantes em produtos de higiene feminina podem contribuir para a DCA.

3. Qual das seguintes afirmações é verdadeira sobre o prurido vulvar associado à malignidade?

a) O prurido vulvar é um sintoma incomum de malignidade vulvar e é encontrado em menos de 10% dos casos.

b) O prurido vulvar é, geralmente, um sintoma tardio de malignidade, ocorrendo apenas em estágios avançados da doença.

c) O prurido vulvar é o sintoma inicial mais comum de malignidade vulvar, relatado em até 50% a 60% dos casos.

d) O prurido vulvar é mais comumente associado a neoplasias benignas do que a malignas.

4. Qual das seguintes afirmações é verdadeira sobre a abordagem terapêutica do prurido vulvar?

a) A abordagem terapêutica não precisa ser direcionada para o mecanismo subjacente do prurido desde que os sintomas sejam controlados com cremes ou pomadas polivalentes.

b) A prescrição de corticosteroides tópicos é uma estratégia comum, mas pode resultar em recidiva e agravamento do quadro clínico se não houver diagnóstico preciso da doença subjacente.

c) O uso de roupas oclusivas e a prática de exercícios físicos são fatores que frequentemente aliviam o prurido vulvar.

d) A higiene com água quente é recomendada para proporcionar alívio ao prurido vulvar.

5. Qual das seguintes afirmações é verdadeira sobre a terapia para o prurido vulvar?

a) A doxepina é frequentemente usada em razão de sua baixa capacidade de sensibilização.

b) O uso de preparações de capsaicina é desaconselhado em razão de seu potencial de irritação na pele genital.

c) Preparações sistêmicas de esteroides são frequentemente a primeira linha de tratamento para dermatoses vulvares pruriginosas.

d) O tacrolimo e o pimecrolimo são inibidores tópicos da calcineurina que podem ser úteis na redução da inflamação ou prurido vulvar, especialmente quando cursos prolongados são necessários para evitar efeitos colaterais induzidos por esteroides.

6. Qual dos seguintes é um aspecto importante na abordagem do prurido vulvar?

a) Ignorar a diversidade de fatores envolvidos e tratar todos os casos da mesma maneira.

b) Limitar a consulta a ginecologistas, excluindo outras especialidades médicas.

c) Desconsiderar a identificação precisa da causa do prurido vulvar para orientar o tratamento.

d) Abordar cada caso de prurido vulvar de maneira individualizada e considerar os diversos fatores envolvidos.

10.1 | CASO CLÍNICO

COMENTÁRIOS

Alternativa **1.1**: incorreta. O tratamento do líquen escleroso, geralmente, NÃO envolve o uso de cremes ou pomadas hidratantes para aliviar o prurido e a irritação.

Alternativa **1.2**: correta. Recomendar uma biópsia para confirmar o diagnóstico, confirmar ou excluir malignidade

Alternativa **1.3**: incorreta. Os corticosteroides tópicos são, frequentemente, usados no tratamento do líquen escleroso para reduzir a inflamação e aliviar os sintomas, entretanto existe a necessidade de se excluir malignidade.

Alternativa **1.4**: incorreta. Embora as compressas frias possam oferecer alívio temporário, não são o tratamento principal para o líquen escleroso e não abordam a inflamação subjacente.

10.1 | QUESTÕES

RESPOSTAS

1. Alternativa **a**: incorreta. A psoríase não é causada por uma infecção bacteriana, mas uma condição autoimune causada por mau funcionamento do sistema imunológico.

   Alternativa **b**: incorreta. As placas de psoríase são mais comuns nos cotovelos, joelhos, couro cabeludo e parte inferior das costas,

   Alternativa **c**: incorreta. Fatores ambientais, como estresse, clima frio e certos medicamentos, podem desempenhar um papel no desenvolvimento da psoríase.

   Alternativa **d**: correta. O tratamento da psoríase pode incluir fototerapia (exposição à luz ultravioleta) e medicamentos orais ou injetáveis, como retinoides, imunossupressores ou biológicos.

2. Alternativa **a**: incorreta. Embora os antibióticos tópicos possam ajudar a prevenir infecções secundárias, não são a escolha principal de tratamento para a Doença de Darier.

   Alternativa **b**: incorreta. Embora os antibióticos possam ser úteis em casos de infecções secundárias, eles não são a escolha principal de tratamento para a doença de Darier. Os antibióticos orais são prescritos em casos específicos de infecção bacteriana secundária.

   Alternativa **c**: correta. Os retinoides ou corticosteroides tópicos são frequentemente utilizados no tratamento da doença de Darier para reduzir a inflamação e a hiperqueratose.

Alternativa **d**: incorreta. A exposição ao sol pode piorar os sintomas da doença de Darier e, portanto, não é recomendada como forma de tratamento. Pelo contrário, é importante evitá-la para prevenir o agravamento da condição.

3. Alternativa **a**: incorreta. Embora os analgésicos possam ajudar a aliviar a dor associada à artrite na doença de Behçet, eles não tratam a inflamação subjacente e não são a escolha principal de tratamento.

   Alternativa **b**: incorreta. Embora os corticosteroides sejam, frequentemente, usados para controlar a inflamação ocular (uveíte) na doença de Behçet, não é o único tratamento

   Alternativa **c**: incorreta. Embora os tratamentos tópicos possam proporcionar alívio temporário, eles não são suficientes para controlar os sintomas da doença de Behçet, especialmente quando há envolvimento sistêmico.

   Alternativa **d**: incorreta. As terapias biológicas são, frequentemente, reservadas para casos graves de doença de Behçet que não respondem adequadamente a outros tratamentos em virtude de sua capacidade de modular a resposta imune e reduzir a inflamação sistêmica.

4. Alternativa **a**: incorreta. A indicação de biópsia não se aplica a lesões que respondem bem ao tratamento, pois a biópsia é, geralmente, reservada para casos em que há falta de resposta ao tratamento ou quando a lesão é atípica.

   Alternativa **b**: incorreta. A aplicação de ácido acético pode revelar áreas esbranquiçadas na mucosa, o que pode indicar lesões. Aplicação não descarta a necessidade de biópsia.

   Alternativa **c**: incorreta. Verrugas genitais que desaparecem de forma espontânea provavelmente não necessitam de biópsia, pois sua resolução espontânea sugere que são benignas. A biópsia é indicada para verrugas que persistem apesar do tratamento.

   Alternativa **d**: correta. Feridas persistentes que não cicatrizam mesmo após tratamento adequado são indicações típicas para biópsia, pois podem indicar lesões malignas ou pré-malignas que requerem avaliação histológica para o diagnóstico definitivo.

5. Alternativa **a**: incorreta. A vulvite plasmocitária pode ser causada por diversos fatores, não se restringindo a infecções virais.

   Alternativa **b**: incorreta. A vulvite plasmocitária é caracterizada por inflamação na vulva em virtude da infiltração de células plasmáticas, portanto essa alternativa está incorreta.

Alternativa **c**: incorreta. Embora o tratamento envolva medidas para aliviar os sintomas, como usar cremes tópicos e evitar irritantes, em casos mais graves ou com causas subjacentes específicas, podem ser necessários tratamentos mais direcionados.

Alternativa **d**: correta. A vulvite plasmocitária pode ser desencadeada por uma variedade de fatores, incluindo infecções virais, bacterianas ou fúngicas, reações alérgicas, distúrbios imunológicos ou irritação crônica da vulva.

10.2 | CASO CLÍNICO

RESPOSTAS

1. Alternativa **1.1**: incorreta. O diagnóstico desse tipo de lesão vulvar crônica, geralmente, requer mais do que apenas um exame físico, embora este seja parte integrante da avaliação.

   Alternativa **1.2**: correta. A biópsia vulvar seguida de análise histopatológica é o método mais confiável para o diagnóstico do LE vulvar no qual não se obteve sucesso com a terapêutica habitual, permitindo uma avaliação microscópica das alterações características na pele.

   Alternativa **1.3**: incorreta. Testes de alergia cutânea não são rotineiramente usados para o diagnóstico do LE vulvar, pois a condição não é tipicamente causada por uma reação alérgica.

   Alternativa **1.4**: incorreta. A ultrassonografia pélvica não é o método padrão para o diagnóstico do LE vulvar uma vez que a condição é, primariamente, uma alteração na pele e mucosa vulvar, não envolvendo, necessariamente, estruturas profundas do trato genital.

10.2 | QUESTÕES

RESPOSTAS

1. Alternativa **a**: incorreta. A verdadeira prevalência do prurido vulvar é desconhecida por causa da subnotificação e da limitação dos dados epidemiológicos disponíveis.

   Alternativa **b**: incorreta. O prurido vulvar é um sintoma comum e, geralmente, associado a doenças subjacentes.

   Alternativa **c**: correta. O prurido vulvar pode ter impacto significativo na qualidade de vida das pacientes, afetando seus relacionamentos sexuais e seu bem-estar psicossocial.

   Alternativa **d**: incorreta. O prurido vulvar é exclusivo das mulheres e não é comum em homens.

2. Alternativa **a**: incorreta. As lesões psoriáticas na vulva são mais comuns em crianças do que em adultos.

   Alternativa **b**: incorreta. DCA é uma das causas mais comuns de coceira vulvar, juntamente com DA.

   Alternativa **c**: incorreta. Liquenificação e despigmentação são características comuns de DA, não de DCI.

   Alternativa **d**: incorreta. Substâncias como fragrâncias e conservantes em produtos de higiene feminina são conhecidas por contribuir para a DCA.

3. Alternativa **a**: incorreta. O prurido vulvar é, frequentemente, um sintoma inicial de malignidade vulvar, relatado em até 50% a 60% dos casos.

   Alternativa **b**: incorreta. O prurido vulvar é, frequentemente, um sintoma inicial de malignidade, não sendo restrito aos estágios avançados da doença.

   Alternativa **c**: correta. O prurido vulvar é o sintoma inicial mais comum de malignidade vulvar, relatado em até 50% a 60% dos casos.

   Alternativa **d**: incorreta. O prurido vulvar é mais comumente associado a malignidades vulvares do que a neoplasias benignas.

4. Alternativa **a**: incorreta. A abordagem terapêutica deve ser direcionada para o mecanismo subjacente do prurido vulvar de modo a se obter uma gestão adequada.

   Alternativa **b**: correta. Embora a prescrição de corticosteroides tópicos seja comum, é crucial ter cautela, pois pode resultar em recidiva e agravamento do quadro clínico se não houver um diagnóstico preciso da doença subjacente.

   Alternativa **c**: incorreta. O uso de roupas oclusivas e a prática de exercícios físicos são fatores que podem desencadear o prurido vulvar, não o aliviar.

   Alternativa **d**: incorreta. A higiene com água fria, não quente, é recomendada para proporcionar alívio ao prurido vulvar.

5. Alternativa **a**: incorreta. A doxepina deve ser usada com cautela por causa de sua alta capacidade de sensibilização.

   Alternativa **b**: incorreta. As preparações de capsaicina podem ser consideradas, mas são aconselhadas concentrações mais baixas (0,012%) quando usadas na pele genital.

   Alternativa **c**: incorreta. Preparações sistêmicas de esteroides devem ser consideradas apenas após a exaustão das abordagens tópicas ou em casos de dermatites graves.

   Alternativa **d**: correta. Tacrolimo e pimecrolimo são inibidores tópicos da calcineurina que podem ser úteis na redução da inflamação ou do prurido vulvar, especialmente quando cursos prolongados são necessários para evitar efeitos colaterais induzidos por esteroides.

6. Alternativa **a**: incorreta. Ignorar a diversidade de fatores envolvidos pode resultar em tratamentos ineficazes e não resolver o problema subjacente.

   Alternativa **b**: incorreta. Uma abordagem multidisciplinar envolvendo ginecologistas, dermatologistas, urologistas e clínicos gerais é importante para uma avaliação abrangente.

   Alternativa **c**: incorreta. A identificação precisa da causa é essencial para orientar um tratamento eficaz e melhorar a qualidade de vida das pacientes.

   Alternativa **d**: correta. Abordar cada caso de prurido vulvar de maneira individualizada e considerar os diversos fatores envolvidos são cruciais para uma abordagem terapêutica eficaz.

11

Infecção pelo Papilomavírus Humano

Newton Sergio de Carvalho
Cecilia Roteli-Martins

INTRODUÇÃO

Existe um consenso segundo o qual o câncer do colo uterino tem uma relação de causalidade com o papilomavírus humano (HPV). Entretanto, é também estabelecido que nem todos os tipos de HPV são capazes de causar câncer de colo uterino.[1]

Entre os cânceres induzidos por HPV, 93,5% estão localizados no colo uterino, sendo que os cânceres da vulva, vagina, ânus, da orofaringe e da boca representam 6,5% das outras neoplasias associadas à infecção por HPV.[2,3]

Dos mais de 40 tipos que comumente infectam o trato genital inferior, 14 deles - HPV 16, 18, 31, 33, 35, 39, 45, 51, 52, 56, 58, 59, 66 e 68 - foram categorizados, por um painel de especialistas, como oncogênicos, ou seja, de alto risco para câncer. Aproximadamente, 90% dos cânceres do colo uterino são causados por cinco tipos de HPV - 16, 18, 31, 45 e 33 (respectivamente por ordem de prevalência considerando-se esse envolvimento) -, e o HPV 16 está relacionado à metade dos casos em todo o mundo e o HPV 18 é encontrado entre 10% e 15% de todos os casos.[1]

Entre os tipos considerados não oncogênicos, ou seja, de baixo risco para câncer, os mais frequentes nas infecções do trato genital inferior são os 6 e 11. Aproximadamente 90% das verrugas genitais são causadas pelo primeiro e 10% pelo segundo.[1,4,5]

O risco de adquirir uma infecção por HPV oncogênico é muito alto durante toda a vida da mulher sexualmente ativa. Alguns estudos estimam esse risco próximo de 80%, pois as infecções por HPV são muito frequentes. É uma infecção sexualmente transmissível (IST) e o risco acumulado de adquirir uma infecção com apenas um parceiro sexual é de 46%, 3 anos depois do primeiro contato sexual. É importante ressaltar que, apesar de ser uma infecção muito comum, não importando o comportamento sexual da mulher, a grande maioria das infecções é eliminada espontaneamente, sem nenhuma intervenção ou nenhum tratamento.

Entretanto, de acordo com recente estudo, se uma infecção por HPV oncogênico persiste por 12 a 18 meses, o risco para o desenvolvimento de uma neoplasia intraepitelial cervical aumenta significativamente (OR=169). Ainda segundo esse estudo, após uma primeira infecção por HPV tipo 16 ou 18, o tempo médio para desenvolvimento de uma lesão intraepitelial é de aproximadamente 3,5 anos (43 meses) e, para outros tipos oncogêncios de HPV, o tempo médio é de aproximadamente 4 anos (46 meses).[6]

Como não existe um marcador específico para diferenciar a mulher que vai eliminar a infecção da que vai manter a latência e a progressão para o câncer invasor, a única maneira de diferenciação de risco é o uso de um marcador substituto, que é a persistência da infecção.[11]

HISTÓRIA NATURAL DA INFECÇÃO POR PAPILOMAVÍRUS HUMANO

DEFINIÇÃO DE PAPILOMAVÍRUS HUMANO

- O grupo de vírus denominados "papilomavírus humano" (HPV) é de pequenos vírus de cadeia simples de DNA que podem causar desde doenças benignas como as verrugas simples, por exemplo, as de mãos, até malignas como o câncer de colo uterino.
- Foram identificados, até o momento, mais de 80 tipos que infectam os seres humanos. Todos os tipos são classificados de acordo com as diferenças em sua estrutura genética (Figura 11.1).
- Essas diferenças do DNA do vírus é que determinam a localização e o tipo de lesão que este poderá desenvolver no hospedeiro.
- Quarenta tipos infectam quase exclusivamente o trato genital inferior.[12]

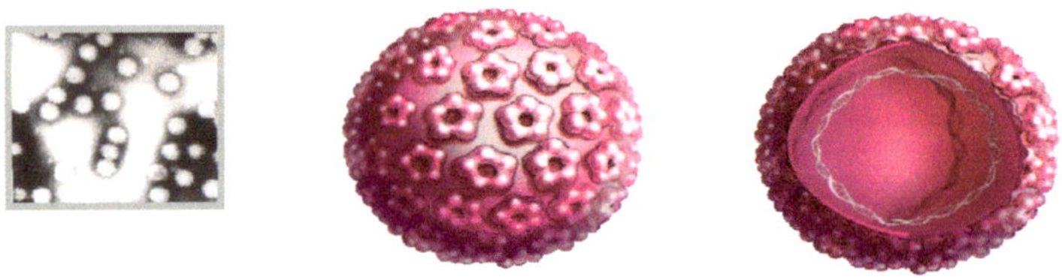

Figura 11.1 – Aspectos da estrutura da molécula do HPV demonstrando a localização do DNA viral central.
Fonte: Adaptada de Burd EM. Clin. Microbiol. Rev. 2003;16:1-17.

CLASSIFICAÇÃO EM TIPOS DE PAPILOMAVÍRUS HUMANO DE BAIXO E ALTO RISCO

- Os tipos de HPV que infectam o trato genital inferior são divididos em dois grandes grupos: HPVs não oncogênicos (baixo risco); e HPVs oncogênicos (alto risco) a depender de sua associação (ou ausência de associação) com cânceres do trato genital inferior.
- Os tipos de HPV não oncogênicos (6, 11, 42, 43, 44, 54, 61, 70, 72, e 81), virtualmente, nunca são encontrados em cânceres.

- Os tipos de HPV oncogênicos (16, 18, 31, 33, 35, 39, 45, 51, 52, 56, 58, 59, 68, 73, e 82) têm sido encontrados em cânceres do colo uterino, vagina, vulva, anus e pênis.
- Os tipos de HPV mais comuns detectados nos condilomas genitais são o 6 e o 11.
- O HPV 16 é o tipo de HPV mais comum detectado tanto nas mulheres saudáveis como nas mulheres com câncer do colo uterino.
- Apenas quatro tipos de HPV (16, 18, 31, e 45) causam a maioria (80%) dos cânceres do colo uterino.[12]
- Também, alguns casos da cânceres de orofaringe estão associados.
- Os tipos de HPV mais prevalentes são os considerados de alto risco, embora apenas uma pequena parte deles se mantenha como infecção persistente (P) enquanto que os de baixo risco, apresentam menor prevalência, sendo todos considerados como transitórios (T). A Figura 11.2 representa os dois grupos de tipos virais com suas respectivas possibilidade de se manter ou não no organismo infectado.

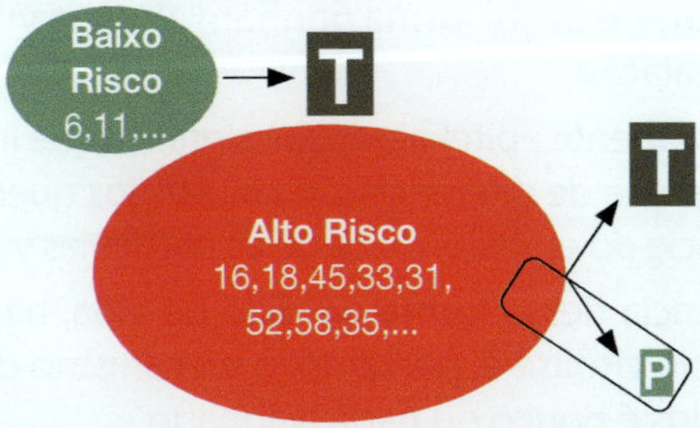

Figura 11.2 – Principais tipos de HPV em relação ao seu risco e prevalência. Mostra a característica de manutenção no organismo infectado, de ser persistente (P) ou transitório (T). Retângulo em destaque demarca o grupo viral de HPV de alto risco e persistente que pode se associar com o processo oncogênico.
Fonte: Adaptada de Carvalho NS, Silva RJCD, Val ICD et al. Brazilian Protocol for Sexually Transmitted Infections 2020: human papillomavirus (HPV) infection. Rev Soc Bras Med Trop. 2021:17;54(1):e2020790.

FREQUÊNCIA

- A infecção genital é muito comum. É a IST mais comumente encontrada.
- O risco estimado para a exposição à infecção por HPV é de de cerca de 15% a 25% para cada novo parceiro.
- A maioria das pessoas que entram em contato com a infecção por HPV pode nunca ter o diagnóstico se não desenvolver condilomas acuminados ou qualquer outra manifestação que possa ser identificada clínica ou laboratorialmente.
- Cerca de 1% a 2% da população apresenta condilomas acuminados genitais.
- Aproximadamente 2% a 5% das mulheres apresentam alterações do Papanicolaou provocadas por infecção por HPV.[12]

RESPOSTA IMUNOLÓGICA NATURAL À INFECÇÃO POR PAPILOMAVÍRUS HUMANO

- Em qualquer infecção viral, a resposta imunológica natural consiste em dois componentes: resposta humoral (mediada por anticorpos); e a resposta celular. As células infectadas por vírus são clareadas (livres dos vírus) pela resposta celular que envolve os linfócitos programados para reconhecer os antígenos virais presentes na superfície da célula infectada. Veja capítulo específico sobre imunologia em PTGI.
- Na resposta imunológica humoral (sorológica), os anticorpos neutralizantes se ligam aos vírus de modo a neutralizar, bloqueando sua entrada na célula e prevenindo reinfecções com aquele tipo viral.
- Todas as evidências sugerem que a resposta à infecção por HPV não é diferente, embora os HPVs tenham grande capacidade de evitar o desencadeamento da resposta imunológica do hospedeiro.
- Os HPVs são mestres em evitar a resposta imunológica, particularmente os tipos 16 e 18 que, por uma série de características, atrasam o desenvolvimento de uma resposta adequada do sistema imunológico. O fato de não causarem, ou causarem pouca reação inflamatória retarda a sua descoberta pelo sistema imune, e desta forma ganham alguma vulnerabilidade para sua replicação e instalação
- São vírus exclusivamente epiteliais, o que significa que infectam a camada basal e utilizam o programa de diferenciação celular dos queratinócitos para progredir para a superfície do epitélio, de onde as partículas virais se propagam.
- Como consequência dessa forma de ciclo de vida, na infecção por HPV, não existe viremia nem citólise e, portanto, o mecanismo de ativação dos anticorpos nos linfonodos é pouco ou nada acionado.
- A indução de uma resposta humoral forte ocorre nos linfonodos, mas, na infecção por HPV, não existindo citólise, não há acesso dos antígenos aos linfonodos.
- Nos casos em que existe infecção com os tipos não oncogênicos (6 ou 11) e o sistema imunológico não consegue ser acionado, comumente, encontramos uma proliferação intensa de vasos e estroma que se traduzem na forma de condilomas acuminados da região genital.
- Se houver uma infecção pelos tipos virais oncogênicos (16 ou 18), nos indivíduos em que os vírus conseguem escapar da vigilância imunológica, a proliferação epitelial é pequena com crescimento discreto dos vasos.
- O tratamento destrutivo das células com a lesão instalada pode estimular a resposta imunológica individual por meio da exposição dos HPVs liberados à ação das células dendríticas e dos macrófagos.
- Esse mecanismo pode explicar o tratamento de condilomas com cremes como o imiquimode, considerado imunomodulador, que vão provocar uma boa resposta imunológica natural.
- Algumas lesões, como condilomas e neoplasias intraepiteliais, mesmo sem tratamento algum, podem vir a desaparecer em consequência da resposta imunológica natural, ocorrer posteriormente. Entretanto, aproximadamente 10% a

- 20% de indivíduos com lesões por HPV não conseguem clarear a infecção mesmo com tratamento.
- A persistência da infecção por HPV, por longo período, não é o que sempre acontece, mas é o principal fator requerido na carcinogênese.
- Uma vez que o indivíduo consegue clarear a infecção por um tipo particular de HPV, ele consegue uma imunidade permanente para esse tipo de HPV. Entretanto, a resposta imunológica natural a um tipo de HPV não confere imunidade a outro tipo diferente.[8]

PERSISTÊNCIA DA INFECÇÃO

- Dados recentes têm demonstrado que a persistência da infecção com os tipos de HPV oncogênicos, principalmente os 16 e 18, aumenta o risco para progressão e desenvolvimento das neoplasias do colo uterino.
- Na grande maioria dos casos, a infecção é autolimitada e transitória sem causar nenhum dano, sendo a infecção por HPV uma causa necessária, mas não suficiente para a carcinogênese.
- Somente um pequeno número de mulheres que se infectam vai desenvolver uma persistência de infecção que pode permanecer mais de 6 a 12 meses, assim podendo aumentar o risco para o desenvolvimento de neoplasia do colo uterino.[9]
- Aproximadamente 90% das pessoas que apresentam teste de Biologia Molecular positivo para o DNA do HPV conseguem negativar esses testes 6 a 24 meses em razão de uma resposta efetiva do sistema imunológico.
- A negativação de um exame previamente positivo pode significar que o vírus foi eliminado ou que o número de cópias está tão reduzido que a sensibilidade dos testes disponíveis não permite sua detecção, permanecendo, então, em um estado latente. Devido a este motivo, recentes estudos, têm preferido utilizar em vez de HPV-Negativo como resultado de um teste de HPV-DNA o resultado de HPV Não Detectado.[14]
- Entretanto, essa questão não tem importância clínica porque a maioria das pessoas com uma resposta imunológica eficiente, que negativam os exames, não vai desenvolver lesões consequentes à infecção por HPV.
- A reativação da infecção, previamente clareada, só acontece em condições de extrema queda da imunidade como em indivíduos imunossuprimidos ou transplantados.[12]

DIAGNÓSTICO DA INFECÇÃO POR PAPILOMAVÍRUS HUMANO

O diagnóstico de condilomas genitais é, geralmente, feito por meio da inspeção visual. Em alguns casos, é necessária a confirmação histopatológica mediante biópsias, como na incerteza do diagnóstico, em condições como a falta ou piora de resposta a um tratamento instituído, características incomuns da lesão (pigmentação, sangramento etc.) e as características da paciente, como doenças ou drogas que ocasionam imunossupressão. Embora os condilomas ocorram primariamente nos genitais externos, podemos encontrá-los no colo, na vagina, na uretra, no ânus e na boca.

O diagnóstico citológico da presença do HPV pode ser realizado através do exame de Papanicolaou, onde podem ser observadas células que sugerem infecções pelo HPV, incluindo a presença de coilócitos (células com halo claro ao redor do núcleo), que são um indicativo clássico de infecção viral como mostrado na Figura 11.3.

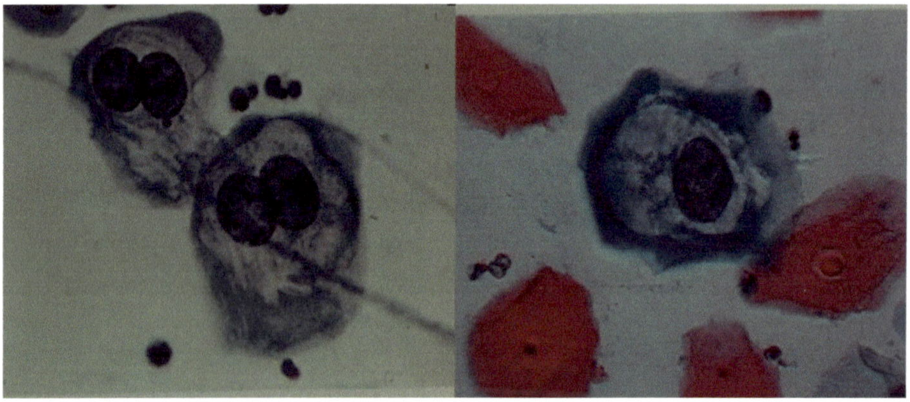

Figura 11.3 – Alteração citopática em células epidérmicas da mucosa cervical demonstrando coilocitose (presença de halo claro peri-nuclear), característica da infecção pelo HPV.
Fonte: Acervo de NS De Carvalho.

O diagnóstico da infecção por tipos oncogênicos de HPV é feito por testes moleculares de pesquisa de DNA do HPV em amostras suspeitas (células obtidas por *swab* ou tecidos através da genotipagem que pode ser parcial ou estendida). A genotipagem parcial identifica os tipos 16 e 18, enquanto a genotipagem estendida identifica maior número de tipos de HPV incluindo 31,33,45 entre outros.

Em relação as sugestões de utilização dos testes de HPV-DNA a Tabela 11.1 indica algumas destas situações.

IMPORTANTE: O teste de DNA HPV para tipos não oncogênicos (baixo risco) não tem papel no rastreamento de rotina do câncer cervical ou na avaliação de mulheres com citologia cervical anormal.

SINTOMAS

- Na maior parte dos casos, a infecção genital por HPV não apresenta nenhum sintoma.
- Em alguns casos de condilomas acuminados vulvares ou de neoplasia intraepitelial vulvar (VIN 3), pode surgir discreto prurido acompanhado de ardência ou queimação. Mas quando ocorrem esses sintomas na presença de lesões induzidas por HPV, não se deve esquecer de procurar outras causas como infecção concomitante por fungos ou alergias a produtos químicos.

Tabela 11.1 – Uso do teste de HPV no rastreamento e triagem						
Idade	Rastreamento cervical de rotina	Triagem Inicial				
		ASC-US	LSIL	ASC-H	AGC*	HSIL
≤ 20	[vermelho]	[vermelho]	[vermelho]	[vermelho]	[vermelho]	[vermelho]
21-29	[vermelho]	[vermelho]	[vermelho]	[vermelho]	[vermelho]	[vermelho]
≥ 30	** [azul]	[azul]	[vermelho]	[vermelho]	[vermelho]	[vermelho]
Pós-menopausa	** [azul]	[azul]	[azul]	[vermelho]	[vermelho]	[vermelho]
[azul]	= Teste de HPV apropriado					
[vermelho]	= Teste de HPV inapropriado					

AGC: células glandulares atípicas; ASC-H: células escamosas atípicas – em que não se pode excluir lesão intraepitelial de alto grau; ASC-US: células escamosas de significado indeterminado; HSIL: lesão intraepitelial de alto grau; LSIL: lesão intraepitelial de baixo grau.

* O teste de HPV não deve ser usado para definir a paciente que será encaminhada para colposcopia, pode ser realizado apenas para guiar conduta pós-colposcopia.

** Mulheres = 30 anos com citologia e teste de HPV negativos devem repetir ambos os testes a cada 3 anos.

Fonte: Adaptada de Solomon D, Papillo JL, Davey DD. For the cytopathology education and technology consortium (CETC). Statement on human papillomavirus DNA test utilization. Cancer Cytopathol. 2009a. Disponível na internet: www.colposcopia.org.br (11 Jul. 2025).[13]

- As lesões do colo uterino induzidas pela infecção por HPV, denominadas "neoplasias intraepiteliais cervicais" (NIC, 1, 2 e 3), também não apresentam nenhuma sintomatologia.
- Sangramentos durante ou após relações sexuais, sangramentos irregulares entre as menstruações e corrimentos persistentes anormais, apesar de surgirem em diversas condições, devem ser avaliados com cuidado, pois podem ser sintomas de câncer do colo uterino.[12]

LESÕES INDUZIDAS PELA INFECÇÃO POR PAPILOMAVÍRUS HUMANO

- A maioria das pessoas que contraem HPV não apresenta lesões de significado clínico importante.
- Quando ocorre a infecção por HPV, uma ou mais das seguintes condições podem ocorrer:
  - Infecção latente: a maioria das pessoas que contraem HPV não desenvolve nenhuma doença ou lesão, e a infecção permanece em estado latente com poucas cópias de DNA do vírus em cada célula infectada. Essa condição pode permanecer dessa maneira durante toda a vida e não representa risco de contágio e, provavelmente, apenas algumas poucas pessoas podem, anos mais tarde, vir a expressar a doença como condilomas ou alterações celulares do colo uterino.
  - Lesão subclínica induzida por HPV: quando, após a entrada do vírus no epitélio, existe uma multiplicação de cópias de DNA viral nas células infectadas. Nessa fase produtiva, as alterações celulares só são diagnosticadas por

ferramentas específicas de rastreamento como a aplicação de ácido acético (VIA), o exame de Papanicolaou ou a colposcopia. Essa fase é detectada pelas técnicas de Biologia Molecular como os testes de DNA-HPV. A mais frequente lesão detectada, nessa fase subclínica, é a neoplasia intraepitelial do colo uterino, conhecida por NIC e classificada, de acordo com o comprometimento das camadas de células da epiderme, sendo NIC 1 quando o comprometimento é das células da camada basal, NIC 2 da basal e intermediária e NIC 3 da basal, intermediária e superficial, em: NIC 1; NIC 2; e NIC 3 (Figuras 11.4 e 11.5).

- Lesão clínica induzida por HPV: aparecendo na forma de lesões como condiloma acuminado (Figura 11.3), lesões precursoras de neoplasia nos genitais externos (neoplasias intraepiteliais vulvares [VIN 2 ou 3], neoplasias intraepiteliais perianais [PAIN 2 ou 3] e neoplasias intraepiteliais penianas [PIN 2 ou 3]).

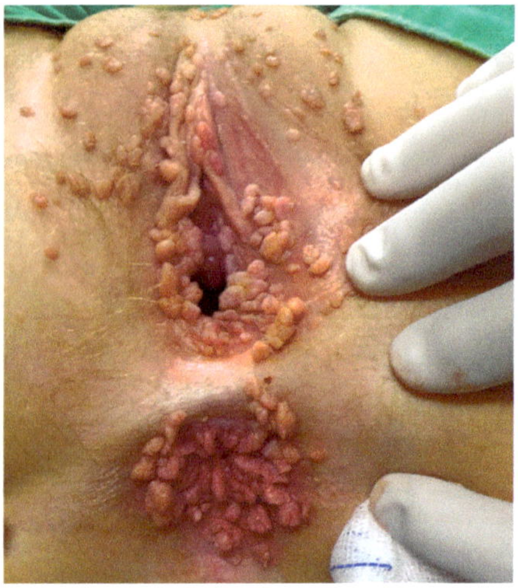

Figura 11.4 – Extensa condilomatose genital (vulvar e peri-anal).
Fonte: Acervo de NS De Carvalho.

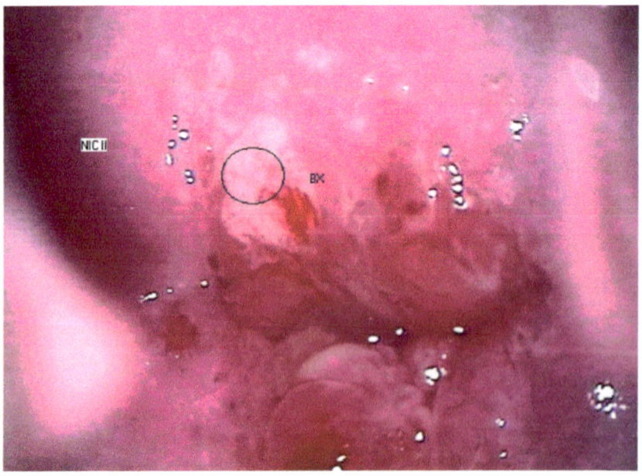

Figura 11.5 – Estudo LAMS – NIC 2.
Fonte: Acervo de Cecila Roteli-Martins.

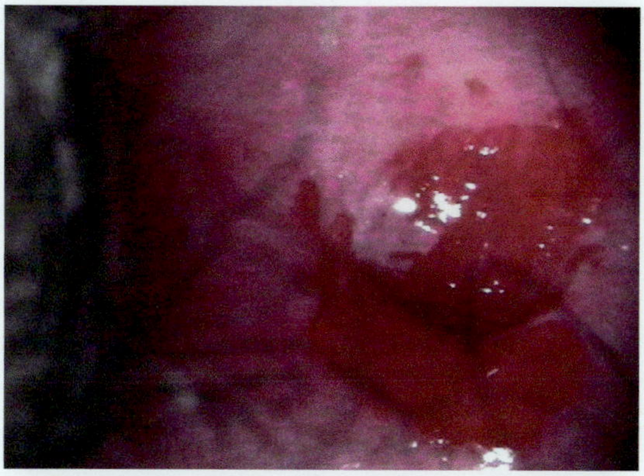

Figura 11.6 – Estudo LAMS – NIC 3.
Fonte: Acervo de Cecila Roteli-Martins.

- Câncer: a infecção genital por HPV é, virtualmente, a causa de todos os cânceres do colo uterino, cerca de 50% dos cânceres da vagina, 50% dos cânceres do pênis e a maioria dos cânceres anais. Nessas áreas, a doença pode vir a ter a manifestação clínica de um nódulo, úlcera ou de outra forma de espessamento epitelial.[12]

TRATAMENTO PARA AS LESÕES INDUZIDAS POR PAPILOMAVÍRUS HUMANO

O tratamento para as lesões induzidas por HPV vai depender da localização e da extensão das lesões. Importante assinalar que não existe tratamento para erradicar a infecção por HPV, uma vez que é o próprio sistema imune da pessoa infectada quem responde pelo *clearance* (eliminação) da infecção.

- Existem dois tratamentos básicos para NIC:
  - ablativos e
  - excisionais.
- Tratamentos ablativos destroem as lesões e não proporcionam material para avaliação histológica. Além disso, podem apresentar complicações como estenose do orifício externo do colo, hematometria e infecções. Dificultam, ainda, a realização de colposcopias futuras (insatisfatórias).
- Ablativos: eletrocauterizações, criocauterizações e vaporizações com CO_2 (*laser*).
- Excisionais: cirurgia de alta frequência (CAF, LEEP), conização a frio, *laser*, como é mostrado na Figura 11.7, onde as lesões condilomatosas estão sendo ressecadas através de uma alça, utilizando a cirurgia de alta frequência (CAF).
- Na prática clínica, o tratamento de NIC mais efetivo, e com melhores resultados, é feito mediante cirurgia de alta frequência (CAF).
- Condilomas acuminados do trato genital: as lesões podem ser tratadas tanto por métodos ablativos como excisionais (Figura 11.7). Alguns podem optar

por tratamento tópico com ácido tricloroacético ou bicloroacético a 80%[6]. As diversas opções de tratamento dos condilomas são descritas no Quadro 11.2.

- A discussão a respeito dos tratamentos pode ser observada com mais detalhes no protocolo brasileiro de conduta na infecção pelo HPV.[17]

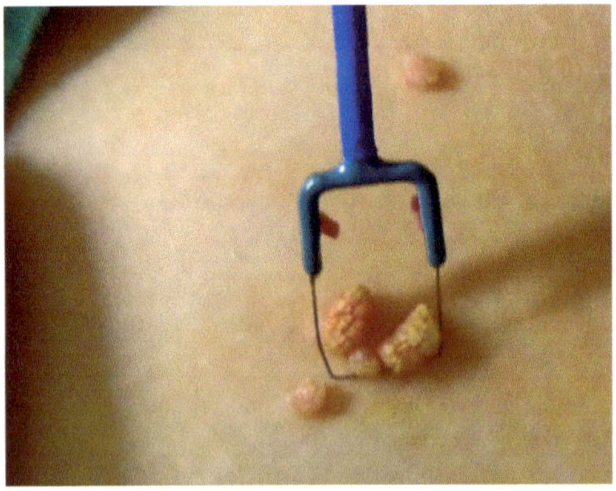

Figura 11.7 – Mostra de ressecção de lesão condilomatosa utilizando alça através de cirurgia de alta frequência.
Fonte: Acervo de NS De Carvalho.

Quadro 11.2 – Tratamento das verrugas genitais externas
Uso tópico aplicado pela paciente
• Podofilox 0,5% solução ou gel – aplicações 2 vezes/dia, durante 3 dias, com intervalo de 4 dias Repetir o ciclo se necessário por até 4 ciclos. Não recomendado na gestação
• Imiquimode 5% creme – aplicações 1 vez/dia ao se deitar por até 16 semanas. Lavar com água e sabão 6 a 10 horas após a aplicação. Não recomendado na gestação
Administrado pelo médico
• Podofilina 10% a 25% em solução aplicada semanalmente; se necessário, até o desaparecimento das lesões. Lavar 1 a 4 horas após a aplicação. Não recomendada na gestação
• Exérese cirúrgica: com tesouras, bisturi ou alça diatérmica sob anestesia local ou de bloqueio. Permitida na gestação
• Ácido tricloroacético a 80% – aplicado semanalmente; se necessário, até o desaparecimento das lesões. Permitido na gestação

Fonte: Adaptado do CDC STD Guidelines 2021.

TRANSMISSÃO

- A infecção por HPV, do trato genital inferior, é transmitida pelo contato sexual genital com genital.
- Estudos com mulheres que apresentam lesão de colo uterino induzida por HPV indicam que aproximadamente 64% a 70% de seus parceiros vão ter alguma lesão peniana. Entretanto, essas lesões, na maioria dos casos, passam despercebidas e não têm significado clínico para tratamento.
- Após a exposição aos tipos virais, tanto aos de baixo como aos de alto risco, o tempo para o desenvolvimento de lesões, como condilomas genitais, varia de 4 semanas a 8 meses. Entretanto, em alguns hospedeiros, os HPVs podem

permanecer na fase latente por anos ou décadas antes de aparecerem sob a forma de condilomas ou de lesão de colo uterino. Portanto, quase nunca é possível determinar, na clínica diária, exatamente quando e de quem foi adquirida a infecção por HPV.

- Quando um paciente é diagnosticado como portador de uma infecção por HPV, presume-se que seu parceiro também apresente a mesma infecção, embora esta identificação seja destituída de benefício prático. Muitos estudos indicam que não existe reinfecção (efeito "pingue-pongue") entre os tipos de HPV que são compartilhados por um mesmo casal monogâmico. O clareamento da infecção, desses casais monogâmicos, vai depender do sucesso do tratamento das lesões e da própria resposta imunológica individual. É importante salientar que, enquanto não houver o clareamento da infecção, vai existir o risco de transmissão para eventuais novos parceiros.[12]
- Embora, em relação a transmissão o uso de preservativos ofereça apenas uma proteção parcial, na paciente portadora, tal uso tende a diminuir o tempo e aumentar a chance da eliminação (clareamento) viral. Também o uso do preservativo pode reduzir a chance de ocorrência de NIC e aumentar a possibilidade de regressão destas lesões.[15]
- A transmissão da infecção por HPV, via sexo oral, parece extremamente baixa, mas não é zero. Estudos recentes demonstraram HPV de alto risco em um quarto das neoplasias orais.
- Nos casos de infecções orais, também é o tipo de HPV 16 o mais frequentemente encontrado.[10]
- Não existe nenhuma evidência que demonstre a possibilidade de infecção por HPV por vias não sexuais (assentos sanitários, banheiros toalhas contaminadas etc.).
- Os tipos de HPVs que causam verrugas comuns no corpo, geralmente, não causam condilomas no trato genital. Em casos raros, podem ser encontradas verrugas na área genital de crianças provocadas por tipos de HPVs "não genitais". Da mesma maneira, os tipos de HPV que afetam o trato genital inferior são muito raramente encontrados fora da região genital como mãos, pés etc.
- Se uma paciente apresenta condilomas acuminados vulvares, muito provavelmente já tem HPV em outra área genital, por exemplo, na vagina ou no colo uterino.[12]
- É conhecida a transmissão maternofetal dos tipos de HPV não oncogênicos, como os HPVs 6 e 11 durante o parto vaginal. Muitos trabalhos demonstram a possibilidade de ocorrência da transmissão desses dois tipos de HPV e que podem raramente induzir verrugas na laringe dos recém-nascidos (papilomatose de laringe). A transmissão vertical pode ser evidenciada através do aparecimento de lesões genitais ou laríngeas na criança. As lesões genitais em crianças tendem a serem mais prevalentes nos meninos e a aparecer por volta dos 3 a 4 anos (Figura 11.8). Lembrar que na eventualidade de aparecimento de lesões condilomatosas em crianças também deve ser afastado a possibilidade de abuso sexual.

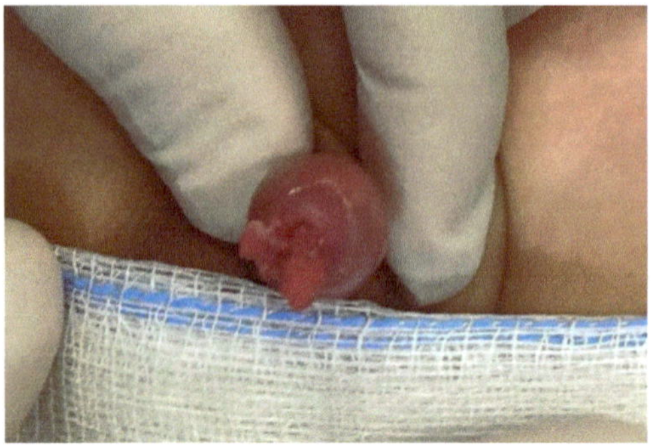

Figura 11.8 – Lesão condilomatosa em pênis de criança de 4 anos.[16]
Fonte: Acervo de NS De Carvalho.

- Após 6 meses de tratamento de verrugas genitais na gestante, sem recorrência de novos episódios, a transmissão para o feto torna-se pouco provável. Nesses casos, não existe recomendação para cesárea eletiva por temor de contaminação do feto por HPV,[12] sendo a indicação destinada para casos de condilomas obstruindo o canal do parto.

TRANSMISSÃO APÓS TRATAMENTO DE LESÕES

- A transmissão após tratamento realizado em lesões induzidas por HPV depende do sucesso do tratamento em erradicar essas lesões e da resposta imunológica individual em clarear a infecção presente. Por exemplo, alguns pacientes, de ambos os sexos, não conseguem uma resolução completa com um, dois ou mais tratamentos tópicos para erradicação de condilomas genitais. Isso pode acontecer porque a maioria dos tratamentos tópicos destrói a lesão, mas não consegue eliminar a infecção por HPV que está alojada na pele normal ao redor da lesão. Até que o sistema imunológico individual consiga clarear a infecção da região genital, novas lesões podem ocorrer.
- Durante os meses seguintes após o tratamento, se não forem detectados novos episódios de recorrência das lesões, diminui muito a chance de o paciente ter HPV suficiente para contágio. Entretanto, é impossível estabelecer exatamente quando não haverá mais esse risco de contágio.[12]

PREVENÇÃO

- A única maneira de eliminar totalmente a possibilidade de exposição à infecção por HPV (prevenção primária) é a abstinência sexual. Como isso não é factível, a outra maneira de evitar a infecção se constitui nas vacinas profiláticas.
- Os preservativos masculinos, apesar de apresentarem alto nível de proteção para outras ISTs, não oferecem proteção completa contra HPV. Isso porque a transmissão se dá por contato pele a pele, genital com genital, mãos com genital etc. Lesões no parceiro masculino, que não são cobertas pelo preser-

vativo, transmitem a infecção. Da mesma maneira, lesões na vulva e na vagina podem transmitir a infecção ao parceiro pelo contato mesmo usando o preservativo. Entretanto, em um amplo estudo realizado na Austrália, em uma clínica de DST, em quase 2 mil casos entre casos e controles, foi demonstrado que o uso rotineiro do preservativo masculino diminui significativamente o risco de adquirir condilomas acuminados em homens e mulheres.[12]

- Embora, em relação a transmissão o uso de preservativos ofereça apenas uma proteção parcial, na paciente portadora, tal uso tende a diminuir o tempo e aumentar a chance da eliminação (clareamento) viral. Também o uso do preservativo pode reduzir a chance de ocorrência de NIC e aumentar a possibilidade de regressão destas lesões.[15]

REFERÊNCIAS BIBLIOGRÁFICAS

1. Muñoz N et al. Epidemiologic classification of human papillomavirus associated with cervical cancer. N Engl J Med. 2003;348(6):518-27.
2. Parkin DM, Bray F. Vacuna. 2006;24(3):S11.
3. Munoz N et al. Vacuna. 2006;24(3):S1.
4. Bosch FX et al. J Natl Cancer Inst Monogr. 2003;31:3-13.
5. Greer CE et al. J Clin Microbiol. 1995;33;2058.
6. Trottier et al. Cancer epidemiol biomarkers Prev. 2009;18(3):854-62.
7. Cox T. 2008a. Disponível na Internet: http://cme.asccp.org/home/home.cfm (11 jul. 2025).
8. Stanley M. In: Monsonego J (ed). Emerging issues on HPV infections: from science to practice. Basel, Karger, 2006:34-43.
9. Syrjanen K, Syrjanen S. Epidemiology of human papillomavirus infections and genital neoplasia. Scand J Infect Dis Suppl. 1990;69:7-17.
10. Syrjanen S. PL7 Oral viral infections that could be transmitted oro-genitally. Oral Dis. 2006;12(1):2.
11. Ferenczy A. In: Monsonego J (ed). Emerging issues on HPV infections: from science to practice. Basel, Karger, 2006:178-83.
12. Winer RL et al. Condom use and the risk of genital human papillomavirus infection in young women. N Engl J Med. 2006;354:2645-54.
13. Solomon D, Papillo JL, Davey DD. For the cytopathology education and technology consortium (CETC). Statement on human papillomavirus DNA test utilization. Cancer Cytopathol. 2009a. Disponível na internet: www.colposcopia.org.br (11 Jul. 2025).
14. Lycke KD, Steben M, Garland SM, Woo YL, Cruickshank ME, Perkins RB, Bhatla N, Ryser MD, Gravitt PE, Hammer A; IPVS policy committee. An updated understanding of the natural history of cervical human papillomavirus infection-clinical implications. Am J Obstet Gynecol. 2025;232(5):453-460.
15. Shew ML, Fortenberry JD, Tu W, et al. Association of Condom Use, Sexual Behaviors, and Sexually Transmitted Infections With the Duration of Genital Human Papillomavirus Infection Among Adolescent Women. Arch Pediatr Adolesc Med. 2006;160(2):151-156.
16. Winer RL, Hughes JP, Feng Q, O'Reilly S, Kiviat NB, Holmes KK, Koutsky LA. Condom use and the risk of genital human papillomavirus infection in young women. N Engl J Med. 2006:22;354(25):2645-54.
17. Carvalho NS, Silva RJCD, Val ICD, Bazzo ML, Silveira MFD. Brazilian Protocol for Sexually Transmitted Infections 2020: human papillomavirus (HPV) infection. Rev Soc Bras Med Trop. 2021:17;54(1):e2020790.

CASO CLÍNICO

Paciente de 26 anos que se apresenta com queixa de verrugas genitais e corrimento sugestivo de vaginose bacteriana.

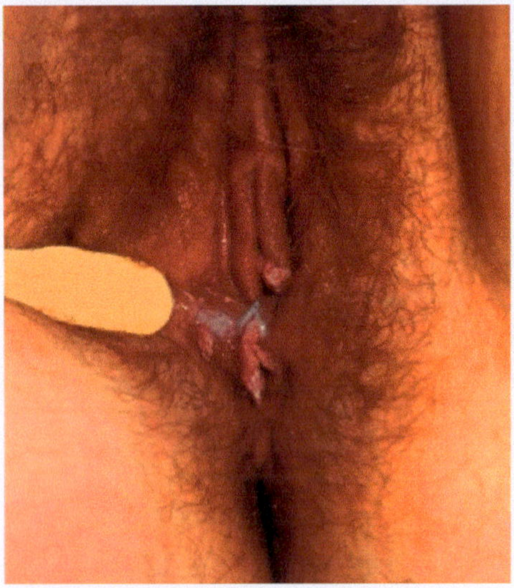

Fonte: Acervo de NS De Carvalho.

Qual a conduta inicial?

1. Colher citologia para exame de Papanicolaou.
2. Solicitar exames para outras DST (clamídia, gonococos, HIV).
3. Aplicar ATA 90% nas verrugas.
4. Instituir terapêutica para vaginose bacteriana.

QUESTÕES

1. Em paciente que apresenta condiloma vulvar que retornou após o tratamento inicial, assinale a alternativa que NÃO CORRESPONDE à recomendação de conduta.

a. Realizar biopsia.

b. Rever possibilidade de existência de outra ITS associada e, se for o caso, tratar.

c. Solicitar teste de HPV para tipo de baixo risco.

d. Em se tratando de lesão condilomatosa característica, avaliar a troca do método de tratamento.

2. Com relação aos tipos de HPV e a suas consequências, assinale a alternativa correta.
   a. A maioria dos condilomas é causada pelo tipo oncogênico 11.
   b. Os tipos de HPV de baixo risco são os mais prevalentes.
   c. As diferenças do DNA do HPV que determina o tipo de lesão que poderá se desenvolver no hospedeiro.
   d. A maioria dos canceres do colo do útero são causados pelos tipos 16,18, 51 e 52.

3. Com relação à infecção pelo HPV e o processo oncogênico, podemos dizer que:
   a. as neoplasias da vulva, diferentemente das do colo uterino, ocorrem 1 a 2 anos após o HPV de alto risco infectar esse local.
   b. persistência da infecção com os tipos de HPV 16 e 18 aumenta o risco para progressão e desenvolvimento das neoplasias do colo uterino.
   c. cerca de 90% das pessoas que apresentam teste HPV-DNA positivo conseguem negativar esses testes em 5 a 10 anos, uma resposta efetiva, porém, tardia do sistema imunológico.
   d. A negativação de um exame previamente positivo significa que o vírus foi completamente eliminado do organismo.

4. Com relação ao diagnóstico da infecção pelo HPV, assinale a alternativa INCORRETA.
   a. O diagnóstico por meio de visualização de lesões pode ocorrer em condilomas ou em lesões de NIC.
   b. A paciente com resultado de teste de HPV-DNA negativo não significa que tenha eliminado o vírus completamente.
   c. Em pacientes entre 20 e 25 anos, o teste de HPV-DNA deve ser indicado para o diagnóstico da infecção pelo HPV.
   d. Na infecção pelo HPV, pode aparecer um halo claro em torno no núcleo da célula infectada.

5. Com relação às formas de apresentação da infecção pelo HPV, assinale a alternativa correta.
   a. A forma clínica se apresenta como lesões de NIC.
   b. Na presença de teste de DNA-HPV positivo sem o aparecimento de lesões, define-se a forma latente.
   c. Na forma subclínica, há o aparecimento de condilomas menores que 1 cm.
   d. A forma subclínica indica a presença de condilomas em cavidades como vagina ou ânus.

CASO CLÍNICO

RESPOSTA

Alternativa **2**. Nesse caso, a conduta inicial é solicitar os exames para as outras infecções de transmissão sexual e, após a coleta, iniciar o tratamento para a vaginose bacteriana, a qual é, clinicamente, passível de suspeita pelo aspecto bolhoso do corrimento.

Após o tratamento da leucorreia, na conduta a seguir, colher exame de Papanicolaou e aplicar ATA nas lesões condilomatosas em concentrações superiores a 70%. Não é recomendado coleta de Papanicolaou quando existe quadro clínico de corrimento, pois, frequentemente, ocasiona alterações inflamatórias que dificultam a correta leitura das lâminas, o que gera resultados insatisfatórios ou inadequados. Nesse caso, após o tratamento da vaginose e da clamídia (que foi detectada pelo teste específico), o condiloma desapareceu espontaneamente, sem a necessidade de aplicação tópica de ATA.

QUESTÕES

RESPOSTAS

1. Alternativa **c**. A alternativa que não corresponde à recomendação de conduta em condiloma recidivante é solicitar teste de HPV-DNA para tipos de baixo risco, pois, certamente, resultará nos tipos 6 ou 11 e sem benefício prático. Por outro lado, solicitar biópsia para confirmar o diagnóstico, explorar a possibilidade de que outra infecção esteja associada e mantendo a recorrência são situações recomendadas.

2. Alternativa **c**. A maioria dos condilomas (90% deles) é causada pelo tipo 6, sendo que os tipos de HPV mais prevalentes são aqueles de alto risco, embora a maioria desses tenha comportamento de infecção transitória (semelhantes aos de baixo risco). Os HPVs mais prevalentes nos casos de câncer de colo uterino são os 16, 18 31 e 45 e não 51 e 52. As diferenças entre os pares de base que compõe o material genético (DNA) do core viral (interior do vírus) determinam seu tipo e quais lesões terão potencial de se desenvolver no hospedeiro.

3. Alternativa **b**. As neoplasias associadas com a infecção pelo HPV têm comportamento lento de cerca de 8 anos independentemente da topografia em que possam se localizar; e, quando ocorre a infecção pelo HPV, o hospedeiro, na maioria das vezes, consegue eliminar no período de 6 a 18, até 24 meses. Como sabemos, teste de HPV-DNA negativo não significa ausência viral, mas sim não detecção, pois, em algumas

situações, o vírus pode ainda estar presente em mínimas concentrações não detectáveis por meio do teste e, assim, o resultado mais adequado seria de "vírus não detectado". Para que possa ocorrer o processo oncogênico, existe a necessidade de vírus oncogênico e persistente e, sobretudo, os tipos 16 e 18.

4. Alternativa **b**. O diagnóstico clínico no qual existe a possibilidade de se visualizar as lesões pode ser feito no aparecimento de condilomas ou de lesões de neoplasia intraepitelial (NIC no caso do colo uterino). O diagnóstico citológico pode ser estabelecido mediante a visualização de NIC ou de efeito citopático, indicando a presença de HPV que se denomina "coilócito" como a evidência de um halo claro em torno do núcleo. Em pacientes abaixo dos 30 anos (segundo o recém-criado protocolo brasileiro, abaixo de 25 anos), não existe indicação de se solicitar o teste de HPV-DNA, pois a positividade será muito alta, sendo a maioria transitória. Em paciente com teste de DNA-HPV negativo, poderão existir pequenas quantidades virais em níveis não passiveis de detecção por meio da Biologia Molecular.

5. Alternativa **b**. A forma de apresentação clínica é definida como a presença de condilomas, sendo a subclínica com presença de lesões de NIC. Os condilomas sempre são evidência da forma clínica independentemente de seu tamanho e nunca se incluem na forma subclínica, que é característica das NICs. Na forma latente, há a detecção de DNA-HPV, mas sem evidência de lesões clínicas ou subclínicas.

12

Infecções por Clamídia e por *Mycoplasma genitalium*

Newton Sergio de Carvalho
Miguel Tilli

12.1

A *Chlamydia trachomatis* (CT) e o *Mycoplasma genitalium* (MG) fazem parte do grupo de agentes que, quando transmitidos por intermédio da relação sexual, se localizam no colo uterino, mais especificamente no epitélio glandular do colo do útero. Esse epitélio recobre o canal cervical e, portanto, esses agentes estão incluídos entre aqueles que podem causar infecção e inflamação desse tecido denominadas "endocervicite". Além desses dois agentes, outros também podem apresentar mecanismo patogênico semelhante, entre os quais ressaltamos a *Neisseria gonorrhoeae* (NG) que não está aqui detalhada em razão de menor prevalência em nosso meio, conforme mostram os estudos.

Dados preliminares de dois estudos de prevalência de agentes de cervicite entre gestantes, que analisaram amostras do canal endocervical por meio de PCR e coletadas em rotina de pré-natal, em duas cidades do Sul do Brasil, apontam para prevalência de CT entre 7,43% e 9,1% e para MG entre 6,4% e 8,78%, ao passo que, para a NG, baixa prevalência de 0% a 0,9% (Tabela 12.1.1).

A decisão de inserir informações sobre a CT e MG, neste capitulo, se baseou nos dados do Quadro 12.1.1.

Portanto, tratando-se de infecções que, em sua maioria, são assintomáticas, para se obter o diagnóstico etiológico adequado, idealmente deveriam ser utilizados os exames de Biologia Molecular que apresentam maior sensibilidade (teste de amplificação de ácido nucleico [NAAT, do inglês *nucleic acid amplification test*]). Entretanto, como em alguns locais essa metodologia não está disponível de forma ampla, uma alternativa é manter o foco nos dados epidemiológicos e nos fatores de risco. Assim, o não uso de preservativos, ter tido mais que dez parceiros ao longo da vida sexual ou mesmo acima de três parceiros no último ano ou, ainda, um parceiro recente (< menos

Tabela 12.1.1 – Prevalência de agentes de cervicite avaliados mediante PCR em gestantes assintomáticas durante a rotina de pré-natal, nas cidades de Curitiba e Joinville, no Sul do Brasil

Gestantes de Curitiba (N=220)		
Patógeno	Detectado N (%)	Não detectado N (%)
Chlamydia trachomatis	20 (9,1%)	200 (90,9%)
Neisseria gonorrhoeae	2 (0,9%)	218 (99,1%)
Mycoplasma genitalium	14 (6,4%)	206 (92,7%)
Trichomonas vaginalis	6 (2,7%)	214 (97,3%)
Gestantes de Joinville (N=148)		
	Detectado N (%)	Não detectado N (%)
Chlamydia trachomatis	11 (7,43%)	137 (92,57%)
Neisseria gonorrhoeae	0	148 (100%)
Mycoplasma genitalium	13 (8,78%)	135 (91,22%)
Trichomonas vaginalis	3 (2,03%)	145 (97,98%)

Fonte: Desenvolvida pela autoria.

Quadro 12.1.1 – Características e importância da CT e do MG em patologia do trato genital inferior

1. São agentes de pequena dimensão
2. Na maioria dos casos, causam infecções assintomáticas
3. Podem ser agentes provocadores de disbiose vaginal
4. Podem facilitar a manutenção de outras infecções como a do HPV
5. São agentes emergentes, considerados com prevalência crescente

CT: *Chlamydia trachomatis*; HPV: papilomavírus humano; MG: *Mycoplasma genitalium*.
Fonte: Desenvolvido pela autoria.

do que 3 meses) são citados. Inclusive a presença de vaginose bacteriana (VB) tem sido associada à presença de cervicite. Nesse contexto, uma sugestão de suspeitar de cervicite com base em dados epidemiológicos é mostrada na Figura 12.1.1, pela qual se observa que, em pacientes abaixo de 25 anos (alguns consideram 21 anos) com queixa de corrimento e apresentando acrescido ao menos um dos dados citados, a cervicite deve ser considerada.

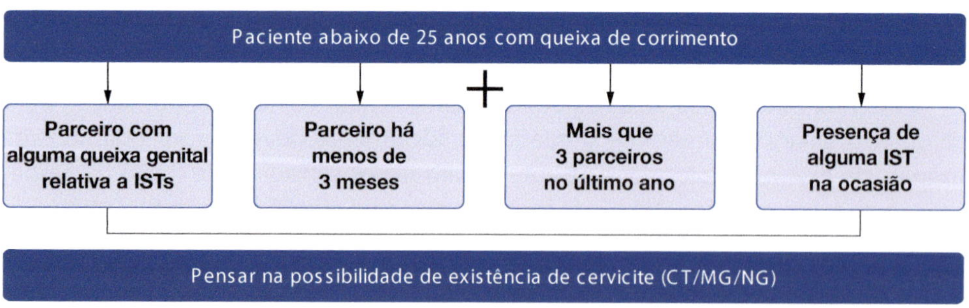

Figura 12.1.1 – Suspeita do diagnóstico de cervicite com base em dados epidemiológicos.
CT: *Clamidia trachomatis*; IST: infecção sexualmente transmissível; MG: *Micoplasma genitalium*; NG: *Neisseria gonorrhoeae*.
Fonte: Desenvolvida pela autoria.

12.2 | *Mycoplasma genitalium*

Miguel Tilli

INTRODUÇÃO E ASPECTOS MICROBIOLÓGICOS

Um dos temas mais controversos em relação a infecções não virais do trato genital inferior (TGI) são os micoplasmas já que, na maioria dos casos, trata-se de colonização, e não de infecção e/ou doença. As pesquisas atuais sobre o estudo do microbioma vaginal com base em Biologia Molecular têm revelado uma multiplicidade de micro-organismos presentes nesse nicho ecológico que sofre mudanças permanentes de acordo com múltiplos fatores do hospedeiro e seus hábitos. Lembrando que microbioma vaginal humano contém uma multiplicidade de espécies bacterianas e fúngicas, incluindo os membros da classe *Mollicutes*, ordem *Mycoplasmatales* (micoplasmas e ureaplasmas, embora a designação "micoplasma", às vezes, também seja usada para "ureaplasma").

O termo *mollicutes* é derivado do latim *mollis* (suave) e *cutes* (pele), e por causa de sua incapacidade de sintetizar peptidoglicanos. A ausência de parede celular explica muitas das características dos micoplasmas como sua insensibilidade aos antibióticos betalactâmicos que atuam nessa estrutura.

Sua presença, tanto qualitativa como quantitativa, na vagina e seu potencial patogênico são influenciados pela idade, por hormônios, atividade sexual e gravidez.

O *Mycoplasma hominis* foi isolado, em 1937, do trato genital humano, seguido, 17 anos depois, pelo *Ureaplasma urealyticum* e, 27 anos mais tarde, pelo *M. genitalium*.

Os micoplasmas são os menores micro-organismos de vida livre conhecidos (0,2 µm a 0,3 µm). Dizer "vida livre" refere-se a sua capacidade de crescer em meios de cultura, sem necessidade de uma célula hospedeira. Quanto a sua morfologia, por não terem parede celular, estão rodeados por uma membrana trilaminar e têm um genoma pequeno, reproduzem-se por fissão binária e comportam-se como oportunistas.

Outras diferenças na morfologia, tamanho do genoma, requisitos de esteróis e outras propriedades bioquímicas os dividem em famílias. Existem dois gêneros, *Mycoplasma* e *Ureaplasma*, que se diferenciam pela capacidade dos *Ureaplasma* de hidrolisar a ureia.

Além disso, nessa classe, existem inúmeras espécies que não são clinicamente relevantes na área genital.

No Quadro 12.2.1, descrevemos a taxonomia atual por classe, ordem, família, gênero e espécie desses micro-organismos.

Quadro 12.2.1 – Taxonomia dos *Micoplasmas* e *Ureaplasmas*

Classe	*Mollicutes*	
Ordem	*Micoplasmatales*	
Família	*Micoplasmataceae*	
Gênero	*Mycoplasma*	*Ureaplasma*
Espécie	*M. hominis* *M. genitalium*	*U. parvum* *U. urealyticum*

Fonte: Desenvolvido pela autoria.

Atualmente, mais de 200 espécies de micoplasmas são conhecidas, mas apenas seis delas podem colonizar o ser humano, cinco das quais se encontram exclusivamente no trato geniturinário.

Não ter parede bacteriana favorece seu pleomorfismo, pois pode apresentar-se em formas estruturais diferentes: esféricas; filamentosas; e em forma de pera.

A Figura 12.2.1 descreve a morfologia celular de micoplasmas em microscopia eletrônica.

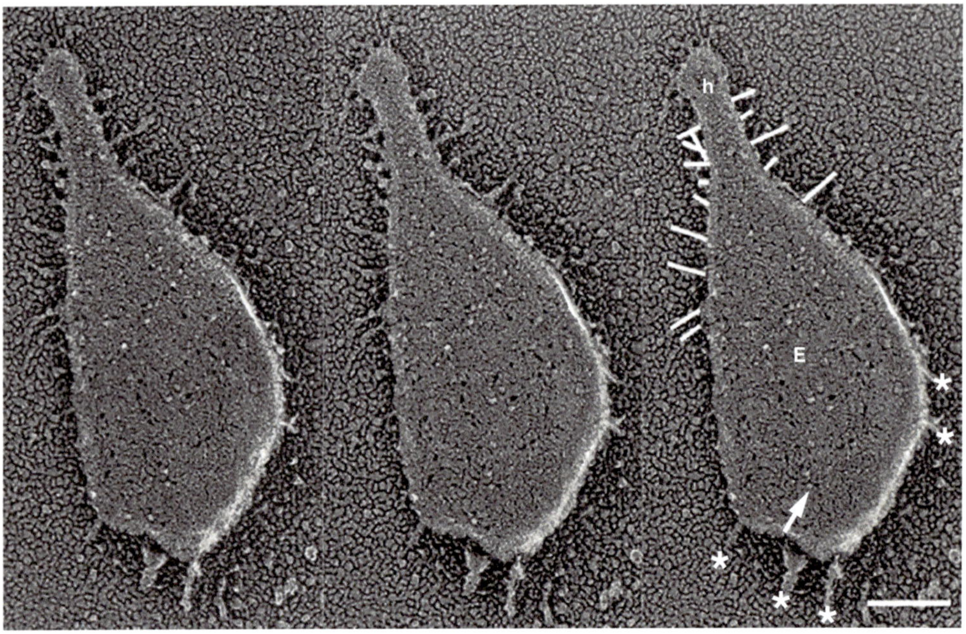

Figura 12.2.1 – Estrutura de um micoplasma (ME).
Fonte: Adaptada de Miyata M, Petersen JD. Spike structure at the interface between gliding Mycoplasma mobile cells and glass surfaces visualized by rapid-freeze-and-fracture electron microscopy. J Bacteriol. 2004;186(13):4382-6.

Ureaplasma spp. (*U. parvum* e *U. urealyticum*) e *M. hominis* podem ser isolados do trato genital da maioria dos adultos sexualmente ativos sem produzir sintomas ou patologia; 40% a 80% das mulheres são colonizadas por *Ureaplasma* spp. e 20% a 50% por *M. hominis*, com porcentagens menores em homens. Ou seja, fazem parte da microbiota normal de homens e mulheres, embora, em algumas situações especiais, possam estar associados a uma patologia.

Acredita-se que recém-nascidos colonizados por *M. hominis* e/ou *Ureaplasma* spp. tenham tido contato com esses micro-organismos durante a passagem pelo canal de parto uma vez que a colonização é menos frequente naqueles nascidos por cesariana, embora a exposição intrauterina também possa ocorrer. A colonização neonatal é transitória e a proporção de bebês colonizados diminui ao longo do tempo. Mais tarde, na puberdade e, especificamente, com o início das relações sexuais, tanto homens como mulheres serão colonizados por esses micro-organismos.

Diferentemente dos anteriores, *Mycoplasma genitalium* (MG) é um patógeno primário e está associado à cervicite em mulheres e à uretrite em homens. Foi identificado em 1981 e, agora, a infecção causada por ele é considerada uma infecção sexualmente transmissível (IST) emergente. Sua frequência nos âmbitos global e regional como patógeno causador de ISTs ainda não é bem-conhecida, principalmente em virtude da dificuldade de sua detecção. Desde 2015, ele foi classificado pela Organização Mundial da Saúde (OMS) como um patógeno emergente sexualmente transmissível cuja importância tem crescido ao longo dos anos. Esse micro-organismo está relacionado ao desenvolvimento de síndromes urogenitais em mulheres (corrimento vaginal, dor abdominal baixa, infertilidade e aborto espontâneo) e síndrome uretral em pacientes do sexo masculino (uretrite não gonocócica [UNG]).

A transmissão ocorre principalmente pelo contato com mucosas. O contato orogenital é o que menos contribui para a transmissibilidade. A transmissão vertical pode ocorrer e o MG foi detectado no trato respiratório e na conjuntiva do recém-nascido (RN), com uma taxa de transmissão de 10,5%.

MANIFESTAÇÕES CLÍNICAS

Estima-se que o MG seja um dos micro-organismos mais frequentemente associados a infecções do trato genital, com prevalência em homens com uretrite de até 30% a 40%. Em clínicas de IST, a prevalência de infecção cervical assintomática é estimada entre 40% e 75%.

Os sintomas estão relacionados à infecção cervical e uretral e incluem alterações como corrimento vaginal (< 50%), disúria ou urgência (30%) e metrorragia ou sangramento pós-coito. As infecções retais e faríngeas, geralmente, são assintomáticas. De Carvalho *et al.* definem o MG como um agente "furtivo e assintomático", porém com grande potencial patogênico e de resistência.

Gaydos CA *et al.*, ao estudar a etiologia da cervicite usando testes biomoleculares, encontraram prevalência de 11% de *C. trachomatis*, 4,6% de *N. gonorrhoeae* e 14% de MG.

Em relação à infertilidade, o *M. genitalium* foi encontrado no canal cervical em 19,6% de todas as pacientes inférteis e em apenas 4,4% das pacientes férteis. Além disso, o MG foi isolado no canal cervical de 29% dos pacientes com infertilidade de causa inexplicada.

Uma metanálise recente revelou que a infecção por *Mycoplasma genitalium* foi significativamente associada a um risco aumentado de cervicite (OR: 1,66; IC 95%: 1,35 a 2,04), doença inflamatória pélvica (DIP) (OR: 2,14; IC 95%: 2,19 a 2,41) e herpes-vírus genital simples (OR: 1,78; IC 95%: 1,73 a 2,08). %: 1,31 a 3,49), parto prematuro (OR: 1,89; IC 95%: 1,25 a 2,85) e aborto espontâneo (OR: 1,82; IC 95%: 1,10 a 3,03). O risco de infertilidade foi igualmente alto (OR: 2,43; IC 95%: 0,93 a 6,34). Os autores sugeriram que a triagem de *M. genitalium* em mulheres sintomáticas de alto risco seria justificada.

Por outro lado, *M. hominis* e *Ureaplasma* spp., em algumas situações, têm sido associados a diversas infecções do trato geniturinário e a complicações durante a gravidez. Entretanto, o verdadeiro papel desses micro-organismos nessas doenças tem sido difícil de definir com precisão porque:

- muitos adultos saudáveis assintomáticos apresentam colonização geniturinária por *M. hominis* e *Ureaplasma* spp.;
- esses micoplasmas raramente são os únicos micro-organismos isolados em amostras geniturinárias; por isso, muitas vezes, é difícil distinguir se são patógenos causadores ou simplesmente colonizados, principalmente associados à vaginose bacteriana (VB);
- estudos publicados sobre a patogenicidade desses micro-organismos geralmente apresentam limitações importantes;
- a detecção desses micro-organismos tem sido tradicionalmente difícil e complexa.

Em que pesem esses esclarecimentos iniciais, importante dizer que esses micro-organismos têm sido associados, na literatura, às seguintes entidades:

1. VB: foi sugerido que *M. hominis* atua em simbiose com outros patógenos presentes na VB, como *Gardnerella vaginalis*. Entretanto, estudos conduzidos ao longo de vários anos em diferentes países produziram resultados contraditórios quanto à relevância de *M. hominis* na VB, e o exame detalhado do microbioma vaginal ainda não forneceu uma resposta definitiva.
2. DIP: o papel é controverso porque testes sorológicos, culturas de trompas de Falópio e estudos em primatas não apoiam uma relação causal de ureaplasmas como o único patógeno na DIP.
3. Cervicite: nem *M. hominis* nem *Ureaplasma* spp. causam cervicite e não há dados conclusivos sobre esse assunto.
4. Uretrite: *Ureaplasma* spp. foi associado à UNG em homens em alguns estudos. Em contraste, não há evidências de associação de *M. hominis* com essa entidade.
5. Infecção do trato urinário: em mulheres, não há evidências de que *M. hominis* seja a causa da síndrome uretral, embora os ureaplasmas possam estar envolvidos, ainda não há dados conclusivos sobre o assunto.
6. Infecção intra-amniótica e complicações na gravidez: *M. hominis* e *Ureaplasma* spp. foram encontrados com frequência e em altas cargas bacterianas no líquido amniótico de mulheres em trabalho de parto prematuro, ruptura prematura de membranas em gestações a termo e prematuras, baixo peso ao nascer, aborto espontâneo e natimorto. Entretanto, ainda é controverso se esses organismos são causais uma vez que as taxas de colonização de *Ureaplasmas* e *M. hominis* são altas na população normal de mulheres grávidas. Um fator adicional que não está claro é o papel desempenhado por outros micro-organismos, como os causadores da VB, que poderiam, juntamente com os micoplasmas genitais, ser a verdadeira causa das complicações na gravidez.
7. Infertilidade: o papel desses micro-organismos na infertilidade feminina também é altamente controverso e nenhuma relação causal foi demonstrada de forma convincente. Em um estudo, as taxas de colonização foram maiores em mulheres inférteis do que em mulheres férteis, mas não pareceram afetar as taxas de gravidez com fertilização *in vitro*.

8. Bacteremia pós-parto e pós-aborto: tanto *M. hominis* como *Ureaplasma* spp. podem ser detectados em hemoculturas de mulheres com febre pós-parto ou pós-aborto.
9. Infecção neonatal: esses micro-organismos têm sido associados à bacteremia em neonatos, doença pulmonar e meningoencefalite.

Em nossa prática, muitos profissionais solicitam a investigação rotineira desses micro-organismos em estudos microbiológicos em pacientes com sintomas clínicos de vulvovaginite e/ou cervicite, mas consideramos, com base em recomendações internacionais, sua pesquisa sendo desnecessária, exceto a de MG. A detecção e o tratamento da colonização tanto por *M. hominis* como por *Ureaplasma* spp. também geram custos para o sistema de Saúde e seu tratamento não é isento de riscos (efeitos adversos, reações alérgicas, possível indução de resistência a outros patógenos e desenvolvimento de candidíase vulvovaginal recorrente), além de conflitos dentro do casal.

As recomendações de especialistas da União Internacional Contra Infecções Sexualmente Transmissíveis (IUSTI), publicadas, em 2018, em um artigo, com bibliografia de apoio, esclarecem que a maioria dos homens e de mulheres colonizados por *M. hominis*, *U. urealyticum* e *U. parvum* não desenvolve a doença e que apenas uma pequena proporção de UNG em homens poderia ser causada por *U. urealyticum* com alta carga bacteriana.

Com base nisso, testes de rotina e/ou tratamento desses micoplasmas genitais não eram mais recomendados. Eles argumentam que, nesses casos, os tratamentos costumam ser prolongados e múltiplos porque esses micro-organismos são difíceis de erradicar (fazem parte da microbiota vaginal normal e costumam promover a recolonização local após o tratamento), o que pode gerar, entre outros efeitos indesejáveis, o desenvolvimento de resistência aos antimicrobianos e efeitos adversos de seu uso.

É um tema que, ainda hoje, gera polêmica, principalmente em especialidades como Obstetrícia e Infertilidade. Estudos mais bem-elaborados são necessários para fornecer informações precisas e definitivas.

DIAGNÓSTICO

Com relação ao *M. genitalium*, os únicos métodos úteis para diagnóstico são os testes de amplificação de ácido nucleico com equipamento validado. Embora seja possível cultivá-lo, seu desenvolvimento é muito lento, difícil e pouco sensível. As amostras clínicas são as usuais em casos de infecções genitais: primeira porção de urina para homens; *swab* vaginal; e *swab* anorretal nos casos em que for detectada proctite. Em casos positivos, a sensibilidade aos macrolídeos deve ser determinada por métodos de Biologia Molecular, para detectar mutações que conferem resistência.

O rastreamento de mulheres e de homens assintomáticos e testes extragenitais para investigar MG não são recomendados.

Vale ressaltar que, no Brasil, apenas alguns centros de diagnóstico dispõem de técnicas biomoleculares para detecção desse patógeno.

TRATAMENTO

Lembrar que o *M. genitalium* não tem parede celular e os antibióticos que visam terapeuticamente a inibição de sua biossíntese, como os ß-lactâmicos, são ineficazes. Por sua vez, em virtude de altas taxas de resistência aos macrolídeos com falhas terapêuticas, o uso de azitromicina em dose única também não é recomendado.

A terapia é focada em duas etapas, idealmente com um antibiograma que relata resistência aos macrolídeos. A doxiciclina é recomendada como terapia empírica inicial, o que reduz a carga microbiana, seguida de azitromicina em altas doses em MG sensível para, dessa forma, eliminar os micro-organismos que restaram. O moxifloxacino é indicado para infecções por MG resistentes a macrolídeos.

Os esquemas propostos pelo Center of Disease Control and Prevention (CDC) (2021) são detalhados a seguir.

Testes de sensibilidade a macrolídeos disponíveis.

- Sensível aos macrolídeos:

  Doxiciclina 100 mg via oral (VO), 2 vezes/dia, por 7 dias, seguida de azitromicina 1 g VO na dose inicial, seguida de 500 mg VO, diariamente, por 3 dias adicionais (2,5 g no total).

- Resistente a macrolídeos:

  Doxiciclina 100 mg VO, 2 vezes/dia, durante 7 dias, seguida de moxifloxacino 400 mg VO, 1 vez/dia, durante 7 dias.

  Não há disponibilidade para realizar testes de sensibilidade a macrolídeos.

  Doxiciclina 100 mg VO, 2 vezes/dia, durante 7 dias, seguida de moxifloxacino 400 mg VO, 1 vez/dia, durante 7 dias.

  Em caso de infecções complicadas (DIP), pode ser indicado moxifloxacino 400 mg VO, 1 vez/dia, e o tratamento se estender por 14 dias.

Até o momento, as diretrizes de tratamento da MG não recomendam testes de cura.

Os parceiros sexuais devem ser examinados para MG e outras ISTs prevalentes e tratados independentemente dos resultados dos testes.

Não está claro qual regime seria melhor para mulheres grávidas, no entanto deve-se observar que tanto a doxiciclina como a moxifloxacina são contraindicadas.

O mesmo tratamento é recomendado para pacientes com o vírus da imunodeficiência humana (HIV).

BIBLIOGRAFIA CONSULTADA

- De Carvalho NS, Palú G, Witkin SS. Mycoplasma genitalium, a stealth female reproductive tract. Eur J Clin Microbiol Infect Dis. 2020;39(2):229-34. doi: 10.1007/s10096-019-03707-8.
- Gaydos C, Maldeis NE, Hardick A, Hardick J, Quinn TC. Mycoplasma genitalium as a contributor to the multiple etiologies of cervicitis in women attending sexually transmitted disease clinics. Sex Transm Dis. 2009;36(10):598-606.
- Grześko J, Elias M, Maczyńska B, Kasprzykowska U, Tłaczała M, Goluda M. Occurrence of mycoplasma genitalium in fertile and infertile women. Fertil Steril. 2009;91(6):2376-80.

- Horner P et al. Should we be testing for urogenital mycoplasma hominis, ureaplasma parvum and ureaplasma urealyticum in men and women? A position statement from the European STI Guidelines Editorial Board. J Eur Acad Dermatol Venereol. 2018;32(11):1845-51.
- Jensen JS, Bradshaw C. Management of mycoplasma genitalium infections - can we hit a moving target? BMC Infect Dis. 2015;15:343.
- Jensen JS, Cusini M, Gomberg M, Moi H, Wilson J, Unemo M. 2021 European guideline on the management of mycoplasma genitalium infections. J Eur Acad Dermatol Venereol. 2022;36(5):641-50.
- Johansson KE, Pettersson B. Taxonomy of mollicutes. In: Razin S, Herrmann R (eds.). Molecular biology and pathogenicity of mycoplasmas, kluwer academic/plenum, New York; 2002:1-30.
- Lis R, Rowhani-Rahbar A, Manhart LE. Mycoplasma genitalium infection and female reproductive tract disease: a meta-analysis. Clin Infect Dis. 2015;61(3):418-26.
- Miyata M, Petersen JD. Spike structure at the interface between gliding Mycoplasma mobile cells and glass surfaces visualized by rapid-freeze-and-fracture electron microscopy. J Bacteriol. 2004;186(13):4382-6.
- Plummer EL et al. Are Mycoplasma hominis, ureaplasma urealyticum and ureaplasma parvum associated with specific genital symptoms and clinical signs in nonpregnant women? Clin Infect Dis. 2021;73(4):659-68.
- Taylor-Robinson D. Mollicutes in vaginal microbiology: mycoplasma hominis, ureaplasma urealyticum, ureaplasma parvum and mycoplasma genitalium. Res Microbiol. 2017;168(9-10):875-81.
- Workowski KA, Bachmann LH, Chan PA, Johnston CM, Muzny CA, Park I et al. Sexually transmitted infections treatment guidelines, 2021. MMWR Recomm Rep. 2021;70(4):1-187.
- Marrazzo JM, Wiesenfeld HC, Murray PJ, Meyn L, Krohn M, Hillier SL et al. Risk factors for cervicitis among women with bacterial vaginosis. The Journal of Infectious Diseases. 2006;193(5):617-24.

12.3 | *Chlamydia trachomatis*

Newton Sergio de Carvalho

A *Chlamydia trachomatis* (CT) é uma bactéria Gram-negativa parasitária obrigatória das células eucarióticas. É considerada a bactéria de maior prevalência entre as infecções de transmissão sexual. Tem duas formas de apresentação, sendo a de corpos elementares (CE) a infectante, resistente e que sobrevive no meio extracelular; e a segunda, denominada "corpos reticulares" (CR), é a forma proliferativa. Existem vários serotipos (serovars), e alguns são responsáveis pelo tracoma e outros, pelo linfogranuloma venéreo, mas a maioria deles responde por infecções genitais ou de vias aéreas. Na área genital, pode provocar uretrite em homens e uretrite, vaginite, salpingite e endometrite em mulheres. Pode também ser transmitida por sexo oral. Quando infecta a gestante, pode provocar pneumonia e/ou conjuntivite perinatal, além de prematuridade e baixo peso do recém-nascido (RN).

Quanto à cervicite, é de fundamental importância que, associada com as sequelas dessa infecção, pode ocorrer a infertilidade que, por sua vez, se trata da principal causa desse problema em nosso meio. Além disso, as cicatrizes e sequelas tubárias provocadas pela infecção são a principal causa de gestação ectópica. Embora de menor prevalência entre as sequelas, também a dor pélvica crônica pode se associar e é situação de difícil resolução.

No Brasil, não há um acompanhamento efetivo do Ministério da Saúde da prevalência desse agente, pois a cervicite não é considerada uma doença de notificação compulsória, nem tampouco são solicitados exames a pacientes assintomáticas na rotina. Assim, a prevalência tem sido observada apenas por intermédio de estudos pontuais. Em nosso meio, acompanhando uma corte de pacientes entre 15 e 25 anos, de 2005 a 2009, com coletas cervicais pela técnica de PCR, encontramos prevalência inicial na primeira coleta (ano de 2005) de 9,58%. Considerando os casos diagnosticados e tratados e os casos adquiridos no decorrer do tempo de estudo, ao final de 2009, os dados cumulativos mostraram que cerca de 25% das pacientes haviam tido infecção cervical pela CT. Também em nosso meio, Piazzeta & De Carvalho, quando avaliaram pacientes incluídas no projeto da vacina quadrivalente contra o papilomavírus humano (HPV), encontraram a prevalência de 10,7% nessa população, ressaltando que, para as participantes abaixo dos 20 anos, essa prevalência foi o dobro do que para aquelas acima dessa idade.

CLÍNICA

Na maioria dos casos, a infecção é assintomática e, quando apresenta sintomas, estes podem ser causados pelo próprio agente ou ser consequência da associação com disbiose vaginal, podendo provocar corrimento ou VB. Alguns sintomas podem alertar para a presença de infecção pela CT, entre eles:

- corrimento genital, sobretudo em adolescentes;
- sangramento entre os períodos menstruais ou após as relações sexuais;
- dor ou leve desconforto na região baixa do abdome;
- sensação de ardência ou desconforto ao urinar;
- prurido ou sensação de ardência em região genital;
- dados epidemiológicos sugestivos dessa infecção podem ser observados no Quadro 12.1.1, sobretudo em pacientes abaixo de 21 com queixa de corrimento.

Embora, na sua maioria, se tratem de sintomas inespecíficos, podendo se associar com qualquer um dos agentes que causem cervicite, devem chamar atenção para que sejam esclarecidos, pois, com o diagnóstico e tratamento precoce, podemos evitar as complicações importantes, como esterilidade e gestação ectópica. Importante ressaltar que pacientes adolescentes com queixas de leve sangramento pós-menstrual e cólicas uterinas interpretadas como sangramento "de escape" e "dismenorreia" devem ser investigadas para eventual possibilidade de cervicite ou mesmo associada com doença inflamatória pélvica "silenciosa".

DIAGNÓSTICO LABORATORIAL

Com relação aos métodos para evidenciar a presença de CT, embora vários deles fossem utilizados no passado, atualmente as provas de Biologia Molecular (teste de amplificação de ácido nucleico [NAAT, do inglês *nucleic acid amplification test*]) são as indicadas. A cultura em células McCoy é procedimento demorado e dispendioso e apenas utilizado em alguns tipos de trabalhos científicos; e a imunofluorescência direta, pela menor sensibilidade, tem sido abandonada.

O diagnóstico pela Biologia Molecular é utilizado por meio de PCR em que o agente ou fragmento do agente é amplificado muitas vezes e, dessa forma, pode ser coletado material da cérvice, mas também da vagina, da uretra ou urina ou do ânus. Idealmente, é realizada a coleta em local onde ocorrem os sintomas ou, nas assintomáticas, preferencialmente na cérvice por apresentar maior sensibilidade quando coletada neste local. Alguns referem que a coleta da urina apresenta sensibilidade semelhante, embora discutível. Interessante que a coleta vaginal propicia, inclusive, a autocoleta (simple-2 test), aprovada nos Estados Unidos, mas ainda não disponível em nosso meio.

O material pode ser coletado por meio de um *swab* cervical ou vaginal. Outra opção seria utilizar o material da cérvice na coleta da citologia oncótica (exame de Papanicolaou), o qual também possibilita a realização do teste de HPV-DNA para diagnóstico dos tipos virais de HPV (genotipagem), se indicado. Por meio dessa coleta, o material é depositado em meio líquido (PreservCyt), que contém produtos antibacterianos e preservante das células. O material pode ser transportado até o laboratório e processado pela metodologia Thin Prep (Hologic) ou outra similar . Esse líquido preservante, que contém o material da coleta, ficará depositado no laboratório durante no mínimo 3 meses, e é possível pesquisar CT ou qualquer outro agente (mesmo o teste de HPV-DNA) posteriormente ao resultado da citologia oncótica (Papanicolaou). Essa metodologia é tida por alguns como possivelmente de menor sensibilidade em comparação à coleta pelo *swab*, mas o assunto ainda é discutível. A pesquisa de CT por PCR pode ser realizada isoladamente ou por PCR multiplex em painéis, sendo mais comum pesquisar junto com a *Neisseria gonorrhoeae* (NG) ou com painéis mais abrangentes e incluir a pesquisa de *Mycoplasma genitalium* (MG).

RASTREAMENTO

Rastrear significa utilizar uma rotina laboratorial periodicamente para diagnosticar determinada doença em uma população assintomática. Algumas infecções sexualmente transmissíveis (ISTs) como HIV e lues já têm o rastreamento como rotina mundial bem-estabelecida, entretanto outras são dependentes dos serviços de Saúde de cada país.

Assim, de acordo com o Center of Disease Control and Prevention (CDC), o rastreamento anual da CT, nos Estados Unidos, é direcionado, na rotina, para mulheres sexualmente ativas com idade < 25 anos, ou mulheres com mais idade que tenham maior risco de ISTs (idade ≥ 25 anos com novo parceiro sexual, mais do que um parceiro, um parceiro sexual com parceiros simultâneos ou um parceiro sexual portador de uma IST). No Brasil, o rastreamento para CT apresenta as mesmas indicações do CDC e em gestantes com idade igual ou abaixo dos 30 anos, na primeira consulta do pré-natal, segundo portaria do Ministério da Saúde de abril de 2021. O Ministério da Saúde do Brasil vem realizando estudos para definir novas diretrizes.

Importante ressaltar que a infecção pela CT tem se associado com infecção pelo HPV de alto risco e, inclusive, pode interferir negativamente no quadro, favorecendo sua persistência. Também existem estudos mostrando associação com a vaginose bacteriana (VB). Portanto, essas situações poderiam ser sugestivas para investigar CT. Inclusive a associação da CT com a infecção pelo HPV pode incentivar o seu mecanismo oncogênico.

TRATAMENTO

O tratamento padrão recomendado pelo Ministério da Saúde do Brasil e nos Estados Unidos por intermédio do CDC é:

1. Azitromicina 500 mg, 2 comprimidos, VO, dose única (incluir parceria);
2. Doxiciclina 100 mg, VO, 2 vezes/dia, por 7 dias (contraindicado em gestantes, caso em que se opta pela azitromicina 1 g DU ou amoxicilina 500 mg, 3 vezes/dia, por7 dias).

   Obs.: o CDC sugere o esquema 2 como preferencial e o 1 como alternativo.

   Durante muito tempo, o tratamento padrão para a infecção genital pela CT foi de 1 g de azitromicina, em dose única, para o casal. Entretanto, esse esquema tem passado por várias críticas, sobretudo porque:

   - não é infrequente que à CT possa estar associada a infecção pelo MG que é altamente resistente a esse esquema (cerca de 60% de resistência) e
   - comparativamente à doxiciclina, vários estudos têm demonstrado menor eficácia da azitromicina, sobretudo quando usada em dose única.

Portanto, nossa preferência para o tratamento da infecção genital pela CT tem recaído no uso da doxiciclina conforme o esquema 2. Em um estudo, foi observada a taxa de cura de 82% com o uso de azitromicina contra 97% com o de doxiciclina. Nesse estudo, Craig *et al.* questionam se é hora de mudar da azitromicina para a doxiciclina para tratar infecções genitais por clamídia em mulheres e respondem positivamente em suas conclusões. A terapia de dose única com azitromicina deve estar sempre disponível para certas pessoas intolerantes a medicações ou terapia de vários dias. Pessoas com teste positivo para CT devem ser aconselhadas a se abster de contato sexual durante o tratamento e até 7 dias depois de seu término e da resolução dos possíveis sintomas, uma vez que a CT faz ciclo celular e poderia reinfectar os pacientes. Nos pacientes com positividade para a CT, é importante pesquisar outras ISTs e, se apresentarem muco cervical purulento, deve-se tratá-lo concomitantemente à NG. Recomenda-se, nesses casos, fornecer informações verbais e escritas às pacientes e fazer testagem para outras ISTs causadoras de cervicite, além de testes bioquímicos pesquisando lues, HIV e hepatites, entre outras. As parcerias sexuais devem receber aconselhamento e fazer testagem para as ISTs e tratamento para infecção por CT e outras, quando necessário. As parcerias sexuais dos 6 meses anteriores ao início dos sintomas ou do diagnóstico devem idealmente ser avaliadas, testadas e tratadas quando for o caso.

Os casos de CT urogenital ou mesmo retal e não complicada não apresentam a recomendação de controle de cura quando tratados com medicação de 1ª linha. Como rotina, o controle de cura é recomendado em tratamentos de gestantes quando os sintomas persistirem ou em infecções complicadas (pacientes imunossuprimidos, casos de salpingite ou cronificadas). Quando indicado, o teste de controle de cura deve ser realizado 4 semanas após a conclusão da terapia e por meio de NAAT. Para detectar reinfecção, quando suspeita, pode ser oferecido novo teste após 3 a 6 meses para mulheres e homens jovens (menores de 25 anos de idade) que apresentaram resultado positivo para CT e dentro do grupo epidemiológico de risco.

BIBLIOGRAFIA CONSULTADA

- De Carvalho NS, Eleutério Junior J, Travassos AG, Santana LB, Miranda AE. Brazilian protocol for sexually transmitted infections, 2020: infections causing vaginal discharge. Rev Soc Bras Med Trop. 2021;54(1):e2020593.
- De Carvalho NS et al. Incidence of CT and NG among 292 young women: evaluation of cumulative data on 2004 to 2005 period, in preparing; 2005.
- LeFevre ML, US preventive services task force. Screening for chlamydia and gonorrhea: U.S. Preventive Services Task Force recommendation statement. Ann Intern Med. 2014;161:902-10.
- Miranda AE, Silveira MFD, Pinto VM, Alves GC, Carvalho NS. Brazilian protocol for sexually transmitted infections, 2020: infections that cause cervicitis. Rev Soc Bras Med Trop. 2021;54(1):e2020587.
- Piazzetta RC, de Carvalho NS, de Andrade RP, Piazzetta G, Piazzetta SR, Carneiro R. Prevalência da infecção por Chlamydia trachomatis e Neisseria gonorrhoeae em mulheres jovens sexualmente ativas em uma cidade do Sul do Brasil [Prevalence of Chlamydia trachomatis and Neisseria gonorrhoeae infections in sexual actives young women at a southern Brazilian city]. Rev Bras Ginecol Obstet. 2011;33(11):328-33.

QUESTÕES

1. Na endocervicite, qual das alternativas seguintes representa uma condição com a maior chance de ser encontrada em paciente com diagnóstico de clamídia?

a. Colo padrão.

b. Presença de conteúdo purulento no colo.

c. Sorologia positiva para IgM.

d. Laudo de exame de Papanicolaou hipotrófico.

2. Para o diagnóstico de endocervicite, o ideal seria a solicitação de exame de PCR, entretanto, na indisponibilidade deste, poderemos suspeitar com base nos dados epidemiológicos. Em caso de paciente com 18 anos com queixa de corrimento, qual das alternativas seguintes NÃO CORRESPONDE ao dado epidemiológico positivo?

a. Parceiro com queixa de secreção uretral.

b. Paciente com mais que 3 parceiros no último ano.

c. Paciente imunossuprimida.

d. Paciente com parceiro atual há 2 meses.

3. Qual das situações seguintes não tem sido associada com o *Mycoplasma genitalium*?

a. Uretrite.

b. Gastroenterite neonatal.

c. Infertilidade.

d. Doença inflamatória pélvica.

4. Qual dos esquemas terapêuticos seguintes é o mais indicado para cervicite por *Mycoplasma genitalium*, em que não se conseguiu realizar o teste de resistência a macrolídeos?

a. Doxicilicna + moxifloxacina.

b. Doxiciclina + azitromicina.

c. Azitromicina isolada, por 7 dias.

d. Doxiciclina + minociclina.

RESPOSTAS

1. Alternativa **a**. No diagnóstico de clamídia, lembrar que a imensa maioria das pacientes é assintomática e apresenta o colo uterino padrão (normal). O muco purulento, se existir, é suspeita de gonorreia e a atrofia genital não se associa com a clamídia. A sorologia, em grande parte dos casos, não se positiva ou demora para se positivar e o IgM desaparece rapidamente.

2. Alternativa **c**. Embora a imunossupressão seja facilitadora da ocorrência de infecções, no geral não existe associação como dado epidemiológico para realizar o diagnóstico de clamídia, diferente das demais alternativas nas quais, sim, existe.

3. Alternativa **b**. Quando ocorre na gestação, o *Mycoplasma genitalium* pode cursar com alterações no curso desta, como parto prematuro, abortamento etc. ou contaminar o RN. No RN, podem ocorrer pneumonite, otite e, mais raramente, até mesmo encefalite, mas não existe descrição de gastroenterite. As demais alternativas refletem quadros de associação com essa infecção.

4. Alternativa **a**. Para o caso de *Mycoplasma genitalium* existente, mas sem o teste de resistência aos macrolídeos, a conduta é o esquema com doxiciclina associada com a moxifloxacina. As demais alternativas estão incorretas.

13

Vulvovaginites Recorrentes

Jack David Sobel
Betsy Foxman
Newton Sergio de Carvalho

13.1

Os termos "corrimento vaginal", "vaginite", "vulvovaginite", "vaginose", "colpite", "leucorreia" e talvez outros aqui não mencionados representam algum fluxo eliminado pelo canal vaginal, às vezes associado a outros sintomas genitais como ardência, prurido ou mau odor.

Pacientes com queixa de fluxo vaginal, às vezes acompanhado de outros sintomas, são consideradas entre as queixas mais comuns na consulta ginecológica, que motivam 4,46 milhões de idas a consultórios nos Estados Unidos, em 2006, segundo o Center of Disease Control and Prevention (CDC). Além da frequência, esse fluxo vaginal apresenta importância porque pode interferir na qualidade de vida das mulheres acometidas.

Esse evento, em uma porcentagem significativa, de mulheres pode representar uma situação normal e fisiológica, apenas com aumento da umidade genital. Lowe *et al.*, analisando, por meio de PCR, o conteúdo vaginal de 514 mulheres com esse sintoma, não encontraram, em 26% dos casos, infecções associadas e consideraram a situação normal. No entanto, na maioria dessas situações, podemos encontrar alguma anormalidade nas estruturas genitais. Agentes infecciosos, como *Trichomonas vaginalis* (TV), que é sexualmente transmissível, pode causar essas alterações em decorrência de sua patogenicidade, pela sua atuação como agente primário. Por outro lado, outros agentes podem não estar associados à sintomatologia específica, mas podem alterar o meio ambiente vaginal (disbiose) e, secundariamente, causar essa sintomatologia. Entre esses agentes, aqueles associados às cervicite devem ser considerados. A hipótese de que a infecção pelo papilomavírus humano (HPV) aumenta a diversidade bacteriana vaginal, de modo a propiciar uma microbiota vaginal diferencialmente alterada, foi demonstrada por Santella que comparou mulheres com e sem infecção pelo HPV. Outras situações como o pico de hormônio luteizante (LH) no meio do ciclo menstrual, relação sexual, presença de epitélios endocervicais ectópicos, ou evento com grande aumento de lactobacilos, como se observa na vaginose citolítica, não são consideradas patológicas, mas podem desencadear aumento do fluxo. Finalmente, embora ainda com definições nebulosas, pode-se encontrar citações do corrimento associado a situações ambientais, em que absorventes externos ("protetores diários"), roupas justas, dietas açucaradas e duchas vaginais podem estar implicados. Essas prováveis causas de corrimento e sintomas associados são mostrados na Figura 13.1.1.

1. Agente patológico primários = TV.
2. Agentes patológicos que podem causar disbiose = HPV/*Chlamydia trachomatis*, eventualmente *Mycoplasma genitalium*.
3. Situações fisiológicas = ectopia, vaginose citológica, meio do ciclo menstrual.
4. Outros (situações ambientais).

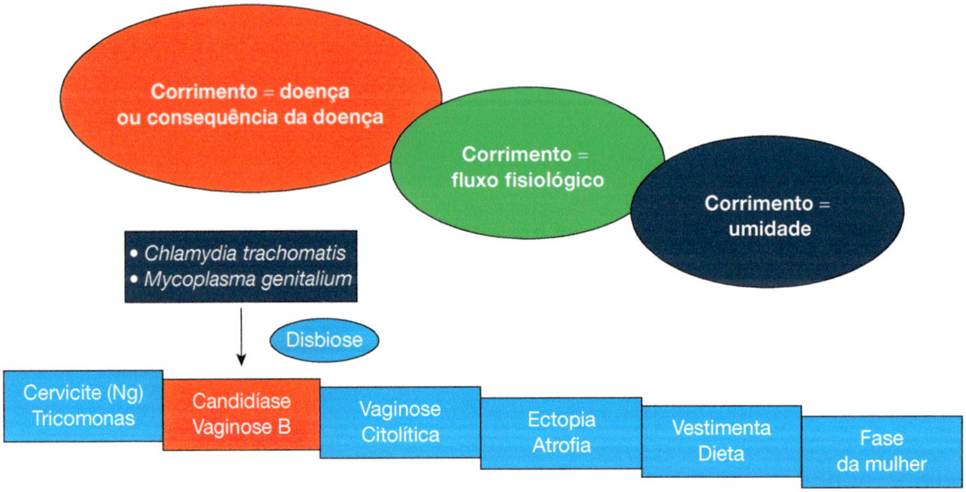

Figura 13.1.1 – Etiopatologia do corrimento e sintomas associados.
Fonte: Desenvolvida pela autoria.

Esses sintomas vaginais são causados por infecção, inflamação ou alterações na flora vaginal normal. Os agentes genitais mais comuns e seu local anatômico preferido são mostrados na Figura 13.1.2.

Assim, embora muitos dos fluxos genitais possam estar relacionados com situações fisiológicas, o fluxo patológico ou corrimento vaginal anormal é frequente entre mulheres na faixa etária reprodutiva, geralmente relacionado com vaginose bacteriana (VB), candidíase vulvovaginal (CVV) ou TV ou, ainda, agentes das cervicites.

A prevalência desses agentes de infecção vulvovaginal, de acordo com idade, raça, *status*, grupo étnico, área geográfica etc., tem uma grande variabilidade e gira em torno de 40% a 50% para VB, 20% a 25% para CVV e 15% a 20% para tricomoníase. A prevalência de agentes de cervicite, também com variabilidade relevante, situa-se em torno de 7,43% e 9,1% para *Clamídia trachomatis*, 0,5% a 0,9% para *Neisseria gonorreheae* e para *Micoplasma genitalium* 6,4% e 8,78%.

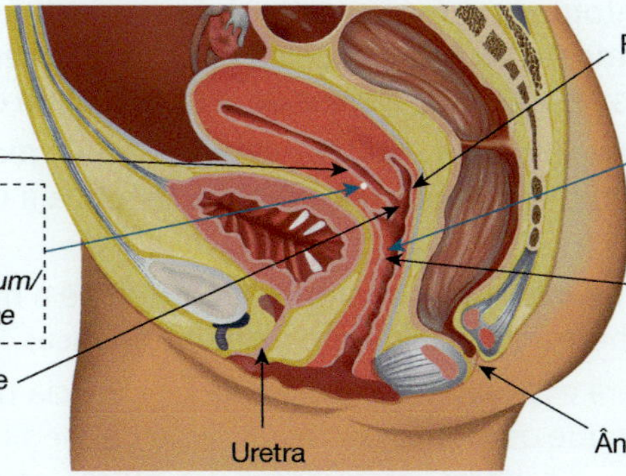

Figura 13.1.2 – Principais agentes biológicos dos corrimentos e suas localizações topográficas preferenciais.
VB: *Vaginose bacteriana.*
Fonte: Desenvolvida pela autoria.

Os termos "recorrência", "persistência" e "resistência", às vezes, não são claros e a definição clássica aceitável para CVV é a de três ou mais episódios da doença sintomáticos em período de 1 ano de observação. A recorrência em CVV atinge cerca de 5% das mulheres acometidas e é definida como "candidiase vulvovaginal recorrente" (CVVR). A flora vaginal promove a defesa e a manutenção da saúde do ambiente vaginal, e sua estabilidade previne a colonização por patógenos e comensais, portanto evitar infecções. Essa flora bacteriana produz compostos promotores do equilíbrio, como o peróxido de hidrogênio, ácido lático e a enzima bacteriocininase arginina, cada um deles com específico mecanismo protetor.

Além disso, a mucina, componente do muco, também age como barreira protetora e é estimulada pelos lactobacilos. Portanto, fica evidente o papel dessas bactérias benéficas na flora vaginal protetora.

A queixa de secreção vaginal anormal talvez seja a mais prevalente nos consultórios ginecológicos. O corrimento nem sempre é muito incômodo, mas é reconhecido como estranho e sua característica pode variar não só na quantidade, como também no aspecto. No caso das queixas recorrentes, o panorama se torna ainda mais complicado, exigindo uma abordagem específica.

13.2 | Tricomoníase vaginal persistente e recorrente

Jack David Sobel
Betsy Foxman

TV não é uma doença de notificação obrigatória, mas é considerada a infecção sexualmente transmissível não viral mais comum no mundo. Em todo o mundo, estima-se que 156 milhões de mulheres sejam infectadas a cada ano. A maioria das mulheres (85%) infectadas com *T. vaginalis* não apresenta sintomas, mas

50% progredirão para sintomas em 6 meses. Os sintomas incluem eritema vaginal, dispareunia, disúria, corrimento vaginal e coceira. Após o tratamento, a paciente fica suscetível à reinfecção. Os resultados positivos do reteste variam de 5% a 37%.

A esmagadora maioria dos casos de tricomoníase vaginal recorrente resulta da reinfecção, geralmente como resultado da exposição repetida a um parceiro sexual não tratado.

Outra causa comum de infecção persistente/recorrente é a má adesão ao tratamento por parte das mulheres, especialmente se assintomáticas.

Também colabora para essa situação, a elevada frequência de intolerância oral ao nitroimidazol, uma vez que os membros dessa classe de medicamentos estão associados, frequentemente, a sabores intolerantes e a outros efeitos secundários e adversos gastrointestinais.

No entanto, é verdade que a resistência verificável está amplamente distribuída, incluindo resistência de baixo e alto nível, o que pode vir a ser um fenômeno da classe de medicamentos nitroimidazol. Infelizmente, a confirmação laboratorial da resistência não está disponível de forma ampla e os médicos são forçados a gerir suspeitas de resistência clínica em pacientes individuais sem confirmação *in vitro* da resistência ou de sua gravidade. O regime ideal para o tratamento da tricomoníase resistente ou persistente não foi estabelecido para mulheres com tricomoníase recorrente.

Em regimes gerais de metronidazol (MTZ) ou tinidazol (TDZ) 2 g, via oral (VO), diariamente, durante 7 dias, essas drogas são usadas com sucesso na maioria dos casos, lembrando que os tratamentos em dose única têm sido deixados para segunda opção.

Quando o tratamento em 7 dias falha, sugere-se a combinação de cursos mais longos de altas doses de TDZ oral, 2 g a 3 g/dia, em doses divididas juntamente com TDZ intravaginal, por 14 dias, quase sempre bem-sucedida. Recomenda-se uma dose total de TDZ, 24 g a 42 g, durante 2 semanas. Se a terapia falhar, combina-se 1 g de TDZ oral, 3 vezes/dia, a um antibiótico aminoglicosídeo que é a paromomicina vaginal (4 g de creme vaginal a 6,25%), todas as noites, durante 14 dias. Tanto a paromomicina vaginal como o TDZ devem ser formulados em uma farmácia de manipulação. A paromomicina vaginal deve ser usada com cautela porque podem ocorrer úlceras vulvares e é recomendado o uso de vaselina tópica preventiva.

Estão disponíveis informações e experiências limitadas com o secnidazol, mas vários estudos relatam atividade tricomonacida superior em comparação com o MTZ.

Finalmente, ácido bórico vaginal, 600 mg, 2 vezes/dia, durante pelo menos 60 dias, foi recentemente eficaz para uma tricomoníase resistente ao nitroimidazol. Em todas as mulheres com vaginite por *T. vaginalis*, dadas as altas taxas de reinfecção, testes de acompanhamento repetidos devem ser realizados após 3 semanas e 3 meses.

Seria desnecessário dizer que os parceiros masculinos de todas as mulheres com tricomoníase devem ser tratados com qualquer um dos nitroimidazóis, não existindo regimes estabelecidos, isolados, para parceiros masculinos de mulheres com *T. Vaginalis* resistente.

As principais causas de recorrência ou falha de tratamento de TV são resumidas no Quadro 13.1.1.

Quadro 13.1.1 – Principais falhas no tratamento de TV
1. Não identificação da recontaminação/não tratamento ou tratamento inadequado do parceiro
2. Resistência ao metronidazol ou às doses recomendadas
3. Tratamento com metronidazol em dose única

TV: *Trichomonas vaginalis*.
Fonte: Desenvolvido pela autoria.

BIBLIOGRAFIA CONSULTADA

- Lowe NK, Neal JL, Ryan-Wenger NA. Accuracy of the clinical diagnosis of vaginitis compared with a dna probe laboratory standard. Obstet Gynecol. 2009;113(1):89-95. doi: 10.1097 /AOG.0b013 e 3181909f63.
- Santella B, Schettino MT, Franci G, De Franciscis P, Colacurci N, Schiattarella A et al. Microbiota and HPV: the role of viral infection on vaginal microbiota. J Med Virol. 2022;94(9):4478-84.
- Vaginitis in nonpregnant patients: ACOG practice bulletin, Number 215. Obstet Gynecol. 2020;135(1):e1-e17. doi: 10.1097.
- Kissinger PJ, Gaydos CA, Seña AC, Scott McClelland R, Soper D, Secor WE et al. Diagnosis and management of trichomonas vaginalis: summary of evidence reviewed for the 2021 centers for disease control and prevention sexually transmitted infections treatment guidelines. Clin Infect Dis. 2022;74(2):S152-61. doi: 10.1093/cid/ciac030.
- Van Gerwen OT, Opsteen SA, Graves KJ, Muzny CA. Trichomoniasis. Infect Dis Clin North Am. 2023;37(2):245-65. doi: 10.1016/j.idc.2023.02.001.
- Muzny CA, Van Gerwen OT. Secnidazole for trichomoniasis in women and Men. Sex Med Rev. 2022;10(2):255-62. doi: 10.1016/j.sxmr.2021.12.004.
- Seyedroudbari S, McCloskey K, Muzny CA, Graziani A, Momplaisir F. Multidrug-resistant trichomoniasis: successful treatment with 3 Months of Twice-Daily Intravaginal Boric Acid. Sex Transm Dis. 2023;50(7):452-4. doi: 10.1097/OLQ.0000000000001801.

13.3 | Vaginose bacteriana

Jack David Sobel
Betsy Foxman

A vaginose bacteriana (VB) é uma condição comum entre mulheres em idade reprodutiva; as estimativas de prevalência variam de 20% a 35%, a depender da área geográfica e dos critérios diagnósticos (critérios de Amsel ou Nugent). Notavelmente, as estimativas globais sugerem que a maior parte da VB é assintomática (~65%).[1] A VB causa corrimento vaginal anormal; quando os sintomas incluem mau cheiro vaginal, aumento do pH vaginal e prurido vaginal. Embora o tratamento seja eficaz, até 80% das mulheres recorrerão em 3 meses após o tratamento.[2]

É essencial identificar pacientes com VB recorrente em oposição à VB refratária, pois os regimes de tratamento podem ser diferentes.[3] Uma resposta refratária difere da recaída porque os principais patógenos causadores não são erradicados, mas persistem em números elevados. Não é recomendado fornecer probióticos orais ou intravaginais em nenhuma dessas situações.

Nos casos de VB refratária, a troca do medicamento terapêutico deve ser realizada (ou seja, 5-nitroimidazol para clindamicina ou vice-versa), assim como a via terapêutica (ou seja, terapia oral para vaginal ou vice-versa). A mudança na classe de medicamentos explora diferenças sutis na atividade antimicrobiana e na suscetibilidade a patógenos. É improvável que a mudança do metronidazol (MTZ) oral para outros 5-nitroimidazóis orais (isto é, tinidazol [TDZ] ou secnidazol) tenha um impacto significativo na natureza refratária do episódio de VB.[3] Se a falha do tratamento persistir apesar dessas medidas, é razoável um ensaio de 7 dias com altas doses de MTZ intravaginal de 750 mg a 1.000 mg/dia. Também é razoável usar terapia combinada com 5-nitroimidazol oral por 7 dias, além de ácido bórico intravaginal diário, 600 mg, por 7 a 21 dias. Nesse caso, a hipótese da existência de biofilme que esteja propiciando a manutenção da VB justifica o uso de potenciais quebradorese de biofilme como o ácido bórico. Infelizmente, ainda não foram realizados ensaios clínicos randomizados incluindo mulheres com VB refratária. Também é importante reconhecer que a tolerância e a toxicidade do paciente estabelecem um limite baixo para o uso de altas doses orais de 5-nitroimidazol.

No tratamento de mulheres com VB recorrente, devem, inicialmente, ser considerados fatores reversíveis. Primeiro, deve-se investigar a identificação da reinfecção de um parceiro sexual como causa de recorrência. O papel da transmissão sexual contínua de bactérias associadas à VB (BVAB) entre parceiros foi previamente estabelecido e esta é difícil de prevenção fora do uso consistente de preservativo ou da eventual homogamia do paciente.[3]

Não há dados validados disponíveis sobre o papel do contato sexual oral-genital na causa da recorrência da VB. Assim, para mulheres com diagnóstico de VB recorrente, recomendamos o uso obrigatório e consistente de preservativos por pelo menos 3 a 4 meses de tratamento, visando prevenir a reinfecção de um parceiro assintomático que possa estar colonizado por BVABs. Foi demonstrado que o uso do preservativo proporciona algum benefício em estudos anteriores, embora a duração ideal do uso seja desconhecida. Supõe-se que as BVABs residentes na uretra masculina ou sob o prepúcio possam resolver-se ao longo do tempo sem repovoamento adicional de uma parceira sexual feminina.

Uma preocupação semelhante aplica-se às parceiras sexuais femininas de mulheres com VB recorrente, nas quais o monogamismo é defendido juntamente com a avaliação das parceiras femininas e o fato de se evitar a utilização de brinquedos sexuais ou outras práticas sexuais que possam transmitir fluidos vaginais infectados.[3] Infelizmente, os ensaios de tratamento de mulheres com VB em parceiros ainda não demonstraram um benefício significativo do uso de preservativos, embora um ensaio adicional esteja atualmente sendo inscrito (Registro de Ensaios Clínicos da Austrália e Nova Zelândia número 12619000196145).

O uso de contraceptivos hormonais foi associado, de forma significativa, à redução do risco de VB, independentemente do tipo de contracepção (ou seja, estrogênio-progesterona combinado, apenas progesterona ou não especificado).[4] Sexo com parceiro regular e histórico de VB está associado à recorrência de VB. Os dados sugerem que a reinfecção de um parceiro sexual regular não tratado e a persistência de BVABs são essenciais para a patogênese da VB recorrente e podem superar os benefícios potenciais do uso do contraceptivo oral combinado (COCP, do inglês *combined oral contraceptive pills*) na microbiota vaginal.[5]

Dadas a associação entre o uso de dispositivo intrauterino (DIU) de cobre e a recorrência de VB, defendemos a remoção do DIU de cobre entre mulheres com VB recorrente (Figura 13.3.1). Se outros tipos de DIU devem ou não ser removidos, nesse cenário, é controverso por causa da falta de dados. Sem dúvida, existem outros fatores de risco comportamentais para a recorrência da VB (como o tabagismo crónico), mas não fazem parte do processo de gestão atualmente recomendado.

O algoritmo sequencial recomendado para conduta em mulheres com vaginose bacteriana recorrente é mostrado na Figura 13.3.1.

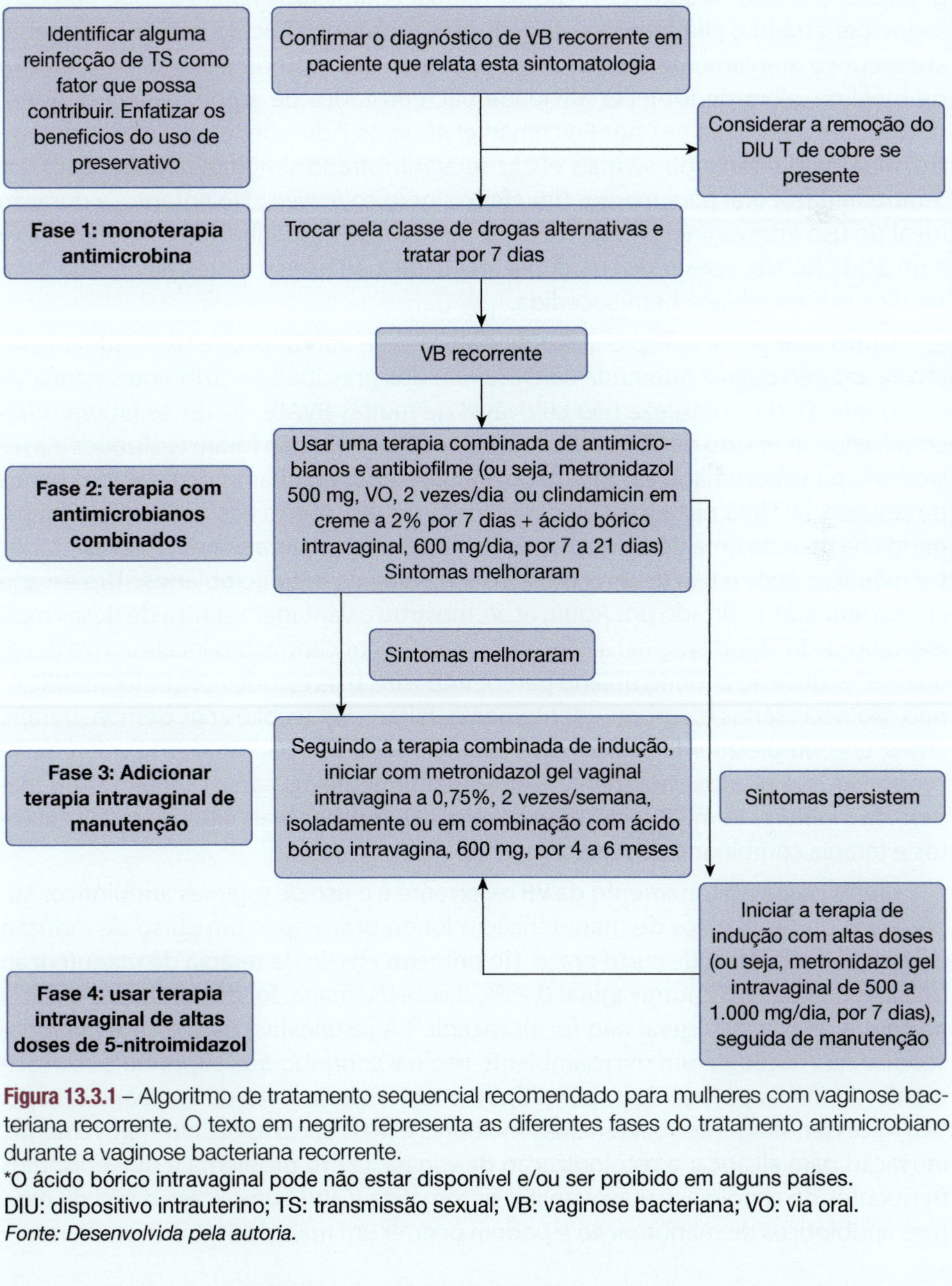

Figura 13.3.1 – Algoritmo de tratamento sequencial recomendado para mulheres com vaginose bacteriana recorrente. O texto em negrito representa as diferentes fases do tratamento antimicrobiano durante a vaginose bacteriana recorrente.
*O ácido bórico intravaginal pode não estar disponível e/ou ser proibido em alguns países.
DIU: dispositivo intrauterino; TS: transmissão sexual; VB: vaginose bacteriana; VO: via oral.
Fonte: Desenvolvida pela autoria.

No que diz respeito às medidas terapêuticas específicas para mulheres com VB recorrente, após a mudança de classe de antibióticos, geralmente procedemos ao uso de terapia combinada com MTZ oral, 500 mg, 2 vezes/dia, durante 7 dias, em combinação com um agente antibiofilme, como o ácido bórico intravaginal de 600 mg/dia, por 7 a 30 dias. Os melhores dados para essa recomendação baseiam-se num estudo não controlado. A justificativa para o uso da terapia combinada com 5-nitroimidazol oral e ácido bórico intravaginal se baseia na presença do biofilme polimicrobiano da VB. Esse biofilme pode persistir e permanecer aderente à superfície epitelial vaginal diante e após a administração de terapia antimicrobiana eficaz que não consegue penetrá-lo e eliminar os patógenos responsáveis. O ácido bórico, um agente antisséptico amplamente disponível, serve como um método potente de remoção de biofilme, além de fornecer atividade bacteriostática de amplo espectro. Administrado pela primeira vez por Reichman *et al.*, após 7 dias de terapia oral com 5-nitroimidazol, demonstrou-se mais eficaz se administrado simultaneamente com um 5-nitroimidazol oral para manter um efeito sinérgico *in vivo*.[6] No entanto, a duração ideal do uso intravaginal de ácido bórico permanece desconhecida. A monoterapia com ácido bórico, apesar de sua dupla atividade, não exerce a mesma eficácia terapêutica antimicrobiana bem-sucedida.

Outro avanço na compreensão da patogênese da VB recorrente é que a resistência antimicrobiana adquirida constitui um dos principais contribuintes para a VB recorrente. Dada a natureza não cultivável de muitas BVABs, os testes laboratoriais convencionais *in vitro* de suscetibilidade aos antibióticos não foram realizados e a resistência foi subestimada e pouco investigada, embora tenham sido relatados genes de resistência. Uma pista para a possibilidade de resistência aos antibióticos foi sugerida há mais de uma década, quando Sanchez *et al.* relataram melhores resultados terapêuticos após o uso de uma dose mais elevada de antimicrobianos.[7] Um estudo clínico limitado, realizado por Aguin *et al.*, mostrou a vantagem clínica de doses mais elevadas de MTZ intravaginal alcançando maiores concentrações locais *in vivo* desse agente.[8] A dose de antimicrobiano parece importar, mas estudos controlados adicionais são necessários e, surpreendentemente, faltam. Schwebke *et al.* demonstraram, antes, que simplesmente prolongar a terapia antibiótica padrão além de 1 semana proporcionava poucas vantagens.[9] Consequentemente, os passos seguintes no manejo de mulheres com VB recorrente devem incluir doses mais altas de medicamentos e terapia combinada de medicamentos.

Outro passo no tratamento da VB recorrente é o uso de regimes antibióticos supressivos ou profiláticos de manutenção a longo prazo após um curso de indução de terapia antibiótica de curto prazo. No primeiro ensaio de terapia de manutenção utilizando gel de MTZ intravaginal 0,75%, 2 vezes/semana, foi demonstrada eficácia protetora, mas a cura geral não foi alcançada.[10] A justificativa para esse regime baseou-se na criação de um microambiente vaginal contínuo que suprimiu o recrescimento de BVABs patogênicas, permitindo o restabelecimento do *Lactobacillus* spp. São necessários agentes bactericidas melhores e mais eficazes ou, alternativamente, inovação para alcançar a recolonização da vagina. Outro problema é que episódios frequentes de candidíase vulvovaginal sintomática (CVV) complicam o uso de regimes antibióticos de manutenção e podem ocorrer em mais de 50% das mulheres.[10]

IMPORTANTE: É de fundamental importância ponderar que a VB pode ser considerada um preditor da infecção por *Chlamydia trachomatis* (CT) ou *Neisseria gonorrhoae* (NG) e que o não diagnóstico e não tratamento dessas infecções pode se tornar fator de manutenção da persitência da VB.[11]

Importante referir que, confrontados com o formidável desafio de curar a VB recorrente, os profissionais, se não forem liderados por pacientes frustrados, invariavelmente recorrem a uma variedade de probióticos caros, tanto orais como vaginais. Existe uma infinidade de opções, abraçadas com entusiasmo pelo público com boas intenções. Infelizmente, a maioria desses probióticos não tem eficácia e alguns produtos mais bem-estudados permanecem com a eficácia controversa. O uso de Lactin-V (*L. crispatus* CTV-5) continua sendo uma possibilidade futura, mas ainda não está disponível comercialmente em nosso meio.[12] Da mesma forma, o uso da transferência de microbiota vaginal (VMT, do inglês *vaginal microbiote transference*), ou também referido como "transplante de meio vaginal", requer validação adicional e atualmente não está disponível fora de raros centros de pesquisa (ou seja, NCT04046900).[13]

REFERÊNCIAS BIBLIOGRÁFICAS

1. Peebles K, Velloza J, Balkus J, McClelland R, Barnabas RV. High global burden and costs of bacterial vaginosis: a systematic review and meta-analysis. Sex Trans Dis. 2019;46(5):304-11. doi: 10.1097/OLQ.0000000000000972.
2. Coudray MS, Madhivanan P. Bacterial vaginosis - a brief synopsis of the literature. Eur J Obstet Gynecol Reprod Biol. 2020;245:143-8. doi: 10.1016/j.ejogrb.2019.12.035.
3. Muzny CA, Balkus J, Mitchell C, Sobel JD, Workowski K, Marrazzo J et al. Diagnosis and management of bacterial vaginosis: summary of evidence reviewed for the 2021 centers for disease control and prevention sexually transmitted infections treatment guidelines. Clin Infect Dis. 2022;74(2):S144-51. doi: 10.1093/cid/ciac021.
4. Vodstrcil LA, Hocking JS, Law M, Walker S, Tabrizi SN, Fairley CK et al. Hormonal contraception is associated with a reduced risk of bacterial vaginosis: a systematic review and meta-analysis. PLoS One. 2013;8(9):e73055. doi: 10.1371/journal.pone.0073055.
5. Swidsinski A, Mendling W, Loening-Baucke V, Swidsinski S, Dörffel Y, Scholze et al. An adherent Gardnerella vaginalis biofilm persists on the vaginal epithelium after standard therapy with oral metronidazole. Am J Obstet Gynecol. 2008;198(1):97.e1-6. doi: 10.1016/j.ajog.2007.06.039.
6. Reichman O, Akins R, Sobel JD. Boric acid addition to suppressive antimicrobial therapy for recurrent bacterial vaginosis. Sex Transm Dis. 2009;36(11):732-4. doi: 10.1097/OLQ.0b013e3181b08456.
7. Sanchez S, Garcia PJ, Thomas KK, Catlin M, Holmes KK. Intravaginal metronidazole gel versus metronidazole plus nystatin ovules for bacterial vaginosis: a randomized controlled trial. Am J Obstet Gynecol. 2004;191(6):1898-906. doi: 10.1016/j.ajog.2004.06.089.
8. Aguin TJ, Akins RA, Sobel JD. High-dose vaginal metronidazole for recurrent bacterial vaginosis-a pilot study. J Low Genit Tract Dis. 2014;18(2):156-61. doi: 10.1097/LGT.0b013e31829a5558.
9. Schwebke JR, Desmond RA. A randomized trial of the duration of therapy with metronidazole plus or minus azithromycin for treatment of symptomatic bacterial vaginosis. Clin Infect Dis. 2007;44(2):213-9. doi: 10.1086/509577.
10. Surapaneni S, Akins R, Sobel JD. Recurrent bacterial vaginosis: an unmet therapeutic challenge. Experience with a combination pharmacotherapy long-term suppressive regimen. Sex Transm Dis. 2021;48(10):761-5. doi: 10.1097/OLQ.0000000000001420.

11. Wiesenfeld HC, Hillier SL, Krohn MA, Landers DV, Sweet RL. Bacterial Vaginosis is a strong predictor of Neisseria gonorrhoeae and Chlamydia trachomatis infection. Clinical Infectious Diseases. 2003;36(5):663-8..
12. Cohen CR, Wierzbicki MR, French AL, Morris S, Newmann S, Reno H et al. Randomized trial of Lactin--V to prevent recurrence of bacterial vaginosis. N Engl J Med. 2020;382(20):1906-15. doi: 10.1056/NEJMoa1915254.
13. Lev-Sagie A, Goldman-Wohl D, Cohen Y, Dori-Bachash M, Leshem A, Mor U et al. Vaginal microbiome transplantation in women with intractable bacterial vaginosis. Nat Med. 2019;25(10):1500-4. doi: 10.1038/s41591-019-0600-6.

13.4 | Candidíase vulvovaginal recorrente

Jack David Sobel

Betsy Foxman

A candidíase vulvovaginal (CVV) é uma condição comum. As estimativas da prevalência ao longo da vida estão entre 29% e 49%, variando por área geográfica. É rara antes da menarca, a prevalência atinge seu pico durante os anos reprodutivos e diminui após a menopausa. *Candida albicans* é responsável por 85% a 90% de todos os casos de CVV, sendo o restante atribuído a *C. glabrata*, *C. krusei*, *C. famata* e *C. tropicalis*. Os fatores de risco incluem atividade sexual, uso de anticoncepcionais, uso de antibióticos, ingestão de carboidratos e diabetes. Entre 4% e 12% das pessoas com CVV terão candidíase vulvovaginal recorrente (CVVR), definida como ≥ 3 episódios de CVV nos últimos 12 meses. A CVVR impõe um fardo significativo às pessoas afetadas. Em comparação a mulheres sem CVVR, as mulheres que sofrem de CVVR relatam baixa autoestima, maiores taxas de depressão clínica e interferência nas relações emocionais e sexuais, além de desconforto físico (ver capítulo correspondente).[1]

A CVVR é, geralmente, determinada no momento da apresentação da CVV sintomática aguda. O manejo depende de múltiplas considerações, incluindo se a CVV é considerada CVVR primária ou secundária. A CVV primária ou CVV idiopática ocorre na ausência de fatores ou mecanismos desencadeantes identificáveis e reflete o papel dos polimorfismos genéticos complexos causais subjacentes. Múltiplos fatores predisponentes comportamentais e biológicos, conforme mostrado no Quadro 13.4.1, são responsáveis pela CVVR secundária, embora os fatores genéticos do hospedeiro implícitos ainda estejam subjacentes à suscetibilidade à vaginite complicada e à não complicada.[2]

O passo crítico inicial no tratamento da CVVR é a confirmação do diagnóstico do papel causal das espécies de *Candida*. A avaliação clínica deve identificar, em qualquer paciente individual, os fatores patogênicos da CVV. O diagnóstico da CVVR deve incluir a identificação das espécies de *Candida* responsáveis, dada sua profunda influência na sensibilidade aos medicamentos antifúngicos ou na probabilidade de resistência aos medicamentos.

Quadro 13.4.1 – CVV recorrente – Patogênese/Fatores predisponentes
CVV primária (idiopática)
Genética (múltiplos polimorfismos)
Fatores predisponentes secundários (gatilhos)
• Antibiótico
• Atividade sexual
• Diabetes *mellitus* descontrolado
• Estrogênio exógeno (sistêmico/local)
• Uso de corticosteroides (sistêmico/local)
• Vaginose bacteriana
• Induzida por medicamentos (inibidores de SGLT2, p. ex., dapagliflozina (Forxiga®) e empagliflozina (Jardiance®)
• Dermatoses vulvares
• Dietética
• HIV

HIV: vírus da imunodeficiência humana; SGLT2: cotransportador sódio-glicose tipo 2; CVV; candidíase vulvovaginal.

Fonte: Adaptado de Sobel JD, Sobel R. Opções de tratamento atuais para candidíase vulvovaginal causada por espécies de Candida resistentes a azol. Expert Opin Pharmacother. 2018;19(9):971-7. doi: 10.1080/14656566.2018.1476490.

Por definição, mulheres rotuladas como portadoras de CVVR são consideradas portadoras de CVV complicada, impactando na seleção dos medicamentos e na duração do tratamento. Portanto, após a designação como CVVR, uma conversa entre o médico e o paciente é essencial e deve incluir a explicação do processo patogênico relevante envolvido (Quadro 13.3.1), incluindo a referência ao prognóstico de curto e longo prazo, ou seja, probabilidade de recorrência.

Primeiro passo – confirmar o diagnóstico.

Segundo passo – uma conversa sem pressa entre médico e paciente e, somente então, a atenção é direcionada à seleção da terapia antifúngica e às expectativas do paciente.

Nessa fase inicial do tratamento, a identidade da levedura e sua suscetibilidade aos medicamentos podem não ser conhecidas, no entanto, felizmente, a grande maioria dos episódios de CVVR é causada por espécies de *Candida albicans* sensíveis aos azóis.

Antes de se prescrever um regime antifúngico, um esfregaço vaginal deve ser submetido para cultura ou teste laboratorial molecular para realizar a identidade da levedura.

IMPORTANTE: Nenhuma paciente deve ser colocada em terapia antifúngica profilática de longo prazo sem confirmação diagnóstica e identificação das espécies de *Candida* envolvidas.

Testes de suscetibilidade antifúngica (TSAF) de rotina (ASTs, do inglês *antifungal susceptibility tests*) não são necessários, exceto quando há suspeita de resistência aos medicamentos com base no histórico do paciente de resposta aos antifúngicos. Os TSAFs podem, no entanto, ser necessários com base na resposta clínica à terapia antifúngica prescrita. A identidade da espécie é crítica dados os relatos crescentes de espécies não albicans (NA) que, como um grupo estendido, são mais prevalentes em mulheres com CVVR, frequentemente expressando resistência intrínseca aos medicamentos azólicos.[2]

Além de prescrever um regime antifúngico, deve-se fazer um esforço para reduzir a influência de fatores predisponentes ou gatilhos, sempre que possível, e não devem ser ignorados ou negligenciados. Infelizmente, na maioria das mulheres, os gatilhos podem estar ausentes ou os fatores predisponentes podem não ser reconhecidos ou tratáveis. Isso ocorre especialmente em mulheres saudáveis na pré-menopausa que predominam, em termos numéricos, no sofrimento de CVVR. Notavelmente, o papel da VB, sobretudo da vaginose bacteriana recorrente (VBR), não foi reconhecido. Não se pode controlar ou gerenciar a CVVR sem se controlar a VBR.

Para se lidar com o formato dominante da CVVR idiopática consequente a *C. albicans* sensível a azóis, há amplo consenso apoiando um regime de indução e manutenção dependente de fluconazol como o passo seguinte no controle e prevenção da CVVR.[2] O regime de indução ou de carga mais amplamente defendido consiste em fluconazol oral 150 mg/dia, por 3 dias, administrado uma vez a cada 72 horas. Essa etapa, inevitavelmente, atingirá o *status* de cultura negativa, a resolução da maioria dos sintomas e sinais de vulvovaginite e prepara o cenário para iniciar a fase seguinte da terapia de manutenção, que consiste de fluconazol em dosagens e intervalos variados por cerca de 6 meses. O regime mais amplamente usado é 150 mg de fluconazol, 1 vez/semana.[2] Esse regime de manutenção é um programa profilático que visa prevenir qualquer recorrência de sintomas vulvovaginais com eficiência superior a 90%.[3] Geralmente, é um regime "supressor de sintomas", mas nem sempre propiciando culturas de levedura negativas de forma consistente, embora, em geral, a carga de colonização de levedura vaginal é drasticamente reduzida. Não é necessário realizar culturas vaginais de levedura durante esses 6 meses. O objetivo desse regime de 6 meses é suprimir sintomas recorrentes, permitindo que a paciente tenha 6 meses de vida normal sem sintomas.

IMPORTANTE: É importante explicar às pacientes que o regime supressivo não é curativo, mas uma abordagem profilática na qual a resposta da mucosa hiperimune vaginal pró-inflamatória, que realmente causa sintomas e sinais, é regulada para um nível protetor normal com tolerância à levedura vaginal induzida e normal.

Não se pode curar os efeitos do gene hospedeiro, mas o regime mantém o controle efetivamente e previne a indução de doença sintomática. Após a cessação do fluconazol, a colonização vaginal com espécies de *Candida* ocorre inevitavelmente, mas em uma taxa inconsistente e com recorrência variável de CVV sintomática e positiva para cultura em 50% a 70% das pacientes em 6 meses. Os regimes de manutenção de fluconazol não idênticos têm taxas de recorrência semelhantes, mas não há dados comparativos controlados disponíveis, portanto não há um único regime superior.[4,5]

Caso um episódio recorrente de CVV sintomático, com cultura positiva, apareça após a interrupção do fluconazol, existem várias opções de tratamento. Uma delas seria a possibilidade, de se ocorrer CVV isolada e infrequente por causa de *C. Albicans*, devendo esta ser tratada, como episódios isolados, com uma ou duas doses convencionais de fluconazol. Também a paciente poderia retornar a um padrão de CVVR, com ≥ 3 ataques por ano, então a indução e o regime profilático semanal são reiniciados e continuados por 6 a 12 meses e, então, possivelmente de forma indefinida. Não é necessário realizar testes de função hepática ou outros testes de toxicidade, pois existem dados consideráveis sobre a segurança da terapia com fluconazol em baixas doses a longo prazo.[5]

A resistência ao azólico (fluconazol) em *C. Albicans*, embora seja assunto discutível, é considerada rara e estima-se que ocorra em 3% a 5% dos receptores.[2] O fluconazol e todos os azólicos orais são contraindicados na gravidez. Eficácia semelhante é relatada com o uso diário de cetoconazol ou itraconazol de manutenção; no entanto, ambos os agentes requerem monitoramento repetido e testes de função hepática. Agentes tópicos, supositórios vaginais de miconazol ou clotrimazol em altas doses, administrados semanalmente, podem servir como alternativa aos azóis orais, mas seu uso é consideravelmente mais inconveniente; no entanto, deve ser cogitado durante a gravidez.

Mais recentemente, o oteseconazol (Vivjoa®, nome comercial nos Estados Unidos), um tetrazol, tornou-se disponível. É um inibidor seletivo oral da lanosterol desmetilase fúngica (CYP51), altamente potente, e é mais potente do que todos os triazóis disponíveis para CVV aguda e CVVR.[6] Com meia-vida prolongada, o oteseconazol resulta em concentrações antifúngicas sustentadas no tecido. Quando administrado 1 vez/semana por apenas 3 meses, alcançou períodos dramáticos e prolongados de acompanhamento sem ataques de CVV, estendendo-se por 2 anos, embora tenha alguma restrição pelo alto custo. Contraindicado na gravidez, não deve ser usado em nenhuma mulher com capacidade reprodutiva em virtude de preocupação com toxicidade fetal.

Ibrexafungerp (Brexafemme®, nome comercial nos Estados Unidos), um inibidor oral da β-1, 3-D glucanossintase, também está disponível para CVV aguda e CVVR. Em estudos comparativos não azólicos, o ibrexafungerp, em um regime de manutenção de 1 vez/mês foi eficaz no tratamento de mulheres com CVVR primária,[6] embora com custo considerado alto. Embora útil em mulheres alérgicas, intolerantes ou resistentes ao fluconazol, seu valor em pacientes com CVVR. em comparação ao fluconazol de menor custo e bem-tolerado. é desconhecido.

O tratamento de CVVR decorrente de *C. albicans* resistente ao fluconazol é extremamente problemático, exceto pelo uso de ibrexafungerp oral. Os profissionais têm poucos agentes para escolher e recorrem ao uso diário prolongado de ácido bórico tópico utilizado por via vaginal na dose de 600 mg, ou supositórios de nistatina 100 mil unidades, que, sendo um polienico, apresenta mecanismo de ação diferente dos azóis. Da mesma forma, dada a suscetibilidade reduzida previsível ao azol da maioria das espécies de Candida NA (não albicans), poucas opções estão disponíveis para regimes supressivos de longo prazo. Mais uma vez, o uso antifúngico deve ser direcionado por testes de suscetibilidade antifúngica, mas frequentemente apenas ácido bórico diário 600 mg ou nistatina estão disponíveis.

PROBIÓTICOS PARA CANDIDÍASE VULVOVAGINAL RECORRENTE

Embora amplamente utilizados e disponíveis, uma série de probióticos orais e vaginais é utilizada, na maioria das vezes, autoprescrita. Infelizmente, as evidências de eficácia são muito limitadas e existem poucos dados comparativos publicados. Investigadores experientes não apoiaram o uso empírico de probióticos, que geralmente não são baratos, por objeções com base na falta de evidências, indicando que mulheres propensas a CVVR têm alguma falta ou deficiência de espécies de *Lactobacillus* vaginoprotetoras.

REFERÊNCIAS BIBLIOGRÁFICAS

1. Blostein F, Levin-Sparenberg E, Wagner J, Foxman B. Candidíase vulvovaginal recorrente. Ann Epidemiol. 2017;27(9):575-82.e3. doi: 10.1016/j.annepidem.2017.08.010.
2. Sobel JD, Sobel R. Opções de tratamento atuais para candidíase vulvovaginal causada por espécies de Candida resistentes a azol. Expert Opin Pharmacother. 2018;19(9):971-7. doi: 10.1080/14656566.2018.1476490.
3. Sobel JD, Wiesenfeld HC, Martens M, Danna P, Hooton TM, Rompalo A et al. Terapia de manutenção com fluconazol para candidíase vulvovaginal recorrente. N Engl J Med. 2004;351(9):876-83. doi: 10.1056/NEJMoa033114.
4. Donders G, Bellen G, Byttebier G, Verguts L, Hinoul P, Walckiers R et al. Regime individualizado de fluconazol de manutenção com dose decrescente para candidíase vulvovaginal recorrente (ensaio ReCiDiF). Sou J Obstet Gynecol. 2008;199(6):613.e1-9. doi: 10.1016/j.ajog.2008.06.029.
5. Rosati D, Bruno M, Jaeger M, Ten Oever J, Netea MG. Candidíase vulvovaginal recorrente: uma perspectiva imunológica. Microorganismos. 2020;8(2):144. doi: 10.3390/microorganisms8020144.
6. Sobel JD, Donders G, Degenhardt T, Person K, Curelop S, Ghannoum M et al. Eficácia e segurança do oteseconazol na candidíase vulvovaginal recorrente. NEJM Evid. 2022;1(8):EVIDoa2100055. doi: 10.1056/EVIDoa2100055.

CASOS CLÍNICOS

1. Gestante com 38 semanas de gestação que vem à consulta com queixa de prurido e, ao exame, apresenta conteúdo vaginal compatível com candidíase vulvovaginal. Entre as alternativas seguintes, qual corresponde à conduta preconizada?
   1.1 Solicitar cultura para fungos e aguardar o resultado para indicar o antifúngico adequado.
   1.2 Prescrever fluconazol 150 mg em dose única.
   1.3 Prescrever itraconazol 200 mg/dia até ocorrer o parto.
   1.4 Prescrever clotrimazol tópico até ocorrer o parto.

2. Paciente referindo queixa de CVV. Trouxe exame de pesquisa de fungos demonstrando a presença de *Candida albicans*. Refere que, no último ano, apresentou quatro episódios e que os tratou com medicação da qual não se recorda, com melhora temporária e retorno após o tratamento. Qual das opções terapêuticas seguintes é adequada?
   2.1 Fluconazol 150 mg – 1 comprimido a cada 72 horas, no total de 3 comprimidos; e 1 comprimido por semana, a seguir, durante 6 meses.
   2.2 Nistatina creme vaginal diário por 1 semana e, a seguir, 3 vezes/semana, durante 6 meses.
   2.3 Ácido bórico diário, aplicado à noite, durante 7 dias e 3 vezes/semana por 6 meses.
   2.4 Fluconazol na dose de 300 mg (2 comprimidos de 150 mg) para uso a cada episódio que possa ocorrer.

3. Paciente com 35 anos que apresenta história de quadro repetitivo de corrimento acompanhado de forte e desagradável odor em cujo exame físico se observa corrimento vaginal amarelado-acinzentado e bolhoso. Coletada a bacterioscopia desse conteúdo, demonstraram-se células compatíveis com a presença de *Gardnerela vaginalis* (*clue cells*) . A paciente refere episódios semelhantes a cada 2 meses, sendo, no total, seis vezes no último ano, e usava MTZ VO por 1 semana, com melhora, mas houve retorno dos sintomas. Das alternativas seguintes, qual descreve a melhor conduta?
   3.1 Uso de MTZ VO 500 mg, a cada 12 horas, por 7 dias, seguido de MTZ VO 500 mg, a cada 12 horas, 1 vez/semana, por 6 meses.
   3.2 Uso de MTZ VO 500 mg, a cada 12 horas durante 7 dias, seguido de ácido bórico, na dose de 600 mg, intravaginal, por 3 semanas e, posteriormente, MTZ creme intravaginal, 2 vezes/semanas, por 6 meses.

3.3 Clindamicina creme vaginal 2% (manipulado) via vaginal por 6 meses.

3.4 Ácido bórico 600 mg, intravaginal, por 3 dias, seguido de clindamicina creme vaginal 2% (manipulado), por 6 meses.

4. Paciente com 18 anos apresentou quadro de corrimento com ardência em que o *Tricomonas vaginalis* foi identificado por intermédio de exame a fresco e de bacterioscopia do meio vaginal. Refere que, nesse episódio, foi utilizado MTZ na dose de 4 comprimidos de 500 mg, em dose única, com resolução. Entretanto, após cerca de 10 dias, a paciente retornou com os sintomas, configurando recidiva do quadro. Qual das justificativas a seguir, **não condiz** com a causa de recidiva de TV?

4.1 Possiblidade de que o parceiro não tenha realizado o tratamento concomitante.

4.2 Dose inadequada.

4.3 Resistência ao MTZ.

4.4 Falta da associação do tratamento via vaginal.

RESPOSTAS

1. Alternativa correta: **1.4**. A cultura para cândida é exame que tem um longo tempo para o resultado (a partir de 6 dias ou mais nos casos positivos) que, se usada na paciente do caso apresentado, exigiria mantê-la com as queixas e com o risco de apresentar, no parto, o potencial de contaminação do recém-nascido (RN). Os triazólicos, como o fluconazol e o itraconazol, são contraindicados na gestação. Os imidazólicos como o miconazol e clotrimazol só são usados na forma tópica e podem ser utilizados na gestação e, no caso apresentado, teria a indicação de prolongar o tratamento até o parto para evitar a possível contaminação do RN no canal do parto.

2. Alternativa correta: **2.1**. O esquema clássico de conduta para a CVVR é realizado com fluconazol em uma dose de ataque e, na sequência, semanal, evitando, assim, o retorno das crises por um longo tempo, o que vem em favor de diminuir a chance de recorrências posteriores. A nistatina é sugerida quando houver definição de resistência ao fluconazol, mas não existe validação de nenhum esquema a utilizando 3 vezes/semana, por 6 meses, além do que teria pouca aderência nesse formato, ao passo que, para o ácido bórico utilizado com quebrador de biofilme, não existe esquema para sua utilização de forma prolongada como proposto.

3. Alternativa correta: **3.2**. Quando se utiliza a terapia inicial de MTZ por 7 dias para redução da população bacteriana e, na sequência, utiliza-se o ácido bórico atuando como quebrador de biofilme acompanhado de uso tópico do metronidazol como resolução da população bacteriana residual.

4. Alternativa correta: **4.4**. O tratamento VO de TV associado com a via vaginal é preconizado apenas após definido como recidiva e em uma segunda linha de recidivas.

   Uma das principais hipóteses para a recidiva de TV é que o parceiro não tenha se tratado ou tenha se tratado de forma incorreta ou mesmo não concomitante ao tratamento da paciente. Outra possibilidade é uso da dose inadequada do metronidazol (MTZ), tanto que a dose única tem sido relegada para segundo plano, sendo a dose de 500 mg de MTZ, a cada 12 horas, por 1 semana, o tratamento de primeira linha. A possibilidade de resistência ao MTZ, embora menos citada, também poderia ocorrer e, nessa hipótese, sugere-se a troca pelo tinidazol e na forma oral (1 g, a cada 12 horas) durante 14 dias, com a via vaginal associada, também durante 2 semanas.

SEÇÃO 3

PATOLOGIA PRÉ-NEOPLÁSICA E INVASORA DO TRATO GENITAL INFERIOR

14

Conduta nas Lesões Precursoras do Câncer Genital

Silvia Lima Farias
Fernanda Villar Fonseca

INTRODUÇÃO

As lesões precursoras do câncer genital envolvem não somente o colo uterino, a vulva e vagina, mas também as regiões perineal, perianal e anal. Evidências científicas demonstram que sua etiologia é multifatorial, tendo como principal agente o papilomavírus humano (HPV), a infecção sexualmente transmissível mais prevalente no mundo.

Diagnosticado em mais de 90% dos casos de câncer invasor do colo uterino, a quarta causa de morte nas mulheres, o HPV é reconhecido como a maior correlação etiológica no câncer, sendo responsável pela maior parte das neoplasias do trato genital inferior na mulher. Entretanto, o HPV também está relacionado ao câncer orofaríngeo e peniano e a condições benignas comuns, como verrugas cutâneas e anogenitais.

Além dos tipos virais, outros cofatores, como tabagismo, imunossupressão, outras infecções, deficiência nutricional e outros agentes traumáticos parecem ser capazes de aumentar o papel indutor do HPV, acelerando a carcinogênese. Embora o HPV seja uma condição necessária para a carcinogênese, o *status* imunológico, as mudanças epigenéticas, a genética de base e fatores relacionados ao microbioma e às práticas sexuais são fatores que contribuem para a história natural da doença.

Para a identificação das lesões precursoras de neoplasias do trato genital inferior, é necessária a combinação de dados clínicos (história e exame genital cuidadoso) e de exames de rastreio (p. ex., citologia oncótica [CO] e teste DNA-HPV), além da colposcopia e a análise histológica das lesões. Dados estes que podem ser determinantes na identificação precoce e prevenção do câncer genital na mulher.

Desse modo, são de grande importância o diagnóstico precoce e o tratamento das lesões precursoras do câncer genital. O curso natural dessas afecções pode levar vários anos até que as lesões se tornem invasoras, e a possibilidade de rastreamento, a detecção precoce e o tratamento podem resultar em menor mortalidade pela doença, bem como reduzir a incidência dessas afecções.

A VULVA

A neoplasia intraepitelial vulvar (NIV) vem aumentando em incidência nas últimas décadas, particularmente nas mulheres em torno dos 40 anos.

Tradicionalmente, a NIV era classificada nos graus 1, 2 e 3, assim como a neoplasia intraepitelial cervical (NIC), mas em 2004 a Sociedade Internacional para o Estudo da Doença Vulvovaginal (ISSVD) reclassificou as lesões como NIV usual (incluindo as verrucosas, basaloides e mistas) aquela cuja etiologia se relacionava ao HPV, e NIV diferenciada aquela relacionada a dermatoses crônicas como o líquen escleroso.

Em 2015, novamente, uma mudança de terminologia pela ISSVD reclassificou as lesões da NIV usual como: lesão intraepitelial de baixo grau/efeito do HPV ou condiloma plano (para as lesões de baixo potencial oncogênico relacionadas ao HPV); e lesão intraepitelial vulvar de alto grau (para as lesões com maior potencial oncogênico relacionadas ao HPV); e manteve a NIV diferenciada para as lesões não relacionadas ao HPV, como pode ser visto no Quadro 14.1.

Quadro 14.1 – Terminologia ISSVD 2015, em comparação à de 2004, para a neoplasia intraepitelial vulvar

Terminologia 2015	Terminologia 2004
LEBG vulvar/condiloma plano, efeito HPV	Condiloma, efeito HPV
LEAG vulvar (vulvar HSIL, VIN usual)	VIN usual (subdivisão): • tipo verrucoso • tipo basaloide • tipo misto
VIN diferenciada	VIN diferenciada

HPV: papilomavírus humano; HSIL: lesão intraepitelial escamosa de alto grau; ISSVD: Sociedade Internacional para o Estudo da Doença Vulvovaginal; LEAG: lesão de alto grau; LEBG: lesão de baixo grau; VIN: vulvar intraepitelial neoplasia.

Fonte: Adaptado de Bornestein J, Bogliatto F, Haefner HK et al. The 2015 International Society for the Study of Vulvovaginal Disease (ISSVD) Terminology of Vulvar Squamous Intreepithelial Lesions.

Recentemente, a neoplasia intraepitelial vulvar foi reclassificada em:

- NIV HPV independente p53 mutada (NIV diferenciada/dVIN) representada pela vulvar *acanthosis with altered differentiation* (VAAD) relacionada ao líquen escleroso hipertrófico.
- NIV HPV independente p53 selvagem (vaVIN = verruciforme/acantótica VIN), representada pela *differentiated exophytic vulvar intraepithelial lesion* (DEVIL), associada com carcinoma verrucoso e carcinoma de células escamosas queratinizantes.

Essa nova classificação traz à discussão o uso do p16 e p53, pelo método da imuno-histoquímica, no diagnóstico dessas lesões para avaliar seu potencial de risco biológico.

Não existem estratégias de rastreamento para o câncer vulvar. A detecção precoce das lesões precursoras baseia-se na inspeção visual e na confirmação histológica. O principal critério para o diagnóstico das alterações epiteliais da vulva, por intermédio da vulvoscopia, é o acetobranqueamento (Figura 14.1).

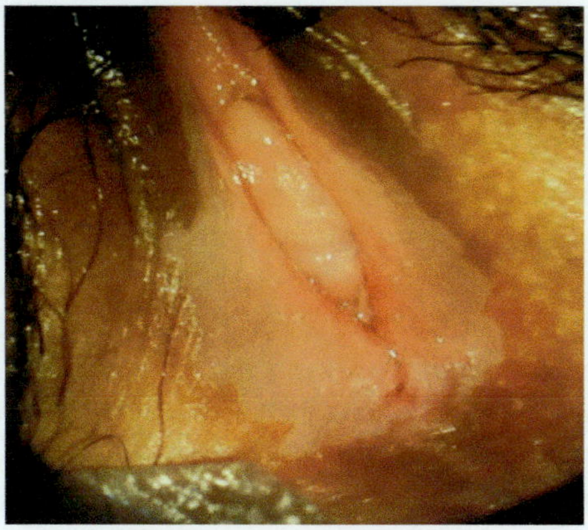

Figura 14.1 – O acetobranqueamento em vulva.
Fonte: Acervo da autoria.

O aspecto da lesão pode variar: lesões em relevo, com coloração que varia de branca a cinza, de vermelha a marrom e preto (Figura 14.2). Não existem sintomas ou sinais clínicos específicos das lesões de NIV; no entanto, nas lesões intraepiteliais, o acetobranqueamento do epitélio vulvar é, geralmente, significativo (acentuado, espesso, bordos demarcados, regulares e assimétricos). O pontilhado, mosaico, vasos irregulares e atípicos representam as principais alterações vasculares, em especial no vestíbulo e nos pequenos lábios, sendo estes os sítios mais frequentes.

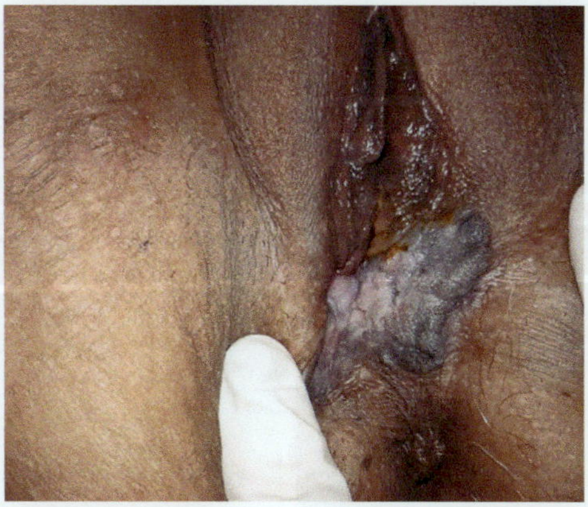

Figura 14.2 – As lesões podem se apresentar como placas, demarcadas, irregulares, com relevo e nuances de cor.
Fonte: Acervo da autoria.

As condutas deverão ser individualizadas, levando-se em consideração alguns fatores: idade da paciente; topografia da lesão; potencial de malignidade; estado de imunossupressão; e a etiologia da NIV.

O tratamento é recomendado para todas as mulheres com lesão intraepitelial escamosa de alto grau (HSIL) vulvar. Em casos em que há possibilidade de invasão, excisões locais amplas devem ser realizadas. Quando a invasão oculta não é suspeitada, a HSIL vulvar pode ser tratada por excisão, ablação, imiquimode tópico, entre outros, e o seguimento contínuo se faz necessário por causa do risco de desenvolvimento do câncer ao longo da vida.

Pelo baixo percentual de progressão da HSIL para carcinoma escamoso, o tratamento preconizado nas pacientes jovens consiste na exérese total da lesão com margem de segurança (vaporização a *laser* de CO_2, excisão cirúrgica local, cirurgia de alta frequência (CAF) ou vulvectomia simples são condutas realizadas em caso de recidivas. Nas pacientes idosas, condutas mais radicais podem ser indicadas após criteriosa avaliação do risco e benefício. Entretanto, na NIV diferenciada, por ser HPV-independente, e mais comum nas pacientes mais velhas, além do maior potencial de progressão para neoplasia invasora, a excisão ampla com margens de segurança é o método de escolha.

MÉTODOS DESTRUTIVOS LOCAIS/AGENTES QUÍMICOS

Imiquimode creme a 5%: aplicação noturna, 3 vezes/semana, por no máximo 16 semanas e, a depender da resposta da paciente, pode sofrer ajustes de dose e tempo. Pode ser usado como medida terapêutica única e/ou pré-operatória, diminuindo a extensão da lesão e, por consequência, o tempo operatório. Igualmente, alguns sugerem o uso como coadjuvante, em pacientes imunossuprimidas, associando-o após os tratamentos primários (Figura 14.3).

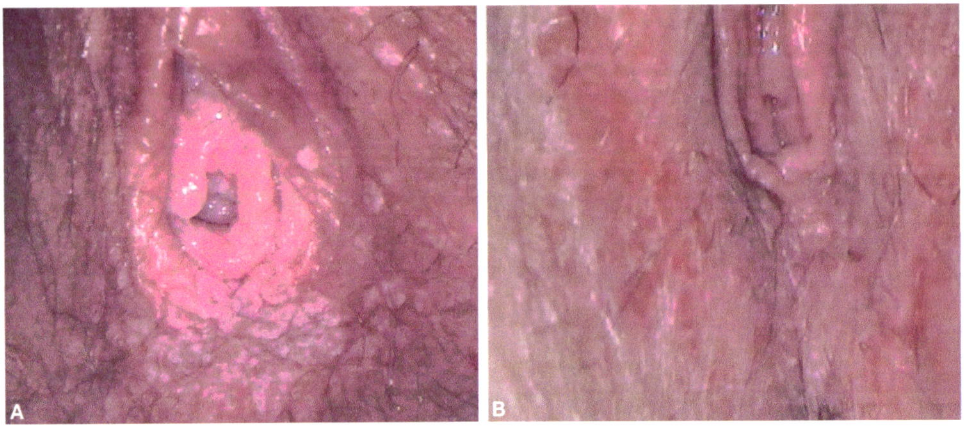

Figura 14.3 – A. Lesões verrucosas disseminadas HPV-induzidas; B. Após tratamento com imiquimode.
Fonte: Acervo da autoria.

Agentes físicos

Eletrocauterização: lesões únicas ou múltiplas.

Vaporização a *laser* de CO_2: promove excelentes resultados e boa cicatrização estética, porém é um método oneroso, sobretudo pelo elevado custo dos aparelhos e pela necessidade de profissional bem-treinado e experiente.

Métodos excisionais

Bisturi frio ou CAF: exérese ampla da lesão mapeada pela vulvoscopia, com margem de segurança, corresponde ao tratamento de escolha na maioria dos casos e com bons resultados. Pode ser utilizado como método único ou após uso de imunoterapia (imiquimode) ou, ainda, associado à vaporização a *laser*, em especial nas lesões extensas. Sua principal vantagem é permitir o estudo histopatológico da lesão e excluir a presença de câncer invasivo.

Terapia fotodinâmica, cidofovir creme e 5-fluorouracil creme: testados em alguns *trials*, apresentam graus variados de eficácia, podendo ser avaliados como alternativas em situações específicas.

Seguimento

A recorrência das lesões tratadas varia de 9% a 50% com todas as modalidades de tratamento, mas são maiores em ressecções com margens positivas e em lesões múltiplas. O seguimento das pacientes portadoras de neoplasia intraepitelial da vulva deve ser rigoroso e por longo tempo. Inicialmente, a cada 6 meses por 2 anos; e, posteriormente, anual, com inspeção visual da vulva e/ou vulvoscopia, por tempo indeterminado.

VAGINA

As lesões intraepiteliais da vagina (NIVA), consideradas lesões precursoras do câncer vaginal, são infrequentes e assintomáticas e facilmente passam despercebidas pela própria condição anatômica da vagina. Representam 1% a 2% das lesões precursoras do trato genital inferior, mas estudos atuais têm demonstrado um aumento na sua incidência nos últimos anos, provavelmente em decorrência do rastreio organizado para as lesões cervicais, em especial na presença de alterações citológicas com discordância diagnóstica aos achados da colposcopia. A via carcinogenética ligada ao HPV é predominante, apesar de não ser exclusiva.

Assim como no colo uterino, classificam-se em: NIVA I (lesão intraepitelial escamosa de baixo grau [LSIL]); e NIVA II/III (HSIL). Ocorrem com mais frequência em mulheres mais velhas, com média de idade ao redor da sexta década, apesar de vir apresentando um aumento de prevalência em pacientes jovens, como resultado da associação das lesões intraepiteliais cervicais com a infecção pelo HPV.

São considerados fatores de risco a sexarca precoce, o aumento do número de parceiros sexuais, a imunossupressão, o tabagismo, a radioterapia pélvica, a exposição ao dietilestilbestrol intraútero e história de NIC-2 e 3 ou câncer cervical invasivo.

A vagina é menos receptiva à neoplasia intraepitelial em relação ao colo, já que o epitélio escamoso, que fisiologicamente a reveste, é mais resistente que o epitélio metaplásico da zona de transformação da cérvice uterina. Raramente a vagina está comprometida em toda sua extensão. A localização mais frequente (80% a 90%) é o terço superior da parede posterior. As pacientes imunossuprimidas tendem a apresentar lesões mais extensas.

As imagens colposcópicas são muito semelhantes às visualizadas no colo uterino, e confirmação histológica se faz necessária por meio da biópsia (Figura 14.4A).

A maior precisão na demarcação das margens e a identificação das lesões multifocais para a realização da biópsia só são possíveis após a utilização do teste de Schiller (Figura 14.4B), já que, muitas vezes, as lesões menores são de difícil diagnóstico por se esconderem entre as pregas da vagina. Portanto, esse teste apresenta aplicação de importância fundamental para evidenciar essas lesões.

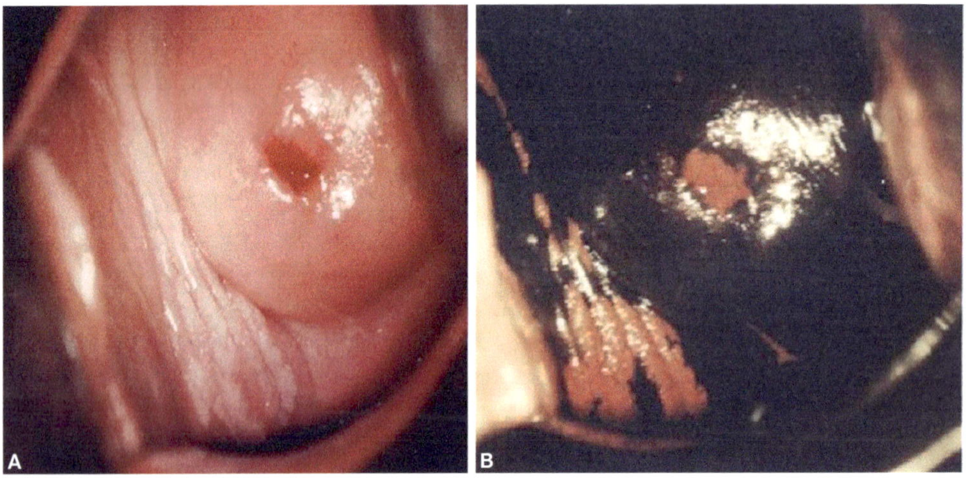

Figura 14.4 – A. Lesão HPV-induzida em parede vaginal antes. B. Após aplicação de sol. de Schiller. *Fonte: Acervo da autoria.*

Mulheres com citologia vaginal apresentando HSIL ou células escamosas atípicas, não excluindo lesão intraepitelial de alto grau (ASC-H), devem ser encaminhadas à colposcopia/vaginoscopia; aquelas com ASC-US ou LSIL ou teste DNA-HPV positivo há mais de 1 ano também deverão ser encaminhadas para avaliação complementar.

Toda lesão intraepitelial de alto grau vaginal deve ser tratada.

MÉTODOS DESTRUTIVOS LOCAIS/AGENTES QUÍMICOS

- Ácido tricloroacético (ATA) 50% a 90%: 1 ou 2 vezes/semana em média por 3 semanas, em lesões bem-delimitadas, a depender da sensibilidade da paciente, com o cuidado de não permitir que venha a acometer tecido sadio (evitar que o ácido escorra para o fundo de saco vaginal). Pode ser utilizado em pacientes grávidas por não ser teratogênico, lembrando que, nessas pacientes, a mucosa se torna mais sensível.
- 5-fluorouracil creme a 5%: 2,5 g intravaginal/semana, durante 10 semanas; ou 2,5 g intravaginal quinzenal, durante 6 meses; ou, ainda, manipulação na concentração a 1% em gel hidrofílico, com avaliação rigorosa a cada 3 ou 4 aplicações. Os efeitos colaterais como úlceras de difícil tratamento, adenose ou possível estenose limitam o método, tornando-se praticamente de uso exclusivo para lesões persistentes e/ou recidivantes após tratamento convencional e em pacientes imunossuprimidas (se indicado).

- Imiquimode creme 5%: aplicado pelo ginecologista, 50 mg, 2 vezes/semana, por 5 semanas; ou 1vez/semana, por 12 semanas. Indicado para lesões extensas e multifocais em que não há suspeita de invasão.

Agentes físicos

- Eletrocauterização: áreas delimitadas.
- Vaporização a *laser* de CO_2: utilizado, com excelente resultado estético e funcional, em lesões extensas totalmente visualizadas, na ausência de invasão e por profissional experiente.

Métodos excisionais

- Microfragmentação (múltiplas pequenas biópsias): pode ser considerada como conduta diagnóstica e terapêutica por ser capaz de estimular o sistema imunológico, podendo modificar o curso da neoplasia.
- Excisão com alça de CAF: utiliza-se solução anestésica local de lidocaína a 0,5% com ou sem vasoconstritor sob a área a ser excisada. Essa técnica promove o aumento do espaço entre a lesão e o tecido conjuntivo, evitando que a alça ultrapasse a profundidade de segurança na prevenção de sangramentos, algumas vezes de difícil controle. As lesões selecionadas deverão ser delimitadas e o método realizado por profissional experiente.

Colpectomia total ou parcial: tratamento de escolha nas pacientes histerectomizadas, especialmente em lesões únicas de fundo vaginal, na cicatriz e/ou nos ângulos da histerectomia.

Gestantes, em geral, são submetidas à conduta expectante durante a gestação, a não ser nos casos suspeitos de invasão, não sendo indicados biópsia ou tratamento mais invasivo, devendo este ser postergado para 6 semanas após o parto.

Imunossuprimidas apresentam, com frequência, lesões extensas e recidivantes, podendo se beneficiar da combinação de tratamentos, utilizando um tratamento tópico associado ao tratamento destrutivo ou excisional.

Em regime de exceção, pacientes idosas com elevado risco cirúrgico e doença recorrente e/ou muito extensas podem ser avaliadas para a possibilidade de braquiterapia.

COLO UTERINO

O câncer do colo uterino representa atualmente a terceira neoplasia mais frequente na mulher, é responsável por mais de 17 mil novos casos ao ano no Brasil, vitima mulheres jovens e promove relevante morbidade e alta mortalidade quando não diagnosticado precocemente.

O resultado do tratamento é mais efetivo quando suas lesões precursoras (as neoplasias intraepiteliais cervicais) são identificadas e tratadas precocemente. Nesses casos, a fertilidade é preservada, a morbidade é minimizada e há redução significativa da evolução para câncer, consequentemente, preservando a qualidade de vida. A infecção persistente por tipos específicos de HPV, os chamados "HPV de alto risco oncogênico"

(HPV-AR), é considerada um fator necessário para o desenvolvimento da carcinogênese cervical, sendo identificada em 99% dos casos de câncer do colo uterino.

Estratégias de rastreamento das lesões precursoras do câncer do colo uterino, em associação ao tratamento dessas mesmas lesões de forma efetiva, conseguiram redução na incidência dessa neoplasia em torno de 80% em países desenvolvidos.

O diagnóstico das lesões precursoras das neoplasias cervicais, há muitos anos, vem sendo realizado com o estudo das alterações nucleares e citoplasmáticas das células pela citopatologia (citologia oncótica ou de Papanicolaou) e pelas imagens cervicais anormais reconhecidas pela colposcopia, com comprovação histológica.

A evidência da relação causal entre a infecção por tipos oncogênicos de HPV e o aparecimento das lesões precursoras e do câncer do colo uterino favorece a criação de novas tecnologias de detecção do DNA-HPV. Evidências atuais favorecem o uso do teste DNA-HPV no rastreio primário do câncer do colo uterino. Vários países já trabalham com estratégias de rastreio por meio de teste DNA-HPV, seguido de citologia oncótica, como forma de melhorar a sensibilidade do rastreio.

A Organização Mundial de Saúde (OMS), em 2020, visando a eliminação global do câncer do colo uterino, propõe a meta 90-70-90, estratégia que promova 90% de cobertura vacinal contra o vírus do HPV nas meninas de até 15 anos de idade, 70% das mulheres em todo o mundo sejam submetidas a um teste de alto desempenho para rastreio do câncer de colo uterino (teste DNA-HPV) pelo menos duas vezes durante sua vida (35 e 45 anos) e que 90% destas possam receber tratamento adequado de suas lesões precursoras.

O rastreamento das lesões precursoras do câncer do colo uterino deve ser considerado para todas as pessoas com colo uterino: mulheres CIS; homens trans; homossexuais; bissexuais; travestis; e pessoas não binárias portadoras de colo uterino.

Segundo as diretrizes brasileiras para o rastreamento do câncer do colo uterino, a população-alvo é composta de mulheres sexualmente ativas, entre os 25 e 64 anos de idade, por meio da realização do exame citopatológico de células do colo uterino, que deve ser realizado anualmente até dois resultados negativos e, depois, a cada 3 anos, e só deverá ser interrompido se, após os 64 anos, essas mulheres tiverem pelo menos dois resultados negativos nos últimos 5 anos.

Uma vez tratadas, as lesões precursoras do colo uterino deverão ser acompanhadas por longo tempo, de forma regular, pois apresentam um risco aumentado de desenvolvimento de câncer cervical por mais de 25 anos.

Nas mulheres gestantes, o rastreamento segue as normas vigentes para não gestantes de risco habitual, e mulheres sem história de atividade sexual não têm necessidade de se submeter ao rastreamento uma vez que o risco de doença HPV em pacientes que nunca tiveram atividade sexual é extremamente baixo, devendo-se, nesses casos, priorizar a vacinação.

Em portadoras de quadros de imunossupressão, o rastreio começa após o início da atividade sexual, e recomenda-se sua realização semestralmente no primeiro ano e, depois, anualmente, enquanto durar o estado de imunossupressão. As mulheres soropositivas com CD4+ abaixo de 200 células/mm^3 devem manter rastreio semestral até melhora do *status* imunológico e, posterirormente, anual para o resto da vida.

Em mulheres menopausadas, embora o rastreio siga as diretrizes habituais, sugere-se avaliar a estrogenização vaginal previamente à coleta do citopatológico, visando evitar as alterações citológicas decorrentes da atrofia pelo hipoestrogenismo.

Mulheres histerectomizadas, por doença benigna, sem histórico de tratamento de lesões precursoras ou de câncer, podem apresentar um intervalo de rastreio maior ou interrupção do rastreamento quando se tem certeza de que a histerectomia não apresentava doença HPV e que não há fatores de risco relacionados à atividade sexual, desde que apresentem exame negativo prévio. Entretanto, aquelas histerectomizadas por lesão precursora ou câncer devem ser monitoradas conforme a lesão tratada.

Com relação ao rastreio por meio de CO, o ginecologista atualmente recebe um dos seguintes resultados do exame citopatológico descritos no Quadro 14.2 (sistema de Bethesda), com os quais deverá estar familiarizado, para conduzir o caso adequadamente conforme protocolo do Ministério da Saúde (MS) Brasileiro.

Quadro 14.2 – Resumo das recomendações frente a exames citopatológicos alterados/Ministério da Saúde Brasil

Diagnóstico cipatológico		Faixa etária	Conduta inicial
Células escamosas atípicas de significado indeterminado (ASC-US)	Possivelmente não neoplásicas (ASC-US)	< 25 anos	Repetir em 3 anos
	Não se podendo afastar lesão de alto grau (ASC-H)	Entre 25 e 29 anos	Repetir a citologia em 12 meses
		> 30 anos	Repetir a citologia em 6 meses
			Encaminhar para colposcopia
Células glandulares atípicas de significado indeterminado (AGC)	Possivelmente não neoplásicas ou não se podendo afastar lesão de alto grau		Encaminhar para colposcopia
Células atípicas de origem indefinida (AOI)	Possivelmente não neoplásicas ou não se podendo afastar lesão de alto grau		Encaminhar para colposcopia
Lesão intraepitelial escamosa de baixo grau (LSIL)		< 25 anos	Repetir em 3 anos
		≥ 25 anos	Repetir a citologia em 6 meses
Lesão de alto grau (HSIL)			Encaminhar para colposcopia
Lesão intraepitelial de alto grau não podendo excluir microinvasão			Encaminhar para colposcopia
Carcinoma escamoso invasor			Encaminhar para colposcopia
Adenocarcinoma *in situ* (AIS) ou invasor			Encaminhar para colposcopia

Fonte: Adaptado de diretrizes brasileiras para o rastreamento do câncer do colo do útero. 2. ed. INCA; 2016.

CÉLULAS ESCAMOSAS ATÍPICAS DE SIGNIFICADO INDETERMINADO, POSSIVELMENTE NÃO NEOPLÁSICAS E LESÃO INTRAEPITELIAL ESCAMOSA DE BAIXO GRAU

Na presença de alterações citológicas menores (células escamosas atípicas de significado indeterminado, possivelmente não neoplásicas [ASC-US] e LSIL), a citologia deverá ser repetida em intervalo de tempo mais curto, conforme idade da paciente, até dois resultados negativos (Quadro 14.2) e, na persistência dessa alteração, encaminhar para colposcopia.

Na colposcopia, a presença de achados maiores ou sugestivos de invasão determina realização da biópsia e conduta específica conforme resultado.

- No caso de achados menores (Figura 14.5) com junção escamocolunar (JEC) completamente visível, poderá se realizar biópsia ou seguimento. Entretanto, nos casos de JEC não totalmente visível, a avaliação do canal endocervical (escovado endocervical) e da vagina é indicada.
- Nos casos de escovado endocervical negativo ou novo ASC-US, recomenda-se seguimento citológico semestral ou anual até dois exames negativos; e, no caso de resultado maior, a conduta refere-se ao resultado encontrado.
- Nos casos de ASC-US, o tratamento com base apenas no "ver e tratar" não é aceitável.

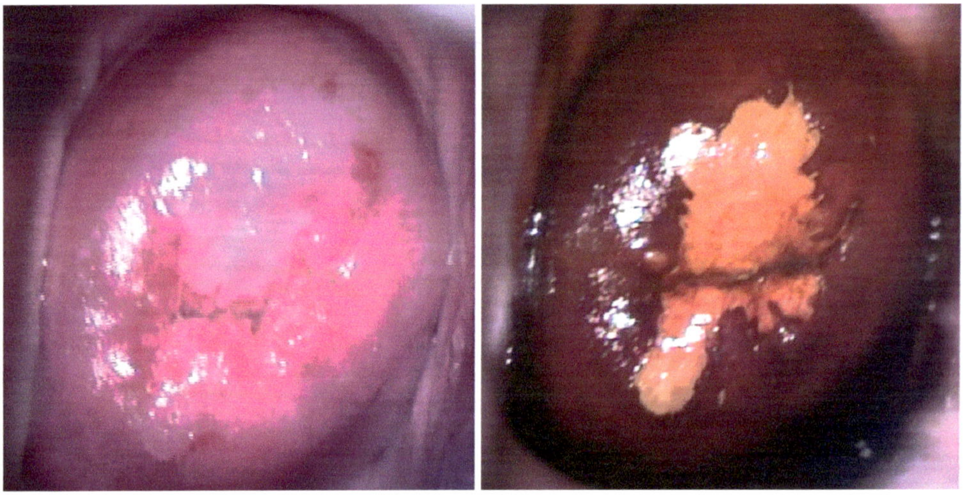

Figura 14.5 – Epitélio acetobranco plano sugerindo LIEBG.
LIEBG: lesão intraepitelial escamosa de baixo grau.
Fonte: Acervo da autoria.

CÉLULAS ESCAMOSAS ATÍPICAS, NÃO EXCLUINDO LESÃO INTRAEPITELIAL DE ALTO GRAU E LESÃO INTRAEPITELIAL ESCAMOSA DE ALTO GRAU

As alterações citológicas maiores (ASC-H, HSIL) deverão ser imediatamente encaminhadas para colposcopia.

- Nos casos de JEC completamente visível com achado colposcópico anormal presente, procede-se à biópsia ou excisão da zona da transformação dos tipos 1 ou 2 (Figura 14.6).

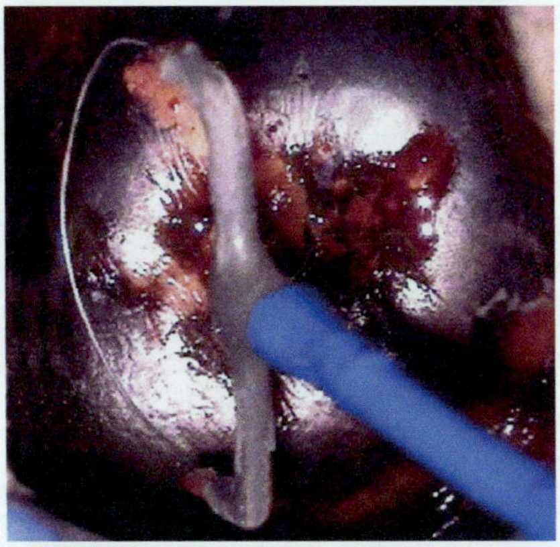

Figura 14.6 – Cirurgia de alta frequência realizada no método "ver e tratar".
Fonte: Imagem gentilmente cedida pela Dra. Isa Mello.

- Nos casos em que a JEC é visível e na ausência de achados colposcópicos anormais, a citologia e a colposcopia deverão ser repetidas em 6 meses. Entretanto, nos casos em que a JEC não é totalmente visível, com lesão colposcópica anormal, deverá se proceder à biópsia e à avaliação do canal endocervical.
- Nos casos em que não se evidencia achado colposcópico anormal, a avaliação do canal endocervical e da vagina é mandatória; e, nos casos de escovado endocervical com alteração maior (ASC-H, HSIL ou câncer), a conduta preconizada é a excisão do tipo 3.

SITUAÇÕES ESPECIAIS FRENTE À CITOLOGIA ALTERADA POR LESÃO INTRAEPITELIAL ESCAMOSA DE BAIXO GRAU OU LESÃO INTRAEPITELIAL ESCAMOSA DE ALTO GRAU

Mulheres até 24 anos

Com citologia sugestiva de LSIL, repetir exame com 3 anos. Se persistir o resultado, manter controle trienal; se resultado maior, encaminhar para colposcopia e, se normal, reiniciar rastreio com 25 anos.

Com citologia sugestiva de HSIL, encaminhar para colposcopia. Na presença de achados menores, controle anual por 24 meses. Na presença de achados maiores ou sugestivos de invasão, realiza-se biópsia.

- Biópsia com NIC-1, controle citológico em 6 meses e conduta específica;
- Biópsia que revela NIC-2, a preferência é por controle semestral por 24 meses; e, na ausência de regressão ou na impossibilidade do controle, procede-se ao tratamento excisional ou destrutivo com JEC visível. Já nos casos em que a biópsia é NIC-3, o seguimento citocolposcópico semestral por 24 meses é

recomendado naquelas pacientes com idade até os 20 anos. Nas demais (21 a 24 anos), é recomendado, preferencialmente, o tratamento (excisional ou destrutivo), enquanto a conduta expectante é aceitável em pacientes de até 25 anos.

Gestantes

Com resultado de LSIL, recomenda-se nova avaliação com 90 dias pós-parto. Nesse momento, a colposcopia não deve ser indicada em virtude das alterações fisiológicas dinâmicas presentes (congestão, deciduose), necessitando de profissional mais experiente para evitar condutas desnecessárias com resultado HSIL, encaminhar para colposcopia e somente realizar biópsia se houver suspeita de invasão. Nova avaliação deve ser feita 90 dias após o parto (Figura 14.7).

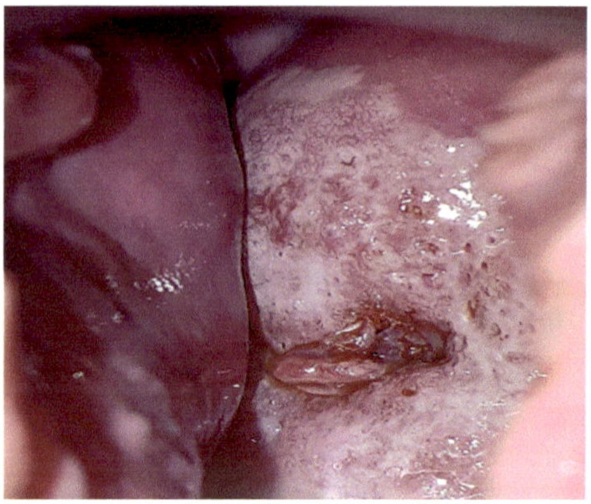

Figura 14.7 – Sinais de deciduose gravídica, acetobranco denso e mosaico grosseiro, sugerindo LEAG. LEAG: lesão de alto grau.
Fonte: Acervo da autoria.

Pacientes na menopausa

Deve-se ter cuidado com o hipoestrogenismo em razão da presença, não rara, de resultados falso-positivos, devendo-se seguir orientações de realizar estrogenioterapia prévia em média por 3 semanas, e posterior nova coleta entre 5 e 7 dias após término do tratamento.

Pacientes imunossuprimidas

Encaminhar para colposcopia após qualquer resultado alterado, com conduta preferencialmente excisional ou destrutiva e seguimento anual por toda a vida.

Pacientes histerectomizadas

Margens livres ou comprometidas por NIC11, controle semestral por 12 meses; se dois resultados negativos, seguimento trienal.

Margens comprometidas por NIC-2 e 3 ou ausência de informações, controle semestral por 48 meses; posteriormente, anual por 5 anos; e, se resultados negativos, seguimento trienal.

LESÃO INTRAEPITELIAL ESCAMOSA DE ALTO GRAU NÃO PODENDO EXCLUIR MICROINVASÃO OU CARCINOMA EPIDERMOIDE INVASOR

Nos casos de citologia de HSIL não podendo excluir invasão, a colposcopia é mandatória (Figura 14.8).

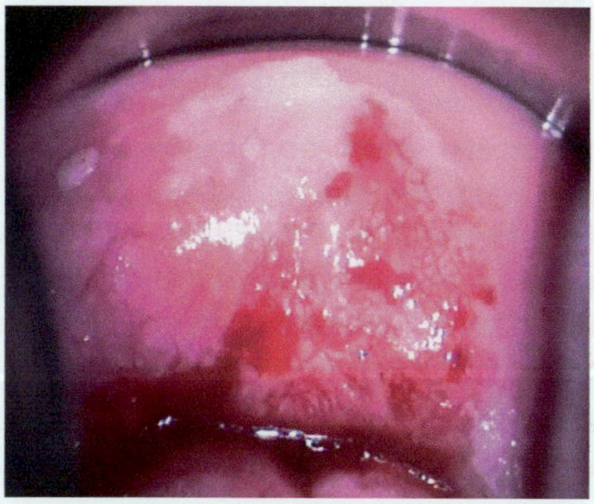

Figura 14.8 – LEAG não podendo excluir microinvasão (mosaico grosseiro e áreas de erosão). LEAG: lesão de alto grau.
Fonte: Acervo da autoria.

- Se a colposcopia apresenta sinais sugestivos de invasão, deverá se proceder à biópsia da lesão; e, nos casos de confirmação de câncer invasivo, a paciente deverá ser encaminhada à Unidade de Atendimento Terciário/Especializado.
- Nos casos de biópsia sugerindo carcinoma microinvasor, procede-se à excisão do tipo 3 e à conduta específica. Na ausência de invasão na biópsia e JEC totalmente visível, procede-se à excisão do tipo 2.
- Nos casos em que a colposcopia não evidencia sinais de invasão com JEC não totalmente visível, procede-se à excisão conforme o tipo de zona de transformação.

CÉLULAS GLANDULARES ATÍPICAS

As células glandulares atípicas (AGC), por apresentarem uma maior amplitude de possíveis diagnósticos, devem, consequentemente, ter uma avaliação diversificada, pensando-se em doença uterina e extrauterina. Sempre que possível, deve-se mencionar a possível origem da atipia (endocervical, endometrial ou sem outras especificações [SOE]). Uma parte das atipias glandulares, entretanto, vai estar relacionada a NIC-2 ou 3 ou carcinoma escamoso.

Pacientes com AGC devem ser imediatamente encaminhadas à colposcopia e deve-se realizar avaliação endometrial naquelas acima de 35 anos. Já nas pacientes menores de 35 anos, a avaliação endometrial só deverá ser realizada na presença de atipias de origem endometrial ou na presença de sangramento uterino anormal.

- Frente à colposcopia com achados anormais, procede-se à biópsia e à conduta específica conforme resultado.
- Na colposcopia sem achados anormais, a avaliação do canal endocervical é mandatória. Quando o escovado endocervical apresenta alterações maiores (ASC-H, NIC 2 e 3, AGC), procede-se à excisão; e, na presença de achados menores (negativa, NIC11), deve-se repetir a citologia a cada 6 meses, por 24 meses; e, após quatro resultados negativos, o retorno à rotina é indicado.

NOVAS TECNOLOGIAS NO RASTREIO DO CÂNCER DO COLO UTERINO

Evidências atuais favorecem o uso do teste DNA-HPV no rastreio primário do câncer do colo uterino em mulheres com mais de 30 anos, utilizando-se o coteste ou teste reflexo (associação de teste DNA-HPV e citologia), de modo a melhorar a sensibilidade do rastreio e permitir um intervalo maior entre os testes, além da realização de autocoleta em populações com dificuldade de acesso ao sistema de Saúde.

A tecnologia do DNA-HPV ainda pode ser utilizada nas dúvidas diagnósticas, como citologias alteradas (ASC-US persistente ou de repetição, ASC-H e AGC), em que não se evidencia alteração colposcópica, e também no seguimento de lesões precursoras tratadas.

Além disso, a possibilidade de autocoleta desses testes de alta precisão (Biologia Molecular) pode facilitar o rastreio em populações com dificuldade de acesso ao sistema de Saúde (p. ex., as comunidades distantes e populações vulneráveis).

Por falta de protocolos específicos de uso do teste DNA-HPV nas diretrizes brasileiras para o rastreamento do câncer de colo uterino, em 2018 a Federação Brasileira das Associações de Ginecologia e Obstetrícia (Febrasgo) publicou um posicionamento sugerindo estratégias de acréscimo às diretrizes de 2016 com a recomendação do uso da pesquisa do DNA-HPV no rastreamento com base populacional e a inserção do teste DNA-HPV como teste primário, permitindo que mulheres com teste negativo pudessem ser rastreadas a cada 5 anos. A Febrasgo sugeriu, ainda, que mulheres com exame positivo para HPV 16 e 18 fossem encaminhadas diretamente à colposcopia, enquanto aquelas positivas para HPV-AR não 16 e 18 fossem avaliadas com citologia e que a autocoleta fosse ofertada a mulheres de localidades longínquas ou que rejeitassem o exame profissional.

O MS incorporou o teste molecular RT-PCR ao Sistema Único de Saúde (SUS) para o rastreamento do câncer do colo do útero por meio da Portaria SECTICS/MS n. 3, de 7 de março de 2024, publicada em 8 de março de 2024.

As novas diretrizes brasileiras estão em fase de consulta pública desde 19 de novembro de 2024 e preveem um processo de incorporação progressiva dos testes moleculares para detecção de HPV oncogênico para o rastreamento do câncer do colo uterino, ao longo do nosso território, a partir da data de sua publicação. Manterão a mesma população-alvo, readequando o intervalo de rastreio e a repetição do teste conforme resultado positivo pra HPV 16 e 18 ou de alto risco, assim como já previsto pela Febrasgo e pela maioria dos países que adotam essa metodologia.

REGIÃO ANORRETAL

O câncer de canal anal apresenta incidência crescente nos últimos anos. Apesar de entidade rara, não ultrapassando 2% de todos os tumores de intestino grosso e 3% a 3,5% dos tumores anorretais, tem apresentado aumento na sua incidência em contrapartida ao câncer do colo uterino, que tem diminuído nos últimos 40 anos.

O sistema de classificação da OMS estabelece como lesões precursoras de cânceres anais, as neoplasias intraepiteliais anais (NIAs) e as classifica em lesão intraepitelial de baixo grau (LSIL/NIA 1) e lesão intraepitelial de alto grau (HSIL/NIA 2 e 3).

Ainda não estão estabelecidos programas de rastreio para as lesões intraepiteliais anais, mas estudos sugerem que programas padronizados de rastreamento e protocolos de tratamento para NIAs em populações de alto risco deveriam ser instituídos em função da incidência crescente e da gravidade da neoplasia invasora anal.

São considerados como população de risco para NIA: homens que fazem sexo com homem; pacientes imunossuprimidas com CD4 menor de 200; mulheres com prática de sexo anal desprotegido; multicentricidade de lesões genitais; e parceiros portadores de condilomas penianos com prática de sexo anal.

O rastreio pode ser feito mediante coleta de citologia de canal anal e/ou pesquisa de DNA-HPV. Mediante resultado de citologia positiva ou teste DNA-HPV positivo para HPV de alto potencial oncogênico, faz-se encaminhamento para anuscopia e biópsia e tratamento das lesões conforme resultado histológico (ver capítulo específico).

Além do rastreamento das lesões anais, a prática do sexo seguro com preservativo e a vacina contra o vírus do HPV são estratégias importantes na prevenção do câncer anorretal.

BIBLIOGRAFIA CONSULTADA

- AEPCC Guidelines. AEPCC-GUÍA: neoplasia vaginal intraepitelial (VaIN). Publicaciones AEPCC; 2015.
- Bornstein J, Bogliatto F, Haefner HK et al. The 2015 International Society for the Study of Vulvovaginal Disease (ISSVD) Terminology of Vulvar Squamous Intraepithelial Lesions. Obstet Gynecol. 2016;127(2):264-8.
- Comittee Opinion. Management of vulvar intreepithelial neoplasia. Obstet Gynecol. 2016;675:128e178-82.
- Dados e números sobre o câncer do colo do útero. Relatório 2023. Rio de Janeiro. 2023a. Disponível na Internet: http://www.inca.gov.br/útero (5 maio 2025).
- INCA. Instituto Nacional do Câncer. Diretrizes Brasileiras para o rastreamento do câncer do colo do útero. 2. ed. Revista, ampliada e atualizada. INCA: Rio de Janeiro; 2016.
- Fernandes CE, De Sá MFS. Lesões pré-invasivas de vulva, vagina e colo uterino. Tratado de Ginecologia Febrasgo. Rio de Janeiro: Elsevier, 2019;21:73-5.
- Khan MJ et al. A commom clinical dilema: management of abnormal vaginal cytology and human papillomavirus test results. J Lower Genit Tract Dis. 2016;20:119-25.
- Kombe AJK, Li B, Zahid A, Mengist HM, Bounda GA, Zhou Y et al. Epidemiology and burden of human papillomavirus and related diseases, molecular pathogenesis, and vaccine evaluation. Front public Health. 2021;8:552028. doi: 10.3389/fpubh.202.552028.

- Monteiro BKSM, Santos JGC, Maia MM, Freitas DN, Silveira JRS, Farias TS et al. Papilomavirus humano em região anal: revisão de literatura. Ver Med Minas Gerais. 2019;2019:e-2027.
- Oliveira AK, Jacyntho CM, TSo FK, Boldrini NA, Speck NMM, Peixoto A et al. Infecção pelo HP – Rastreamento, diagnóstico e conduta nas lesões HPV induzidas. Febrasgo Position Statement; 2021;3.
- Parra-Herran C et al. HPV-independent, p53-wild-type vulvar intraepithelial neoplasia: a review of nomenclature and the journey to characterize verruciform and acanthotic precursor lesions of vulva. Modern Pathology. 2022;35:1317-26.
- Stier EA et al. International Anal Neoplasia Society's Consensus Guidelines for Anal Cancer Screening. Int J Cancer. 2024;154(10):1694-702.
- Zanine RZ. Doença do trato genital inferior e colposcopia: um enfoque na terapêutica. Rio de Janeiro: Thieme Revinter Publicações; 2021.
- Zeferino LC et al. Guidelines for HPV-DNA testig for cervical cancer screennig in Brazil. Rev Bras Ginecol Obstet. 2018;40:360-8.
- Zhang Z, Ma Q, Zhang L, Ma L, Wang D, Yang Y et al. Human papillomavirus and cervical cancer in the microbial world: exploring the vaginal microecology. Front Cell Infect Microbiol. 2024;14:132500. doi: 10.3389/fcimb.2024.1325500.

QUESTÕES

1. Após biópsia que mostra NIC, é **incorreto** afirmar:
   a. A NIC-3 não deve ser tratada por histerectomia.
   b. Na NIC-3 em paciente com infecção por HPV de baixo risco. Oncogênico, a conduta expectante pode ser adotada.
   c. O tratamento da NIC-3 pelo método "ver e tratar" é conduta que requer JEC visível, lesão que não adentre o canal e perfeita correlação citocolposcópica.
   d. A NIC-1 pode não ser tratada e ficar sob controle citológico e colposcópico.

2. Após exérese da zona de transformação com CAF, o estudo histopatológico mostrou margem comprometida. Qual o próximo passo?
   a. Realizar nova conização com bisturi frio.
   b. Amostragem endocervical com escovinha ou curetagem.
   c. Pesquisar lesão residual por intermédio de citologia, colposcopia e biópsia (se necessário) pelo menos 3 a 4 meses após o procedimento.
   d. Histerectomia total.

3. Qual o tratamento mais indicado para NIV III resultante de biópsia?
   a. Vulvectomia simples, independentemente do tamanho da lesão e da idade da paciente.
   b. Quimioterapia seguida de radioterapia das regiões inguinais.
   c. Excisão das áreas acetorreativas simétricas.
   d. Excisão ampla das lesões mapeadas pela vulvoscopia.

4. Com relação ao tratamento das lesões precursoras na gestação, a conização está indicada quando existe:
   a. Suspeita de invasão.
   b. Atipias em células escamosas de origem indeterminada nas quais não se pode afastar lesão de alto grau.
   c. Atipias em células glandulares.
   d. NIC-3.

5. Com relação ao diagnóstico e à conduta nas células glandulares atípicas de significado indeterminado, possivelmente não neoplásica (AGC), é **incorreto** afirmar:
   a. Em pacientes com mais de 40 anos, deve-se proceder à investigação da cavidade endometrial e anexial.

b. Primeiro diagnóstico citológico sem lesão visível à colposcopia realizar conização.

c. A citologia colhida com escova (Cytobrush) permite avaliação do canal tanto quanto a curetagem endocervical.

d. Quando a amostragem do canal mostrar atipias em células escamosas e não houver lesão visível, deve-se conduzir com ASC-US.

RESPOSTAS

1. Alternativa correta: **b.** Muito raramente o HPV de baixo risco poderia se associar à NIC-3, visto que, no processo oncogênico, apenas os vírus de risco tem essa associação. Entretanto, mesmo que essa situação ocorresse, a conização nesse caso, está indicada, pois é um processo que, antes de ser terapêutico, tem finalidade diagnóstica, visando excluir, por meio do estudo histológico da peça de cone, a presença de lesão invasora.

2. Alternativa correta: **c.** Nos casos de margens comprometidas, os trabalhos têm mostrado que apenas o acompanhamento deve ser a conduta indicada e, ao que parece, as taxas de recidivas são semelhantes às dos casos nos quais isso não ocorreu, embora na dependência de em qual margem tenha havido a recidiva.

3. Alternativa correta: **d.** A evolução do VIN III para lesão invasora, atualmente, apresenta uma série de questionamentos e, ao que parece, essa evolução não ocorre da forma citada para o colo do útero. Assim, apenas a ressecção ampla com margens livres e mapeada pela vulvoscopia seria suficiente como tratamento.

4. Alternativa correta: **a.** A conização é procedimento habitualmente contraindicado na gestação. Faz exceção a suspeita de invasão, pois, na confirmação desse diagnóstico, o plano terapêutico deve ser estabelecido adaptando-o à fase da gestação.

5. Alternativa correta: **b.** No caso de lesão glandular atípica de significado indeterminado possivelmente não neoplásica, a conduta inicial seria investigar o canal cervical por meio de escovado ou curetagem apropriada.

15

Câncer do Trato Genital Inferior – Prevenção, Oncogênese e Métodos Diagnósticos

Etelvino de Souza Trindade
Walquíria Quida Salles Pereira Primo
Sophie Françoise Mauricette Derchain

15.1 | Prevenção primária

Walquíria Quida Salles Pereira Primo

INTRODUÇÃO

O papilomavírus humano (HPV) é um DNA-vírus pertencente à família *Papovaviridae*. Os vírus são pequenos, 55 nm, caracterizados por apresentar dupla fita de DNA, com genoma circular formado por 8 mil pares de bases e um capsídeo icosaédrico constituído de 72 capsômeros. Existem cerca de 200 subtipos descritos, dos quais 40 infectam a região anogenital. Os HPVs que a infectam foram agrupados, de acordo com seu potencial oncogênico, em baixo e alto risco oncogênico. Os HPVs de baixo risco são os 6, 11, 26, 30, 40, 42, 43, 44, 54, 70 e 73 e os de alto risco são os 16, 18, 31, 33, 35, 39, 45, 50, 51, 52, 53, 55, 56, 58, 59, 64 e 68. Um tipo diferencia-se do outro quando suas sequências de genes E6, E7 e L1 apresentam uma diferença sequencial superior a 10%. A infecção persistente pelo HPV de alto risco é a condição necessária para o câncer de colo uterino, além de outros tipos de câncer como o anogenital e o de orofaringe.[1,2]

Estimam-se 17.010 casos novos de câncer do colo do útero para cada ano do triênio 2023 a 2025, com um risco estimado de 15,38 casos a cada 100 mil mulheres, ocupando a terceira posição (excluindo câncer de pele não melanoma), no Brasil.[3]

Em 2020, para o mundo, estimaram-se 604.127 casos novos e 341.831 mortes por câncer do colo do útero, sendo a maioria dos casos (70%) em áreas com menores índices de desenvolvimento humano. Quase 9 de cada 10 óbitos por câncer do colo do útero ocorrem em regiões menos desenvolvidas, onde o risco de morrer de câncer cervical antes dos 75 anos é três vezes maior em comparação às regiões mais desenvolvidas.[4]

O câncer do colo do útero é uma doença prevenível, curável, com altas morbidade e mortalidade entre mulheres nos países sem programas de prevenção organizados como o Brasil. Em agosto de 2020, a Organização Mundial de Saúde (OMS) lançou a "Estratégia Global para Acelerar a Eliminação do Câncer do Colo do Útero, como um Problema de Saúde Pública" com base em três pilares:

1. garantir que 90% das meninas recebam a vacina contra o HPV até os 15 anos de idade;
2. que 70% das mulheres recebam um exame de rastreamento com teste do HPV até os 35 e outro até os 45 anos de idade;
3. que 90% das mulheres identificadas com lesões precursoras ou câncer invasivo recebam tratamento. Se essas metas forem atingidas, serão evitadas 2 milhões de mortes, em países de baixa e média renda, até 2040.[5,6]

VACINA CONTRA PAPILOMAVÍRUS HUMANO

Enfim, sabe-se da importância das doenças relacionadas ao HPV como ameaças à Saúde Pública global. Em virtude desses aspectos, desenvolveram-se vacinas profiláticas contra o HPV que foram introduzidas em todo o mundo desde 2006 e apresentam altas eficácia e segurança na prevenção de infecções e das doenças HPV-induzidas; por conseguinte, representam a melhor forma de prevenção primária, ou seja, a vacinação pré-exposição é um dos métodos mais efetivos para prevenir transmissão do HPV.

Define-se prevenção primária como o conjunto de medidas que visam evitar a doença na população. A vacina contra o HPV previne a infecção por certos tipos de HPV associados ao desenvolvimento de câncer colo do útero, verrugas genitais e outros cânceres.

As vacinas inicialmente licenciadas contra HPV para a prevenção do câncer cervical foram Gardasil (MSD), conhecida como "quadrivalente", e Cervarix (GSK Biologicals), conhecida como "bivalente" cuja indústria produtora anunciou, no final de 2016, que sua comercialização seria interrompida nos Estados Unidos.

Ambas as vacinas protegem contra os dois tipos de HPV (HPV-16 e HPV-18), que causam 70% dos cânceres do colo do útero, 80% dos casos de câncer anal, 60% dos cânceres vaginais e 40% dos cânceres vulvares. Esses tipos de HPV também causam a maioria dos cânceres orais HPV-induzidos. A vacina quadrivalente também protege contra os dois tipos de HPV de baixo risco oncogênico (HPV-6 e HPV-11) que provocam 90% das verrugas genitais.

A vacina quadrivalente está indicada para meninas e meninos a partir dos 9 anos de idade e para mulheres e homens até 45 anos (disponível na rede pública). Para as meninas e os meninos de 9 a 14 anos, recomendam-se duas doses com intervalo de 6 meses e, a partir de 15 anos, são necessárias três doses, com intervalo de 2 meses entre a primeira e a segunda doses. A terceira dose deve ser aplicada 6 meses após a primeira dose. Está também indicada para os imunossuprimidos de 9 a 45 anos.[7]

Em 2014, nos Estados Unidos, foi aprovada, pela Food and Drug Administration (FDA), a vacina **Gardasil 9** (Human Papilomavírus - 9-VALENT Vaccine, recombinante) para a prevenção de doenças causadas por **nove tipos** de HPV: os vírus 16, 18, 31, 33, 45, 52, 58 (HPVs de alto risco); e os 6 e 11 (HPVs de baixo risco). A vacina está disponível, no Brasil, desde março de 2023 e pode ser prescrita para meninas e meninos a partir de 9 anos de idade e para mulheres e homens até 45 anos (disponível na rede privada). Quem já tomou a quadrivalente, pode tomar a vacina nonavalente após 1 ano da última dose da quadrivalente.[8,9]

A vacina contra HPV não interfere na evolução da infecção ou da doença quando existe doença ativa no momento da vacinação; porém, os indivíduos tratados por doença induzida pelo HPV estão sob maior risco de desenvolver nova doença ou recorrência, e o grupo vacinado mostra redução do risco nos anos subsequentes. Existe benefício em se vacinarem indivíduos já expostos a um ou mais tipos do HPV contidos na vacina ou com histórico prévio de doença relacionada ao HPV. No entanto, esses pacientes devem ser avisados de que a vacinação não terá efeito terapêutico na infecção preexistente pelo HPV ou na doença associada ao HPV, e o potencial benefício da vacinação contra o HPV não é tão grande como se eles tivessem sido vacinados antes do início de sua vida sexual.[10]

A vacina contra o HPV não deve ser administrada rotineiramente durante a gravidez. Se esta ocorrer durante o esquema de vacinação, as doses remanescentes de vacina devem ser administradas após o parto e a vacina pode ser administrada em pessoas com imunossupressão, pois não contém vírus.[10]

A única contraindicação ao uso das vacinas contra HPV é a hipersensibilidade aos princípios ativos ou a qualquer dos excipientes da vacina. As pessoas que desenvolvem sintomas indicativos de hipersensibilidade grave após receber uma dose da vacina recombinante contra HPV não devem receber outras doses. A recomendação de se evitar ou de se ter maiores cuidados na administração de vacinas em indivíduos com alergia a ovo restringe-se às vacinas que têm, em uma de suas etapas produtivas, a cultura celular viral em ovos de galinha.

Em virtude do grande impacto de Saúde Pública em termos de prevenção e custo-efetividade, em 2009, a OMS recomendou a inclusão da vacina contra o HPV no programa nacional de imunizações em todos os países em que o câncer do colo de útero é um problema de Saúde Pública. Nesse ínterim, inclui-se o Brasil, onde as taxas de mortalidade por câncer do colo do útero são elevadas, constituindo-se em grave problema de Saúde Pública.

O esquema proposto, no Brasil, de duas doses, denominado "regime estendido", foi iniciado em março de 2014 após estudo de custo efetividade e é o esquema recomendado pela Organização Pan-Americana de Saúde (OPAS). Ensaios clínicos randomizados comprovaram a eficácia do regime por meio de estudos de não inferioridade comparando-se o regime estendido com duas doses da vacina (aplicadas com 0 e 6 meses, mais um reforço com 60 meses) ao regime usual com três doses (aplicadas em 0, 1, e 6 meses).

Enfim, a vacina não é terapêutica, ou seja, ela não é capaz de alterar a história natural das infecções já instaladas que, em alguns casos, progridem para o desenvolvimento de câncer. No entanto, com a prevenção primária e secundária eficiente como mudança de estilo de vida, vacina contra HPV (prevenção dos cânceres HPV induzidos) e cobertura populacional adequada dos métodos de rastreamento, essas taxas podem diminuir de forma significativa.

REFERÊNCIAS BIBLIOGRÁFICAS

1. Serrano B, Brotons M, Bosch FX, Bruni L. Epidemiology and burden of HPV-related disease. Best Practice & Research Clinical Obstetrics & Gynaecology 2018;47:14-26. doi: 10.1016/j.bpobgyn.2017.08.006.
2. DiSaia PPJ, Creasman WTT. Clinical gynecology. 10th ed. Philadelphia: Elsevier; 2023:1-8.
3. INCA/MS. Estimativa de Câncer no Brasil. Rio de Janeiro, 2023a. Disponível na Internet: https://www.gov.br/inca/pt-br/assuntos/noticias/2022/inca (5 maio 2025).
4. GLOBOCAN. IARC, 2020a. Disponível na Internet: https://gco.iarc.fr/today/data/factsheets/populations/900-world-fact-sheets.pdf (05 maio 2025).
5. Primo WQSP, Speck NMG, Roteli-Martins CM. Chamada para eliminar o câncer de colo de útero na próxima década com foco no Brasil. Revista Femina. 2020;49(1):12-3.
6. World Health Organization. Launch of the global strategy to accelerate the elimination of cervical cancer. Disponível na Internet: https://www.who.int/news-room/events/detail/2020/11/17/default-calendar/launch-of-the-global-strategy-to-accelerate-the-elimination-of-cervical-cancer (5 maio 2025).
7. Lamontagne DS, Thiem VD, Huong VM, Tang Y, Neuzil KM. Immunogenicity of quadrivalent HPV vaccine among girls 11 to 13 years of age vaccinated using alternative dosing schedules: results 29 to 32 months after third dose. J Infect Dis. 2013;208(8):1325-34.
8. World Health Organization. Human papillomavirus vaccines: WHO position paper, 2017 ⊠ recommendations. Vaccine. 2017;35(43):5753-5. doi: 10.1016/j.vaccine.2017.05.069.
9. Akhatova A, Azizan A, Atageldiyeva K, Ashimkhanova A, Marat A, Iztleuov Y, et al. Prophylactic human papillomavirus vaccination: from the origin to the current state. Vaccines (Basel). 2022;10(11):1912. doi: 10.3390/vaccines10111912.
10. Markowitz LE, Dunne EF, Saraiya M, Chesson HW, Curtis CR, Gee J, et al. Human papillomavirus vaccination: recommendations of the Advisory Committee on Immunization Practices (ACIP). MMWR Recomm Rep. 2014;63(RR-05):1.

15.2 | Oncogênese

Ethelvino de Souza Trindade

INTRODUÇÃO

Todo vivente é constituído por células. Elas são matéria viva compartilhada com a mesma maquinaria para a maioria de suas funções básicas. O ser vivo, observado de fora, mostra variedades quase infinitas (mais de 100 milhões de espécies), mas visto de dentro, é fundamentalmente igual.

Todas as células vivas existentes, sem exceção, guardam suas informações hereditárias na dupla hélice do DNA que definem as espécies. As moléculas de DNA contêm especificações para milhares de proteínas, sendo o gene, por definição, a sequência do segmento que corresponde a uma única proteína ou a uma única molécula estrutural do RNA; nesse caso, não a proteína com função específica.

A célula é a menor unidade viva com capacidade de se autorreproduzir (autopoiese), gerando duas células filhas idênticas. Mas nesse processo podem ocorrer acidentes aleatórios com erros nas cópias genéticas, as mutações. Em ocasiões raras, o erro pode representar uma chance de melhoria e é o que se observa na evolução das espécies; em alguns casos, a mutação não ocasiona dano significativo, sendo mantidas a morfologia e a função da célula; e, na maioria das vezes, o erro causará danos graves. Os erros do primeiro grupo tendem a se perpetuar porque as células adquirem propriedades acrescidas na sua própria reprodução. Os erros do segundo grupo podem se perpetuar ou não porque as alterações são seletivamente neutras. Mas os erros do terceiro grupo induzem mecanismos autorreguladores, sendo o mais frequente a morte celular autoimposta (apoptose) o que permite a não transmissão do dano para sua descendência.[1]

Os genes de diferentes viventes também podem ser transferidos para uma descendência celular de forma horizontal, ou seja, de uma espécie para outra. Isso se observa nos bacteriófagos, os vírus bacterianos. Nessa transmissão horizontal, os vírus dentro da célula podem se comportar como parasitos na forma de segmentos de DNA, denominados "plasmídeos", ou se inserem em algum segmento do DNA da célula do organismo hospedeiro. Com isso, eles passam a ser parte do genoma e a regular parte da maquinária da célula hospedeira. Esse evento ocorreu durante toda a existência da vida e esses segmentos provenientes da transmissão horizontal são detectados e catalogados como famílias de genes.

Muitas dessas famílias de genes podem estar envolvidas na oncogênese. Quando um câncer se inicia, os genes envolvidos são os proto-oncogenes (componentes das famílias de genes), que se tornam os oncogenes, por passarem a ter ação no desenvolvimento da doença maligna.

INICIAÇÃO DO CÂNCER

A célula terá, no seu processo reprodutivo, a maior oportunidade de alterações no genoma por estar suscetível à influência dos fatores oncogênicos, classificados como fatores determinantes primários e secundários, e fatores favorecedores. Entre fatores primários, estão incluídos os agentes químicos, físicos e alguns vírus e agem no nível molecular dos ácidos nucleicos. Os fatores determinantes secundários ocorrem pela hereditariedade. Os fatores favorecedores estão relacionados aos cânceres específicos e agrupam-se como fatores de risco.[2]

Para que um câncer ocorra, o fator iniciante deve afetar genes cujos produtos agem na regulação da proliferação, senescência e morte da célula, potencializando-a para invadir tecidos e sobreviver em locais ectópicos ao tecido original de onde provém.

No início da oncogênese, são necessárias várias mutações nos genes da célula somática. Como existem cânceres que provêm da mutação na célula germinativa, que adiciona outras mutações, os cânceres são referidos como esporádicos ou hereditários. Em geral, são necessárias pelo menos três a seis mutações para a iniciação do câncer.[2]

No início, há mutações nos oncogenes e nos genes supressores de tumores que determinarão a formação do clone tumoral. Nos tumores epiteliais humanos, a progressão é observável na histologia e é referida como hiperplasia, displasia, carcinoma *in situ* e carcinoma invasor. As mutações que determinam ganhos de funções são o resultado da ativação dos proto-oncogenes que se tornam oncogenes. As mutações que resultam na perda da função inativam os genes supressores dos tumores. Ambos os tipos de mutações são necessários para o desenvolvimento da neoplasia. As mutações nos proto-oncogenes são quase sempre somáticas, pois, se ocorressem na linhagem das células germinativas, seriam incompatíveis com a vida. As mutações em genes supressores de tumores podem ser somáticas (adquiridas) ou her (hereditárias).[2]

CICLO CELULAR

O ciclo celular normal se desenvolve em duas grandes fases: fase S (síntese do DNA), que dura em média de 10 a 12 horas; e fase M (mitose), que demora menos de 1 hora. A célula gasta muito mais tempo na síntese de seu conteúdo proteico e das organelas do que para a duplicação do DNA. Por isso, a descrição da divisão é feita em quatro fases. A célula em repouso, estável, está na fase G-O (*Grow zero*). Quando recebe sinalização para divisão, ela entra na fase G1 (*Grow* 1) caracterizada pelo aporte dos nutrientes necessários para sua divisão e que termina com a síntese (S). Na sequência, a célula entra na fase G2 (*Grow* 2), estando dentro do limite entre S e M (mitose). O processo finda na fase M, com resultado de duas células. O tempo decorrido nas fases G1 e G2 não é fixo. Durante o processo reprodutivo celular, ocorrem dois monitoramentos, um interno (da própria célula), outro externo que garantem as condições adequadas para continuidade do processo divisório. Esses dois intervalos podem durar um tempo prolongado de até anos.[2]

O primeiro monitoramento se dá na fase G1 tardia, próximo da fase S; é um ponto de restrição (*checkpoint*), quando o processo da reprodução celular é interrompido e há a verificação para a correção do processo, ou seja, das sequências dos polipeptídeos que comporão o novo DNA em síntese. Depois da síntese, há outro ponto de restrição para novo monitoramento, quando é verificada a integridade do DNA recém-sintetizado. Nos pontos de restrições, se detectado erro, a célula interrompe o processo de sua própria reprodução (autopoiese) e promove o reparo necessário, antes de finalizar a divisão. Caso o defeito não possa ser corrigido, a célula se autodestrói (apoptose). Não se trata da morte por degeneração, mas do dessecamento e da reabsorção de seus componentes proteicos e minerais. Se não há possibilidade de correção e a célula conseguir se evadir da apoptose, o processo de divisão se efetiva; são ultrapassados os pontos de restrições e não haverá mais a interrupção da reprodução celular em andamento que continuará mesmo se for removido o estímulo para a divisão. Em consequência, as células novas carregarão o defeito para sua descendência.[2]

GENES CORRELACIONADOS À ONCOGÊNESE

Os proto-oncogenes mutados, relacionados com a gênese do câncer, se tornam oncogenes. Esses oncogenes e os genes supressores de tumores mais estudados estão listados no Quadro 15.2.1.

Quadro 15.2.1 – Genes relacionados com a oncogênese	
Supressores de tumores	**Oncogenes**
TP53 (tumor protein 53)	EGF (*epidermic growth factor*)
Incompatibilidade de genes de reparo	Seus receptores
Síndrome HNPCC (Lynch)	Família dos EGF
BRCA1 (Breast CAncer 1)	Sinal de transdução extracelular
BRCA2 (Breast CAncer 2)	RAS
PTEN (phosphatase and TENsinhomolog)	Fatores nucleares

Fonte: Desenvolvido pela autoria.

PAPILOMAVÍRUS HUMANO NA ONCOGÊNESE

O câncer do colo do útero está fortemente correlacionado ao HPV, assim como com a oncogênese de neoplasias malignas da vagina e da vulva, embora não seja o fator exclusivo no desenvolvimento dessas doenças malignas.

Atualmente, cerca de 200 tipos de HPV já foram identificados. Doze deles estão relacionados à oncogênese (HPVs 16, 18, 21, 33, 36, 39, 45, 51, 52, 56, 58 e 59) e mais sete foram descritos como possivelmente oncogênicos (HPVs 26, 53, 66, 67, 70, 73 e 82). Os cânceres do colo do útero provêm majoritariamente de infecção persistente por HPV.[3]

Entre os HPVs oncogênicos, o genótipo 16 é o mais ocorrente, com cerca de 50% dos casos diagnosticados de câncer, seguido pelo tipo 18, encontrado em aproximadamente 10% dos casos. Ele se correlaciona ao adenocarcinoma do colo do útero, que nem sempre é rastreado pelo teste de Papanicolaou.[3]

O DNA do HPV é composto por 7.800 nucleotídeos referenciados como precoces – "E" (*early*) e tardios – "L" (*late*). Quando o DNA está aberto (*open read frames* [ORFs]), os precoces são os primeiros 4.200; eles codificam as proteínas E1 a E8, muito importantes na replicação viral e na transformação celular maligna. Os nucleotídeos tardios codificam as proteínas L1 e L2, que formam a estrutura do vírion.[2]

Se uma célula for parasitada por um HPV oncogênico, ela poderá ser transformada, o que se dá quando há sua integração epissomal no genoma da célula do hospedeiro. A abertura do genoma epissomal viral ocorre na região E1/E2, resultando em um segmento linear para a inserção.

A localização da abertura pode ser significativa, pois E2 age como repressor do promotor E6/E7. O DNA do HPV pode ser encontrado em sua forma epissomal em alguns cânceres do colo do útero. No entanto, a transcrição não regulada de E6/E7 pode ocorrer independentemente da integração viral do DNA no genoma da célula.

Os estudos dos efeitos biológicos das proteínas codificadoras do HPV permitiram o conhecimento sobre os mecanismos da transformação celular associada a eles.

A expressão da transcrição E4 resulta na produção de filamentos intermediários que colonizam as citoceratinas. As proteínas E4 dos vírus oncogênicos rompem a matriz de queratina citoplasmática, fato que não se observa nos tipos de HPV não oncogênicos.

O gene E5 codifica uma proteína que, em geral, forma dímeros dentro da membrana celular. As propriedades transformadoras de E5 parecem envolver a potencialização de receptores do EGF (do inglês *epidermic growth factor*), ligados à membrana, ou dos receptores de fatores de crescimento derivados de plaquetas.

As proteínas E2 parecem bloquear a mitose, o que ocasiona instabilidade genômica.

As oncoproteínas E6 e E7 são as principais transformadoras das células do hospedeiro. As ações desses genes *in vitro* resultam na transformação e na imortalização de algumas linhagens celulares.

A proteína E7 age, sobretudo, ligando e inativando o produto do gene supressor de tumor *Rb* (retinoblastoma). Ela contém dois domínios. Um deles medeia a ligação ao *Rb* e o outro serve como substrato para a fosforilação da CKII (*casein kinase II*). As variações do potencial oncogênico entre os vários tipos oncogênicos de HPV podem estar correlacionadas às diferentes eficácias das ligações de E7 e Rb. Nos subtipos de HPV de alto risco oncogênico, E7 se liga a Rb com maior afinidade do que os subtipos de HPV de menor risco, e a atividade transformadora de E7 pode ser aumentada pela mutação CKII.[2]

As proteínas E6 dos tipos de HPV oncogênicos ligam e inativam os produtos do gene supressor de tumor *protein 53* (*TP53*). Nesse caso, também há a correlação entre a afinidade da ligação e o potencial oncogênico do vírus.[2]

O câncer do colo do útero HPV negativo é incomum. Os relatos desses casos referem sempre a existência da sobre-expressão do gene *TP53* mutante. O fato sugere que a inativação ou a mutação desse gene supressor de tumor pelo E6 do HPV seja um requisito na carcinogênese do câncer do colo do útero.[2]

EVOLUÇÃO DA ONCOGÊNESE APÓS A INICIAÇÃO

Quando iniciada a transformação, é conferida à célula uma capacidade proliferativa potencial, mas que pode permanecer latente. A alteração incorporada na célula é irreversível e potencializa-a para desenvolver um clone neoplásico. Essa célula torna-se capaz de crescimento autônomo. A célula pode ficar indefinidamente nesse estágio sem promover efeitos adversos ao organismo e sem ser reconhecida pelo sistema de defesa, desde que ela não se manifeste fenotipicamente.

O estudo do câncer pode ser descrito, para fins didáticos, em três etapas: Iniciação; promoção; e progressão. Após a iniciação, como visto resumidamente, segue-se a promoção, segunda etapa na oncogênese. Isso ocorrerá pela ação de um único agente não oncogênico, ou de agente fracamente oncogênico ou do próprio agente oncogênico atuando repetidas vezes sobre a célula iniciada; também ocorre por indução do assim denominado "agente oncogênico completo", definido como aquele que, em doses ou aplicações apropriadas, induz o câncer sem a necessidade da ação subsequente de um promotor. A Figura 15.2.1 mostra, esquematicamente, essas etapas.

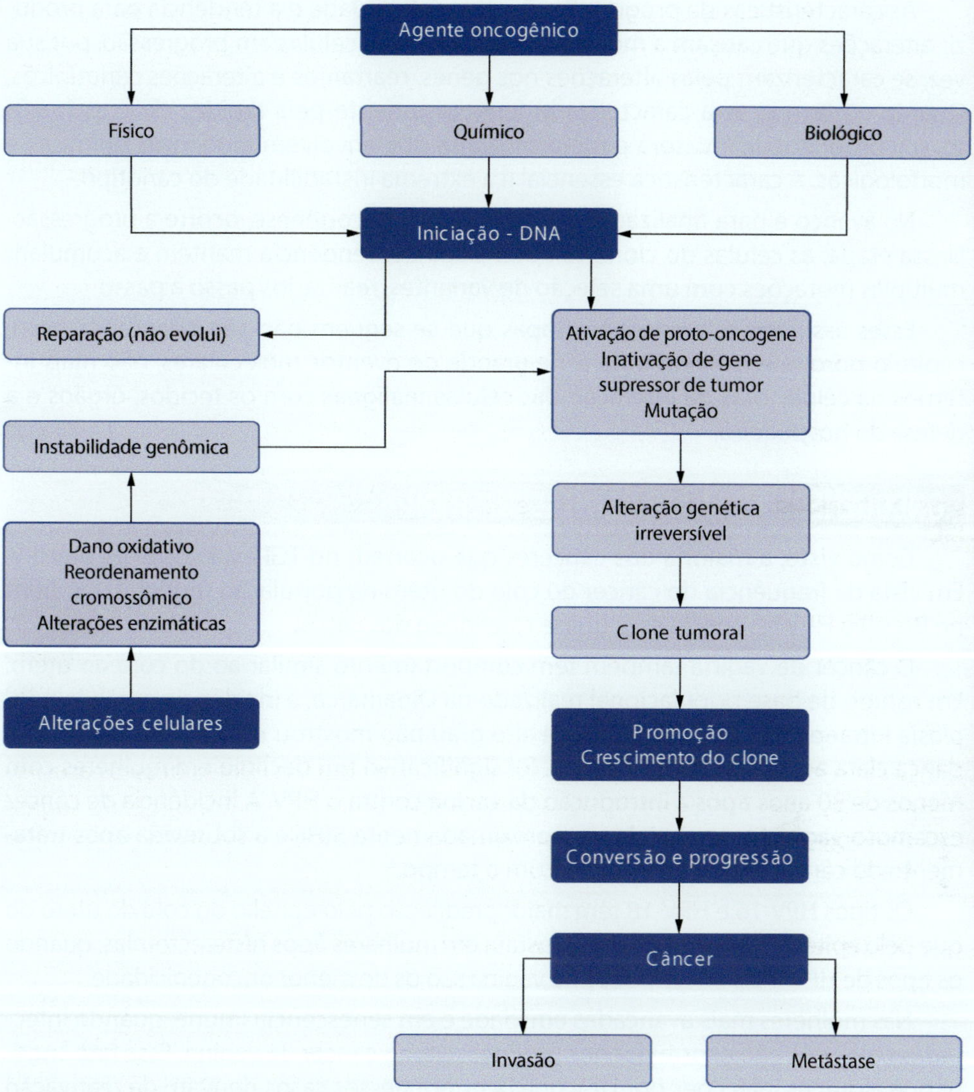

Figura 15.2.1 – Etapas da carcinogênese.
Fonte: Acervo da autoria.

Os estudos experimentais sobre a oncogênese têm demonstrado que o estágio da promoção apresenta uma primeira fase reversível, que se segue de outra irreversível.

A promoção do tumor é, em grande parte senão totalmente, associada a fatores epigenéticos que alteram direta ou indiretamente a expressão genética do DNA. Os eventos ocorrem no processo terminal da proliferação e diferenciação e a célula em promoção passa a não reconhecer os sinais de diferenciação que podem, nos casos de normalidade, removê-la da população celular normal em replicação.

De modo diferente à iniciação, o promotor não se vincula ao DNA, mas sim à membrana celular.

As características da progressão são sua malignidade e a tendência para produzir alterações que causam a morte do hospedeiro. As células em progressão, por sua vez, se caracterizam pelas alterações nos genes, rearranjos e alterações cariotípicas. Quanto ao tumor, será caracterizado fenotipicamente pela rapidez do crescimento, sua propriedade invasora e metastatizante que envolvem mudanças químicas e morfológicas. A característica essencial é a extrema instabilidade do cariótipo.

No avanço e para finalização do processo da oncogênese, ocorre a progressão. Nessa etapa, as células do clone tumoral e sua descendência mantêm e acumulam múltiplas mutações com uma seleção de variantes, realizados passo a passo.

Esses assuntos referentes às etapas que se seguem não são abordados neste capítulo porque envolvem uma série grande de eventos moleculares, não mais internos na célula, mas da interação das células malignas com os tecidos, órgãos e a defesa do hospedeiro.

ONCOGÊNESE NO TRATO GENITAL INFERIOR

Como visto, a maioria dos cânceres que ocorrem no TGI está correlata ao HPV. Em vista da frequência do câncer do colo do útero na população mundial (também no Brasil) o HPV responde pela quase totalidade dos casos.

O câncer de vagina também tem comportamento similar ao do colo do útero. Em estudo de base populacional realizado na Dinamarca, a incidência geral da neoplasia intraepitelial vaginal (NIVA) de alto grau não mostrou uma tendência de mudança clara ao longo do tempo, mas foi significativo um declínio em mulheres com menos de 30 anos após a introdução da vacina contra o HPV. A incidência de câncer escamoso vaginal foi reduzida em aproximadamente 50% e a sobrevida após tratamento do câncer vaginal melhorou com o tempo.[4]

Os tipos HPV-16 e HPV-18 têm maior predileção pelo epitélio do colo do útero do que pelo epitélio vaginal, o que se constata em mulheres após histerectomias, quando os tipos de HPV mais encontrados na vagina são os de menor oncogenicidade.

Nas mulheres mais avançadas em idade e em senescência imune, quando infectadas pelo HPV, não ocorre doença pré-invasora do câncer de vagina. Esse fato sugere que algumas infecções por HPV que ocorrem nesses casos derivam da reativação de uma infecção latente previamente adquirida.[3]

Quanto ao câncer vulvar, o de células escamosas é responsável por 80% dos casos.

Na etiopatogenia dessa neoplasia, são descritas duas vias. A primeira tem como lesão precursora a neoplasia intraepitelial vulvar diferenciada (NIVd)que, geralmente, tem origem no local de uma lesão de líquen escleroso. A segunda via está relacionada com a infecção persistente pelo HPV de alto risco. Nesse caso, a lesão precursora é a neoplasia intraepitelial vulvar usual (NIVu), atualmente denominada "lesão intraepitelial escamosa de alto grau vulvar".[5]

No carcinoma vulvar não relacionado ao HPV, a principal mutação é no gene *TP53,* entendida como um ponto-chave em sua oncogênese. No entanto, Priescke *et al.* demonstraram, em estudos genômicos, desregulações em diferentes níveis de processos celulares, com múltiplas vias de sinalização celular afetadas por mutações.[6]

A neoplasia intraepitelial vulvar (NIV) diferenciada tem risco de transformação maligna seis vezes maior do que a lesão intraepitelial escamosa de alto grau, sendo precursora em cerca de 80% dos casos de carcinoma escamoso vulvar. Alguns dos mecanismos envolvidos nessa transformação maligna são: inflamação crônica; isquemia; estresse oxidativo; e mutações no gene *TP53*.[7]

Com relação ao HPV na gênese do câncer, o assunto é bem-conhecido no colo do útero onde o vírus infecta a região da zona de transformação (ZT) que tem alto *turnover* celular. Mas isso é desconhecido quanto ao câncer da vulva e a hipótese é que microtraumas causados pelo atrito na relação sexual possam facilitar o acesso do HPV à camada basal celular e sua integração.[7]

REFERÊNCIAS BIBLIOGRÁFICAS

1. Alberts B, Heald R, Johnson A, Morgan D, Raff M, Roberts K et al. Cell, Genomes. Diversity of Life. In: Wilson J, Hunt T, editors. Molecular Biology of the Cell. 7nd ed. W. W. Norton & Company; 2022.
2. Trindade ES, Oncogênese. In: Primo WQSP, Fernandes CE, Filho ALS editors. Febrasgo. Ginecologia Oncológica Diagnóstico e Tratamento. 1. ed. Manole: 1-23,2022.
3. Wall JA, Boitano TKL, Massad Jr S, HuhWK. Preinvasive disease of the cervix. In: Creasman WT, Mutch DG, Mannel RS, Krishnansu S. Tewari KS. Editors. DiSaia and creasman clinical gynecologic oncology. 10. ed. Elsevier. Philadelphia: 1-3,2023.
4. Bertoli HK, Baandrup L, Aalborg G, Kjaer AK, Thomsen L, Kjaer SK. Time trends in the incidence and survival of vaginal squamous cell carcinoma and high-grade vaginal intraepithelial neoplasia in Denmark – A nationwide population-based study. Gynecol Oncol. 2020;158(3):734-9.
5. Pouwer AW, Van Den Einden LCG, Van Der Linden M, Hehir-Kwa JY, Yu J, Hendriks KM et al. Clonal relationship between lichen sclerosus, differentiated vulvar intra-epithelial neoplasia and non hpv--related vulvar squamous cell carcinoma. Cancer Genomics Proteomics. 2020;17(2):151-60.
6. Prieske K, Alawi M, Oliveira-Ferrer L, Jaeger A, Eylmann K, Burandt E et al. Genomic characterization of vulvar squamous cell carcinoma. Gynecol Oncol. 2020;158(3):547-54.
7. Szatko A, Kacperczyk-Bartnik J, Bartnik P, Dobrowolska-Redo A, Derlatka P, Kalinowska M et al. Vulvar cancer in a patient with long-lasting premalignant lesions in the genital area: easily overlooked and difficult to diagnose – a case report and literature review. Postepy Dermatol Alergol. 2021;38(3):366-70.

15.3 | Métodos diagnósticos

Sophie Françoise Mauricette Derchain

INTRODUÇÃO

O diagnóstico do câncer do colo do útero é histológico. A grande maioria consiste em cânceres oriundos do epitélio, os carcinomas invasivos de células escamosas (responsáveis por quase 90%), células glandulares ou adenocarcinoma (responsáveis por cerca de 10%) e, raramente, carcinomas adenoescamosos e de pequenas células. Também podem ser encontrados sarcomas primários e linfomas malignos primários do colo do útero.

Ao acolher uma mulher com sangramento uterino anormal, é essencial que o ginecologista afaste um colo tumoral. Embora a classificação PALM-COEIN (pólipo, adenomiose, leiomioma, malignidade – coagulopatia, ovulatória, endométrio, iatrogênica e não classificada) seja muito útil na classificação do sangramento uterino anormal, sempre se deve pensar em câncer do colo do útero (incluído nas "malignidades" da classificação), ainda muito prevalente no Brasil e no mundo. É frequente receber em serviços terciários, mulheres que apresentavam sangramento vaginal anormal, foram previamente investigadas com ultrassonografia sem um exame ginecológico completo, tratadas com hormônios ou encaminhadas para histeroscopia e, após meses, são diagnosticadas com câncer do colo do útero avançado.

DIAGNÓSTICO

CÂNCER DO COLO UTERINO

A anamnese e o exame físico geral são mandatórios para classificar, além do tipo de sangramento anormal (sinusorragia entre outros), a presença de dor pélvica ou nas faces internas dos membros inferiores, edema de membros inferiores, anemia, insuficiência renal, desnutrição e a presença de linfadenomegalia inguinal, supraclavicular ou em outros locais do corpo que, frequentemente, estão associados ao câncer do colo do útero avançado.

O exame ginecológico inclui: exame especular (com ou sem colposcopia) para visualização do colo uterino e descrição do aspecto da lesão, o toque vaginal para avaliar o maior diâmetro da lesão e o volume do colo, assim como sua mobilidade, o potencial comprometimento dos fundos de saco e paredes vaginais. Também deve-se realizar o toque retal para verificar se as mucosas estão lisas e deslizantes e se os paramétrios estão livres ou comprometidos. Terminado o exame, não há necessidade nem benefício em coletar citologia. Nos casos de colo tumoral sugestivo de carcinoma invasivo, deve-se, imediatamente, realizar uma biópsia de fragmento, à luz do colposcópio ou do foco ginecológico.[1]

Quando a mulher é assintomática, o carcinoma invasivo será identificado pelo rastreamento, sendo que, frente a uma citologia com alterações maiores (com ou sem teste de papilomavírus humano [HPV]), serão indicadas a colposcopia e a biópsia.

A colposcopia tem uma reprodutibilidade limitada e uma sensibilidade em torno de 70%. O exame colposcópico é considerado completo quando toda a zona de transformação (ZT) é visível, ou seja, a junção escamo colunar (JEC) deve ser visualizada em toda sua extensão ecto e endocervical. Quando parte ou a totalidade da JEC não é visível, o exame é insatisfatório para descartar neoplasia intraepitelial cervical (NIC) e carcinoma invasivo. Mulheres na menopausa apresentam mais frequentemente JEC não visível, com ZT tipo 3. É importante considerar o uso de estrogênio tópico e lubrificantes antes da colposcopia. Epitélio acetobranco denso, acetobranqueamento de aparecimento rápido, orifícios glandulares espessados, mosaico grosseiro, pontilhado grosseiro, margem demarcada, sinal da crista são sinais de lesão de alto grau. Há suspeita de invasão na presença de vasos atípicos e frágeis, superfície irregular, lesão exofítica, necrose, ulcerações, tumor. Mulheres com carcinoma escamoso invasivo oculto podem apresentar imagens colposcópicas sugestivas de lesão de alto grau, sem francos sinais de invasão. O diagnóstico de invasão será, muitas vezes, detectado apenas no cone obtido por excisão da ZT com alça ou com bisturi a frio. Como pode haver focos de invasão mínima entre áreas de NIC 2 ou 3, os procedimentos excisionais têm sido cada vez mais utilizados no tratamento da NIC 3. Procedimentos destrutivos ou ablativos destroem o tecido, não deixando material para avaliação histológica e diagnóstico dos possíveis focos de invasão mínima do estroma.[2,3]

Uma atenção especifica deve ser dada às lesões glandulares. A incidência de adenocarcinoma invasivo é baixa, porém parece estar aumentando nas últimas décadas. O adenocarcinoma *in situ* e mesmo invasivo não é facilmente rastreado pela citologia e as manifestações colposcópicas podem ser mínimas. Frequentemente, o adenocarcinoma estende-se para a endocérvice, é multifocal, descontínuo e profundo nas criptas cervicais. Existe uma tendência em indicar conização a frio nas mulheres nas quais a citologia ou biópsia colpodirigida sugerem lesões glandulares, por causa da possibilidade de fracionar a peça ou comprometer a qualidade das margens nas excisões da zona de transformação com alça. Com os extensos treinamentos oferecidos para capacitar ginecologistas a realizar excisão com alça, qualquer modalidade diagnóstica pode ser utilizada desde que realizada por uma pessoa experiente.[4]

A biópsia de fragmento não é suficiente para excluir doenças minimamente invasivas. Para diagnosticar o carcinoma escamoso ou adenocarcinoma minimamente invasivo (invasão com profundidade < 3mm ou < 5 mm), o estudo do cone (obtido por alça ou por bisturi a frio) deve ser cuidadoso e, muitas vezes, o patologista precisará o número de cortes. No caso de invasão mínima, o laudo deve reportar além das dimensões da lesão, o estado das margens e a presença ou ausência de invasão angio-linfática. Na ausência dessas informações, bloco de parafina, lâmina e laudo devem ser revisados por um patologista experiente, pois esses dados modificam sobremaneira o prognóstico e a conduta.[5]

É importante lembrar que pode haver câncer de colo do útero em mulheres grávidas. Frente aos sintomas clássicos como sangramento ou corrimento vaginal anormal, dor pélvica ou em membros inferiores, dispareunia ou insuficiência renal pós-renal, o exame ginecológico com especular e toque devem ser realizados.

Quando encontrado um colo tumoral, a biópsia de fragmento pode ser realizada em qualquer momento da gestação. Com relação ao diagnóstico do carcinoma invasor oculto ou minimamente invasivo, a colposcopia da mulher grávida é mais complexa e apresenta uma baixa sensibilidade e especificidade. A metaplasia ativa com acetobranqueamento denso, padrões vasculares capilares e mudanças deciduais incluindo pólipos são imagens que requerem um colposcopista experiente. Nas lesões de alto grau, a biópsia pode ser realizada com segurança, ficando a excisão ou conização restrita a casos muito específicos com suspeita de invasão.[6]

CÂNCER DE VAGINA

A vagina pode ser acometida por câncer primário ou metastático. O subtipo histológico predominante no câncer primário de vagina é o carcinoma escamoso (90% dos casos) seguido pelo adenocarcinoma (8% a 10% dos casos). É importante lembrar que 80% dos cânceres de vagina são secundários e, assim, deve ser procurado o sítio primário.

Por definição, cânceres de vagina que encostam ou se estendem até o orifício externo do colo do útero devem ser classificados como extensão do câncer do colo do útero. Quando encostam ou se estendem para a vulva, são classificados como câncer de vulva. Assim, o diagnóstico de câncer de vagina deve ser feito com biópsia direcionada da lesão e uma avaliação clínica que garanta que não há evidência de tumor no colo do útero ou na vulva.

Linfomas, sarcomas e melanomas da vagina são extremamente raros.

As mulheres com câncer de vagina costumam apresentar sangramento vaginal com secreção fétida. Quando a doença é localmente avançada, a paciente pode apresentar dor e dificuldade para urinar. Mulheres assintomáticas podem apresentar neoplasia intraepitelial vaginal (NIVA) com focos de invasão.

A vaginoscopia com ácido acético e teste de Schiller está indicada em mulheres com resultado de citologia anormal com ou sem imagens cervicais. Nesses casos, a excisão da lesão ou biópsias de fragmentos podem mostrar focos de invasão.

Embora a biópsia de vagina possa ser obtida em ambiente ambulatorial sob anestesia local, em muitos casos, o exame sob sedação ou anestesia geral deve ser realizado para um exame ginecológico adequado e obter uma biópsia.

O exame sob narcose é fundamental em meninas jovens e mulheres idosas onde o exame pode tornar-se doloroso ou limitado pela estreiteza do introito.[7]

CÂNCER DE VULVA

Embora raro, a incidência do câncer da vulva vem aumentando nas últimas décadas. Um dos problemas mundiais mais evidentes com relação ao câncer de vulva é o atraso no diagnóstico, que pode chegar a 6 meses a 1 ano. Frequentemente a paciente é erroneamente diagnosticada como inflamação vulvovaginal.

Toda mulher com qualquer queixa vulvar deve ser cuidadosamente examinada e o diagnóstico do câncer vulvar é feito idealmente com biópsia incisional da lesão vulvar incluindo uma margem de tecido aparentemente normal. Embora o carcinoma escamoso (relacionado ou não ao HPV) seja responsável por cerca de 85% dos canceres da vulva, outras neoplasias invasivas podem ser encontradas: carcinoma de células basais/basocelular; tumor Phyllodes (borderline, maligno): carcinoma da glândula de Bartholin; adenocarcinomas de vários tipos; doença de Paget; extramamária; tumores neuroendócrinos e outros.

Um patologista experiente deve ser consultado. É fundamental descrever corretamente a localização do tumor primário e, em mulheres com várias lesões, todas devem ser biopsiadas separadamente para descartar doença multifocal.[8]

REFERÊNCIAS BIBLIOGRÁFICAS

1. Adams T, Denny L. Abnormal vaginal bleeding in women with gynaecological malignancies. Best Pract Res Clin Obstet Gynaecol. 2017;40:134-47.
2. Perkins RB, Guido RS, Castle PE, Chelmow D, Einstein MH, Garcia F, et al. 2019 ASCCP risk-based management consensus guidelines for abnormal cervical cancer screening tests and cancer precursors. 2019 ASCCP Risk-Based Management Consensus Guidelines Committee. J Low Genit Tract Dis. 2020;24(2):102-31.

3. McGee AE, Alibegashvili T, Elfgren K, Frey B, Grigore M, Heinonen A, et al. European Federation for Colposcopy and Pathology of the Lower Genital Tract (EFC) and the European Society of Gynaecological Oncology (ESGO). European consensus statement on expert colposcopy. Eur J Obstet Gynecol Reprod Biol. 2023;290:27-37.
4. Codde E, Munro A, Stewart C, Spilsbury K, Bowen S, Codde J, et al. Risk of persistent or recurrent cervical neoplasia in patients with "pure" adenocarcinoma-in-situ (AIS) or mixed AIS and high-grade cervical squamous neoplasia (cervical intra-epithelial neoplasia grades 2 and 3 (CIN 2/3)): a population-based study. BJOG. 2018;125(1):74-9.
5. Bhatla N, Aoki D, Sharma DN, Sankaranarayanan R. Cancer of the cervix uteri. Int J Gynaecol Obstet. 2018;143(2):22-36. doi: 10.1002/ijgo.12611.
6. Amant F, Berveiller P, Boere IA, Cardonick E, Fruscio R, Fumagalli M et al. Gynecologic cancers in pregnancy: guidelines based on a third international consensus meeting. Ann Oncol. 2019;30(10):1601-12. doi: 10.1093/annonc/mdz228.
7. Adams TS, Rogers LJ, Cuello MA. Cancer of the vagina: 2021 update. Int J Gynaecol Obstet. 2021;155(1):19-27.
8. Oonk MHM, Planchamp F, Baldwin P, Mahner S, Mirza MR, Fischerová D, et al. European Society of Gynaecological Oncology guidelines for the management of patients with vulvar cancer – Update 2023. Int J Gynecol Cancer. 2023;33(7):1023-43.

QUESTÕES

1. Concernente à vacina contra o HPV, pode-se afirmar:

a. Está contraindicada para mulher com Aids ou transplantada renal.

b. Está indicada para gestante independentemente da idade gestacional.

c. Pode ser realizada em todas as idades em mulheres e homens.

d. Está indicada uma dose, para meninas e meninos de 9 a 14 anos de idade.

2. Para que se inicie a oncogênese, é necessário que:

a. Um agente externo agressor atue sobre um tecido/órgão de forma crônica.

b. Haja um defeito cromossômico, transmitido pela célula reprodutora.

c. O organismo esteja fragilizado e não consiga reagir a um agressor.

d. Haja mutação no DNA celular em genes que regulam o processo da reprodução celular e a célula não consiga corrigir o dano, transmitindo a mutação.

3. A mutação no gene, na sua expressão proteica, ocasiona a perda do controle da reprodução celular, criando uma linhagem celular independente, que forma o tumor maligno. Essa mutação depende da:

a. Ativação de proto-oncogenes que se tornam oncogenes.

b. Inativação de genes supressores de tumores.

c. Ocorrência de várias alterações que alteram o DNA celular propicia a falha dos mecanismos de controle da própria célula na correção de dano(s) na sequência correta dos peptídeos da cadeia DNA e permite a disseminação dessas células no organismo.

d. Associação das alternativas **a** e **b**.

4. Frente a uma mulher na pós-menopausa que procura o ginecologista por sangramento vaginal intermitente há cerca de 3 meses, a conduta é:

a. Realizar ultrassonografia transvaginal.

b. Realizar um teste de HPV e citologia cervicovaginal.

c. Realizar exame físico geral e exame ginecológico com especular e toque.

d. Solicitar uma histeroscopia.

RESPOSTAS

1. A vacina contra o HPV pode ser realizada em imunocomprometidos, mas está contraindicada para gestantes. A vacina pode ser prescrita para meninas e meninos a partir de 9 anos e para mulheres e homens até 45 anos; está indicada uma dose para meninas e meninos de 9 a 14 anos de idade.

2. A resposta correta é a **d**. As demais alternativas podem ocorrer na oncogênese. No entanto, o câncer só ocorrerá se houver evasão da célula com o seu DNA mutado pelos mecanismos de correção do dano e também da apoptose.

3. As alternativas **a** e **b** podem ocorrer separadas ou associadas, mas a oncogênese e o tumor crescerão somente após a formação de um clone tumoral inicial e o organismo não conseguir conter seu crescimento, nem o intravasamento de células malignas na circulação, e também não conseguir destruir essas células metastáticas.

4. Devem ser realizados exame físico geral e exame ginecológico com especular e toque. Embora pareça lógico, um dos grandes problemas do câncer de colo, é o atraso no diagnóstico. Como, "em tese" durante o sangramento há tendência de não se coletar a citologia oncótica, muitas mulheres são submetidas à ultrassonografia sem avaliação cervical.

16

Câncer do Trato Genital Inferior – Aspectos Práticos do Estadiamento, Conduta e Prognóstico

Sergio Mancini Nicolau
Valentino Antonio Magno
Manoel Afonso Guimarães Gonçalves

Com relação às neoplasias da região genital inferior, o câncer do colo uterino se sobressai quanto aos demais, o que justifica que merece a maioria das informações, neste capítulo, seja a seu respeito. A ideia é, inicialmente, comentar alguns aspectos do estadiamento; na sequência, passar para o tratamento; e, por fim, informar sobre os respectivos acompanhamento e prognóstico.

16.1 | Estadiamento do câncer do trato genital inferior

Sergio Mancini Nicolau

Nesta parte do capítulo, exploraremos o estadiamento de três tipos de câncer ginecológico: do colo do útero; da vulva; e da vagina.

O estadiamento preciso do câncer é essencial para se determinar a extensão da doença, se está restrito ao órgão de origem ou se comprometeu tecidos vizinhos ou à distância, orientar o plano de tratamento adequado para cada paciente e estimar o prognóstico. Além disso, permite que se façam comparações de resultados de tratamentos.

Dois sistemas são utilizados para estadiar as neoplasias – o da Federação Internacional de Ginecologia e Obstetrícia (Figo), mais utilizado pelos ginecologistas; e o TNM (tumor, linfonodos, metástases) da American Joint of Cancer Control (AJCC) –, ambos revisados e reclassificados periodicamente.

Para o correto estadiamento, são necessárias a avaliação clínica adequada e a utilização de exames subsidiários para determinar a extensão da doença e, eventualmente, a realização de estudo anatomopatológico de biópsias ou de peças cirúrgicas. Além disso, é necessário conhecimento da anatomia da região, do comportamento do tumor quanto à progressão e às vias de disseminação para avaliação da região e busca de possíveis metástases do tumor.

CÂNCER DO COLO DO ÚTERO

O estadiamento é muito importante porque, com ele, se determinam o estágio e a extensão da doença e faz-se a seleção do tratamento mais apropriado, como cirurgia, radioterapia, quimioterapia ou uma combinação dessas modalidades.

O câncer do colo do útero se dissemina, por extensão direta, para paramétrio, vagina, útero e órgãos adjacentes, como bexiga e reto. Pelo sistema linfático, atinge os linfonodos regionais, ou seja, obturatório, ilíaco externo, ilíaco interno e, daí, para os linfonodos ilíacos comuns e para-aórticos. Pela via hematogênica, tardiamente, atinge pulmões, fígado e ossos, originando as metástases à distância.

O estadiamento do câncer do colo do útero é clínico, com base nos dados do exame físico, da citologia oncológica cervicovaginal (Papanicolaou), da colposcopia e da biópsia do colo ou biópsia de linfonodo e nos achados dos exames de imagem, de acordo com os recursos disponíveis. Destacam-se, entre estes, a ultrassonografia (USG), a ressonância magnética (RM), a tomografia computadorizada (TC) e a tomografia por emissão de pósitrons (PET-CT), que vão fornecer informações adicionais sobre as dimensões do tumor, os linfonodos e a disseminação local ou sistêmica. A RM é o melhor método de avaliação radiológica de tumores do colo maiores que 10 mm.

O primeiro órgão a ter um sistema de estadiamento clínico para câncer, pela Figo, em 1958, foi o colo do útero e esse sistema é amplamente utilizado para estadiamento. Critérios como tamanho do tumor, invasão de linfonodos e metástases são essenciais para determinar o estádio da doença. A detecção precoce e o estadiamento preciso são fundamentais para melhorar os resultados do tratamento.

A versão mais recente do estadiamento do câncer do colo do útero (Figo, 2018) teve como uma das principais mudanças a incorporação dos sinais radiológicos ou anatomopatológicos de comprometimento linfonodal ou parametrial (Quadro 16.1.1), o que ofereceu maior flexibilidade ao usuário a depender da disponibilidade de recursos, especialmente nos países de baixa e média renda.

As principais alterações foram: a medida da extensão horizontal de uma lesão microinvasiva não é mais considerada; o estádio IB foi estratificado em três subgrupos – IB1 ≤ 2 cm, IB2 > 2 – ≤ 4 cm e IB3 > 4 cm; a positividade dos linfonodos, por imagem ou por estudo anatomopatológico, eleva o estadiamento para estádio IIIC – IIIC1 se linfonodos pélvicos, e IIIC2 se linfonodos para-aórticos. As micrometástases estão incluídas no estádio IIIC.

Quadro 16.1.1 – Estadiamento do câncer do colo do útero (Figo 2018)		
Estádio		**Descrição**
I		O carcinoma é estritamente confinado ao colo do útero
IA		Carcinoma invasivo que pode ser diagnosticado apenas por microscopia, com profundidade máxima de invasão ≤ 5 mm[a]
	IA1	Invasão estromal medida ≤ 3 mm de profundidade
	IA2	Invasão estromal medida > 3 e ≤ 5 mm de profundidade
IB		Carcinoma invasivo com invasão mais profunda medida > 5 mm (maior que o estádio IA); lesão limitada ao colo uterino com tamanho medido pelo diâmetro máximo do tumor[b]
	IB1	Carcinoma invasivo > 5 mm de profundidade de invasão e ≤ 2 cm no seu maior diâmetro
	IB2	Carcinoma invasivo > 2 e ≤ 4 cm na maior dimensão
	IB3	Carcinoma invasivo > 4 cm na maior dimensão
II		O carcinoma invade além do útero, mas não atinge o terço inferior da vagina e não se estende à parede pélvica
IIA		Envolvimento limitado aos dois terços superiores da vagina e sem envolvimento parametrial
	IIA1	Carcinoma invasivo ≤ 4 cm na maior dimensão
	IIA2	Carcinoma invasivo > 4 cm na maior dimensão
IIB		Com envolvimento parametrial, mas não até a parede pélvica
III		O carcinoma envolve o terço inferior da vagina e/ou se estende para a parede pélvica e/ou causa hidronefrose ou rim não funcionante e/ou envolve linfonodos pélvicos e/ou para-aórticos
IIIA		O carcinoma envolve o terço inferior da vagina, sem extensão à parede pélvica
IIIB		Extensão para a parede pélvica e/ou hidronefrose ou rim não funcionante (a menos que se saiba ser decorrente de outra causa)
IIIC		Envolvimento de linfonodos pélvicos e/ou para-aórticos (incluindo micrometástases),[c] independentemente do tamanho e da extensão do tumor (com anotações r – imagem e p – patologia)[d]
	IIIC1	Apenas metástases linfonodais pélvicas
	IIIC2	Metástase linfonodal para-aórtica
IV		O carcinoma estendeu-se além da pelve verdadeira ou envolveu (biópsia comprovada) a mucosa da bexiga ou do reto. Edema bolhoso, não permite que o caso seja considerado estádio IV
IVA		Disseminação para órgãos pélvicos adjacentes
IVB		Metástases para órgãos distantes

[a] Os exames de imagem e a patologia podem ser usados, quando disponíveis, para complementar os achados clínicos com relação ao tamanho e à extensão do tumor, em todos os estádios. Os achados patológicos substituem os achados de imagem e clínicos.

[b] O envolvimento dos espaços vasculares/linfáticos não deve alterar o estadiamento. A extensão lateral da lesão não é mais considerada.

[c] Células tumorais isoladas não mudam o estádio, mas sua presença deve ser registrada [d] adicionando-se anotação de r (imagem) e p (patologia) para indicar os achados que são usados para alocar o caso no estádio IIIC. Por exemplo, se os exames de imagem indicarem metástase linfonodal pélvica, a alocação do estádio seria o estádio IIIC1r; se confirmada por achados patológicos, seria o estádio IIIC1p. O tipo de modalidade de imagem ou de técnica anatomopatológica utilizada deve ser sempre documentado. Na dúvida, deve-se atribuir o estadiamento inferior.

Fonte: Adaptado de Figo, 2018.

No Brasil, segundo o Registro Hospitalar de Câncer, de 2000 a 2019, a maior parte dos casos de câncer do colo do útero foi diagnosticada em estádios II ou mais (Figura 16.1.1).

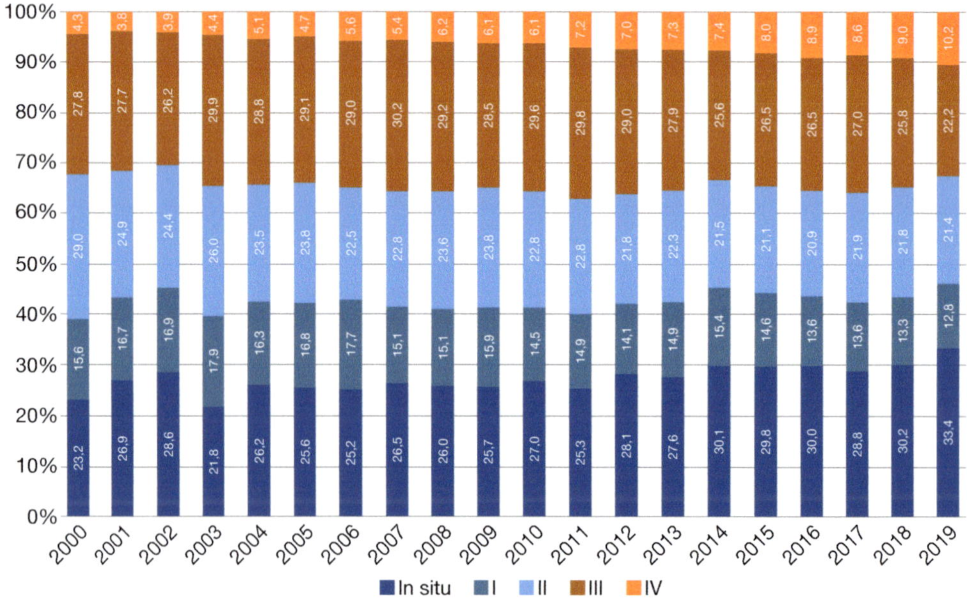

Figura 16.1.1 – Proporção de casos* de câncer de colo de útero, segundo estádios, no Registro Hospitalar de Câncer. Brasil, 2000 a 2019.

*Casos analíticos, informados até 9 de agosto de 2021.

Nota: a ausência de informação sobre a extensão da doença, no período analisado, variou de 10,6% (em 2000) a 19,2% (em 2017) nos casos de câncer de colo de útero. A incompletude média, no período, foi de 15,8%.

Fonte: Adaptada de MS/INCA/Conprev/Divasi IntegradorRHC.

BIBLIOGRAFIA CONSULTADA

- Bhatla N, Aoki D, Sharma DN, Sankaranarayanan R. Cancer of the cervix uteri: 2021 update. Int J Gynecol Obstet. 2021;155(1):28-44. doi: 10.1002/ijgo.13865.
- Bhatla N, Singhal S, Dhamija E, Mathur S, Natarajan J, Maheshwari A. Implications of the revised cervical cancer FIGO staging system. Indian J Med Res. 2021;154(2):273-83.
- Instituto Nacional do Câncer (INCA). Estadiamento – Instituto Nacional de Câncer – INCA, 2024a. Disponível na Internet: www.gov.br (05 maio 2025).
- Patel-Lippmann K, Robbins JB, Barroilhet L, Anderson B, Sadowski EA, Boyum J. MR Imaging of cervical cancer. Magn Reson Imaging Clin N Am. 2017;25(3):635-49.

16.2 | Câncer da vulva

O estadiamento do câncer da vulva é cirúrgico, com base no estadiamento da Federação Internacional de Ginecologia e Obstetrícia (Figo), de 2021 (Quadro 16.2.1). O estadiamento se inicia com uma biópsia vulvar para determinar a invasão do estroma, seguida de avaliação clínica do tamanho do tumor e avaliação clínica, cirúrgica e/ou radiológica de linfonodos inguinais e metástases à distância, incluindo disseminação para linfonodos pélvicos.

Os exames de imagem, habitualmente, não são apropriados para o estadiamento inicial do câncer vulvar, nos casos em que o tumor primário tem até 2 cm, confinado à vulva ou ao períneo e com invasão estromal de até 1 mm.

Já a RM da pelve, com e sem contraste endovenoso, é importante para definir a extensão do tumor primário e avaliar as cadeias linfonodais inguinofemorais, quando os tumores da vulva têm até 4 cm e a invasão estromal maior do que 1 mm, quando confinado à vulva ou ao períneo ou com pequeno envolvimento da uretra, da vagina ou do ânus. A detecção e a localização do linfonodo sentinela (LS) pela linfocintilografia da pelve podem ser adequadas para essa avaliação. No caso de linfonodos inguinais suspeitos à avaliação clínica ou por imagem, a realização de ultrassonografia (USG) da região com doppler e a punção aspirativa com agulha fina (PAAF), guiada por USG, podem ser utilizadas para confirmar metástases linfonodais.

Nos tumores primários maiores do que 4 cm ou tumor de qualquer tamanho com envolvimento maior da uretra, da vagina ou do ânus, a RM da pelve sem e com contraste endovenoso e a PET-CT com fluorodesoxiglicose (FDG) (radiofármaco), avaliando da base do crânio até o meio da coxa, são, geralmente, apropriadas e complementam-se. A tomografia computadorizada (TC) do tórax, abdome e pelve, com contraste endovenoso, pode ser uma alternativa à RM da pelve.

Quadro 16.2.1 – Estadiamento do câncer da vulva (Figo, 2021)

Estádio	Descrição
I	Tumor confinado à vulva
IA	Tamanho do tumor ≤ 2 cm e invasão estromal ≤ 1 mm[a]
IB	Tamanho do tumor > 2 cm ou invasão estromal > 1 mm[a]
II	Tumor de qualquer tamanho com extensão para um terço inferior da uretra, terço inferior da vagina, terço inferior do ânus com linfonodos negativos
III	Tumor de qualquer tamanho com extensão para a parte superior das estruturas perineais adjacentes ou com qualquer número de linfonodos não fixos e não ulcerados
IIIA	Tumor de qualquer tamanho com extensão da doença para os dois terços superiores da uretra, os dois terços superiores da vagina, mucosa vesical, mucosa retal ou metástases linfonodais regionais ≤ 5 mm
IIIB	Metástases para linfonodos regionais[b] > 5 mm
IIIC	Metástases para linfonodos regionais[b] com disseminação extracapsular
IV	Tumor de qualquer tamanho, fixado ao osso; ou metástases para linfonodos, fixos ou ulcerados ou metástases à distância
IVA	Doença fixa ao osso pélvico ou metástases para linfonodos regionais fixos ou ulcerados[b]
IVB	Metástases à distância

[a] A profundidade de invasão é medida a partir da membrana basal da papila dérmica mais profunda, adjacente, displásica e livre de tumor (ou papila dérmica displásica mais próxima) até o ponto mais profundo de invasão.

[b] Regional refere-se aos linfonodos inguinais e femorais.

Fonte: Adaptado de FIGO staging for carcinoma of the vulva: 2021 revision. Olawaiye AB, Cotler J, Cuello MA, Bhatla N, Okamoto A, Wilailak S, Purandare CN, Lindeque G, Berek JS, Kehoe S. Int J Gynecol Obstet. 2021;155:43-7.

BIBLIOGRAFIA CONSULTADA

- Dellinger TH, Hakim AA, Lee SJ, Wakabayashi MT, Morgan RJ, Han ES. Surgical management of vulvar cancer. JNCCN. 2017;15(1):121-8.
- Expert Panel on GYN and OB Imaging. Lakhman Y, Vargas HA, Reinhold C, Akin EA, Bhosale PR et al. ACR appropriateness criteria staging and follow-up of vulvar cancer. J Am Coll Radiol. 2021;18(5S):S212-28.
- Giannini A, D'Oria O, Chiofalo B, Bruno V, Baiocco E, Mancini E et al. The giant steps in surgical downsizing toward a personalized treatment of vulvar câncer. Obstet. Gynaecol. Res. 2022;48(3):533-40.
- Olawaiye AB, Cotler J, Cuello MA, Bhatla N, Okamoto A, Wilailak S et al. FIGO staging for carcinoma of the vulva: 2021 revision. Int J Gynecol Obstet. 2021;155:43-7.
- Weinberg D, Gomez-Martinez RA. Vulvar cancer. Obstet Gynecol Clin N Am. 2019;46:125-35.

16.3 | Câncer da vagina

VIAS DE DISSEMINAÇÃO

O câncer vaginal pode se estender aos tecidos circunjacentes pélvicos, de forma direta, incluindo tecido paravaginal, paramétrio e órgãos como uretra, bexiga e reto; e a maior parte dos tumores atinge o terço superior da vagina, mais frequentemente a parede posterior. Também pode se disseminar por via linfática, na parte superior, pela via dos linfonodos pélvicos obturatórios, ilíacos internos e ilíacos externos e raramente comprometem os linfonodos para-aórticos. Já, a drenagem da porção inferior se faz para os nódulos inguinais e femorais (nódulos inguinais) e a porção média da vagina pode drenar para os linfonodos pélvicos e inguinais. Outra via é a disseminação hematogênica que pode, tardiamente, atingir pulmão, fígado e ossos.

ESTADIAMENTO

O estadiamento do câncer da vagina é clínico, com base no exame físico, anatomopatológico de biópsias e exames de imagem. A vagina se estende da vulva até o colo do útero, que são os seus limites e só são considerados cânceres primários dessa região aqueles que não têm extensão para o colo ou a vulva. O estadiamento da Federação Internacional de Ginecologia e Obstetrícia (Figo), de 2009, para câncer vaginal primário é descrito e comparado com o sistema da American Joint of Cancer Control (AJCC) no Quadro 16.3.1.

Exames de imagem como TC, RM e PET-CT podem ser utilizados, quando disponíveis, para avaliação, definir o volume tumoral e a extensão da doença e orientar a conduta, porém não modificam o estadiamento clínico inicial.

Quadro 16.3.1 – Estadiamento do câncer primário da vagina (FIGO 2009)				
AJCC	**TNM**		**FIGO**	**Descrição**
IA	T1a N0 M0		I	O câncer atinge apenas a vagina e não é maior do que 2,0 cm. Não tem metástase para linfonodos próximos ou metástase à distância
IB	T1b N0 M0		I	O câncer atinge apenas a vagina e é maior do que 2,0 cm. Não tem metástase para linfonodos próximos ou metástase à distância
IIA	T2a N0 M0		II	O câncer cresceu através da parede vaginal, mas não atinge a parede pélvica e não é maior do que 2,0 cm. Não tem metástase para linfonodos próximos ou metástase à distância
IIB	T2b N0 M0		II	O câncer cresceu através da parede vaginal, mas não atinge a parede pélvica e é maior do que 2,0 cm. Não tem metástase para linfonodos próximos ou metástase à distância
III	T1 a T3 N1 M0	Ou T3 N0 M0	III	O câncer pode ser de qualquer tamanho e pode ter atingido a parede pélvica e/ou atingiu o terço inferior da vagina e/ou bloqueou o fluxo de urina (hidronefrose). Também se espalhou para linfonodos pélvicos ou inguinais, mas sem metástase à distância ou o câncer atingiu a parede pélvica e/ou atingiu o terço inferior da vagina e/ ou bloqueou o fluxo de urina (hidronefrose). Não metastatizou para linfonodos regionais ou à distância
IVA	T4 Qualquer N M0		IVA	O câncer atingiu a mucosa da bexiga ou do reto ou está crescendo para fora da pelve, com ou sem metástase linfonodal pélvica ou inguinal e sem metástase à distância
IVB	Qualquer T Qualquer N M1		IVB	O câncer se espalhou para órgãos distantes, como pulmões ou ossos. Pode ser de qualquer tamanho e pode ou não ter comprometido estruturas ou órgãos próximos e pode ou não ter metástase linfonodal regional

AJCC: American Joint of Cancer Control; FIGO: Federação Internacional de Ginecologia e Obstetrícia; TNM: tumor, linfonodos, metástases.

Fonte: Adaptado de FIGO staging for carcinoma of the vulva: 2021 revision. Olawaiye AB, Cotler J, Cuello MA, Bhatla N, Okamoto A, Wilailak S, Purandare CN, Lindeque G, Berek JS, Kehoe S. Int J Gynecol Obstet. 2021;155:43-7.

BIBLIOGRAFIA CONSULTADA

- Adams TS, Rogers LJ, Cuello MA. Cancer of the vagina: 2021 update. Int J Gynecol Obstet. 2021;155(1):19-27. doi: 10.1002/ijgo.13867.
- American Cancer Society, 2020a. Disponível na Internet: https://amp.cancer.org/cancer/types/vaginal-cancer.html (05 maio 2025).
- Rajaram S, Maheshwari A, Srivastava A. Staging for vaginal cancer. Best Pract & Res Clin Obst and Gynaecol. 2015;29:822-32.

16.4 | Conduta no câncer do trato genital inferior

Valentino Antonio Magno

CÂNCER DO COLO DO ÚTERO

TRATAMENTO

A opção terapêutica deve levar em consideração algumas variáveis como estadiamento clínico, idade, índice de massa corpórea, condições clínicas, a morbidade dos tratamentos radicais e o desejo da paciente de manter a fertilidade. Além disso, os recursos disponíveis nos serviços de Oncologia e Radioterapia e as condições técnicas cirúrgicas da equipe médica vão influenciar a tomada das decisões.

O tratamento pode ser cirúrgico ou quimioterápico e radioterápico, na dependência do estádio da doença e das condições de operabilidade da paciente. A associação à quimioterapia tem a finalidade de sensibilização para a radioterapia. Isso aumentou a morbidade do tratamento, mas melhorou seu resultado. Tanto a radioterapia como a cirurgia visam o controle linfonodal e locorregional da doença. Deve-se lembrar que a associação dessas modalidades aumenta a morbidade sem haver, necessariamente, ganho na sobrevida ou no intervalo livre de doença. Portanto, a escolha inicial do tratamento é ponto fundamental para controlar a doença, sem aumentar a morbidade.

Estádio clínico IA1 – microinvasor

O tratamento pode ser realizado com a conização cervical, a menos que haja invasão do espaço linfovascular (LVSI) ou células tumorais estejam presentes na margem cirúrgica da lesão microscópica (critério para o câncer ser considerado microinvasor). Em mulheres que já têm prole completa, a histerectomia extrafascial também pode ser recomendada. Qualquer via pode ser escolhida, ou seja, abdominal, vaginal ou minimamente invasiva. Quando a LVSI for evidente, a linfadenectomia pélvica deve ser considerada, juntamente com a histerectomia extrafascial. Se a fertilidade for desejada, a conização cervical com acompanhamento rigoroso pode ser uma opção discutida entre a paciente e a equipe médica.

Estádio clínico IA2 – microinvasor

Como há um pequeno aumento no risco de metástases linfonodais pélvicas nesses casos, a linfadenectomia pélvica é realizada além da histerectomia radical. Em casos de baixo risco (sem LVSI, linfonodo sentinela negativo), a histerectomia simples ou traquelectomia, combinadas com linfadenectomia pélvica ou avaliação do linfonodo sentinela (LS), pode ser um tratamento cirúrgico adequado. Quando a paciente deseja fertilidade, podem ser oferecidas a ela as seguintes opções:

1. conização cervical com linfadenectomia pélvica (aberta ou cirurgia minimamente invasiva [CMI]);
2. traquelectomia radical com linfadenectomia pélvica por via abdominal, vaginal ou CMI.

Carcinoma cervical invasivo: Figo estádios IB1, IB2, IIA1

O tratamento cirúrgico é a modalidade preferida para o tratamento de lesões nos estádios IB1, IB2 e IIA1. Geralmente, consiste em histerectomia radical com linfadenectomia pélvica.

Estádio clínico IB1

O estádio da Federação Internacional de Ginecologia e Obstetrícia (Figo) IB1 é considerado de baixo risco com os seguintes critérios: invasão do estroma cervical inferior a 50%; e ausência de linfonodos suspeitos nos exames de imagem. O tratamento padrão é a histerectomia radical. A linfadenectomia pélvica deve sempre ser incluída. Um procedimento cirúrgico preservador da inervação pélvica é recomendado em pacientes submetidos à histerectomia radical (histerectomia tipo C1), na medida em que o critério de cura radical seja obedecido, pois lesões intrapélvicas dos nervos autonômicos, muitas vezes, resultam no comprometimento da micção, da defecação e da função sexual.

Em mulheres jovens que desejam poupar a fertilidade, pode ser oferecida a traquelectomia radical, indicada para tumores em estádio IA2-IB1. Nessa cirurgia, o colo do útero juntamente com o paramétrio é removido, seguido de anastomose do útero com a extremidade vaginal. A traquelectomia pode ser feita por via abdominal aberta, vaginal ou por via minimamente invasiva. Quando uma abordagem vaginal é planejada, os nódulos pélvicos são, primeiro, removidos por laparoscopia e enviados para congelação para confirmar a negatividade dos nódulos; em seguida, dá-se prosseguimento à traquelectomia radical por via vaginal.

Estádios clínicos IB2 e IIA1

No câncer cervical Figo estádios IB2 e IIA1, a cirurgia ou a radioterapia podem ser escolhidas como tratamento primário dependendo de outros fatores da paciente e recursos locais, pois ambas têm resultados semelhantes. A vantagem do tratamento cirúrgico é determinar o estádio pós-operatório precisamente com base nos achados histopatológicos, possibilitando, assim, a individualização do tratamento pós-operatório e conservar a função ovariana. A transposição intraoperatória dos ovários no alto das calhas paracólicas, longe do campo de irradiação, caso seja necessária posteriormente, também é viável. A preservação das funções ovariana e sexual torna a cirurgia o modo preferido em mulheres mais jovens e deve sempre ser discutida, individualmente, com as pacientes. A histerectomia radical é o procedimento padrão para o tratamento do câncer cervical, consistindo na remoção do útero, do paramétrio, da parte superior da vagina e de uma parte do paracolpo, juntamente com a linfadenectomia pélvica. A excisão de linfonodos regionais inclui os linfonodos parametriais, os obturatórios, os externos e os internos e ilíacos comuns. A via cirúrgica que mostra os melhores resultados deve ser a aberta desde a publicação dos estudos do LACCtrial. Novos estudos seguem em andamento para avaliar a viabilidade da via minimamente invasiva.

Estádios clínicos IB3 e IIA2

Nos estádios IB3 e IIA2, a radioterapia associada à quimioterapia à base de platina (QTRT) é a opção de tratamento preferida para lesões nesses estádios. Foi demonstrado que o prognóstico de sobrevida global, sobrevida livre de progressão e recorrências locais e distantes é mais favorável com QTRT, em vez de histerectomia radical seguida de radioterapia como terapia adjuvante pós-operatória

Esses tumores são maiores e a probabilidade de fatores de alto risco, como linfonodos positivos, paramétrios positivos ou margens cirúrgicas positivas, que aumentam o risco de recorrência e requerem irradiação adjuvante após a cirurgia, são altas nos casos de cirurgias realizadas inadvertidamente. Outros fatores de risco que aumentam o risco de recorrência pélvica, mesmo quando os linfonodos não estão envolvidos, incluem: maior diâmetro do tumor > 4 cm; invasão linfovascular (ILVV); e invasão do terço externo do estroma cervical. Nesses casos, a irradiação pélvica adjuvante reduz a taxa de falha local e melhora a sobrevida livre de progressão em comparação com pacientes tratadas apenas com cirurgia. No entanto, o tratamento com modalidade dupla aumenta o risco de morbidade grave para a paciente e depende da disponibilidade de recursos e fatores relacionados ao tumor e à paciente.

Estádios clínicos IIB – IVA

QTRT é considerada tratamento padrão para pacientes com câncer cervical localmente avançado, com base nos resultados de grandes ensaios randomizados que testaram a adição de quimioterapia à irradiação pélvica. Esses estudos demonstraram que a QTRT teve uma vantagem significativa de sobrevida de 10% a 15% nos 5 anos após o tratamento, em comparação à radioterapia isolada, e também reduziu a recorrência local e à distância. Uma metanálise subsequente mostrou benefício máximo da quimioirradiação de 6% no estádio IB2 (agora classificado IB3) até o estádio IIB e apenas 3% de benefício em pacientes no estádio IIIB.

Estádio clínico IVB

A apresentação com doença metastática à distância é rara, relatada em cerca de 2% dos casos. Um plano de manejo deve considerar a duração média de sobrevida com doença metastática à distância. A quimioirradiação pode ter uma resposta melhor do que a quimioterapia sistêmica isolada. Entretanto, não há papel para a radioterapia profilática de campo estendido (EFRT) no câncer cervical localmente avançado. Estudos demonstraram a eficácia da terapia antiangiogênica com bevacizumabe – anticorpo monoclonal anti-VEGF (fator de crescimento endotelial vascular) humanizado. Quando incorporado ao tratamento do câncer cervical recorrente e metastático, mostrou aumento da sobrevida global. Porém, o tratamento tem custo elevado e apresenta efeitos adversos consideráveis.

CIRURGIA CONSERVADORA

Poucos ensaios clínicos foram desenvolvidos em cirurgia conservadora para o câncer do colo do útero, a maioria das recomendações foi apoiada em baixos níveis de evidência. Embora a cirurgia poupadora de fertilidade tenha surgido como uma opção segura e viável para mulheres jovens com colo do útero em estádio inicial, que desejam preservar a fertilidade, diversas controvérsias permanecem.

Cada caso deve ser discutido individualmente por especialistas e com a paciente, mas algumas informações gerais podem ser levadas em consideração com base nos dados atualmente disponíveis.

Pacientes com carcinoma do colo do útero nos estádios IA2, IB e IIA que não têm filhos ou que ainda não tenham prole constituída, com lesão de até 2 cm de diâmetro, sem invasão linfática ou vascular, podem submeter-se a tratamento conservador, realizando-se traquelectomia radical (retirados o colo, paramétrios e terço proximal da vagina), preservando-se as artérias uterinas. Esse procedimento, geralmente, é realizado por via vaginal, mas pode ser feito também por via abdominal, antecedido de linfadenectomia pélvica por videolaparoscopia, com congelação dos linfonodos. Se o exame for negativo, dá-se continuidade ao procedimento fazendo-se o tempo vaginal ou abdominal (por cirurgia aberta). Além disso, preconiza-se a cerclagem cervical para minimizar o risco de perdas gestacionais futuras.

Pacientes na menacme submetidas à histerectomia radical podem ainda ter seus ovários preservados, sobretudo nos casos de carcinoma espinocelular, fazendo-se ooforopexia, colocando-se as gônadas fora do campo da radioterapia.

CÂNCER DO COLO DO ÚTERO E GRAVIDEZ

Em geral, a conduta no câncer do colo do útero, na gravidez, obedece aos mesmos princípios seguidos quando fora da gestação. A conização diagnóstica deve ser reservada para os casos em que haja forte suspeita de invasão e o achado de câncer vai mudar a conduta para a paciente e, preferencialmente, postergada após a 16ª semana de gestação, podendo ser seguida de cerclagem do colo uterino. Nos demais casos, a biópsia isolada pode fornecer o diagnóstico.

Para o diagnóstico e o estadiamento, devem ser evitados os métodos de imagem que utilizem energia radioativa. A RM permite avaliar a lesão em sua topografia e dimensões, os paramétrios, os órgãos pélvicos, as cadeias linfonodais pélvicas e para-aórticas, fígado e vias urinárias.

No estádio IA1, confirmado pela conização, apenas o seguimento colpocitológico é preconizado, postergando-se o tratamento. No estádio IA2 ou na doença mais avançada, o planejamento terapêutico deverá ser feito de acordo com o desejo materno. Nos casos com idade gestacional inferior a 20 semanas, a terapêutica não deverá ser retardada. O tratamento radioterápico ou cirúrgico pode ser feito com ou sem a interrupção da gestação. Nos estádios IA2 e IB diagnosticados entre 20 e 28 semanas, é possível o adiamento do tratamento sem haver prejuízo do prognóstico. Nos estádios IA2 e IB1 e idade gestacional maior do que 28 semanas, especialmente nos casos de tumores com menos de 2 cm, sem metástase linfonodal à RM, o tratamento definitivo pode ser postergado até a viabilidade fetal. Já nos estádios mais avançados, deve ser considerada a prevenção da progressão da neoplasia, com quimioterapia neoadjuvante e resolução da gestação na 34ª semana.

ATENDIMENTO DE PRONTO-SOCORRO

Não é incomum, em nosso meio, paciente com neoplasia maligna do colo do útero avançada que procura atendimento em pronto-socorro com queixa de sangramento genital, muitas vezes abundante.

Caso haja sangramento ativo na avaliação pelo exame especular, preconiza-se a colocação de tampão vaginal umedecido em algum tipo de gel. Recomenda-se que a hemoglobina seja mantida acima de 10 g/dL. Se houver estabilização do quadro, o tampão pode ser retirado, no ambiente hospitalar, após 24 horas.

Se não houver melhora do sangramento e a paciente começar a apresentar instabilidade hemodinâmica, pode ser necessária a realização de laparotomia para ligadura de artérias hipogástricas ou embolização das artérias uterinas, guiada por imagem. Existe, ainda, a alternativa de radioterapia hemostática, e cada caso deve ser avaliado conforme a disponibilidade e experiência do centro de tratamento.

BIBLIOGRAFIA CONSULTADA

- Baiocchi G, Tsunoda AT, Guitmann G, Vieira MA, Magno VA, Lopes FCO et al. Brazilian Society of Surgical Oncology consensus on fertility-sparing surgery for cervical cancer. J SurgOncol. 2022;126(1):37-47. doi: 10.1002/jso.26899.
- Bhatla N, Aoki D, Sharma DN, Sankaranarayanan R. Cancer of the cervix uteri: 2021 update. Int J Gynecol Obstet. 2021;155(1):28-44. doi: 10.1002/ijgo.13865.
- Ramirez PT, Frumovitz M, Pareja R et al. Minimally invasive versus abdominal radical hysterectomy for cervical cancer. N Engl J Med. 2018;379:1895-904.
- Seino M, Nagase S, Kobayashi Y et al. Japan Society of Gynecologic Oncology 2022 guidelines for uterine cervical neoplasm treatment. J Gynecol Oncol. 2024;35(1):e15. doi: 10.3802/jgo.2024.35.e15.
- World Health Organization. Safety of HPV vaccines, 2021a. Disponível na Internet: https://www.who.int/groups/global-advisory-committee-on-vaccine-safety/topics/human-papillomavirus-vaccines/safety/ (05 maio 2025).

16.5 | Neoplasias malignas da vulva

TRATAMENTO

Antes de se iniciar o tratamento, alguns pontos devem ser considerados, como aspecto e extensão da lesão, cadeias de drenagem, estadiamento clínico, condições clínicas da paciente, tipo de terapia combinada a ser instituída (radioterapia (RT), quimioterapia (QT) ou radioquimioterapia (RTQT).

O tratamento padrão é a cirurgia (Figuras 16.5.1 a 16.5.5), mas, nos estádios mais avançados (III e IV), é possível fazer RT, QT ou RTQT, seguidas de cirurgia. A escolha vai depender do estadiamento, do estado linfonodal, da operabilidade da paciente, da ressecabilidade da lesão e do comprometimento dos órgãos pélvicos.

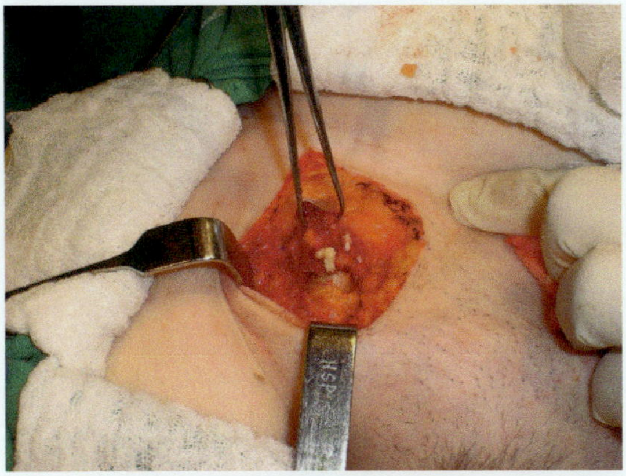

Figura 16.5.1 – Dissecção de conglomerado linfonodal – região inguinal direita.
Fonte: Acervo da Disciplina de Ginecologia Oncológica, Departamento de Ginecologia, EPM-Unifesp.

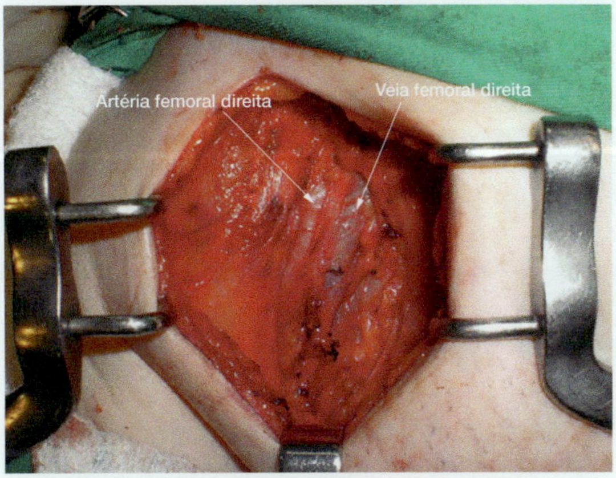

Figura 16.5.2 – Linfadenectomia inguinal superficial e profunda à direita.
Fonte: Acervo da Disciplina de Ginecologia Oncológica, Departamento de Ginecologia, EPM-Unifesp.

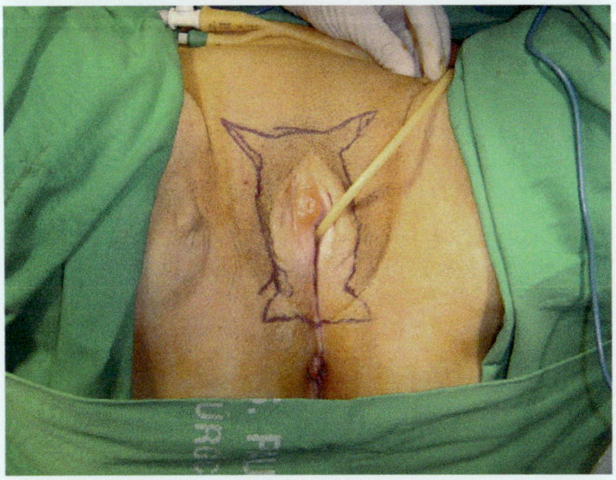

Figura 16.5.3 – Marcação da incisão para vulvectomia radical.
Fonte: Acervo da Disciplina de Ginecologia Oncológica, Departamento de Ginecologia, EPM-Unifesp.

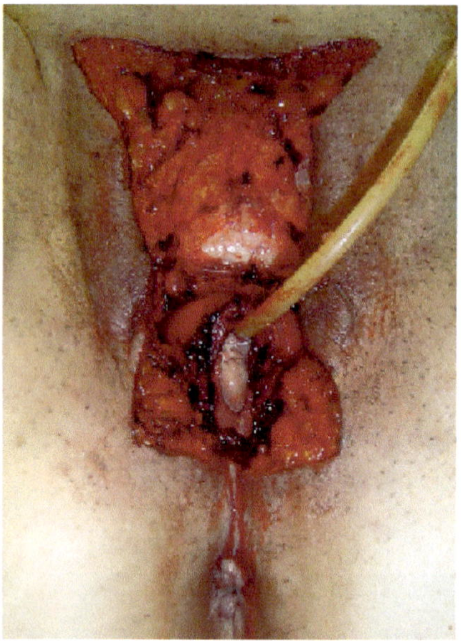

Figura 16.5.4 – Vulvectomia radical.
Fonte: Acervo da Disciplina de Ginecologia Oncológica, Departamento de Ginecologia, EPM-Unifesp.

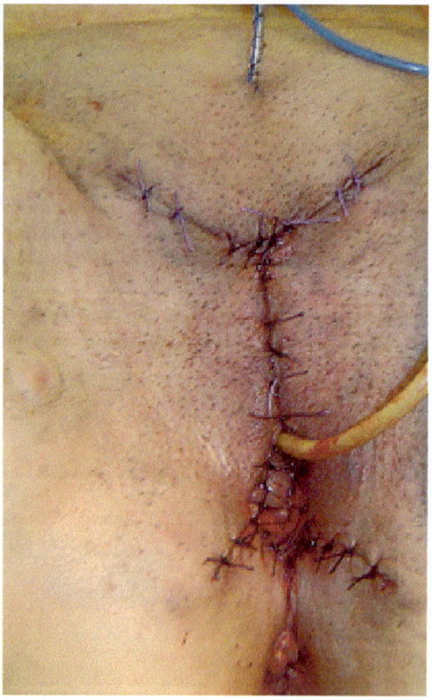

Figura 16.5.5 – Fechamento da ferida operatória pós-vulvectomia.
Fonte: Acervo da Disciplina de Ginecologia Oncológica, Departamento de Ginecologia, EPM-Unifesp.

Como o *status* da margem tumoral é aceito como um fator prognóstico significativo para recorrência do tumor, recomenda-se excisão local radical com margem de pelo menos 1 cm a 2 cm em câncer vulvar em estádio inicial. As margens podem ser reduzidas se o tumor estiver próximo às estruturas da linha média, como o clitóris, o ânus ou a uretra, para preservar sua função. Em caso de margens positivas (< 8 mm do tumor), preconiza-se nova ressecção; se irressecável ou envolvendo uretra, ânus ou vagina, recomenda-se radioterapia externa adjuvante.

A linfadenectomia inguinofemoral (LDIF) não é recomendada por causa do baixo risco (< 1%) de linfonodo metástases na doença em estádio IA. Pacientes com estádio IB ou superior apresentam um risco de 20% a 30% de metástases linfáticas; portanto, a linfadenectomia unilateral ou a pesquisa do linfonodo sentinela (LS) deve ser realizada se o tumor for < 4 cm e localizado ≥ 2 cm da linha média. Comparado ao LDIF, o LS tem uma sensibilidade de 92% e valor preditivo negativo (VPN) de 97% a 98% na identificação de metástases. Para um tumor dentro de 2 cm da linha média vulvar, a LDIF bilateral ou a biópsia de LS bilateral é recomendada. A linfadenectomia contralateral é recomendada para pacientes com metástases linfonodais positivas ou LS indetectável. LS positivo com metástases < 2 mm podem ser tratada com radioterapia, poupando a dissecção dos linfonodos da região inguinal. Casos com metástases no LS ≤ 2 mm apresentam melhor taxas de sobrevivência do que nos casos de metástases LS > 2 mm.

O mapeamento do LS foi introduzido, em 1977, por Cabanas e, em 1994, pela primeira vez no câncer vulvar. Anteriormente, a cirurgia radical com LDIF era o tratamento padrão para o câncer vulvar em estádio inicial. Embora a cirurgia radical tenha melhorado as taxas de sobrevida em 5 anos, a morbidade foi significativa em razão das complicações como infecções, dor, linfocele e linfedema crônico das extremidades inferiores. Essas complicações, muitas vezes, prolongam a duração da internação e retardam a introdução da terapia adjuvante quando necessário. O linfedema é relatado em 30% a 70% das pacientes submetidas à LDIF completa. A biópsia do LS reduziu a morbidade pós-operatória sem comprometer a detecção de metástases.

Todas as pacientes com estádio III ou IVA receberão radioterapia com quimioterapia. Pacientes com tumores residuais podem ser consideradas para ressecção; ou se irressecável, recomenda-se radioterapia externa. Os cuidados paliativos e a melhora da qualidade de vida são os principais objetivos do tratamento em pacientes com metástases à distância. A quimiorradioterapia pode ser considerada no local do tumor primário para alívio dos sintomas. A incorporação de quimioterapia sistêmica ainda é controversa no caso de doença metastática, e mais estudos são necessários para fazer recomendações.

ESTÁDIO I

Biópsia da lesão para determinar profundidade de invasão.

- EC IA
  - vulvectomia simples ou excisão com margem de 2 cm (casos selecionados);
- EC IB
  - vulvectomia simples com linfadenectomia inguinal ipsilateral (lesões a mais de 1 cm da linha mediana);
  - vulvectomia simples com linfadenectomia inguinal bilateral (clítoris e lábio menor).

ESTÁDIO II

- Tumores de qualquer tamanho, com extensão para o terço inferior da vagina, uretra ou ânus.
  - vulvectomia radical com linfadenectomia inguinal e femoral bilateral;
  - RT adjuvante quando linfonodos positivos;
  - RT radical em quem não pode submeter-se à cirurgia.

ESTÁDIO III

- Tumores de qualquer tamanho com acometimento das estruturas perineais adjacentes ou extensão para os dois terços superiores da uretra ou da vagina, mucosa vesical ou retal.
  - vulvectomia radical com linfadenectomia inguinal bilateral se tumor ressecável; ou
  - RT adjuvante se linfonodo positivo; ou
  - RT-QT pré-operatória para diminuir tumor e permitir ressecção menos ampla.

ESTÁDIO IV

- Tumor de qualquer tamanho, fixado ao osso ou metástases para linfonodos, fixos ou ulcerados ou metástases à distância:
  - vulvectomia radical com exenteração pélvica total ou parcial (casos selecionados); ou
  - RT, QT ou RT-QT e posterior cirurgia se tumor residual e ressecável.

BIBLIOGRAFIA CONSULTADA

- Merlo AS. Modern treatment of vulvar cancer. Radiol. Oncol. 2020;54:371-6.
- Olawaiye AB, Cotler J, Cuello MA, Bhatla N, Okamoto A, Wilailak S et al. FIGO staging for carcinoma of the vulva: 2021 revision. Int J Gynecol Obstet. 2021;155:43-7.
- Virarkar M, Vulasala SS, Daoud T, Javadi S, Lall C, Bhosale P. Vulvar cancer: 2021 Revised FIGO Staging System and the Role of Imaging; *Cancers.* 2022;*14*:2264. doi: 10.3390/cancers14092264.

16.6 | Neoplasias malignas da vagina

TRATAMENTO

Como o câncer vaginal primário é raro, o tratamento é complexo e, muitas vezes, individualizado. Grande parte do manejo é extrapolado do câncer cervical em virtude de sua etiologia semelhante e localização anatômica. Portanto, é recomendado que as mulheres diagnosticadas com câncer vaginal primário sejam encaminhadas para um serviço terciário sempre que possível. Os resultados são influenciados pela experiência da equipe médica. O tratamento do carcinoma da vagina depende principalmente da histologia, volume do tumor, localização anatômica da lesão, estádio da doença e idade da paciente. Adversamente, em decorrência da localização anatômica, tanto o potencial reprodutivo (mulheres jovens) como a função sexual (qualquer idade) podem ser afetados. Em mulheres jovens com câncer vaginal que necessitam de irradiação como tratamento primário, a transposição ovariana pode ser oferecida antes do tratamento definitivo com irradiação, em um esforço para prevenir os efeitos adversos da menopausa induzida por radiação.

Diferentes modalidades de tratamento podem ser oferecidas às pacientes afetadas por essa doença, incluindo cirurgia, radioterapia, quimioterapia ou uma combinação de alguns ou de todos os itens mencionados. Falta consenso com relação ao tratamento, especialmente pela raridade da doença, mas a radioterapia tem sido o tratamento de escolha, utilizando-se combinação de braquiterapia e teleterapia, com excelentes resultados.

CIRURGIA

O papel da cirurgia é limitado no câncer vaginal primário, uma vez que o tumor primário está próximo da bexiga, da uretra e do reto. Em geral, o tratamento primário com cirurgia é limitado a tratamentos precoces e pequenas lesões confinadas à mucosa vaginal (menos de 2 cm). Não há ensaios clínicos randomizados e a maior parte da literatura é de natureza retrospectiva.

De maneira geral, a cirurgia está indicada como técnica curativa no estádio I e em alguns casos selecionados dos estádios II e IV. A excisão local é empregada em pequenos tumores, reservando-se a cirurgia radical do tipo Wertheim-Meigs (histerectomia total, parametrectomia, colpectomia parcial e linfadenectomia) para alguns casos bem-selecionados, como tumor localizado na parede posterior ou no terço superior. A exenteração pélvica está indicada em casos selecionados do estádio IVa, nos quais o tumor se propagou para bexiga, reto ou ambos.

RADIOTERAPIA

Na maioria dos casos e, especialmente, em fases avançadas, a irradiação constitui a pedra angular do tratamento dessa doença. Realizada pela combinação de irradiação por feixe externo (EBRT) e intracavitária ou braquiterapia (ICRT). O uso de braquiterapia está associado à sobrevida global mais longa.

A principal vantagem da irradiação como tratamento primário é a preservação de órgãos.

A radioterapia também pode ser utilizada como tratamento adjuvante em pacientes após a cirurgia radical, nas quais se detectou comprometimento de linfonodos ou naquelas em que as margens cirúrgicas estavam comprometidas.

O manejo moderno do câncer vaginal, geralmente, combina quimioterapia com a radioterapia. Esse uso foi extrapolado dos resultados bem-sucedidos desse tratamento no câncer cervical. No entanto, a maioria dos estudos que utilizam quimioirradiação no câncer vaginal é limitada por causa do pequeno número de casos e da falta de comparação com a irradiação isolada.

QUIMIOTERAPIA

Recomendada, principalmente, em neoplasias como tumor do seio endodérmico e sarcoma botrioide.

Pode ser realizada quando há recidiva do tumor ou nos estádios avançados; contudo, os resultados ainda são pouco satisfatórios.

BIBLIOGRAFIA CONSULTADA

- Adams TS, Rogers LJ, Cuello MA. Cancer of the vagina: 2021 update. Int J Gynecol Obstet. 2021;155(1):19-27. doi: 10.1002/ijgo.13867.
- Westerveld H, Nesvacil N, Fokdal L et al. Definitive radiotherapy with image-guided adaptive brachytherapy for primary vaginal cancer. Lancet Oncol. 2020;21:e157-67.

16.7 | Prognóstico

Manoel Afonso Guimarães Gonçalves

CÂNCER DO TRATO GENITAL INFERIOR

O prognóstico para o câncer do trato genital inferior (colo do útero, vulva e vagina) é influenciado por fatores prognósticos específicos, como o estádio do tumor, o tipo histológico e a presença de metástases linfonodais.

O seguimento pós-tratamento é fundamental para identificar precocemente as recidivas e gerenciar efeitos colaterais a longo prazo. As diretrizes de seguimento se baseiam em evidências acumuladas de estudos clínicos e recomendações de sociedades médicas como a American Society of Clinical Oncology (ASCO) e a National Comprehensive Cancer Network (NCCN).

Recomenda-se seguimento que varia com o tipo e o estádio do câncer, geralmente envolvendo consultas a cada 3 a 6 meses nos primeiros 2 anos, seguidas por consultas semestrais até 5 anos e anuais após esse período. Os exames incluem avaliação clínica, exame pélvico e, para alguns casos, exames de imagem como tomografia computadorizada (TC), ressonância magnética (RM) e tomografia por emissão de pósitrons (PET-CT) para monitoramento de recorrência.

Estudos indicam que até 70% das sobreviventes de câncer ginecológico experimentam efeitos colaterais físicos e psicológicos a longo prazo, como linfedema, neuropatia periférica e fadiga. Intervenções multidisciplinares, incluindo fisioterapia, aconselhamento nutricional e suporte psicológico, têm demonstrado eficácia na melhoria da qualidade de vida.

A prevalência de depressão e ansiedade em pacientes com câncer ginecológico é significativa, com estudos mostrando taxas de até 35% para depressão e 25% para ansiedade. As psicoterapias são recomendadas para abordar essas questões.

A adoção de um estilo de vida saudável, incluindo exercícios físicos regulares e alimentação saudável, é recomendada para reduzir o risco de recorrência.

CÂNCER DO COLO DO ÚTERO

O prognóstico do câncer do colo do útero e seu seguimento após o tratamento variam consideravelmente com base no estadiamento da doença no momento do diagnóstico.

Um estudo publicado no *Journal of Clinical Oncology* indicou que a taxa de sobrevida de 5 anos para o estádio I é de aproximadamente 92%, caindo para cerca de 17% para o estádio IV.

Para todos os estádios, o acompanhamento após o tratamento é fundamental para monitorar a eficácia do tratamento, gerenciar efeitos colaterais e detectar recorrências precocemente. O plano de seguimento pode ser ajustado com base na resposta individual ao tratamento e nos efeitos colaterais.

O prognóstico e o seguimento para cada estádio após o tratamento para o câncer do colo do útero são descritos a seguir.

ESTÁDIO I

Prognóstico

No estádio I, o câncer está confinado ao colo do útero. O prognóstico para mulheres nesse estádio é, geralmente, favorável, com taxas de sobrevida de 5 anos entre 80% e 93%, a depender do subestádio (IA ou IB) e do volume do tumor.

Seguimento

O seguimento inclui exames pélvicos regulares. Ao revisarmos a literatura, observamos que é discutível o uso do exame de Papanicolaou e dos testes de HPV. Exames de imagem podem ser necessários para avaliar a recorrência. O seguimento, geralmente, é mais frequente nos primeiros 2 a 3 anos após o tratamento.

ESTÁDIO II

Prognóstico

No estádio II, o câncer se propagou além do útero, mas ainda está dentro da pelve. As taxas de sobrevida de 5 anos para o estádio II variam de 58% a 63%. O prognóstico pode variar na dependência de fatores como o tamanho do tumor e a invasão dos tecidos adjacentes.

Seguimento

Além dos exames pélvicos, o exame de Papanicolaou e os testes de HPV (discutíveis), podem ser incluídos exames de imagem como RM ou TC para monitorar a recorrência. O seguimento é frequente, geralmente a cada 3 a 6 meses nos primeiros anos após o tratamento.

ESTÁDIO III

Prognóstico

No estádio III, o câncer se propagou para a parte inferior da vagina ou para as paredes da pelve, podendo causar obstrução dos ureteres que levam aos rins. As taxas de sobrevida de 5 anos caem para cerca de 35% a 46%. O prognóstico depende da extensão da disseminação e da resposta ao tratamento.

Seguimento

O seguimento é a cada 3 a 6 meses e pode incluir, além dos testes mencionados anteriormente, procedimentos para monitorar a função renal e a eficácia do tratamento em controlar a doença. Avaliações regulares para detectar recorrências e gerenciar efeitos colaterais do tratamento são fundamentais.

ESTÁDIO IV

Prognóstico

No estádio IV, o câncer se disseminou para órgãos à distância, como fígado, pulmões e/ou ossos. As taxas de sobrevida de 5 anos são de aproximadamente 15% a 20%. O foco do tratamento pode ser mais paliativo, visando a qualidade de vida.

Seguimento

O acompanhamento, nesse estádio, foca no alívio dos sintomas e na manutenção da qualidade de vida. Isso pode incluir terapias para controlar a dor, intervenções para gerenciar complicações e suporte psicológico. Avaliações regulares são necessárias para ajustar o plano de cuidados paliativos conforme a necessidade.

CÂNCER DA VULVA

PROGNÓSTICO

O prognóstico do câncer da vulva e o seguimento após o tratamento variam conforme o estádio da doença.

O prognóstico depende de vários fatores, incluindo o estádio do câncer no momento do diagnóstico, a presença de metástases (especialmente em linfonodos), o tipo histológico do tumor e a resposta ao tratamento inicial. Em geral, quanto mais cedo o câncer for detectado e tratado, melhor será o prognóstico.

O estadiamento do câncer da vulva apresenta características que influenciam tanto o prognóstico como as opções de tratamento e seguimento. Para cada estádio, os fatores de risco para metástase dos linfonodos incluem *status* dos linfonodos, idade, grau de diferenciação do tumor, espessura do tumor, profundidade da invasão estromal e presença de invasão do espaço linfovasculares.

O padrão de disseminação é influenciado pela histologia do tumor, sendo que lesões bem-diferenciadas tendem a se espalhar ao longo da superfície com invasão mínima, enquanto lesões anaplásicas são mais propensas a ser profundamente invasivas.

ESTÁDIO I

No estádio I, o câncer está confinado à vulva, sem envolvimento dos linfonodos. O prognóstico para pacientes no estádio I é, geralmente, favorável, com altas taxas de sobrevida.

ESTÁDIO II

No estádio II, o câncer se propagou ao terço inferior da uretra, à vagina ou ao ânus, mas sem envolvimento dos linfonodos. O prognóstico é um pouco menos favorável do que no estádio I, mas ainda assim, muitas pacientes conseguem bons resultados.

ESTÁDIO III

O estádio III é caracterizado pela extensão do tumor às estruturas perineais superiores ou pela presença de linfonodos regionais não fixos e não ulcerados. O prognóstico varia significativamente com a presença e a extensão do envolvimento dos linfonodos.

ESTÁDIO IV

O estádio IV é dividido em IVA, com a doença fixada aos ossos pélvicos ou com linfonodos regionais fixos ou ulcerados, e IVB, que inclui metástases distantes. O prognóstico no estádio IV é consideravelmente mais reservado, o que enfatiza a importância do manejo paliativo dos sintomas e da qualidade de vida.

SEGUIMENTO APÓS O TRATAMENTO

O seguimento de pacientes tratadas para câncer da vulva inclui exames físicos regulares e exames complementares, a depender do estádio inicial do câncer e dos tratamentos aplicados.

Pacientes diagnosticadas com câncer da vulva em estádios iniciais e tratadas apenas com cirurgia, geralmente, passam por um exame físico a cada 6 meses nos primeiros 2 anos, seguido de exames anuais.

Aquelas com doença mais avançada, tratadas inicialmente com quimioterapia, radioterapia, ou cirurgia seguida de quimioterapia ou radioterapia, devem ser examinadas a cada 3 meses nos primeiros 2 anos, depois a cada 6 meses por 3 a 5 anos e, então, anualmente.

O seguimento visa, sobretudo, a detecção precoce de recorrência e o manejo de efeitos colaterais a longo prazo do tratamento.

As taxas de sobrevida de 5 anos para o câncer da vulva variam de acordo com a classificação do câncer em "localizado" (limitado à vulva), "regional" (propagou-se para linfonodos ou tecidos próximos) e "à distância" (metástase).

O seguimento após o tratamento é essencial em todos os estádios, incluindo exames físicos regulares e exames de imagem para monitorar a recorrência. A frequência e o tipo de seguimento variam de acordo com o estádio do câncer, os tratamentos realizados e os fatores individuais do paciente.

CÂNCER DA VAGINA

PROGNÓSTICO

O prognóstico e o seguimento após o tratamento do câncer da vagina variam significativamente de acordo com o estadiamento da doença no momento do diagnóstico.

A seguir, o prognóstico e o seguimento para cada estadiamento do câncer da vagina.

ESTÁDIO I

No estádio I, o câncer está confinado à parede vaginal sem se propagar para os tecidos próximos. O prognóstico para esse estádio é, geralmente, bom, com altas taxas sobrevida em 5 anos, que podem variar de 70% a 90%, segundo fatores como localização exata do tumor e sua resposta ao tratamento.

O seguimento pós-tratamento, quase sempre, inclui exames físicos regulares e exames de imagem para monitorar a recorrência.

ESTÁDIO II

No estádio II, o câncer se propagou para os tecidos próximos, mas ainda não atingiu os linfonodos regionais ou órgãos à distância. As taxas de sobrevida em 5 anos para pacientes no estádio II variam, mas são ligeiramente inferiores às do estádio I, em geral entre 60% e 80%.

O seguimento é semelhante ao do estádio I, com ênfase na detecção precoce de recorrências.

ESTÁDIO III

No estádio III, o câncer se propagou para a parede pélvica e/ou bloqueou a via urinária, causando hidronefrose e pode ou não ter atingido linfonodos pélvicos ou inguinais. As taxas de sobrevida em 5 anos para o estádio III são mais baixas, variando de 40% a 60%.

O seguimento pós-tratamento envolve monitoramento rigoroso por meio de avaliação clínica com exame físico e exames complementares (exames de imagem e/ou laboratoriais) para detectar recorrências.

ESTÁDIO IV

O estádio IV é o mais avançado, o que indica que o câncer se disseminou para bexiga e/ou reto ou órgãos à distância, como o fígado ou os pulmões ou ossos.

A sobrevida em 5 anos para pacientes no estádio IV é significativamente menor, com taxas, em geral, abaixo de 20%.

O seguimento é focado no manejo dos sintomas e na assistência psicológica.

BIBLIOGRAFIA CONSULTADA

- Bhatla N, Aoki D, Sharma DN, Sankaranarayanan R. Cancer of the cervix uterine:2021.UpToDate; Int J Gynecol Obstet. 2021;155(1): 28-44.
- Hellman K, Lundell M, Silfversward C, Nilsson B, Hellström AC, Frankendal B. Clinical and histopathologic factors related to prognosis in primary squamous cell carcinoma of the vagina. Int J Gynecol Cancer. 2006;16(3):1201.
- Marth C, Landoni F, Mahner S et al. Cervical cancer: ESMO Clinical Practice Guidelines for diagnosis, treatment and follow-up. Annals of Oncology. 2017;28(4):72.
- Olawaiiye OB, Cotler J, Cuello Ma, Bhatla N, Okamoto A, Wilailak S et al. Int J Gynecol Obstet. 2021;155:43-47.
- Straughin JM et al. Invasive cervical cancer: patterns of recurrence and post-treatment surveillance. UpToDate, 2024.

SITES

- Câncer do Colo Uterino

  American Cancer Society, 2022a. Disponível na Internet: https://amp.cancer.org/cancer/types/cervical-cancer/after-treatment/follow-up.html (12 jul. 2025).

  American Cancer Society, 2022a. Disponível na Internet: https://amp.cancer.org/cancer/types/cervical-cancer/after-treatment/follow-up.html (12 jul. 2025).

  Cancer Research UK, 2023a. Disponível na Internert: https://www.cancerresearchuk.org/about--cancer/ cervical-cancer (12 jul. 2025).
- Câncer da Vulva

  National Cancer Institute, 2023a. Disponível na Internet: https://www.cancer.gov/types/vulvar/hp (12 jul. 2025).

  American Cancer Society, 2020a. Disponível na Internet: https://amp.cancer.org/cancer/types/vulvar-cancer.html (12 jul. 2025).

  Cancer Research UK, 2022a. Disponível na Internet: https://www.cancerresearchuk.org/about-cancer/vulval-cancer#:~:text=Vulval%20cancer%20can%20start%20in,most%20common%20treatment%20 is%20surgery (12 jul. 2025).
- Câncer da Vagina

  National Cancer Institute, 2024a. Disponível na Internet: https://www.cancer.gov/types/vaginal/hp/vaginal-treatment-pdq (12 jul. 2025).

  American Cancer Society. Disponível na Internet: https://amp.cancer.org/cancer/types/vaginal-cancer.html (12 jul. 2025).

  Publicado em 2020.

  CancerResearchUK,2020a.DisponívelnaInternet:https://www.cancerresearchuk.org/about-cancer/vaginal-cancer#:~:text=Vaginal%20cancer%20is%20rare.,more%20common%20in%20older%20women (12 jul. 2025).

CASOS CLÍNICOS

1. Paciente de 38 anos, com diagnóstico de câncer do colo uterino, comparece à consulta com ginecologista oncológico para receber informações do diagnóstico e definir o tratamento. Considere as afirmativas a seguir quanto a essa situação e assinale a alternativa correta.

1.1 As neoplasias intraepiteliais cervicais de alto grau apresentam percentual significativo de progressão para neoplasias invasoras ao longo do tempo, justificando-se, assim, o tratamento dessas lesões quando diagnosticadas.

1.2 A disseminação é principalmente hematogênica.

1.3 O estadiamento, segundo a Figo, envolve principalmente a utilização de PET-SCAN para identificar o crescimento local do tumor.

1.4 O diagnóstico deve estar errado, pois a paciente não está em faixa etária considerada de risco para câncer do colo do útero.

2. Paciente e 32 anos, G2P2, índice de massa corporal (IMC) 22, apresenta biópsia de colo com diagnóstico de carcinoma epidermoide do colo do útero. Com esse resultado, é encaminhada para o especialista. Durante a consulta, o especialista identifica lesão tumoral restrita ao colo uterino com 3 cm de diâmetro e paramétrios livres ao toque retal. Qual a melhor opção terapêutica que o médico especialista deve indicar para a paciente?

2.1 Histerectomia simples e ooforectomia bilateral.

2.2 Radioterapia exclusiva.

2.3 Quimioterapia .

2.4 Histerectomia total com parametrectomia + linfadenectomia pélvica bilateral + ressecção de porção proximal de vagina.

3. Paciente de 48 anos, prole completa, IMC 35, recebe o diagnóstico de carcinoma epidermoide do colo uterino. Ao exame, apresenta lesão tumoral com 2,5 cm de diâmetro e paramétrios livres. Qual a melhor opção terapêutica para a paciente?

3.1 Histerectomia simples e ooforectomia bilateral por causa da idade.

3.2 Radioterapia.

3.3 Histerectomia e parametrectomia bilateral.

3.4 Traquelectomia radical e linfadenectomia para aórtica laparoscópica.

4. Paciente com 53 anos, apresentando obesidade e importante cardiopatia, foi diagnosticada, por meio de biópsia, com câncer do colo uterino. O estadiamento clínico, com exames de imagem complementares foi de estádio IIB. Realizou tratamento radio e quimioterápico e não apresentou intercorrências. Poderíamos afirmar que:

I. O prognóstico desse caso é influenciado por fatores como estádio do tumor, obesidade e presença de metástases linfonodais.

II. O seguimento deverá ser realizado mediante exames pélvicos regulares e exames de imagem que devem ser mais frequentes nos primeiros 2 a 3 anos.

III. O seguimento visa, principalmente, a detecção precoce da recorrência e o manejo de efeitos colaterais do tratamento a longo prazo.

Com relação a essas assertivas, podemos afirmar que estão corretas:

4.1 I e II.

4.2 II e III.

4.3 I e III.

4.4 Todas estão corretas.

4.5 Nenhuma está correta.

RESPOSTAS

1. Alternativa correta: **1.1**. Justificativa: as alternativas **1.2**, **1.3** e **1.4** estão incorretas, pois a disseminação principal do câncer do colo do útero é local ou linfonodal; a paciente está na faixa etária de maior risco para a doença.

2. Alternativa correta: **2.4**. Paciente com tumor macroscópico necessita de tratamento radical com parametrectomia e linfadenectomia, e a radioterapia não é a melhor opção para paciente com essas características antropométricas e do tumor.

3. Alternativa correta: **3.2**. Apenas a alternativa **3.2** contempla tratamento de lesão invasora do colo, pois histerectomia simples não trata neoplasia maligna; na alternativa **3.3**, falta tratamento dos linfonodos; e a alternativa **3.4** está incorreta, pois traquelectomia é reservada para pacientes que desejam gestar, com tumores de até 2 cm, e a linfadenectomia associada deve ser a pélvica e não para aórtica.

4. Alternativa correta: **4.2.** A assertiva I está incorreta porque o prognóstico para o câncer do colo é influenciado por fatores como estádio do tumor, o tipo histológico e a presença de metástases linfonodais. A obesidade não influenciaria no prognóstico desse tumor.

17

Doenças da Cavidade Oral e Orofaringe Relacionadas a Patologias do Trato Genital Inferior

Terence Pires de Farias
Paola A. G. Pedruzzi
Carlos Afonso Maestri

INTRODUÇÃO

O câncer de cabeça e pescoço, especificamente o carcinoma espinocelular (CEC), representa um grupo de malignidades que afetam os revestimentos mucosos de diversas regiões do trato aerodigestivo superior, como cavidade oral, orofaringe, nasofaringe, seios paranasais, hipofaringe e laringe. Juntos, os cânceres de cavidade oral e orofaringe compõem o sexto tipo de câncer mais comum no mundo, destacando-se pela alta incidência e impacto na qualidade de vida dos pacientes.[1]

Tradicionalmente, os fatores de risco para o desenvolvimento desses tumores incluem o uso de tabaco e o consumo de álcool. Contudo, nas últimas décadas, o papilomavírus humano (HPV) emergiu como um fator etiológico importante, especialmente para o carcinoma espinocelular de orofaringe (OPC), que hoje constitui um tipo distinto de tumor, diferente dos HPV-negativos.[2] Essa descoberta resultou na reclassificação dos tumores de cabeça e pescoço, dados a presença do HPV como determinante etiológico e seu impacto nas características clínicas, biológicas e prognósticas.

O HPV é amplamente conhecido por sua associação com o câncer do colo do útero, sendo responsável por quase todos os casos dessa neoplasia. Além disso, o vírus tem papel etiológico relevante em outros cânceres anogenitais, como os de vagina, vulva, pênis e ânus.[3] No contexto dos tumores de cabeça e pescoço, o HPV está especialmente implicado nos cânceres da orofaringe, como visto na Figura 17.1, assemelhando-se às lesões genitais, em que sua ação patogênica apresenta características epidemiológicas, clínicas e moleculares que diferenciam esses tumores dos cânceres de cabeça e pescoço não causados pelo vírus.[3]

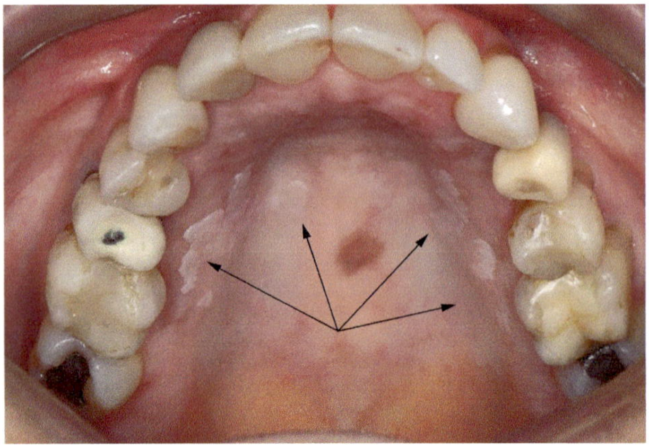

Figura 17.1 – Exemplos de lesões neoplásicas em palato.
Fonte: Imagem gentilmente cedida pela Dra. Raísa Sales de Sá e pelo Dr. Diego Tetzner Fernandes.

Essa associação entre HPV e câncer de cabeça e pescoço representa um avanço no entendimento da etiopatogenia dessas neoplasias, permitindo abordagens mais personalizadas (Figura 17.2A e B) e melhor compreensão das diferenças no prognóstico entre pacientes HPV-positivos e HPV-negativos. A evolução da incidência desses tumores nos últimos anos reflete a complexidade dos fatores envolvidos, o que evidencia a necessidade de estratégias de prevenção, diagnóstico e tratamento específicos.

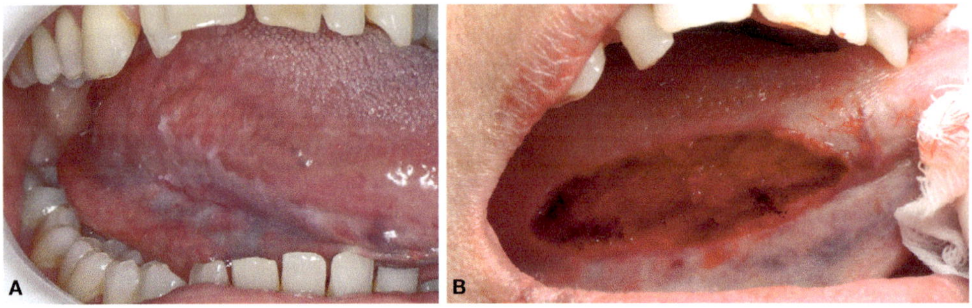

Figura 17.2 A e B – Abordagem personalizada com a ressecção de lesão neoplásica junto à base da língua.
Fonte: Imagens gentilmente cedida pela Dra. Raísa Sales de Sá e pelo Dr. Diego Tetzner Fernandes.

EPIDEMIOLOGIA

O carcinoma de células escamosas de cabeça e pescoço (CECP) tem, na cavidade oral e na orofaringe, seus sítios mais comuns, com estimativas de 476.125 casos novos e 225.900 mortes no mundo em 2020.[4] No entanto, a incidência desses tumores varia globalmente em virtude de diferenças regionais e culturais, como hábitos alimentares e mudanças no comportamento sexual, incluindo grande número de parceiros sexuais orais ao longo da vida, parecem ser responsáveis pela maior frequência de lesões associadas ao HPV. A distribuição geográfica reflete a etiopatogenia diversa e as particularidades epidemiológicas em cada região.[4]

A prevalência do CECP também varia em função do sexo e da idade. Homens são significativamente mais propensos a desenvolver esses tumores do que as mulheres, com uma razão de incidência entre 2:1 a 4:1. A idade média ao diagnóstico situa-se entre 50 e 70 anos, com média de 60 anos.[5,6] Nos últimos 30 anos, a incidência de tumores orofaríngeos relacionados ao HPV aumentou de forma expressiva, configurando uma verdadeira epidemia no contexto do câncer de cabeça e pescoço.[4,7] Nos Estados Unidos, foi observado um crescimento notável na incidência desses tumores associados ao HPV entre 1988 e 2004.[6]

No Brasil, o Instituto Nacional de Câncer (INCA) estimou, para o triênio de 2023 a 2025, média anual de 15.100 novos casos de câncer de cavidade oral, com um risco estimado de 6,99/100 mil habitantes. Desses casos, 10.900 ocorrem em homens e 4.200 em mulheres, com prevalência maior nas regiões Sudeste e Sul para ambos os sexos.[7] Entre homens, o câncer de cavidade oral é o quarto tipo mais frequente na região Sudeste, com uma taxa de incidência de 13,16/100 mil, enquanto, nas mulheres, essa neoplasia ocupa posições inferiores no *ranking* com incidência variando entre 1,96 e 4,37/100 mil nas diferentes regiões.[7]

O HPV-16 é o principal agente oncogênico associado ao câncer de orofaringe, presente em mais de 90% dos casos relacionados a esse grupo viral (HPV). Essa forte associação etiológica destaca o papel central desse tipo viral no desenvolvimento da maioria dos tumores orofaríngeos. Estudos epidemiológicos e moleculares reforçam a ligação entre o HPV-16 e o desenvolvimento de câncer orofaríngeo, apresentando evidências robustas de que esse tipo é um fator-chave no perfil clínico e prognóstico desses tumores.[8,9]

Além de sua implicação em tumores malignos, o HPV, principalmente os tipos 6 e 11, podem causar papilomatose laríngea recorrente, uma condição rara que resulta na formação de papilomas na laringe e em outras áreas do trato respiratório. Embora essa condição não seja maligna, pode causar sintomas significativos, como distúrbios na voz e, em casos graves, obstrução das vias aéreas.[10,11]

INFECÇÃO POR PAPILOMAVÍRUS HUMANO E CARCINOGÊNESE NA OROFARINGE

O HPV é reconhecido como um fator etiológico significativo no carcinoma de células escamosas (CCE) da orofaringe, com destaque para o tipo HPV-16, que está associado a um prognóstico mais favorável em comparação aos casos de câncer induzidos por outros fatores.[12] O mecanismo de carcinogênese do HPV ocorre principalmente por meio da expressão de oncoproteínas virais, especialmente E6 e E7, que são responsáveis pela inativação de genes supressores tumorais críticos, como p53 e pRb. Esse processo promove aumento da proliferação celular e diminuição na apoptose, condições que favorecem a transformação maligna das células epiteliais da orofaringe.[12]

Embora o HPV seja um fator central no desenvolvimento de câncer orofaríngeo, o tabaco e o álcool permanecem como cofatores importantes na carcinogênese desses tumores. O uso de tabaco é altamente carcinogênico em razão da presença de compostos como nitrosaminas e hidrocarbonetos aromáticos policíclicos, que causam danos diretos ao DNA celular.[13] O tabagismo também compromete o sistema imunológico, reduzindo a capacidade do organismo de combater infecções virais, como o HPV, e facilitando a persistência da infecção viral, o que aumenta a probabilidade de desenvolvimento do câncer.[13]

O consumo de álcool, por sua vez, atua de maneira sinérgica com o tabaco, elevando o risco de câncer de cabeça e pescoço. O álcool causa irritação crônica da mucosa, o que aumenta a permeabilidade para agentes carcinogênicos e desempenha um efeito imunossupressor que pode favorecer a persistência do HPV nas células da mucosa.[14] Essa combinação de álcool e tabaco intensifica a suscetibilidade a lesões malignas na região orofaríngea e age em conjunto com a infecção por HPV para criar um ambiente propício ao desenvolvimento do CCE. Em comparação com pacientes expostos apenas ao HPV, aqueles que também consomem tabaco e álcool apresentam um risco oncogênico significativamente aumentado de progressão para o câncer.[12]

A carcinogênese mediada pelo HPV no CECP, especialmente na orofaringe, se diferencia de outros tipos de câncer em razão da afinidade do HPV pelo linfoepitélio do anel de Waldeyer, particularmente nas criptas tonsilares. O anel de Waldeyer é formado por estruturas linfoepiteliais, como as tonsilas palatinas, a tonsila lingual e a adenoide. Essas áreas contêm criptas profundas revestidas por uma camada de epitélio fino e descontínuo que facilita a retenção de partículas virais, como o HPV.[3,15,16]

O HPV infecta preferencialmente células epiteliais na camada basal da mucosa, onde pode acessar o tecido por causa de microtraumas ou da exposição prolongada do epitélio.[2,11] As células epiteliais dessas criptas apresentam características semelhantes às do colo uterino, sendo constituídas por uma camada única descontínua de epitélio, o que as torna altamente suscetíveis à transformação oncogênica.[3]

As proteínas virais E6 e E7 do HPV desempenham um papel essencial na transformação celular porque inativam os genes supressores de tumor p53 e pRb. Essa ação resulta em proliferação celular desregulada e redução da apoptose, o que cria um ambiente favorável ao desenvolvimento de câncer na orofaringe.[17] Além disso, a formação de biofilme nas criptas tonsilares pode potencializar a evasão imunológica, fornecendo uma proteção adicional ao HPV contra o sistema imunológico.[18]

Os tipos de HPV de alto risco, especialmente o HPV-16, mas também o HPV-18, HPV-31, HPV-33, entre outros, são os principais responsáveis pela transformação carcinogênica nas células da mucosa infectada. Já os tipos de HPV de baixo risco, como HPV-6 e HPV-11, estão geralmente associados a lesões benignas e são eliminados pelo sistema imunológico.[3,19]

A prevalência do HPV em tumores orofaríngeos é bem-estabelecida, mas seu papel em outras áreas de cabeça e pescoço, como cavidade oral e laringe, é menos claro. Em comparação aos tumores da orofaringe, a taxa de HPV-positividade em cânceres de outros subsítios da cabeça e pescoço é menor. Assim, embora o HPV seja um fator etiológico importante no câncer orofaríngeo, mais estudos são necessários para compreender seu impacto completo em outras localizações.[20]

Estudos de caso-controle indicam que indivíduos com carcinoma de orofaringe relacionado ao HPV tendem a apresentar DNA viral em suas células esfoliadas da cavidade oral, além de maior número de parceiros sexuais orais ao longo da vida em comparação com controles. Esses fatores refletem a transmissão do HPV por via sexual, sugerindo que comportamentos sexuais podem influenciar a prevalência do HPV em cânceres orofaríngeos.[21,22]

A carcinogênese do HPV na orofaringe é marcada por nuances epidemiológicas e uma variedade de perfis de risco, o que contribui para a compreensão da natureza única desse tipo de câncer de cabeça e pescoço. Embora a transmissão do HPV ocorra principalmente por via sexual, muitos aspectos sobre o perfil de risco dos pacientes com CCE de orofaringe relacionado ao HPV são frequentemente mal-interpretados. A mídia e, às vezes, até mesmo profissionais de Saúde, podem retratar equivocadamente esses pacientes como promíscuos. Contudo, essa caracterização não reflete a realidade da maioria dos casos.[23]

Em estudos de perfil de risco, observou-se que, embora o número médio de parceiros sexuais seja ligeiramente mais alto entre indivíduos com CCE relacionado ao HPV em comparação àqueles com tumores HPV-negativos, há uma variação considerável entre os pacientes. Em muitos casos, indivíduos com tumores relacionados ao HPV relatam ter menos de seis parceiros sexuais ao longo da vida.[24] Isso destaca a complexidade da infecção pelo HPV e indica que a infecção oral pelo HPV, embora adquirida, com frequência, sexualmente, pode ser eliminada de forma rápida pela maioria dos indivíduos, persistindo apenas em um subconjunto de pessoas que desenvolvem uma infecção crônica.

O desenvolvimento de câncer de orofaringe relacionado ao HPV depende, portanto, de uma interação complexa de fatores, incluindo a suscetibilidade individual à persistência da infecção viral. Diferentemente de outras áreas da cabeça e pescoço, para cujo CCE o tabaco e o álcool são os principais fatores de risco, o CCE de orofaringe associado ao HPV é mais fortemente ligado à infecção viral, com fatores como o comportamento sexual desempenhando um papel na exposição inicial ao vírus, mas não necessariamente determinando a persistência ou a progressão para o câncer.[19,23,12]

DIAGNÓSTICO DO PAPILOMAVÍRUS HUMANO NA OROFARINGE

A ausência de uma lesão pré-maligna identificável para o câncer orofaríngeo relacionado ao HPV apresenta um desafio significativo para a detecção precoce desse tipo de câncer. Diferentemente do câncer cervical, que permite uma triagem eficaz por meio de exames de Papanicolau ou de teste biomoleculares de HPV-DNA, o câncer orofaríngeo associado ao HPV não tem um programa de rastreamento viável em virtude da à ausência de uma lesão precursora facilmente detectável e da localização anatômica da orofaringe, que é de difícil acesso para avaliação visual ou citológica.[25]

Fakhry *et al.* investigaram o uso de citologia orofaríngea para detectar lesões associadas ao HPV, mas concluíram que essa abordagem apresenta limitações e utilidade restrita, sendo inadequada para identificar células pré-cancerígenas com precisão.[26]

De acordo com as diretrizes da National Comprehensive Cancer Network (NCCN), é recomendado que todos os tumores de orofaringe sejam testados para a presença de HPV. Entre as opções diagnósticas, a imuno-histoquímica para a proteína p16 é amplamente utilizada como marcador indireto da infecção por HPV tipo 16, o mais prevalente nos cânceres orofaríngeos. A expressão de p16 tem se mostrado um marcador confiável e de fácil interpretação e está associada a melhor prognóstico em tumores HPV-positivos.[27] Além da imuno-histoquímica para p16, a detecção do HPV por métodos biomoleculares é o padrão-ouro.

A combinação dessas técnicas possibilita uma avaliação mais precisa da presença do vírus, auxiliando no estadiamento e nas decisões terapêuticas, uma vez que os tumores HPV-positivos apresentam respostas mais favoráveis ao tratamento em comparação à resposta aos tumores negativos para p16.[28]

CARACTERÍSTICAS CLÍNICAS DO CÂNCER DE OROFARINGE ASSOCIADO AO PAPILOMAVÍRUS HUMANO

As lesões neoplásicas iniciais da cavidade oral e orofaringe associadas ao HPV podem apresentar diversos aspectos clínicos. O Quadro 17.1 apresenta as principais manifestações benignas.

Quadro 17.1 – Principais formas de apresentação clínica das lesões neoplásicas associadas à infecção pelo HPV[29]	
Papiloma escamoso oral	Lesão exofítica de crescimento lento, com superfície verrucosa ou em forma de couve-flor, geralmente assintomática
Condiloma acuminado	Lesão nodular ou papular, de coloração esbranquiçada ou acinzentada, podendo ser única ou múltipla, frequentemente associada a infecções por HPV de baixo risco
Verruga vulgar	Lesão papular de superfície rugosa, geralmente de coloração semelhante à mucosa adjacente, podendo apresentar coloração esbranquiçada
Hiperplasia epitelial focal	Lesões múltiplas, planas ou levemente elevadas, de coloração semelhante à mucosa normal, mais comuns em crianças e adolescentes

HPV: papilomavírus humano.
Fonte: Desenvolvido pela autoria.

O CEC de orofaringe relacionado ao HPV representa uma entidade clínica distinta em termos de características celulares, biológicas e epidemiológicas. Em comparação aos tumores de orofaringe não associados ao HPV, os CECs HPV-positivos apresentam padrões de apresentação e evolução que influenciam diretamente o manejo clínico e o prognóstico.[30]

Esses tumores, em geral, surgem em estágios iniciais no tumor primário (estádios T1-T2) como visto na Figura 17.3, e em estágios mais avançados em relação ao comprometimento linfonodal (estádios N). É comum que pacientes com CEC HPV-positivo apresentem linfonodos cervicais grandes, múltiplos, bilaterais e comumente císticos, características raramente observadas em tumores HPV-negativos. Essa incidência mais elevada de metástases linfonodais é um marcador clínico significativo e tem implicações tanto no estadiamento como na escolha do tratamento.[31,32]

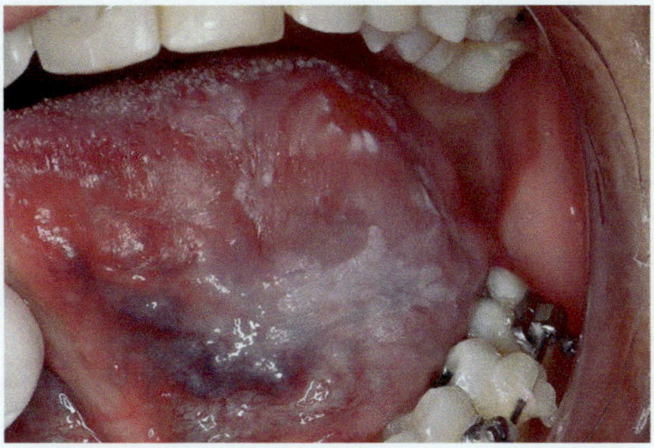

Figura 17.3 – Carcinoma espinocelular (CEC) de língua em mulher de 50 anos, com efeito GREYISH
Fonte: Imagem gentilmente cedida pela Dra. Raísa Sales de Sá e pelo Dr. Diego Tetzner Fernandes.

Na infecção pelo HPV na cavidade oral, o termo "acinzentado" (do inglês *greyish*) (Figura 17.3) refere-se à coloração que algumas lesões podem apresentar. Lesões como o condiloma acuminado podem manifestar-se como massas exofíticas de coloração esbranquiçada ou acinzentada, com superfície verrucosa ou em couve-flor. Essas características clínicas podem levantar suspeitas de infecção pelo HPV, especialmente quando associadas a fatores de risco como práticas de sexo oral ou imunossupressão. No entanto, é fundamental realizar uma avaliação clínica detalhada e exames complementares, como biópsia e detecção molecular do HPV, para confirmar o diagnóstico e determinar o tratamento adequado.[28]

Do ponto de vista radiológico, a tomografia computadorizada (TC) e a ressonância magnética (RM) são ferramentas cruciais para a avaliação desses tumores. A TC e a RM permitem identificar lesões em variados estágios e fornecem informações sobre a extensão linfonodal. Imagens de TC e RM ilustram claramente tumores localizados na base da língua e nas tonsilas, evidenciando o padrão linfonodal característico dos tumores HPV-positivos. Essas informações são essenciais para um estadiamento preciso e para a definição de uma estratégia terapêutica adequada.[33]

Histologicamente, os tumores HPV-positivos da orofaringe exibem características distintas em relação aos CECs convencionais, predominando aqueles moderadamente a pouco diferenciados, com morfologia não queratinizante ou basaloide. Esses tumores apresentam menor tendência para metástases à distância em comparação com os HPV-negativos e, quando as metástases ocorrem, tendem a se desenvolver em estágios mais avançados. A alta radiossensibilidade dos tumores HPV-positivos, possivelmente resultante de uma resposta apoptótica intacta à radioterapia, é um dos fatores que contribuem para o prognóstico favorável desses pacientes.[34,35]

Outro diferencial clínico importante é o perfil dos pacientes com CEC de orofaringe HPV-positivo. Esses indivíduos, em geral, são mais jovens e apresentam menos comorbidades do que os pacientes com tumores HPV-negativos, além de manterem melhor *status* de desempenho, pois o câncer orofaríngeo HPV-positivo teve uma redução de 28% no risco de morte e uma redução de 49% no risco de recorrência da doença e tem melhor taxa de sobrevivência em comparação com a taxa de pacientes com tumores HPV-negativos.[36]

A elevada radiossensibilidade e a baixa incidência de metástases à distância tornam o CEC de orofaringe HPV-positivo altamente tratável com abordagens conservadoras, como a radioterapia isolada ou em combinação com a quimioterapia. Além disso, a ausência de cancerização de campo, nesses pacientes, reduz o risco de desenvolvimento de tumores primários adicionais, favorecendo uma sobrevida mais longa e de melhor qualidade.[2] Todo tecido que esteja sob a ação de carcinógenos bucais fica sujeito a uma situação denominada "cancerização de campo". Isso explicaria a incidência de segundo tumores sincrônicos e metacrônicos em indivíduos que fazem uso de tabaco e álcool.[2]

Pacientes com CEC de orofaringe positivo para o HPV apresentam um prognóstico significativamente mais favorável em comparação aos pacientes com tumores HPV-negativos. Estudos demonstram que a sobrevida global e a sobrevida livre de doença são marcadamente melhores nesses casos, refletindo o impacto do *status* HPV como um forte fator prognóstico independente.[37] A presença do HPV no CEC de orofaringe está associada a uma maior sensibilidade à radioterapia e à quimioterapia, o que contribui para as taxas de sobrevida de 5 anos, que variam entre 75% e 80% para esses pacientes.[38]

Organização Mundial da Saúde (OMS), em 2007, reconheceu a etiologia viral dos tumores de orofaringe causados pelo HPV, mas foi apenas com a 8ª edição do sistema TNM (tumor, linfonodos e metástases) que o *status* do HPV foi formalmente integrado ao estadiamento. A classificação atual incorpora a expressão da proteína p16 como marcador substitutivo para a presença do HPV, uma vez que sua superexpressão correlaciona-se bem com a infecção pelo HPV tipo 16, que é o principal causador desses tumores. A positividade para p16 tem sido amplamente adotada em virtude de seu baixo custo, de sua ampla disponibilidade e da facilidade de sua interpretação.[39,40]

O prognóstico do CEC de orofaringe HPV-positivo é significativamente mais favorável em comparação ao dos tumores HPV-negativos. Esse perfil clínico ocasionou adaptações no estadiamento desses tumores, refletidas na 8ª edição do *Manual de Estadiamento*, da American Joint Committee on Cancer (AJCC), fazendo distinções importantes entre as duas categorias[41] (Quadros 17.2 e 17.3).

Quadro 17.2 – Estadiamento clínico (cT) e patológico (pT) para CEC de orofaringe HPV-positivo

Categoria T	Critérios
Tx	Tumor primário não identificado
T1	Tumor de até 2 cm na maior dimensão
T2	Tumor de 2 cm a 4 cm na maior dimensão
T3	Tumor de 4 cm ou mais na maior dimensão, ou extensão para a superfície lingual da epiglote
T4	**Doença local moderadamente avançada:** tumor invade a laringe, músculos extrínsecos da língua, pterigóideo medial, palato duro ou mandíbula, pterigóideo lateral, placas pterigoides, nasofaringe lateral, base do crânio ou artéria carótida

CEC: carcinoma espinocelular; HPV: papilomavírus humano.
Fonte: Adaptado de Edge S, Byrd DR, Compton CC, et al. AJCC cancer staging manual. 7. ed. New York: Springer-Verlag; 2010.

Quadro 17.3 – Estadiamento N para CEC de orofaringe HPV-positivo	
Categoria Clínica N	**Categoria Patológica N**
N0	Sem metástase linfonodal
N1	Metástase unilateral em linfonodo(s), todos com 6 cm ou menos
N2	Metástase contralateral ou bilateral em linfonodo(s), todos com 6 cm ou menos
N3	Metástase em linfonodo(s) maior que 6 cm na maior dimensão
pN0	Nenhuma metástase linfonodal regional
pN1	Metástases em 1 a 4 linfonodo(s)
pN2	Metástase em 5 ou mais linfonodo(s)

CEC: carcinoma espinocelular; HPV: papilomavírus humano.
Fonte: Adaptado de Edge S, Byrd DR, Compton CC et al. AJCC cancer staging manual. 7. ed. New York: Springer-Verlag; 2010.

Sistema de estadiamento atualizado é uma resposta ao comportamento biológico mais favorável desses tumores que apresentam altas taxas de resposta à radioterapia e à quimioterapia e menores taxas de metástases à distância.[42]

TRATAMENTO DO CÂNCER DE OROFARINGE ASSOCIADO AO PAPILOMAVÍRUS HUMANO

Historicamente, a cirurgia era a principal opção de tratamento para o câncer de cabeça e pescoço, incluindo o *Oropharyngeal cancer* (OPC). No entanto, o tratamento cirúrgico do OPC apresentava alta morbidade, sobretudo com a abordagem transcervical que, frequentemente, envolvia uma mandibulotomia – técnica cirúrgica aberta em que o maxilar é dividido para acesso ao tumor. Em razão do impacto significativo desse procedimento sobre a função e a qualidade de vida dos pacientes, a radioterapia ganhou preferência como alternativa menos invasiva e com resultados promissores. Nos Estados Unidos, a aplicação de cirurgias para OPC diminuiu de 41% dos casos, em 1998, para 30% em 2009, coincidindo com a aprovação da Food and Drug Administration (FDA), dos Estados Unidos, para técnicas minimamente invasivas mais modernas, que oferecem benefícios no controle da doença com menor morbidade.[47]

O tratamento do OPC positivo para o HPV (HPV+OPC) difere do tratamento dos tumores HPV-negativos em razão de características biológicas específicas e do comportamento clínico distinto desses tumores.

A radiossensibilidade dos tumores HPV-positivos é uma característica distintiva, o que possibilita a utilização de doses reduzidas de radioterapia sem comprometer a eficácia do tratamento. Estudos sugerem que a presença das oncoproteínas virais E6 e E7 interfere em processos de reparo do DNA e na sinalização de repovoamento celular, além de afetar a redistribuição do ciclo celular. Essas alterações tornam o HPV+ mais susceptível à radioterapia do que os tumores HPV-negativos.[43]

A resposta imunológica é fundamental no tratamento do HPV+, pois a radiação parece intensificar a resposta imune do organismo aos antígenos virais expressos nos tumores. Estudos mostram que pacientes com altos níveis de linfócitos infiltrantes no tumor apresentam melhor prognóstico, o que sugere que o sistema imunológico adaptativo desempenha um papel essencial na supressão da progressão tumoral.[44,45] Além disso, a radioterapia parece estimular uma resposta imunológica antitumoral, aumentando o número de linfócitos infiltrantes e de glóbulos brancos circulantes, o que está correlacionado com maior taxa de sobrevida.[46]

IMPLICAÇÕES PARA O TRATAMENTO FUTURO

As inovações nas técnicas cirúrgicas têm permitido que muitos tumores de orofaringe sejam removidos por abordagens minimamente invasivas, sobretudo por meio de ressecções transorais, como a cirurgia endoscópica transoral de cabeça e pescoço (HNS).[48] Esse avanço técnico elevou a utilização da cirurgia para tratamento do câncer de orofaringe, subindo para 35% dos casos em 2012.[47] A segurança, eficácia e tolerabilidade dessas abordagens foram comprovadas, destacando-se principalmente a cirurgia robótica transoral (TORS) e a microcirurgia a *laser* transoral (TLM), ambas amplamente utilizadas em pacientes com câncer de orofaringe.[49-51]

A TORS utiliza telescópios angulados e braços robóticos rotativos, que oferecem melhor linha de visão e precisão durante o procedimento (Figuras 17.4 e 17.5).[52] Comparada às técnicas tradicionais, a TORS apresenta menor morbidade, hospitalização reduzida, recuperação mais rápida e menor necessidade de intervenções adicionais, como gastrostomia ou traqueostomia, especialmente na ausência de radioterapia ou quimiorradiação pós-operatória.[50,53] Em casos de doença em estágio inicial, incluindo envolvimento dos linfonodos cervicais, a TORS apresenta uma taxa de sobrevida de 2 anos entre 80% e 90%.[52]

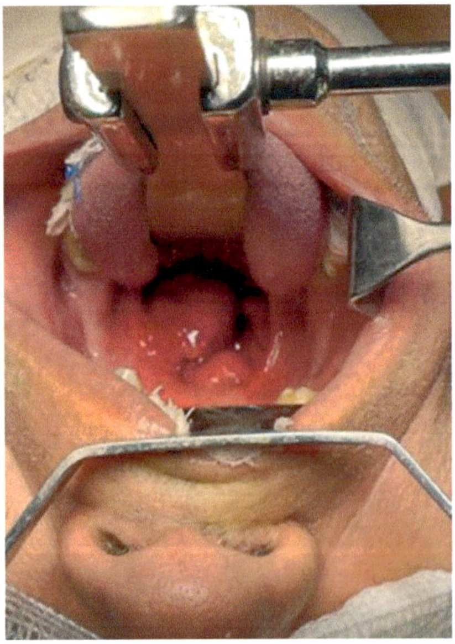

Figura 17.4 – Carcinoma escamocelular de amígdala esquerda já com afastadores para realização de cirurgia robótica transoral (TORS)
Fonte: Acervo da autoria.

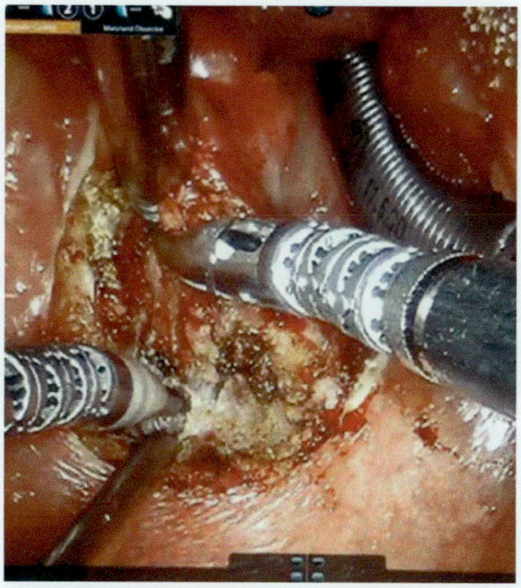

Figura 17.5 – Braços robóticos realizando amigdalectomia alargada via TORS.
Fonte: Acervo da autoria.

A TLM, por sua vez, oferece resultados semelhantes, com uma taxa de sobrevida de 5 anos de 78% e controle local variando de 85% a 97%.[54,55] Embora a TLM e a TORS sejam utilizadas sobretudo para tumores em estágio inicial, essas técnicas minimamente invasivas também têm sido empregadas em casos avançados, apresentando até 90% de controle local da doença e elevadas taxas de sobrevida específica da doença.[55] Com relação à deglutição pós-operatória, a maioria dos pacientes apresenta a função preservada, com excelentes resultados em 87% dos casos, embora a disfagia de longo prazo seja mais comum em tumores maiores (T4), especialmente aqueles que envolvem a base da língua.[55,56]

Com relação ao prognóstico, o HPV é testado pela presença do biomarcador p16 que, normalmente, aumenta na presença do HPV. Algumas pessoas podem ter níveis elevados de p16, mas testar negativo para HPV e vice-versa. Isso é conhecido como "câncer discordante". A Figura 17.6 mostra a sobrevivência em 5 anos para pessoas que testam positivo para HPV e p16 é de 81%, para câncer discordante é de 53% a 55% e 40% para aquelas que testam negativo para p16 e HPV.[57,58]

No ensaio clínico RTOG 0129, no qual todos os pacientes com doença avançada receberam radiação e quimioterapia, uma análise retrospectiva (análise de partição recursiva, ou RPA) em 3 anos identificou três grupos de risco para sobrevivência (baixo, intermediário e alto) com base no *status* do HPV, tabagismo, estágio T e estágio N. O *status* do HPV foi o principal determinante da sobrevivência, seguido pelo histórico de tabagismo e estágio. Sessenta e quatro por centro eram HPV+ e todos estavam no grupo de risco baixo e intermediário, com todos os pacientes HPV+ não fumantes no grupo de baixo risco. Oitenta e dois por cento dos pacientes HPV+ estavam vivos em 3 anos, em comparação com 57% dos pacientes HPV-, uma redução de 58% no risco de morte. A falha locorregional também é menor no HPV+, sendo 14% em comparação com 35% para o HPV-.[58]

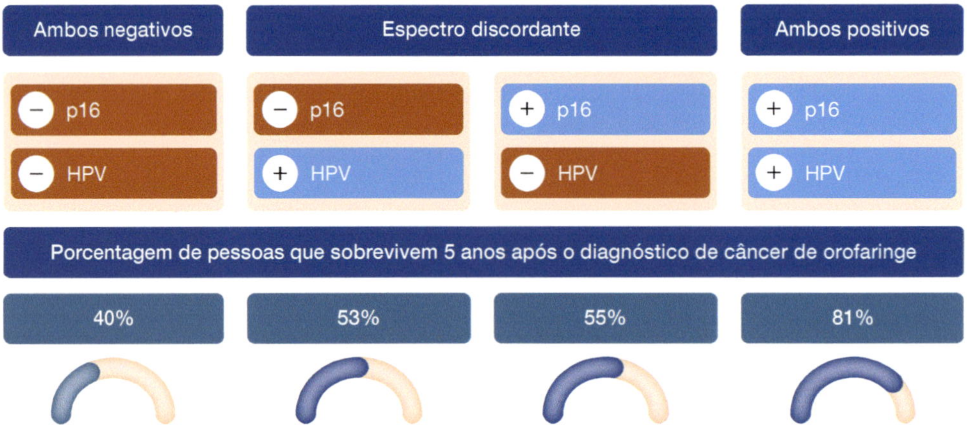

Figura 17.6 – Tipos de câncer orofaríngeo e taxas de sobrevivência associadas ao p16 e prevalência do HPV.
Fonte: Desenvolvida pela autoria.

A positividade do HPV confere um risco 50% a 60% menor de progressão da doença e morte, mas o uso do tabaco é um fator prognóstico negativo independente[38] em contraste com resposta diminuída à terapia,[38] aumento das taxas de recorrência da doença e diminuição da sobrevida.[59]

REFERÊNCIAS BIBLIOGRÁFICAS

1. Rahman QB, Iocca O, Kenneth K, Shanti RM. Global Burden of head and neck cancer. Oral Maxillofac Surg Clin N Am. 2020;32:367-75.
2. Lira RB, Pedruzzi P, Cicco R, et al. Tumores de orofaringe. In: Kowalski LP, Chaves ALF, Marta GN (eds.). Manual de oncologia em cabeça e pescoço. Cidade: editora; 2021.
3. Sabatini ME, Chiocca S. Human papillomavirus as a driver of head and neck cancers. Br J Cancer. 2020;122:306-14.
4. Louredo BVR, Prado-Ribeiro AC, Brandão TB, et al. State-of-the-science concepts of HPV-related oropharyngeal squamous cell carcinoma: a comprehensive review. Oral Surg Oral Med Oral Pathol Oral Radiol. 2022;134:190-205.
5. Hashim D, Genden E, Posner M, Hashibe M, Boffetta P. Head and neck cancer prevention: from primary prevention to impact of clinicians on reducing burden. Ann Oncol. 2019;30:744-56.
6. Mourad M, Jetmore T, Jategaonkar AA, et al. Epidemiological trends of head and neck cancer in the united states: A SEER Population Study. J Oral Maxillofac Surg. 2017;75:2562-72.
7. Brasil. Instituto Nacional de Câncer. Estimativa 2023: incidência de câncer no Brasil. INCA, 2022a. Disponível na Internet: https://www.gov.br/inca/pt-br/assuntos/cancer/numeros/estimativa (5 maio 2025).
8. Marur S, D'Souza G, Westra WH, et al. HPV-associated head and neck cancer: a virus-related cancer epidemic. Lancet Oncol. 2010;11(8):781-9.
9. Lechner M, Liu J, Masterson L, Fenton TR. HPV-associated oropharyngeal cancer: epidemiology, molecular biology and clinical management. Nat Rev Clin Oncol. 2022;19(5):306-27. doi: 10.1038/s41571-022-00603-7.
10. Venkatesan NN, Pine HS, Underbrink MP. Recurrent respiratory papillomatosis. Otolaryngol Clin North Am. 2012;45(3):671-94.

11. Gillison ML, Chaturvedi AK, Lowy DR. HPV prophylactic vaccines and the potential prevention of noncervical cancers in both men and women. Cancer. 2008;113(S10):3036-46.
12. Kreimer AR, Clifford GM, Boyle P, Franceschi S. Human papillomavirus types in head and neck squamous cell carcinomas worldwide: a systematic review. Cancer Epidemiol Biomarkers Prev. 2005;14(2):467-75.
13. Hashibe M, Brennan P, Chuang SC, Boccia S, Castellsague X, Chen C, et al. Interaction between tobacco and alcohol use and the risk of head and neck cancer: pooled analysis in the International Head and Neck Cancer Epidemiology Consortium. Cancer Epidemiol Biomarkers Prev. 2009;18(2):541-50.
14. D'Souza G, Fakhry C, Sugar EA, Seethala RR, Gillison ML. Case-control study of human papillomavirus and oropharyngeal cancer. N Engl J Med. 2007;356(19):1944-56.
15. Lyford-Pike S, Peng S, Young GD, Taube JM, Westra WH, Akpeng B, et al. Evidence for a role of the PD-1 pathway in immune resistance of HPV-associated head and neck squamous cell carcinoma. Cancer Res. 2013;73:1733-41.
16. Kim SH, Koo BS, Kang S, Park K, Kim H, Lee KR, et al. HPV integration begins in the tonsillar crypt and leads to the alteration of p16, EGFR and c-myc during tumor formation. Int J Cancer. 2007;120(7):1418-25. doi: 10.1002/ijc.22464.
17. Castellsague X, Alemany L, Quer M, Halec G, Quiros B, Tous S, et al. HPV involvement in head and neck cancers: comprehensive assessment of biomarkers in 3680 patients. J Natl Cancer Inst. 2016;108. doi: 10.1093/jnci/djv403.
18. Rieth KK, Gill SR, Lott-Limbach AA, Merkley MA, Botero N, Allen PD, et al. Prevalence of high-risk human papillomavirus in tonsil tissue in healthy adults and colocalization in biofilm of tonsillar crypts. JAMA Otolaryngol Head Neck Surg. 2018;144:231-7.
19. Nelson CW, Mirabello L. Human papillomavirus genomics: understanding carcinogenicity. Tumour Virus Res. 2023;15:200258. doi: 10.1016/j.tvr.2023.200258. 19
20. Gotz C, Bischof C, Wolff KD, Kolk A. Detection of HPV infection in head and neck cancers: promise and pitfalls in the last ten years: a meta-analysis. Mol Clin Oncol. 2019;10:17-28.
21. Souza G, Kreimer AR, Viscidi R, et al. Case-control study of human papillomavirus and oropharyngeal cancer. N Engl J Med. 2007;356(19):1944-56.
22. Hobbs CG, Sterne JA, Bailey M, et al. Human papillomavirus and head and neck cancer: a systematic review and meta-analysis. Clin Otolaryngol. 2006;31(4):259-66.
23. Gillison ML, D'Souza G, Westra W, et al. Distinct risk factor profiles for human papillomavirus type 16-positive and human papillomavirus type 16-negative head and neck cancers. J Natl Cancer Inst. 2008;100(6):407-20.
24. Joseph AW, D'Souza G. Epidemiology of human papillomavirus-related head and neck cancer. Otolaryngol Clin N Am. 2012;45:739-64.
25. Lingen MW. Brush-based cytology screening in the tonsils and cervix: there is a difference! Cancer Prev Res (Phila). 2011;4(9):1350-2. 25
26. Fakhry C, Rosenthal BT, Clark DP, et al. Associations between oral HPV16 infection and cytopathology: evaluation of an oropharyngeal "pap-test equivalent" in high-risk populations. Cancer Prev Res (Phila). 2011;4(9):1378-84.
27. National comprehensive cancer network. Practice guidelines in oncology – head and neck cancers; 2008;2.
28. Pan C, Issaeva N, Yarbrough WG. HPV-driven oropharyngeal cancer: current knowledge of molecular biology and mechanisms of carcinogenesis. Cancers of the Head & Neck. 2018;3:12.
29. Castro TMPGR, Neto CE, Scala KA, Scala WA. Manifestações orais associada ao papilomavírus humano (HPV) conceitos atuais: revisão bibliográfica. Rev Bras Otorrinolaringol. 2004;70(4):546-50. Disponível na Internet: doi: 10.1590/S0034-72992004000400017.
30. Klussmann JP, Weissenborn SJ, Wieland U, et al. Human papillomavirus-positive tonsillar carcinomas: a different tumor entity? Med Microbiol Immunol. 2003;192(3):129-32.
31. Maxwell JH, Grandis JR, Ferris RL. HPV-associated head and neck cancer: unique features of epidemiology and clinical management. Annu Rev Med. 2016;67:91-101.

32. Hoffmann M, Gorogh T, Gottschlich S, et al. Human papillomaviruses in head and neck cancer: 8 year-survival-analysis of 73 patients. Cancer Lett. 2005;218:199-206.
33. Smith EM, Ritchie JM, Summersgill KF, et al. Age, sexual behavior and human papillomavirus infection in oral cavity and oropharyngeal cancers. Int J Cancer. 2004;108:766-72.
34. Chu A, Genden E, Posner M, Sikora A. A patient-centered approach to counseling patients with head and neck cancer undergoing human papillomavirus testing: a clinician's guide. Oncologist. 2013;18:180-9.
35. Huang SH, Perez-Ordonez B, Liu FF, et al. Atypical clinical behaviour of p16-confirmed HPV-related oropharyngeal squamous cell carcinoma treated with radical radiotherapy. Int J Radiat Oncol Biol Phys. 2012;82:276-83.
36. Elrefaey S, Massaro MA, Chiocca S, et al. HPV in oropharyngeal cancer: the basics to know in clinical practice. Acta Otorhinolaryngol Ital. 2014;34:299-309.
37. Sinha P, Karadaghy OA, Doering MM, Tuuli MG, Jackson RS, Haughey BH. Survival for HPV-positive oropharyngeal squamous cell carcinoma with surgical versus non-surgical treatment approach: a systematic review and meta-analysis. Oral Oncol. 2018;86:121-31. doi: 10.1016/j.oraloncology.2018.09.018.
38. Ang KK, Harris J, Wheeler R, et al. Human papillomavirus and survival of patients with oropharyngeal cancer. N Engl J Med. 2010;363:24-35.
39. World Health Organization – WHO. IARC Monographs on the evaluation of carcinogenic risks to humans - monograph 90. Lyon, France: International Agency for Research on Cancer; 2007.
40. Schlecht NF, Brandwein-Gensler M, Nuovo GJ, et al. A comparison of clinically utilized human papillomavirus detection methods in head and neck cancer. Mod Pathol. 2011;24:1295-305.
41. Edge S, Byrd DR, Compton CC, et al. AJCC cancer staging manual. 7th ed. New York: Springer-Verlag; 2010.
42. Smitha T, Dinakaran A. Modifications and recent updates in the 8th ed. of tumor node metastasis staging pertaining to oropharynx and oral cavity. J Oral Maxillofac Pathol. 2018;22(1):6-8.
43. Dok R, Kalev P, Van Limbergen EJ, Asbagh LA, Vázquez I, Hauben E, et al. p16INK4a impairs homologous recombination – mediated DNA repair in human papillomavirus – positive head and neck tumors. Cancer Res. 2014;74(6):1739-51. doi: 10.1158/0008-5472.CAN-13-2479.
44. Wansom D, Light E, Worden F, et al. Correlation of cellular immunity with human papillomavirus 16 status and outcome in patients with advanced oropharyngeal cancer. Arch Otolaryngol Head Neck Surg. 2010;136(12):1267-73. doi: 10.1001/archoto.2010.211.
45. Spanos WC, Nowicki P, Lee DW, et al. Immune response during therapy with cisplatin or radiation for human papillomavirus – related head and neck cancer. Arch Otolaryngol Head Neck Surg. 2009;135(11):1137-46. doi: 10.1001/archoto.2009.159.
46. Huang SH, Waldron JN, Milosevic M, et al. Prognostic value of pretreatment circulating neutrophils, monocytes, and lymphocytes in oropharyngeal cancer stratified by human papillomavirus status. Cancer. 2015;121(4):545-55. doi: 10.1002/cncr.29100.
47. Routman DM, Funk RK, Tangsriwong K, et al. Relapse rates with surgery alone in human papillomavirus–related intermediate- and high-risk group oropharynx squamous cell cancer: a multi-institutional review. International Journal of Radiation Oncology, Biology, Physics. 2017;99(4):938-46. doi: 10.1016/j.ijrobp.2017.06.2453.
48. Adelstein DJ, Ridge JA, Brizel DM, et al. Transoral resection of pharyngeal cancer: summary of a National Cancer Institute Head and Neck Cancer Steering Committee Clinical Trials Planning Meeting. Arlington, Virginia. Head Neck. 2012;34(12):1681-703. doi: 10.1002/hed.23136.
49. Rich JT, Milov S, Lewis JS, Thorstad WL, Adkins DR, Haughey BH. Transoral laser microsurgery (TLM) ± adjuvant therapy for advanced stage oropharyngeal cancer. The Laryngoscope. 2009;119(9):1709-19. doi: 10.1002/lary.20552.
50. Moore EJ, Hinni ML. Critical review: transoral laser microsurgery and robotic-assisted surgery for oropharynx cancer including human papillomavirus related cancer. International Journal of Radiation Oncology, Biology, Physics (Review). 2013;85(5):1163-7. doi: 10.1016/j.ijrobp.2012.08.033.

51. Canis M, Martin A, Kron M, Konstantinou A, Ihler F, Wolff H, et al. Results of transoral laser microsurgery in 102 patients with squamous cell carcinoma of the tonsil. European Archives of Oto-Rhino--Laryngology. 2012;270(8):2299-306. doi: 10.1007/s00405-012-2335-6.

52. Dowthwaite SA, Franklin JH, Palma DA, Fung K, Yoo J, Nichols AC. The role of transoral robotic surgery in the management of oropharyngeal cancer: a review of the literature. ISRN Oncology. 2012;2012:945162. doi: 10.5402/2012/945162.

53. Choby GW, Kim J, Ling DC, Abberbock S, Mandal R, Kim S, et al. Transoral robotic surgery alone for oropharyngeal cancer. JAMA Otolaryngology – Head & Neck Surgery. 2015;141(6):499-504. doi: 10.1001/jamaoto.2015.0347.

54. Steiner W, Fierek O, Ambrosch P, Hommerich CP, Kron M. transoral laser microsurgery for squamous cell carcinoma of the base of the tongue. Archives of Otolaryngology – Head & Neck Surgery. 2003;129(1):36-43. doi: 10.1001/archotol.129.1.36.

55. Haughey BH, Hinni ML, Salassa JR, Hayden RE, Grant DG, Rich JT, et al. Transoral laser microsurgery as primary treatment for advanced-stage oropharyngeal cancer: a United States multicenter study. Head & Neck. 2011;33(12):1683-94. doi: 10.1002/hed.21669.

56. Fundakowski CE, Lango M. Considerations in surgical versus non-surgical management of HPV positive oropharyngeal cancer. Cancers of the Head & Neck (review). 2016;1(1):6. doi: 10.1186/s41199-016-0007-8.

57. Mehanna H, et al. Testing for both HPV and p16 can give more precise prognoses in oropharyngeal (throat) cancer. NIHR Evidence. 2023;24(3):239-51. doi: 10.1016/S1470-2045(23)00013-X. hdl:2445/198366.

58. Fakhry C, Westra W, Li S, Cmelak A, Ridge J, Pinto H, et al. Improved survival of patients with human papillomavirus-positive head and neck squamous cell carcinoma in a prospective clinical trial. Journal of the National Cancer Institute. 2008;100(4):261-9. doi: 10.1093/jnci/djn011.

59. Maxwell JH, Kumar B, Feng FY, et al. Tobacco use in human papillomavirus-positive advanced oropharynx cancer patients related to increased risk of distant metastases and tumor recurrence. Clinical Cancer Research. 2010;16(4):1226-35. doi: 10.1158/1078-0432.CCR-09-2350.

CASO CLÍNICO

1. Conexões entre HPV e Câncer de Orofaringe – Um Desafio Multidisciplinar

Paciente: Mulher, 47 anos

- **Histórico médico:** boa saúde geral, índice de massa corporal (IMC) 23, não fumante, consumo ocasional de álcool.

Histórico ginecológico

- G2, P2.
- Papanicolau recente: negativo para lesões intraepiteliais
- Histórico de infecção por HPV-16 diagnosticado há 8 anos, tratada com conização por causa de NIC 3, margens livres e seguimento com citologias normais.

Apresentação clínica

- A paciente procura atendimento com queixa de dor de garganta persistente há 3 meses com odinofagia e sensação de corpo estranho na garganta. Refere episódios esporádicos de otalgia e aumento de linfonodo cervical à direita. Nega febre ou perda significativa de peso.

Exames complementares

- **Nasofibroscopia:** lesão exofítica na tonsila palatina direita.
- **Biópsia:** CEC não queratinizante p16-positivo.
- **Teste para HPV:** positivo para HPV-16 (PCR).
- **Tomografia de pescoço:** linfonodomegalia cervical nível II à direita (2,5 cm).

Discussão

- Esse caso ressalta a relação entre a infecção genital pelo HPV-16 e o risco de desenvolvimento de câncer de orofaringe. Estudos mostram que a transmissão oral do HPV, frequentemente de origem sexual, pode resultar em infecção persistente e, consequentemente, em desenvolvimento de neoplasias de cabeça e pescoço.

Conduta

- **Tratamento:** quimiorradioterapia concomitante dada a radiossensibilidade de tumores HPV-positivos.
- **Acompanhamento multidisciplinar:** oncologista, cirurgião de cabeça e pescoço e ginecologista.
- **Aconselhamento familiar:** enfatizar a importância da vacinação contra o HPV para familiares.

Como o ginecologista deveria orientar as pacientes com o objetivo de prevenir essas complicações da infecção do HPV?

1.1 Ampliar a orientação aos pacientes com histórico de infecção por HPV, incluindo esclarecimento sobre os riscos extragenitais.

1.2 Reforçar a vacinação contra o HPV para prevenção de cânceres associados, incluindo os de orofaringe.

1.3 Promover o rastreamento e a investigação multidisciplinar em pacientes com queixas orofaríngeas persistentes e histórico de HPV.

1.4 Alternativas **1.1** e **1.2** estão corretas.

1.5 Todas corretas.

QUESTÕES

1. Qual tipo de HPV é mais comumente associado ao câncer de orofaringe?

a. HPV-6.
b. HPV-11.
c. HPV-16.
d. HPV-18.

2. Qual o principal fator que diferencia o câncer de orofaringe associado ao HPV do câncer não associado ao HPV?

a. Menor idade ao diagnóstico.
b. Melhor resposta à radioterapia.
c. Maior taxa de metástase à distância.
d. Maior resistência à quimioterapia.

3. Qual o principal mecanismo de carcinogênese do HPV em células da orofaringe?

a. Expressão das oncoproteínas E6 e E7.
b. Produção de toxinas virais.
c. Ativação da proteína p53.
d. Aumento da inflamação crônica.

4. Qual exame é considerado padrão para detecção da infecção por HPV em tumores orofaríngeos?

a. Tomografia computadorizada.
b. Teste de Papanicolau.
c. Imuno-histoquímica para p16.
d. Hibridização *in situ*.

5. Entre os fatores de risco para câncer de orofaringe relacionado ao HPV, qual se destaca como mais significativo?

a. Consumo de álcool.

b. Número elevado de parceiros sexuais.

c. Tabagismo.

d. Histórico familiar de câncer.

CASO CLÍNICO

RESPOSTA

Alternativa correta: **1.5**.

Perguntas para reflexão:

1. Como ginecologistas podem contribuir para a prevenção primária e secundária do câncer de orofaringe associado ao HPV?
2. De que forma o histórico ginecológico da paciente foi relevante para a abordagem do caso?
3. Quais estratégias educativas poderiam ser integradas à prática ginecológica para conscientizar sobre a transmissão orogenital do HPV?

QUESTÕES

RESPOSTAS

1. Alternativa correta: **c**.

2. Alternativa correta: **b**.

3. Alternativa correta: **a**.

4. Alternativa correta: **c**.

5. Alternativa correta: **b**.

18

Utilidade Clínica dos Marcadores Tumorais nas Neoplasias do Trato Genital Inferior Feminino

Andrea Trevisan
Eduardo Franco

INTRODUÇÃO

As neoplasias que acometem o trato genital inferior feminino (TGIF) compreendendo vulva, vagina e cérvice uterina abrangem uma ampla gama de tipos histológicos e diferem muito em comportamento clínico. Algumas lesões apresentam caráter benigno com regressão espontânea, enquanto outras se caracterizam como entidades malignas refratárias às abordagens terapêuticas convencionais. Em consequência, a conduta diagnóstica e clínica requer especificidade desde a triagem e diagnóstico até o prognóstico e tomada de decisões terapêuticas na Oncologia Clínica. Neste capítulo, apresentamos uma síntese da literatura científica recente referente aos biomarcadores tumorais consolidados e emergentes no contexto das neoplasias do TGIF, enfatizando aplicações na prática clínica e potencial translacional.

DEFINIÇÃO E IMPORTÂNCIA DOS MARCADORES TUMORAIS

Os marcadores tumorais são substâncias bioquímicas produzidas por células neoplásicas ou por outras células em resposta ao câncer ou a determinadas condições benignas.[1] Esses marcadores podem estar presentes como moléculas nos tecidos, sangue, urina ou outros fluidos corporais.[1] Na prática clínica contemporânea, os marcadores tumorais ou biomarcadores moleculares constituem ferramentas diagnósticas de grande relevância, desempenhando múltiplas funções, como triagem e diagnóstico de patologias, direcionamento de estratégias terapêuticas personalizadas e estabelecimento de parâmetros prognósticos fidedignos.

Tradicionalmente, os marcadores tumorais compreendem uma grande variedade de moléculas, incluindo proteínas, enzimas, hormônios e componentes estruturais celulares.[2] Recentemente, marcadores genômicos incluindo mutações, padrões de expressão gênica e alterações epigenéticas no DNA tumoral também foram considerados biomarcadores neoplásicos.[3] Esses marcadores genômicos podem ser detectados tanto nos próprios tumores como em resíduos celulares tumorais liberados nos fluidos corporais.

SIGNIFICÂNCIA NA CONDUTA CLÍNICA

Na Oncologia Clínica, os marcadores tumorais podem ser utilizados para detectar a presença do câncer em indivíduos assintomáticos ou populações de alto risco, confirmar ou corroborar um diagnóstico oncológico, predizer o curso da doença e desfechos clínicos, monitorar a eficácia terapêutica e realizar a vigilância de recidivas após o tratamento.[1,2]

Inúmeras assinaturas moleculares associadas a tumores foram caracterizadas e incorporadas à prática clínica convencional. Enquanto alguns marcadores tumorais estão associados a processos neoplásicos específicos, outros apresentam relevância mais ampla em diversas patologias malignas.[2]

A integração dos marcadores tumorais em algoritmos de conduta clínica propiciou uma transformação paradigmática na abordagem de patologias do TGIF. Esse avanço revolucionou substancialmente o cuidado oncológico, promovendo a transição de estratégias terapêuticas generalizadas para uma Medicina personalizada de alta precisão, ajustada às particularidades de cada paciente.[2]

CARACTERÍSTICAS DOS BIOMARCADORES IDEAIS EM APLICAÇÕES CLÍNICAS

Os biomarcadores considerados ideais exibem propriedades que aumentam seu valor na prática clínica. Essencialmente, eles:

1. baseiam-se em métodos de detecção tecnicamente acessíveis e produzem resultados reprodutíveis em diferentes ambientes laboratoriais, apresentando variabilidade mínima entre as análises;[2]
2. apresentam alta sensibilidade e especificidade, o que permite a diferenciação precisa entre estados patológicos e fisiológicos, resultando em baixa frequência de resultados falso-positivos e falso-negativos;[4]
3. exibem perfis de expressão característicos que fornecem diretrizes operacionalizáveis, assistindo o processo decisório na conduta clínica das pacientes e, ulteriormente, promovendo a otimização dos desfechos terapêuticos;[2,5]
4. proporcionam tempo hábil adequado entre a detecção e o início dos sintomas da doença, criando oportunidades para intervenção terapêutica precoce, quando os tratamentos tipicamente produzem melhores resultados;[2,4]
5. frequentemente funcionam como substitutos quantificáveis para o volume e atividade tumoral, permitindo aos clínicos monitorar a eficácia do tratamento em tempo real sem dependência completa de avaliações radiológicas ou procedimentos invasivos.[2]

Além das propriedades descritas, específicas aos marcadores e a sua aplicação, outra característica desejável é que eles possam ser detectados em espécimes biológicos de fácil obtenção ou acesso, o que é essencial para que eles sejam aceitos pela população-alvo.[4] Igualmente, os custos de implementação devem ser razoáveis para facilitar a adoção generalizada, sobretudo em contextos com recursos financeiros limitados, em que as malignidades do TGIF frequentemente impõem o maior ônus.[2,4]

Na prática, um marcador tumoral perfeito, aquele que se enquadra em todos os critérios desejados de sensibilidade, especificidade, valor preditivo e utilidade clínica, ainda constitui um objetivo não alcançado pela ciência atual.[4]

MARCADORES TUMORAIS NAS NEOPLASIAS DA CÉRVIX UTERINA

O câncer do colo do útero é o quarto tipo de câncer mais frequente na população feminina global, constituindo um problema de Saúde Pública de relevância internacional.[6] As estimativas mais recentes (2022) indicam que, por ano, mais de 600 mil mulheres são diagnosticadas com câncer do colo do útero globalmente e quase 350 mil vêm a óbito em decorrência dessa doença, números que apresentam tendência de aumento a cada ano.[7,8] O câncer do colo uterino afeta desproporcionalmente países de baixa e média renda.[6]

As infecções pelos papilomavírus humano (HPV) do grupo de alto risco oncogênico (HR-HPV, *High-Risk HPV*), particularmente os genótipos 16 e 18, constituem os principais agentes etiológicos do câncer do colo do útero.[9] Em conjunto, esses dois genótipos são responsáveis por aproximadamente 70% de todos os casos de câncer.[9] A progressão da doença, desde a infecção inicial pelo HPV até o estabelecimento do carcinoma cervical invasor, geralmente acontece em um intervalo de 10 a 20 anos, proporcionando uma janela de tempo significativa para implementação de estratégias de prevenção.[10]

Os biomarcadores exercem função primordial nesse processo de intervenção clínica, contribuindo para o diagnóstico, elaboração do plano terapêutico e avaliação do prognóstico das lesões cervicais pré-neoplásicas e neoplásicas.[5] Com o advento e a consolidação da Medicina Personalizada de Precisão, a significância clínica desses biomarcadores moleculares tem se amplificado progressivamente em todo o espectro do manejo clínico das pacientes, permeando desde a abordagem diagnóstica inicial até a avaliação prognóstica e monitoramento da resposta terapêutica. A seguir, discutimos os biomarcadores da cérvice uterina.

BIOMARCADORES DIAGNÓSTICOS

Dupla marcação p16INK4a/Ki-67

O fundamento biológico dessa técnica de coloração imuno-histoquímica (IHQ) baseia-se em dois marcadores complementares:

1. Inibidor de quinase dependente de ciclina (p16INK4a), daqui em diante abreviado como p16, é uma proteína supressora de tumor (p53) que se torna superexpressa em células infectadas pelo HPV. Isso ocorre porque a oncoproteína viral E7 inativa a proteína do gene Rb, promovendo a produção excessiva de p16.
2. Ki-67 é um marcador que indica proliferação celular ativa.

Em células normais, esses dois marcadores não deveriam estar presentes ao mesmo tempo na mesma célula, pois p16 normalmente inibe a proliferação celular. Quando ambos são detectados na mesma célula (dupla marcação positiva), isso sugere uma desregulação do ciclo celular causada pelo HPV, indicando transformação pré-maligna ou maligna.[11]

BIOMARCADORES PREDITIVOS

Ligante de morte celular programada 1

A análise da expressão do ligante de morte celular programada 1 (PD-L1, do inglês *programmed cell death ligand 1)* por meio de IHQ representa um avanço importante na identificação de malignidades cervicais potencialmente vulneráveis à inibição de pontos de controle imunológico direcionada ao eixo receptor (PD-1)/PD-L1.[5] Esse biomarcador adquiriu relevância clínica em 2018, quando o pembrolizumabe recebeu a aprovação da Food and Drug Administration (FDA), agência reguladora dos Estados Unidos, como monoterapia para carcinomas cervicais recorrentes ou refratários que expressam PD-L1.[5] A aprovação foi obtida com base nos resultados do ensaio clínico de fase II Keynote-158, no qual 14,3% das pacientes diagnosticadas com câncer do colo do útero avançado responderam bem a esse tratamento.[12]

A despeito de sua relevância na prática clínica, a avaliação da expressão de PD-L1 como marcador preditivo apresenta consideráveis limitações metodológicas. Constata-se que, embora aproximadamente 80% dos carcinomas cervicais sejam positivos para PD-L1, apenas cerca de 15% dessas neoplasias respondem com benefício terapêutico importante quando tratadas com inibidores do eixo PD-1/PD-L1, configurando, assim, um valor preditivo positivo insuficiente para orientar decisões terapêuticas quando utilizado isoladamente.[12] Por consequência, o panorama regulatório evoluiu, em 2024, com a aprovação do pembrolizumabe em combinação com a radioquimioterapia para carcinomas cervicais em estádios III-IVA (Federação Internacional de Ginecologia e Obstetrícia [Figo 2014]), sem necessidade de estratificação por biomarcadores, reduzindo, assim, a significância do PD-L1 como biomarcador preditivo independente em determinados contextos clínicos.[5]

Proteínas de reparo de erro de pareamento

As proteínas MMR (do inglês, *mismatch repair proteins)* são essenciais para corrigir alterações no DNA que ocorrem durante a replicação e, consequentemente, manter a integridade genômica. O funcionamento deficiente dos genes MMR ocasiona instabilidade de microssatélites, fenômeno caracterizado pelo acúmulo de mutações somáticas, particularmente em regiões genômicas contendo sequências repetitivas denominadas "microssatélites".[5]

Uma pequena parcela dos carcinomas cervicais apresenta deficiência nas proteínas de reparo de erro de pareamento (MMR-d) e, por essa característica molecular específica, tornam-se elegíveis à imunoterapia baseada em inibidores do ponto de controle imunológico anti-PD-1/PD-L1. Essa elegibilidade fundamenta-se nas aprovações da FDA que são independentes da localização ou tipo de tumor, priorizando a presença do biomarcador (MMR-d) como critério principal para indicação terapêutica.[5] O teste de IHQ do sistema MMR envolve um painel de quatro marcadores composto pelas proteínas MMR mais clinicamente relevantes na oncologia (MLH1, PMS2, MSH2 e MSH6), sendo que tumores que apresentam perda de uma ou mais dessas proteínas são classificados como MMR-d.[5]

Considerando-se a ocorrência rara de MMR-d em cânceres cervicais (2% a 3%), esse biomarcador provavelmente não constituirá uma ferramenta preditiva de utilidade ampla para terapia com inibidores de ponto de controle imunológico nesse contexto.[5]

Carga mutacional tumoral

Carga mutacional tumoral (TMB, do inglês *tumor mutational burden*) refere-se ao número de mutações somáticas dentro de uma região específica do genoma tumoral.[5] Neoplasias que exibem TMB elevada caracterizam-se pela expressão aumentada de neoantígenos em sua superfície celular, estruturas estas que atuam como determinantes antigênicos passíveis de reconhecimento pelo sistema imune, facilitando a discriminação entre células neoplásicas e normais e, consequentemente, potencializando a resposta imune antitumoral.[5]

Em 2020, a FDA aprovou a imunoterapia com o pembrolizumabe para tumores sólidos com TMB elevada, definida como ≥ 10 mutações por megabase.[13] Um estudo recente observou que a frequência de TMB elevada em neoplasias cervicais atinge 14,9% (intervalo de confiança [IC] de 95%: 9,5% a 22,6%).[14]

Essa proporção supera substancialmente a frequência de MMR-d observada nesse tipo tumoral (2% a 3%).[5] Interessantemente, a porcentagem de tumores cervicais com TMB elevada (cerca de 15%) é similar à taxa de resposta global ao pembrolizumabe observada em estudos clínicos, o que sugere que esse biomarcador tem potencial para identificar precisamente os tumores responsivos à imunoterapia. Consequentemente, a TMB pode constituir um biomarcador preditivo mais abrangente para seleção de pacientes candidatas à imunoterapia.[5] Essas observações sugerem que a análise de TMB poderia superar as limitações dos outros biomarcadores, ou seja, a sensibilidade e a especificidade reduzidas da prova IHQ para MMR e PD-L1.[5]

Apesar de seu potencial preditivo, a análise de TMB raramente é solicitada na prática clínica para tumores do TGIF, pois existem vias alternativas que qualificam a maioria das pacientes para imunoterapia com inibidores do receptor PD-1, tornando esse teste menos relevante na rotina médica, não obstante seu valor teórico.[5]

Receptor do tipo 2 do fator de crescimento epidérmico humano

Fator de crescimento epidérmico humano 2 (HER2, do inglês *human epidermal growth factor 2*) é uma proteína, codificada ERBB2, que funciona como um receptor de tirosinaquinase e que está localizada na membrana das células epiteliais.[5] A expressão aumentada de HER2 ocorre em uma parcela de carcinomas cervicais (5,7%; IC 95%: 1,5% a 11,7%),[15] com aproximadamente 90% demonstrando algum nível detectável de expressão (≥ 1+, ou seja, expressão leve, moderada ou intensa) e 20% exibindo positividade 3+ (forte expressão).[16]

Esse biomarcador tem significância clínica em cânceres cervicais resistentes ao tratamento. No estudo clínico DESTINY-PanTumor02, envolvendo 40 pacientes com câncer cervical (majoritariamente resistentes ao tratamento), o tratamento com trastuzumabe deruxtecan (T-Dxd) gerou uma resposta favorável em 50% dos casos, elevando-se para 75% em tumores com expressão aumentada de HER2 (3+).[16]

Outros consideram que, para avaliação do câncer cervical, deve-se utilizar o sistema de pontuação gastroesofágico, com HER2 3+ definido como reatividade de membrana basolateral ou lateral completa e intensa em ≥ 10% das células tumorais.[5] O manuseio adequado das amostras é essencial, com tempo de isquemia fria < 1 hora e requisitos específicos de fixação em formalina.[5] Diferentemente de alguns outros cânceres, a hibridização *in situ* não está atualmente indicada para casos duvidosos (2+).[5]

A avaliação de HER2 representa um avanço importante para cânceres cervicais avançados ou recorrentes resistentes às terapias convencionais.[16]

BIOMARCADORES PROGNÓSTICOS

Antígeno do carcinoma de células escamosas

O antígeno do carcinoma de células escamosas (SCC-Ag do inglês *squamous cell carcinoma antigen*) encontra-se elevado em aproximadamente 80% dos cânceres cervicais.[17] Os níveis pré-tratamento estão associados ao estadiamento da Figo, tamanho tumoral, invasão estromal e *status* linfonodal.[5] Assim, esse biomarcador tem utilidade para a estratificação inicial de risco. Foram observados que níveis elevados de SCC-Ag estão associados a desfechos de sobrevida menos favoráveis.[18]

Sua principal relevância clínica concentra-se no monitoramento pós-terapêutico, contexto no qual apresenta índices de 75% de sensibilidade e 92% de especificidade para identificação de recidivas neoplásicas, com elevação sérica detectável no intervalo de 2 a 8 meses precedendo a manifestação clínica da doença recorrente.[17] O padrão de elevação do SCC-Ag pode sugerir a localização da recorrência (aumentos moderados frequentemente indicam recorrência local), enquanto elevações acentuadas sugerem metástase distante.[18]

Apesar de sua utilidade, o SCC-Ag apresenta limitações; 25% a 40% das recorrências podem não apresentar níveis elevados desse biomarcador, particularmente em adenocarcinomas.[17] Estudos recentes têm avaliado a combinação do SCC-Ag com outros biomarcadores e modalidades de imagem para melhorar a detecção de recorrência.[19]

p16

Na patologia cervical, p16 serve primariamente como biomarcador diagnóstico, conforme discutido anteriormente. Apresenta marcação nuclear e citoplasmática forte, difusa e contínua (denominada marcação "bloco-positiva") em lesões intraepiteliais escamosas de alto grau (HSIL, do inglês *high-grade squamous intraepithelial lesions*) associadas aos HPVs, criando uma banda uniforme de coloração que se estende além do terço inferior do epitélio. Entretanto, está presente apenas em um subgrupo (até 50%) das lesões intraepiteliais escamosas de baixo grau (LSIL, do inglês inglês *low-grade squamous intraepithelial lesions*).[5] Embora p16 tenha sido proposto como um potencial marcador prognóstico para LSIL por ter sido detectado em cerca de 10% de casos que progrediram para HSIL, estudos mais amplos não conseguiram confirmar a associação entre positividade em bloco para p16 e progressão em LSIL.[5]

O "Projeto de Terminologia de Lesões Escamosas Anogenitais Inferiores" ou *The LAST Project* (*Lower Anogenital Squamous Terminology*)[20] recomenda especificamente o uso de IHQ para p16 a fim de resolver incertezas diagnósticas em casos limítrofes, quando patologistas não conseguem classificar uma lesão como neoplasia intraepitelial cervical de grau 1 (NIC1) ou grau 2 (NIC2) com base apenas na morfologia. Nesses casos ambíguos, a marcação bloco-positiva para p16 favorece a classificação da lesão como NIC2. Entretanto, o LAST não recomenda o uso de p16 para predizer a futura progressão de lesões já diagnosticadas como LSIL/NIC1.

A diferenciação entre NIC1 e NIC2 representa um aspecto crítico na prática clínica ginecológica. O biomarcador p16 apresenta utilidade cientificamente validada para classificação diagnóstica em casos de morfologia ambígua, entretanto carece de evidências robustas como ferramenta preditiva para identificar quais lesões de baixo grau evoluirão para doença de alto grau.

Ki-67

A expressão do Ki-67 está normalmente confinada à camada de células parabasais da mucosa escamosa estratificada normal. Nas lesões pré-cancerosas, o Ki-67 apresenta expressão aumentada em todo o epitélio escamoso estratificado proporcionalmente à extensão da maturação desordenada.[21] Por consequência, observa-se um aumento na expressão do Ki-67 de acordo com a gravidade das lesões, o que faz do Ki-67 um bom marcador para avaliar a progressão da doença.[21]

Além disso, conforme discutido, a expressão simultânea de p16 e Ki-67 sugere a presença de uma infecção pelo HPV com potencial de transformação celular e, consequentemente, com maior risco de progressão para pré-câncer ou câncer cervical.[11]

p53

A p53, codificada pelo gene TP53, funciona como "guardiã do genoma" regulando a parada do ciclo celular, o reparo do DNA, a senescência celular e a apoptose em resposta a danos celulares.[5] Ele parece ter utilidade limitada como biomarcador no câncer cervical comparativamente a sua função comprovada nas lesões vulvares, conforme discutido a seguir.[5,21] Apenas alguns estudos observaram uma expressão aumentada de p53 em lesões cervicais mais graves, o que o faz um biomarcador menos confiável em comparação à marcação dupla de p16 e Ki-67.[21]

Citoqueratina 7

A citoqueratina 7 (CK7) serve como um biomarcador para a junção escamocolunar (JEC) cervical, o principal local de origem das lesões pré-cancerosas cervicais e dos carcinomas invasivos.[5] As células da JEC apresentam maior suscetibilidade à transformação neoplásica e, quando infectadas por um genótipo de HPV do grupo HR-HPV, podem iniciar a carcinogênese cervical.[5]

A literatura científica é controversa no que diz respeito à utilização da CK7 como um biomarcador prognóstico. Embora tenha sido observado que as LSILs positivas para CK7 apresentam maior probabilidade de progressão para HSILs em comparação à LSILs negativas para CK7, isso não foi confirmado em outros estudos. Aparentemente, o valor prognóstico é apenas modesto ou inexistente e a prova para CK7 tem reprodutibilidade abaixo da ideal.[5]

Embora as HSILs expressem a CK7 em níveis até 97% mais elevados, as evidências atuais são insuficientes para recomendar a CK7 como um biomarcador clínico. Assim, a avaliação morfológica continua sendo o melhor método para a classificação de SILs. Além disso, as propostas para classificar as LSILs positivas para CK7/p16 como "HSIL limítrofe" ainda precisam ser validadas. Portanto, são necessárias mais pesquisas antes que a CK7 possa ser implementada na prática clínica.[5]

MARCADORES TUMORAIS NAS NEOPLASIAS DE VULVA E VAGINA

Os cânceres da vulva e da vagina são neoplasias ginecológicas raras, representando aproximadamente 4% e 1% a 2% dos cânceres do TGIF, respectivamente.[22,23] Ambos os tipos de cânceres estão associados a duas vias patológicas distintas que diferem quanto à etiologia pelos HPVs.

No que diz respeito à vulva, a neoplasia associada à infecção pelos HPVs geralmente apresenta-se como carcinoma espinocelular (CEC) verrucoso/basaloide e ocorre em mulheres mais jovens, muitas vezes com lesões multifocais.[23] No entanto, o CEC queratinizante não causado por uma infecção pelos HPVs afeta predominantemente as mulheres mais velhas após a menopausa e está, com frequência, associado ao líquen escleroso ou à neoplasia intraepitelial vulvar diferenciada (NIV-d).[23] No que diz respeito ao câncer da vagina, embora historicamente afete mulheres idosas após a menopausa, ele tem sido cada vez mais diagnosticado em mulheres mais jovens com infecções persistentes pelos HR-HPVs, especialmente em locais onde a prevalência de infecções pelo HIV é elevada.[22]

Para ambos os cânceres, não há um protocolo de triagem específico[22,23] e o diagnóstico requer confirmação histológica por meio da biópsia de lesões suspeitas. O prognóstico depende principalmente do estádio do diagnóstico e da presença de outros fatores que também podem afetar os resultados, como o tamanho do tumor e a localização e o envolvimento dos linfonodos.[5]

BIOMARCADORES PREDITIVOS

PD-L1

A IHQ do PD-L1 é recomendada para carcinomas vulvovaginais, particularmente aqueles associados aos HPVs. Embora não haja aprovações específicas da FDA para esses locais anatômicos, existe plausibilidade biológica para a aplicação do teste de PD-L1 nesses tumores.[5]

HER2

Os testes de HER2 ganharam relevância com a aprovação do T-Dxd para tumores sólidos HER2 3+ [5, 16]. Por meio do uso do sistema de pontuação gastroesofágica, definido conforme já descrito, os patologistas podem identificar os tumores vulvovaginais que podem responder a essa terapia. Os resultados de estudos clínicos têm sido satisfatórios.

MMR

A deficiência de MMR é extremamente rara nos carcinomas de células escamosas vulvares, afetando menos de 2% dos casos.[5] Apesar dessa baixa prevalência, o teste de MMR pode identificar casos raros elegíveis para a terapia com inibidores de ponto de controle imunológico, como observado nos carcinomas de células escamosas vaginais associados à síndrome de Lynch.

TMB

A avaliação do TMB pode identificar candidatos adicionais à imunoterapia, embora isso não seja realizado rotineiramente em tumores vulvovaginais.[5]

BIOMARCADORES PROGNÓSTICOS

p53

A IHQ para o p53 desempenha um papel crucial na classificação das lesões vulvares e no prognóstico da doença.[5] Existem seis padrões imuno-histoquímicos distintos do p53 que estão associados ao *status* mutacional do TP53 e ajudam a distinguir entre variantes do tipo selvagem e mutante. Isso permite a classificação das neoplasias intraepiteliais vulvares (NIVs) em três categorias com diferentes implicações clínicas:

1. NIV associada aos HPVs;
2. NIV independente dos HPVs/p53 do tipo mutante;
3. NIV independente dos HPVs/p53 de tipo selvagem.[5]

A NIV-d com mutação no TP53 é caracterizada por atipia de células basais, expressão aberrante de p53, e afeta predominantemente mulheres após a menopausa com condições inflamatórias subjacentes, sobretudo líquen escleroso. Como lesão precursora independente do HPV, a NIV-d apresenta progressão mais rápida para carcinoma invasivo e prognóstico inferior quando comparada a lesões associadas à infecção pelos HPVs. É importante destacar que a NIV-d constitui apenas uma das três vias moleculares distintas da carcinogênese vulvar, cada qual apresentando assinaturas moleculares e implicações prognósticas específicas.[5]

p16

A IHQ para p16 serve para complementar a avaliação de p53 em lesões vulvovaginais.[5] A expressão elevada de p16 em padrão bloco-positivo tipicamente indica a associação com os HPVs, mas pode raramente ocorrer em lesões da categoria NIV independente dos HPVs/p53 do tipo mutante (casos "duplo-positivos"). Portanto, a análise de ambos os marcadores (p16 e p53) é necessária para a avaliação correta do prognóstico das lesões vulvovaginais.[5]

SCC-Ag

Concentrações séricas elevadas de SCC-Ag no pré-tratamento podem servir como um fator prognóstico independente para sobrevida livre de doença e sobrevida global em uma parcela das pacientes diagnosticadas com câncer da vulva.[23]

PERSPECTIVAS

A literatura científica referente aos biomarcadores de neoplasias vulvovaginais revela-se insuficiente; por conseguinte, concentraremos nossa exposição subsequente exclusivamente nos avanços observados no âmbito das neoplasias cervicais.

Estudos têm observado que tecnologias inovadoras estão transformando o gerenciamento das pacientes diagnosticadas com neoplasias cervicais. Baseando-nos em uma publicação recente,[3] apresentamos a seguir uma síntese das diversas abordagens promissoras com potencial de reestruturar as práticas clínicas.

Iniciaremos pelos avanços na triagem e prognóstico dessas neoplasias:

1. os padrões de metilação do DNA parecem ser excelentes marcadores para estratificação do risco, segundo os resultados de dois estudos recentes. No primeiro, os pesquisadores desenvolveram um teste com base na metilação do DNA denominado "WID-qCIN" para detectar e predizer a progressão de lesões cervicais e câncer.[24] O teste avalia a metilação do DNA em três regiões específicas dos genes DPP6, RALYL e GSX1 e apresenta alta sensibilidade para detectar CIN3 (78%) e câncer invasivo (100%) com especificidade de 90%. Os pesquisadores sugerem que esse teste poderia ser valioso, sobretudo, para a triagem após o rastreamento dos HPVs, potencialmente reduzindo a perda de seguimento e melhorando as taxas de detecção sem aumentar os falsos positivos. Estudos estão sendo feitos para avaliar o desempenho desse teste em ensaios clínicos randomizados controlados.[24] No segundo, observou-se que a análise da metilação de PAX1/ST6GALNAC5 identifica eficazmente o câncer cervical e HSILs em mulheres com testes positivos para o HPV, com sensibilidade de 81,8% a 83,8% e especificidade de 81,0% a 82,7%.[25] O painel de metilação superou consideravelmente a citologia tradicional (86% vs. 31% de detecção) e manteve-se eficaz em pacientes negativas para os HPVs 16 e 18. Os pesquisadores concluem que essa abordagem poderia servir como um método valioso de triagem para determinar quais mulheres com testes positivos para os HPVs necessitam de exame adicional, aprimorando a precisão do rastreamento e reduzindo procedimentos desnecessários;
2. a análise conjunta da integração do genoma viral e da genotipagem do HPV apresenta especificidade aumentada com equivalente sensibilidade diagnóstica (notavelmente elevada) para lesões de alto grau e câncer (NIC3+) em mulheres com testes positivos para os HPVs 16 e 18. Além do mais, após 1 ano de

acompanhamento, observaram-se índices de progressão mais elevados em mulheres nas quais detectou-se a integração viral, comparativamente às mulheres nas quais esse fenômeno não foi detectado. Atualmente, existem múltiplos ensaios clínicos que avaliam essa abordagem como uma ferramenta mais precisa de triagem visando reduzir encaminhamentos à colposcopia;

3. as tecnologias não invasivas apresentam-se como alternativas promissoras às tradicionais biópsias teciduais no contexto do rastreamento e monitoramento de lesões cervicais. A análise do DNA tumoral circulante no plasma identifica alterações moleculares significativas (mutações somáticas, polimorfismos e fusões gênicas), auxiliando no diagnóstico e na avaliação do risco de recorrência. O monitoramento do DNA do HPV circulante demonstra utilidade na vigilância da enfermidade, enquanto células tumorais circulantes funcionam como indicadores precoces de recidiva. Exossomos e ácidos ribonucleicos (RNAs) não codificantes plasmáticos constituem biomarcadores adicionais com potencial clínico. Ademais, a detecção de DNA do HPV em amostras urinárias apresenta sensibilidade comparável às amostras cervicais convencionais;
4. a inteligência artificial (IA) também tem aumentado consideravelmente a precisão e a eficiência diagnósticas. A leitura de lâminas assistida por IA eleva a acurácia diagnóstica dos citologistas para 99,8% e a eficiência do rastreamento em mais de quatro vezes. Consequentemente, a integração da IA e de sistemas de aprendizagem automática nos protocolos de decisão médica otimizam não só a precisão e a rapidez do processo de estratificação de pacientes, mas também o planejamento terapêutico personalizado.

No âmbito terapêutico, as análises de células individuais têm sido utilizadas para identificar populações celulares específicas que podem predizer com mais certeza a sobrevida e a resposta terapêutica das pacientes. Seguem alguns exemplos de descobertas que podem resultar em abordagens terapêuticas personalizadas.

1. O panorama imunológico tumoral fornece informações preditivas cruciais. Embora a expressão de PD-L1 esteja modestamente associada aos resultados da imunoterapia, as estruturas linfoides terciárias proporcionam valor preditivo substancialmente superior. Além do mais, a presença de populações específicas de células imunológicas, recentemente identificadas, pode predizer de maneira confiável a eficácia da imunoterapia e a sobrevida das pacientes.
2. Os padrões de integração do HPV podem predizer a resposta às terapias direcionadas.
3. As assinaturas específicas de metilação do DNA, além de servirem para a estratificação do risco, servem para avaliar com bastante precisão a sensibilidade à quimioterapia e à imunoterapia.
4. A amplificação do HER2 parece predizer de maneira confiável a resposta aos agentes direcionados ao HER2 no tratamento de alguns subtipos histológicos de adenocarcinoma cervical.

5. Os biomarcadores detectados no sangue constituem mais uma alternativa promissora para o monitoramento não invasivo do tratamento. Por exemplo, o DNA tumoral circulante e as células tumorais circulantes parecem superar os métodos convencionais para avaliação precoce da resposta terapêutica. Além disso, foi observado que RNAs não codificantes encontrados no plasma das pacientes podem proporcionar valor preditivo adicional em diversas modalidades de tratamento.

Finalmente, parece evidente que o futuro reside na integração multimodal de biomarcadores. A combinação de dados genômicos, transcriptômicos e clínicos parece melhorar significativamente a predição. Métodos computacionais avançados aprimorarão ainda mais essas abordagens integradas. Assim, os clínicos devem preparar-se para uma mudança de paradigma em direção à Oncologia de Precisão no cuidado de pacientes diagnosticadas com neoplasias cervicais.

CONCLUSÃO

Os biomarcadores tumorais representam ferramentas essenciais no manejo das neoplasias do TGIF, transformando paradigmas diagnósticos e terapêuticos. Da consolidada dupla marcação p16/Ki-67 para o diagnóstico, aos marcadores preditivos como PD-L1, MMR e HER2 para a seleção terapêutica individualizada, observa-se uma evolução significativa na abordagem oncológica ginecológica. Tecnologias emergentes como análise de metilação do DNA, avaliação da integração do genoma viral, IA e biópsias líquidas prometem aprimorar a estratificação de risco e eficácia dos tratamentos. A integração multimodal desses biomarcadores, combinando dados genômicos, transcriptômicos e clínicos, representa o futuro da Oncologia Ginecológica, possibilitando intervenções cada vez mais específicas e eficazes. Esse campo evidencia a transição da Oncologia tradicional para uma abordagem fundamentada nas características moleculares específicas de cada paciente, otimizando resultados clínicos e qualidade de vida.

DESTAQUES SOBRE MARCADORES TUMORAIS NAS NEOPLASIAS DO TRATO GENITAL INFERIOR FEMININO

- **Definição:** substâncias bioquímicas produzidas por células neoplásicas ou em resposta ao câncer.
- **Funções clínicas:** triagem, diagnóstico, direcionamento terapêutico, prognóstico, monitoramento.
- **Marcadores diagnósticos:**
  - Dupla marcação p16/Ki-67 (desregulação do ciclo celular por HPV);
  - Metilação do DNA (alta sensibilidade para detecção de lesões avançadas).
- **Marcadores preditivos:**
  - PD-L1: indica resposta à imunoterapia (pembrolizumabe);
  - MMR: deficiência rara (2% a 3%) indica elegibilidade para imunoterapia;

- TMB: 15% dos tumores cervicais com resposta similar à imunoterapia.
- HER2: positivo em 5,7% dos carcinomas cervicais, prediz resposta ao trastuzumabe.

- **Marcadores prognósticos:**
  - SCC-Ag: elevado em 80% dos cânceres cervicais, útil para monitoramento;
  - p53: identifica vias moleculares e prognóstico em lesões vulvares;
  - p16: complementa avaliação de lesões associadas ao HPV.
- **Futuro:**
  - biópsias líquidas e detecção não invasiva;
  - IA na interpretação diagnóstica;
  - integração multimodal de biomarcadores (genômicos, transcriptômicos e clínicos).

REFERÊNCIAS BIBLIOGRÁFICAS

1. Duffy MJ, Tumor markers in clinical practice: a review focusing on common solid cancers. Med Princ Pract. 2013;22(1):4-11.
2. Passaro A, et al. Cancer biomarkers: emerging trends and clinical implications for personalized treatment. Cell. 2024;187(7):1617-35.
3. Xu M, et al. Advances in cervical cancer: current insights and future directions. Cancer Commun (Lond). 2025;45(2):77-109.
4. Sharma S. Tumor markers in clinical practice: general principles and guidelines. Indian J Med Paediatr Oncol. 2009;30(1):1-8.
5. Mills AM, Pinto A. The role of predictive and prognostic biomarkers in lower female genital tract pathology: PD-L1, MMR, HER2, and beyond. Adv Anat Pathol, 2025;32(1):16-53/30-43.
6. Arbyn M, et al. Estimates of incidence and mortality of cervical cancer in 2018: a worldwide analysis. Lancet Glob Health. 2020;8(2):e191-e203.
7. Bruni LAG, Serrano B, Mena M, Collado JJ, Gómez D, Muñoz J, et al. ICO/IARC Information centre on HPV and cancer (HPV Information Centre). Human papillomavirus and related diseases in the World. Summary Report, 2023a. Disponível na Internet: https://HPVcentre.net/statistics/reports/XWX.pdf (02 jun. 2025).
8. Ferlay J, et al. Global cancer observatory: cancer today, 2024a. Disponível na Internet: https://gco.iarc.who.int/today (02 jun. 2025).
9. Walboomers JM, et al. Human papillomavirus is a necessary cause of invasive cervical cancer worldwide. J Pathol. 1999;189(1):12-9.
10. Schiffman M, Wentzensen N. Human papillomavirus infection and the multistage carcinogenesis of cervical cancer. Cancer Epidemiol Biomarkers Prev, 2013;22(4):553-60.
11. von Knebel Doeberitz M, et al. Biomarkers for cervical cancer screening: the role of p16(INK4a) to highlight transforming HPV infections. Expert Rev Proteomics, 2012;9(2):149-63.
12. Chung HC, et al. Efficacy and safety of pembrolizumab in previously treated advanced cervical cancer: results from the phase II KEYNOTE-158 Study. J Clin Oncol, 2019;37(17):1470-8.
13. Marabelle A, et al. Association of tumour mutational burden with outcomes in patients with advanced solid tumours treated with pembrolizumab: prospective biomarker analysis of the multicohort, open-label, phase 2 KEYNOTE-158 study. Lancet Oncol. 2020;21(10):1353-65.
14. Shao C, et al. Prevalence of high tumor mutational burden and association with survival in patients with less common solid tumors. JAMA Netw Open. 2020;3(10):e2025109.
15. Itkin B et al. Prevalence of HER2 overexpression and amplification in cervical cancer: a systematic review and meta-analysis. PLoS One. 2021;16(9):e0257976.

16. Meric-Bernstam F, et al. Efficacy and safety of trastuzumab deruxtecan in patients with HER2-Expressing Solid Tumors: primary results from the destiny-PanTumor02 Phase II Trial. J Clin Oncol. 2024;42(1):47-58.
17. Salvatici M, et al. Squamous cell carcinoma antigen (SCC-Ag) during follow-up of cervical cancer patients: role in the early diagnosis of recurrence. Gynecol Oncol. 2016;142(1):115-9.
18. Charakorn C, et al. The association between serum squamous cell carcinoma antigen and recurrence and survival of patients with cervical squamous cell carcinoma: a systematic review and meta-analysis. Gynecol Oncol. 2018;150(1):190-200.
19. Xu D, et al. Correlation between squamous cell carcinoma antigen level and the clinicopathological features of early-stage cervical squamous cell carcinoma and the predictive value of squamous cell carcinoma antigen combined with computed tomography scan for lymph node metastasis. Int J Gynecol Cancer. 2017;27(9):1935-42.
20. Clinton LK, et al. The last guidelines in clinical practice: implementing recommendations for p16 use. Am J Clin Pathol. 2015;144(6):844-9.
21. Silva DC et al. Immunohistochemical expression of p16, Ki-67 and p53 in cervical lesions a systematic review. Pathol Res Pract. 2017;213(7):723-9.
22. Adams TS, Rogers LJ, Cuello MA. Cancer of the vagina: 2021 update. Int J Gynaecol Obstet. 2021;155(1):19-27.
23. Olawaiye AB, Cuello MA, Rogers LJ. Cancer of the vulva: 2021 update. Int J Gynaecol Obstet. 2021;155(1):7-18.
24. Herzog C, et al. DNA methylation-based detection and prediction of cervical intraepithelial neoplasia grade 3 and invasive cervical cancer with the WID™-qCIN test. Clin Epigenetics. 2022;14(1):150.
25. Wang Y, et al. Evaluation of PAX1/ST6GALNAC5 methylation as a triage test for cervical intraepithelial neoplasia and cervical cancer. Epigenomics. 2023;15(3): 131-45.

QUESTÕES

1. A dupla marcação p16/Ki-67 como biomarcador diagnóstico baseia-se em qual princípio biológico?
   a. Aumento da proliferação celular em resposta à infecção pelo HPV.
   b. Metilação do DNA em regiões específicas nos genes DPP6, RALYL e GSX1.
   c. Presença simultânea de um marcador de supressão tumoral e um marcador de proliferação na mesma célula.
   d. Acúmulo de mutações somáticas em regiões genômicas contendo microssatélites.
   e. Integração do genoma viral do HPV nas células cervicais.

2. Qual biomarcador preditivo recebeu aprovação da FDA em 2018 para tratamento com pembrolizumabe em carcinomas cervicais recorrentes ou refratários?
   a. HER2 (receptor do tipo 2 do fator de crescimento epidérmico humano).
   b. MMR (proteínas de reparo de erro de pareamento).
   c. PD-L1 (ligante de morte celular programada 1).
   d. CK7 (citoqueratina 7).
   e. TMB (carga mutacional tumoral).

3. Com relação à TMB como biomarcador preditivo em neoplasias cervicais, é correto afirmar que:
   a. É raramente detectada em carcinomas cervicais (menos de 2% dos casos).
   b. Apresenta frequência de aproximadamente 15% em neoplasias cervicais, similar à taxa de resposta observada ao pembrolizumabe.
   c. É detectada sobretudo em adenocarcinomas e raramente em carcinomas de células escamosas.
   d. Não tem relevância clínica por causa da impossibilidade de sequenciamento genômico em tecidos cervicais.
   e. Requer análise específica da proteína p53 para sua determinação.

4. Nas neoplasias vulvares, a proteína p53 como biomarcador prognóstico permite classificar a neoplasia intraepitelial vulvar (NIV) em diferentes categorias. Qual característica está corretamente associada à NIV-d com mutação no TP53?

a. Ocorre predominantemente em mulheres jovens com infecção por HPV.

b. Apresenta progressão mais lenta para carcinoma invasivo comparada às lesões associadas ao HPV.

c. Caracteriza-se por baixa expressão de p16 e ausência de células basais atípicas.

d. Afeta predominantemente mulheres na pós-menopausa e apresenta progressão mais rápida para carcinoma invasivo.

e. Está sempre associada à positividade para HPVs dos tipos 16 e 18.

5. Sobre as perspectivas futuras no uso de biomarcadores para neoplasias cervicais, qual das alternativas representa corretamente uma tendência emergente?

a. Substituição completa da análise histopatológica por testes de metilação do DNA.

b. Abandono do teste de HPV em razão da baixa sensibilidade em comparação com os novos biomarcadores.

c. Integração multimodal de biomarcadores combinando dados genômicos, transcriptômicos e clínicos para melhorar predições.

d. Restrição da IA ao processamento de imagens, sem aplicação na interpretação de biomarcadores moleculares.

e. Priorização exclusiva de biomarcadores detectáveis em tecido, abandonando a pesquisa de biópsias líquidas.

RESPOSTAS

1. Alternativa correta: **c**.

   A dupla marcação p16/Ki-67 baseia-se na presença simultânea de dois marcadores que normalmente não deveriam coexistir na mesma célula: que é um (supressor tumoral) e Ki-67 (um marcador de proliferação celular ativa). Em células normais, esses marcadores não estão presentes simultaneamente, pois p16, quase sempre, inibe a proliferação celular. A detecção de ambos na mesma célula indica uma desregulação do ciclo celular causada pelo HPV, sugerindo transformação pré-maligna ou maligna.

2. Alternativa correta: **c**.

   O biomarcador PD-L1 adquiriu relevância clínica em 2018, quando o pembrolizumabe recebeu aprovação da FDA como monoterapia para carcinomas cervicais recorrentes ou refratários que expressam PD-L1. Essa aprovação se baseou nos resultados do ensaio clínico de fase II KEYNOTE-158, no qual 14,3% das pacientes com câncer cervical avançado responderam bem ao tratamento. Apesar de aproximadamente 80% dos carcinomas cervicais serem positivos para PD-L1, apenas cerca de 15% desses tumores respondem com benefício terapêutico significativo ao tratamento com inibidores do eixo PD-1/PD-L1.

3. Alternativa correta: **b**.

   A TMB apresenta frequência de aproximadamente 14,9% (IC 95%: 9,5-22,6%) em neoplasias cervicais, o que é notavelmente similar à taxa de resposta global ao pembrolizumabe observada em estudos clínicos (cerca de 15%). Essa correlação sugere que a TMB pode constituir um biomarcador preditivo eficaz para identificar tumores responsivos à imunoterapia. A TMB refere-se ao número de mutações somáticas em uma região específica do genoma tumoral, e neoplasias com TMB elevada caracterizam-se pela maior expressão de neoantígenos, facilitando o reconhecimento pelo sistema imune.

4. Alternativa correta: **d**.

   A NIV-d com mutação no TP53 é caracterizada por atipia de células basais, expressão aberrante de p53, e afeta predominantemente mulheres após a menopausa com condições inflamatórias subjacentes, sobretudo líquen escleroso. Como lesão precursora independente do HPV, a NIV-d apresenta progressão mais rápida para carcinoma invasivo e prognóstico inferior quando comparada às lesões associadas à infecção pelos HPVs. Essa é uma das três vias moleculares distintas da carcinogênese vulvar, cada qual com assinaturas moleculares e implicações prognósticas específicas.

5. Alternativa correta: **c**.

   De acordo com o texto, o futuro dos biomarcadores para neoplasias cervicais reside na integração multimodal de diferentes tipos de dados. A combinação de dados genômicos, transcriptômicos e clínicos parece melhorar significativamente a predição de resultados. Métodos computacionais avançados, incluindo IA, aprimorarão ainda mais essas abordagens integradas. Essa tendência representa uma mudança de paradigma em direção à Oncologia de precisão no cuidado de pacientes com neoplasias cervicais, em que múltiplas fontes de informação são analisadas conjuntamente para fornecer uma estratificação de risco mais precisa e orientar decisões terapêuticas personalizadas.

SEÇÃO 4

TEMAS ESPECIAIS

19

Peculiaridades das Patologias do Trato Genital Inferior na Gestação e em Imunossuprimidas

Marcia Fuzaro Terra Cardial
Carmem Luiza Leite
Yoshiko A. Yoneda

GESTAÇÃO

A gestação é o período em que a gestante e o médico buscam o bem-estar do feto; ela tem a motivação de buscar o serviço de Saúde e nós, a responsabilidade de orientá-la, assegurar o bem-estar materno fetal e aproveitar a oportunidade, talvez única, para verificação da saúde geral da mulher.

Nesse sentido, o **pré-natal** deve ser visto como oportunidade de rastreio, uma vez que não há sistema de rastreio organizado, no Brasil, com convocação da mulher, além de haver limitações em atingir populações distantes dos serviços de Saúde.[1-3]

RASTREAMENTO

A maioria das lesões precursoras do câncer cervical ocorre em mulheres jovens. A idade de rastreio preconizada pelo Ministério da Saúde (MS) do Brasil é de 25 a 64 anos para todas as mulheres com útero, que iniciaram a vida sexual, sejam gestantes ou não. O método é a colpocitologia oncótica do colo de útero, o que não traz prejuízo para o feto. Ressaltando-se que essa metodologia foi aprovada para mudar para rastreamento primário por meio do teste de papilomavírus humano-ácido desoxirribonucleico (HPV-DNA), que deve se iniciar em 2025. Nos Estados Unidos e em vários outros países desenvolvidos, essa metodologia já é a utilizada.[1,2,17]

MUDANÇAS DO COLO DO ÚTERO NA GESTAÇÃO

O colo do útero mostra algumas peculiaridades na gestação. O órgão se torna mais volumoso e ocorrem os fenômenos de eversão, *gaping* e *coming back*. Os dois primeiros proporcionam visualização da junção escamocolunar e da abertura do colo, o que facilita o exame do colo e a identificação de eventuais lesões endocervicais. No fenômeno de eversão, ocorre o deslizamento da mucosa sem dilatação do orifício externo do colo (OEC), exposição de parte do tecido endocervical, facilitando sua completa visualização e melhor avaliação. Nas primíparas, é mais precoce que nas multíparas.[4-6]

No *gaping*, ocorre distensão das fibras da musculatura circular do colo, com consequente abertura do OEC semelhante ao período ovulatório; no *coming back*, ocorre retorno da mucosa endocervical após a eversão por meio de função constritora com componente estromal e muscular pela dinâmica complexa.[4,5]

O aumento do relevo papilar endocervical, a maior vascularização que torna o colo hiperemiado e congesto associado à protrusão das paredes vaginais, por sua vez, acarretam maior dificuldade para o exame clínico e colposcópico.[4,5]

Nessas condições, unidas a imunossupressão local, maior umidade e mudança de microbiota, podemos observar condições para o aumento na incidência de infecção genital, HPV e lesões precursoras de câncer. Essas alterações fisiológicas impactam na probabilidade de detecção de pré-câncer e câncer. Sabe-se que a experiência do colposcopista, na avaliação da paciente grávida, afeta a capacidade de distinguir visualmente o câncer das alterações relacionadas à gravidez, aumentando o risco de erro no diagnóstico de câncer. É preferível a colposcopia realizada por um profissional experiente durante a gravidez.[17]

Durante a gestação, há diminuição da atividade do sistema imunológico, o que facilita a transmissão e a persistência da infecção. A progesterona diminui a função do HLA, e o vírus, por sua vez, tem receptores para hormônios esteroides, o que facilita sua replicação.[4,5,6]

Na prática clínica, observamos aumento da incidência de infecção por HPV na gestação. especialmente no 3º trimestre; seja por maior acesso e facilidade de diagnóstico, seja pelos fatores elencados anteriormente.[2,3,6]

A prevalência de neoplasia intraepitelial cervical (NIC) nas gestantes é de aproximadamente 1%. Além disso, a incidência de infecção persistente por HPV, que está associada ao desenvolvimento da NIC, é mais elevada em mulheres com idade entre 20 e 25 anos. Já a incidência do câncer do colo do útero na gestação é mais rara, ocorrendo de 1 a 15 casos para 10 mil gestações e não é superior aos demais períodos da vida da mulher.[1-3]

CONDUTAS NA GESTAÇÃO

A conduta para citologia anormal e lesões intraepiteliais mudou, ao longo dos anos, de uma abordagem cirúrgica agressiva para uma tendência mais conservadora e, na gestação, contemplam-se mais amplamente a mãe e o feto.[2,7,17]

Portanto, as Diretrizes Brasileiras para o Rastreamento do Câncer Cervical Uterino (2016) preconizam início do rastreio aos 25 anos, e gestantes com alterações celulares benignas na citologia não demandam recomendações especiais.[1]

As mulheres com citologia de células escamosas atípicas de significado indeterminado, possivelmente não neoplásicas (ASC-US), deverão repetir o exame citológico conforme a idade: as menores de 25 anos, em 3 anos; as gestantes entre 26 e 29 anos, em 1 ano; e acima de 30 anos, em 6 meses, conforme as mesmas Diretrizes. A colposcopia estará indicada no segundo exame alterado.[1]

A conduta se assemelha à preconizada após resultado citológico de lesão intraepitelial escamosa de baixo grau (LSIL), na qual a repetição citológica em 6 meses caso a mulher tenha idade superior a 25 anos, e em 3 anos se inferior a 25 anos. Qualquer abordagem diagnóstica deverá ser feita 3 meses após o parto.[1]

A colposcopia tem maior índice de falso-positivo na gestação em razão das alterações gestacionais do colo já mencionadas.

Já as diretrizes americanas atualizadas em 2019 orientam, a partir de citologia ASC-US e LSIL, uma conduta com base em risco imediato de NIC3 + (lesão de alto grau ou maior) e, apesar de aceitar a repetição citológica, prefere a realização do teste DNA HPV. A razão é que o teste HPV tem alto valor preditivo negativo, diminuindo a necessidade de repetição de exames desnecessários para as mulheres sem ou com baixo risco para câncer de colo de útero. Caso o teste DNA HPV seja negativo, a repetição de rastreio pode ocorrer em 3 anos com segurança.[2,3,17]

Para a citologia de células glandulares atípicas (AGC), células atípicas de origem indefinida (AOI), ou adenocarcinoma *in situ* (AIS), lesão intraepitelial escamosa de alto grau (HSIL) ou células escamosas atípicas, não excluindo lesão intraepitelial de alto grau (ASC-H), as diretrizes nacionais e internacionais preconizam a colposcopia imediata, porém biópsia somente na possibilidade de lesão invasora. O método "ver e tratar" está contraindicado.[1,3,17.]

Não há contraindicação de colposcopia na gestação, como também não há para biópsia, caso seja necessária; entretanto, a conduta atual é evitá-la já que o tratamento, na maioria dos casos, será postergado para o pós-parto. A curetagem endocervical, biópsia endometrial e tratamento sem biópsia são inaceitáveis durante a gravidez.[1,17]

Diante do resultado histopatológico de lesão intraepitelial de baixo grau (LSIL ou NIC 1), o acompanhamento será realizado somente após o parto. A taxa de regressão das lesões se situa entre 25% e 69%, portanto não há necessidade de tratamento no período gestacional, mas há necessidade de nova avaliação no pós-parto para conduta apropriada.[1,2]

Já para o diagnóstico histológico de lesão intraepitelial de alto grau (HSIL, NIC 2 ou 3), a conduta é o acompanhamento citocolposcópico semestral 3 meses após o parto. As taxas de regressão dessas lesões variam entre 16,7% e 70% e de persistência entre 38,4 e 70%, o que reforça a recomendação de seguimento pós-parto com repetição dos exames antes da conduta ativa.[1,2,7,8]

A Diretriz Americana de 2019 orienta o seguinte manejo a partir do HSIL histológico (NIC 2 ou NIC 3) realizar colposcopia de vigilância e os testes (citologia diagnóstica/HPV a depender da idade), preferidos a cada 12 a 24 semanas, mas é aceitável adiar a colposcopia para o período pós-parto. A pesquisa dos marcadores prognósticos p16-ki67 indicam potencial progressivo da lesão e pode diferenciar o NIC 2 de comportamento menos ou mais agressivo, reclassificando-o respectivamente em NIC de grau 1 ou 3.[17]

Nos casos de suspeita de invasão ou piora do aspecto da lesão, a repetição da biópsia é recomendada; já o tratamento da HSIL histológica (NIC 2 ou NIC 3) durante a gravidez não é recomendado.[1,17]

Os procedimentos excisionais, entretanto, em ambas as recomendações, ficam reservados para os casos suspeitos de invasão estromal na citologia, colposcopia e/ou biópsia por causa do risco de abortamento, rotura prematura de membranas e trabalho de parto prematuro e deverão ser realizados, preferencialmente, no 1º trimestre de gestação ou após o parto.[1-3,8,17]

Se os exames não indicarem invasão, a reavaliação deverá ser feita após o parto.[1,17]

A colposcopia é recomendada somente após 4 semanas do parto. Em pacientes com diagnóstico histológico de HSIL (NIC 2 ou NIC 3) durante a gravidez, se a lesão for detectada na colposcopia pós-parto, o procedimento de tratamento excisional ou a avaliação diagnóstica completa com colpocitologia, teste HPV e biópsia são aceitáveis. Na ausência de lesão na colposcopia, recomenda-se uma avaliação diagnóstica completa e o tratamento imediato não é recomendado.[17]

Embora o risco de progressão para câncer durante a gravidez seja baixo, estima-se que 11% das novas mães, nos Estados Unidos, perdem seu seguro de saúde no período pós-parto. Essa perda de acesso aos cuidados de saúde afeta desproporcionalmente as pessoas em maior risco de câncer do colo do útero e pode afetar negativamente pacientes de baixa renda, ou aqueles que vivem em estados sem o seguro de saúde público americano.[17]

Os dados sobre gravidez e lesões precursoras são limitados e a tomada de decisão deve ser partilhada levando em conta tanto a gestante como o feto.[17]

Quanto ao condiloma genital, pode ser tratado por meios químicos ou físicos. Os métodos químicos possíveis na gestação são a aplicação de ácido tricloroacético a 70%, e os físicos podem ser a vaporização por cirurgia de alta frequência (CAF) ou laser. Está contraindicado o uso de quimioterápicos, como o 5-fluoracil; ou de imunomoduladores, como o imiquimod; ou de outros métodos químicos, como a podofilina ou a podofilotoxina.[6,9]

A vacina HPV está contraindicada durante a gestação, entretanto, se a mulher a tomar inadvertidamente, devemos tranquilizá-la, pois não há relatos de que a vacina interfira de forma negativa sobre a gestação. Por outro lado, se ela já iniciou a vacinação antes da gestação, pode aguardar o parto para completar as doses, sem prejuízo da imunização.[10]

CONSEQUÊNCIAS DO HPV NA GESTAÇÃO E NO PARTO

A consequência fetal e perinatal mais importante, embora infrequente, é a papilomatose laríngea recorrente (PLR). Esta é caracterizada por lesões verrucosas únicas ou múltiplas, com grande morbidade, podendo ocasionar disfonia, dispneia e até insuficiência respiratória. Ela ocorre pela transmissão pelo HPV de tipos 6, 11 e 16, sendo os tipos 6 e 11 relacionados ao condiloma genital materno e o 16, às lesões precursoras de câncer. A prevalência é cerca de 3 a 7/100 mil gestações com condiloma e, apesar de baixa, deve ser evitada e prevenida em razão de seu difícil tratamento e controle de recorrências.[2,3,9]

É fato conhecido, há muito tempo, que há detecção do DNA HPV no líquido amniótico e na placenta, portanto a indicação do tipo de parto deve ser de cunho obstétrico, exceto em casos de condilomatose extensa que obstrua o canal de parto, quando estará indicado o parto cesárea.[2]

O parto normal não altera a história natural da NIC e não há contraindicação para o parto vaginal, inclusive na citologia e/ou histologia HSIL. Entretanto, quando o diagnóstico for invasão, o parto cesáreo está indicado após o estadiamento e avaliação com a paciente sobre o tratamento associado ou não ao parto.[1,2,3]

SEGUIMENTO E PERSPECTIVAS FUTURAS

A regressão no período pós-parto chega a 72%, comprovada por teste DNA-HPV e é decorrente do retorno ao estado hormonal e imunológico anterior; a paciente deve ser tranquilizada, porém orientada a manter seus exames periódicos com citologia e colposcopia e receber a vacina HPV. [2]

Entretanto, em estudo com mulheres argentinas, Copollillo *et al.*, em 2016, avaliaram 11.700 mulheres grávidas com colposcopia e citologia simultâneas a gravidez, realizadas entre 1989 e 2008, e encontraram NIC 2 a 3 em 56 de 11.700 (0,48%) gestantes por biópsia. Foram acompanhadas e, após o parto, 70% exibiram persistência; 13,3%, progressão; e 16,7%, regressão de NIC 2 a 3. Vinte e nove foram diagnosticadas por conização e uma por biópsia guiada pela colposcopia durante o período pós-parto, que revelou carcinoma invasivo do colo do útero. Portanto, a investigação pós-parto deve ser minuciosa.[8]

Betadefensinas humanas (HBD) produzidas por células epiteliais amnióticas humanas (HAEC) criam uma resposta imune antiviral inata na unidade materno placento fetal. O potencial oncogênico do HPV pode refletir sua capacidade para evitar o reconhecimento imunológico. Os autores avaliaram o risco de infecção HAEC com HPV em relação ao tipo de trabalho de parto e ao impacto do potencial oncogênico do HPV na produção de HBD no HAEC e concluíram que o curso e o modo de parto influenciam o risco de transmissão do HPV para o HAEC e podem afetar a carcinogênese. O potencial terapêutico da HBD-2 para HR-HPV deve ser avaliado em estudos futuros.[11]

IMUNOSSUPRIMIDAS E PAPILOMAVÍRUS HUMANO

As mulheres infectadas pelo vírus da imunodeficiência humana (HIV), ou sob o uso de imunossupressores após transplante de órgãos sólidos, ou usuárias crônicas de corticosteroides, ou mesmo quimioterápicos para o tratamento de câncer, apresentam maior risco de desenvolver neoplasia cervical.[1,3,12]

EPIDEMIOLOGIA

A prevalência da infecção pelo HPV e a persistência viral, assim como a infecção múltipla (por mais de um tipo de HPV), são mais frequentes nesse grupo de mulheres. O desaparecimento do HPV parece ser dependente da contagem de células TCD4+, e as lesões precursoras tendem a progredir mais rapidamente e a recorrer com mais frequência do que em mulheres não infectadas pelo HIV. Entretanto, mulheres tratadas adequadamente com terapia antirretroviral de alta atividade (HAART) apresentam história natural semelhante à das demais mulheres.[1,3,13]

A infecção por HPV em pacientes infectadas pelo HIV é mais persistente e está relacionada à carga viral de HIV mais alta (> 400 HIV-1 cópias RNA/mL) ou níveis de CD4+ abaixo de 350 células/µL, favorecendo a maior incidência de lesões cervicais mais graves. Estudos mostram que mulheres infectadas pelo HIV (principalmente aquelas com contagem de células CD4 + < 200 cels/mm³) e citologia ASC-US têm maior incidência de lesão precursora em menor tempo (1 ano) quando comparadas às não infectadas.[1,3,12]

Em estudo com mulheres brasileiras soropositivas para o HIV, observou-se que 30% das pacientes com citologias normais apresentavam DNA-HPV positivo. Em 64% das pacientes que apresentavam citologia alterada, havia DNA-HPV presente e, destas, 61% do tipo de alto risco oncogênico e, em geral, mais de um tipo estava envolvido concomitantemente.[1]

Em mulheres portadoras de HIV, há aumento de persistência de HPV de alto risco oncogênico (HPV-HR) acima de 6 meses em mais de um terço em relação às não portadoras. O uso recente de *Cannabis* também aumentou a incidência de DNA HPV-HR. A prevalência de HPV-HR foi de 23,9% nas mulheres portadoras de HIV contra 9,3% nas não portadoras. A incidência da aquisição de um ou mais tipos de HPV-HR em 6 meses foi de 14,1% contra 4% nas não portadoras do HIV.[12]

Portanto, fica claro que as imunossuprimidas necessitam de atenção quanto ao início, ao método e à periodicidade de rastreio, com manejo mais ativo e seguimento mais frequente, diante de alterações citológicas. Existem, ainda, questionamentos quanto à eficácia do exame citopatológico em mulheres infectadas pelo HIV em razão da maior prevalência de citologias com atipias de significado indeterminado e maior frequência de infecções associadas. Para minimizar os resultados de falso-negativos, alguns autores preconizam a complementação colposcópica.[1,3,12]

RASTREIO E DIAGNÓSTICO DO HPV NAS IMUNOSSUPRIMIDAS

É consenso que, pela maior incidência e recorrência de lesões HPV-induzidas, as mulheres infectadas pelo HIV devam ser submetidas ao rastreamento citológico de forma mais precoce e frequente. O rastreio do câncer de colo de útero deve ser realizado logo após o início da atividade sexual, com controles citocolposcópicos semestrais no primeiro ano e, se normais, anual enquanto se mantiver o fator de imunossupressão. [1]

O teste DNA-HPV é preferido ao exame citológico, pelos estudos atuais e pelas diretrizes americanas, dados a alta incidência de infecções genitais e o consequente falso-positivo citológico.[3] Recomenda-se o início do rastreio do câncer do colo do útero dentro de 1 ano após a primeira atividade sexual e sua continuidade durante toda a vida. A repetição deve ser anual durante 3 anos; depois, trienal. Até a idade de 30 anos, deve-se colher apenas citologia e, então, a depender dos recursos disponíveis, continuar apenas com a citologia ou fazer cotestes (citologia e teste HPV) a cada 3 anos.[17]

Nas mulheres portadoras de HIV com contagem de linfócitos CD4+ abaixo de 200 células/mm³, a prioridade é a correção dos níveis de CD4+, enquanto se mantém o rastreamento.

Há também, nessa população, maior prevalência de lesões HPV-induzidas e neoplasia intraepitelial anal (NIA), chegando à incidência de 80% a 90%, portanto o canal anal sempre deve ser investigado nas imunossuprimidas.[1,3,12,15]

CONDUTA NAS IMUNOCOMPROMETIDAS

Pacientes imunocomprometidos incluem aqueles que vivem com HIV, os que têm transplante de órgãos sólidos ou transplante alogênico de células-tronco hematopoéticas, bem como aqueles com lúpus eritematoso sistêmico, doença inflamatória intestinal, doença reumatológica, ou outros que estejam sendo conduzidos com imunossupressão.

A condilomatose deve ser tratada da mesma forma que em pacientes imunocompetentes. O tratamento deve ser realizado conforme a experiência do médico, disponibilidade, localização e tamanho da lesão. Pode-se optar por métodos químicos ou físicos ressaltando que o crescimento exacerbado das lesões é frequente, eventualmente necessitando adequar a conduta para a ressecção total das lesões e prevenção de recidivas. Não há contraindicação para o uso de imunomoduladores nem do 5-fluorouracil 5% tópico. Esses agentes podem ser utilizados como adjuvantes ao tratamento, visto que a recorrência é frequente e, inclusive, a associação de terapias pode propiciar melhores resultados. Podemos utilizá-los previamente ao tratamento na tentativa de reduzir proporções e melhorar a eficácia ao tratamento físico e reduzir a área tratada ou utilizá-los posteriormente para prevenir recorrências.

É recomendado cuidadoso exame da vulva, da vagina, colo, períneo e ânus, considerando-se a maior frequência de lesões multicêntricas.[3,15]

Mulheres sob qualquer fator de imunossupressão e com alterações celulares reativas/reparativas benignas no resultado citopatológico não demandam recomendações especiais.[1]

Na presença de resultado citopatológico ASC-US ou LSIL, as Diretrizes Brasileiras para o Rastreamento do Câncer Cervical Uterino (2016) preconizam a colposcopia imediata à primeira alteração citológica. Quando indicado o tratamento, este deve ser excisional.[1]

Para resultado citopatológico ASC-US, a diretriz de 2019 da ASCCP (Sociedade Americana de Patologia Cervical e Colposcopia) orienta associar o teste DNA-HPV para diminuir os falso-positivos citológicos, comuns nesse grupo por causa das infecções genitais recorrentes; ou repetir a citologia em 6 a 12 meses. O encaminhamento para colposcopia é recomendado em qualquer idade, para todos os resultados de citologia de ASC-US HPV positivo, na repetição da citologia ou mesmo se o teste HPV se mostrar positivo.[1,17]

Também para todos os resultados citopatológicos de LSIL ou pior (incluindo ASC-H, AGC, AIS e HSIL), recomenda-se o encaminhamento para colposcopia, independentemente do resultado do teste de HPV, se realizado.[1,17]

A justificativa é o maior risco de HSIL/NIC 3+ entre indivíduos HIV+, com atipias citopatológicas de baixo grau e o encaminhamento colposcópico é recomendado para ASC-US-HPV-positivo. A falta de dados impede a estimativa de risco para pacientes imunossuprimidos. Pacientes sexualmente ativos com infecção por HIV com menos de 21 anos podem ter uma alta taxa de progressão para pré-câncer. Não estão disponíveis dados prospectivos semelhantes para adolescentes que adquiriram o HIV durante o período perinatal, mas cerca de 30% das adolescentes infectadas no período perinatal tiveram ASC-US ou mais na sua primeira citologia cervical. Em razão da prevalência relativamente alta do HPV antes dos 30 anos de idade, o coteste com solicitação de teste de HPV-DNA não é recomendado para pacientes com menos de 30 anos de idade com HIV.[17]

Diante do diagnóstico citopatológico (ASC-H), atipia de células glandulares de significado indeterminado (AGC-US), atipia de células glandulares sugestivo de alto grau (AGC-HS), AOI ou AIS, as Diretrizes Brasileiras e Americanas preconizam **colposcopia** imediata e biópsia em caso de achado anormal, similar à conduta diante de pacientes imunocompetentes. Para a citologia AGC-US, AGC-H, AOI e AIS, deve-se acrescentar ultrassonografia transvaginal, histeroscopia para avaliação de endométrio e investigação do canal endocervical por meio de escovado.[1,17]

A citologia HSIL também tem indicação de colposcopia imediata no primeiro exame alterado e, se achado anormal, deve-se realizar biópsia ou excisão de zona de transformação (EZT) similar à conduta com pacientes imunocompetentes. Nessas mulheres, entretanto, deve-se preferir sempre o método excisional.[1,17]

VACINAÇÃO ANTI-HPV NAS IMUNOSSUPRIMIDAS

Segundo a Organização Mundial de Saúde (OMS), estima-se que haja de 9 milhões a 10 milhões de infectados por HPV no Brasil e que a cada ano surjam 700 mil casos de infecção. O risco de desenvolvimento de cânceres associados ao HPV é cerca de quatro vezes maior entre pessoas vivendo com HIV/Aids e transplantados do que na população geral. A imunossupressão crônica é um dos principais fatores de risco para aquisição, persistência do HPV e progressão de lesões pré-cancerosas e neoplasias.[16]

A prevenção primária do HPV é a solução mais adequada para reduzir a alta incidência da infecção viral, lesões precursoras e câncer de colo de útero, vagina, vulva, anus e pênis.[10]

Há duas vacinas anti-HPV disponíveis no Brasil, quadrivalente (6, 11, 16, 18) e novavalente, que objetivam a proteção da infecção pelo HPV dos tipos 6 e 11, responsáveis pela maioria das verrugas genitais e dos tipos 16 e 18, agentes causais de 70% dos cânceres de colo de útero e de outros cânceres do trato anogenital e orofaríngeo. A vacina nonavalente anti-HPV foi introduzida no Brasil em rede privada em março de 2023 e inclui cinco tipos virais oncogênicos (31, 33, 45, 52, 58), os quais são responsáveis, em conjunto com o 16 e 18, por 90% dos cânceres de colo de útero, ou seja, a vacina nonavalente anti-HPV traz uma proteção adicional de 20% para o câncer de colo de útero em relação à vacina quadrivalente.[10,16]

O Programa Nacional de Imunização (PNI) introduziu na rede pública do Brasil, em 2014, a vacina anti-HPV quadrivalente para meninas de 11 a 13 anos e, paulatinamente, ampliou gênero e a faixa etária. Hoje, está disponível para meninas de 9 a 14 anos e meninos de 11 a 14 anos; bem como para homens e mulheres imunossuprimidos, de 9 a 45 anos, que vivem com HIV/Aids, transplantados de órgãos sólidos ou medula óssea e pacientes oncológicos e vítimas de violência sexual.[16]

A ampliação de faixa etária e a cobertura de imunossuprimidos são ações governamentais importantes para diminuição da circulação do vírus e, consequentemente, para a redução, inicialmente, das doenças relacionadas e dos cânceres.[16]

A vacinação anti-HPV de indivíduos imunossuprimidos de 9 a 45 anos deve ser administrada sempre em três doses. Esquemas vacinais de duas doses são proscritas para essa população, mesmo que os adolescentes sejam menores de 14 anos. Trata-se de vacinas seguras, com raros efeitos adversos e, quando existentes, em geral, são leves e locais como eritema, dor e edema local.[10,16]

Apesar de a vacina anti-HPV estar disponível no Brasil, as coberturas vacinais ainda estão aquém do esperado. A pandemia teve impacto negativo ocasionando o aumento de condilomas genitais, lesões precursoras e câncer genital.[16]

Entretanto, a conscientização da população e sua conscientização e a prescrição, pelo médico, da vacinação anti-HPV, são essenciais para que possamos recuperar o prejuízo em saúde pública e privada.

ACOMPANHAMENTO

A progressão da NIC pode ser mais rápida nas pacientes imunocomprometidas.[1,3]

Portanto, o acompanhamento de lesões precursoras do câncer de colo de útero deverá ser semestral, com citologia acompanhada de colposcopia, quando possível, para minuciosa avaliação do canal endocervical, ectocérvice, vagina, vulva e ânus.

Em pacientes com níveis de CD4 abaixo de 200 ou 250, a prioridade será corrigir o CD4 e, enquanto isso, o acompanhamento semestral se impõe. O seguimento citológico de ASC-US e LSIL, quando não evidenciada lesão colposcópica, deve ser semestral até dois exames negativos. Após esse período, deve seguir a recomendação de rastreamento específico para essas mulheres.

O seguimento de LSIL pós-tratamento deve ser citológico anual e poderá incluir a colposcopia a critério do serviço. Já para o seguimento das mulheres após o tratamento de HSIL, o exame citopatológico deverá ser anual durante toda a vida, com colposcopia associada, consequentemente a maior risco de recidiva. O teste DNA-HPV, nesses casos, seria de grande utilidade para diminuir a periodicidade.

A presença de câncer cervical em pacientes HIV-positivos merece abordagem específica, pois caracteriza a Aids, que denota a importância do sistema imunológico nessa condição.

CONCLUSÃO

Na gestação, as condutas devem ser mais observacionais que ativas. Reservam-se a biópsia e a excisão para suspeita de câncer invasor. O seguimento deve ser feito, de preferência, 2 a 4 meses após o parto. É imprescindível a reavaliação das lesões antes do tratamento, pois é alto o índice de regressão das lesões no pós-parto.

A imunossupressão crônica é um dos principais fatores de risco para aquisição e persistência do HPV e importante fator de risco para a progressão de lesões pré-cancerosas e neoplasias. Portanto, a vacinação, o rastreamento e o manejo adequado das alterações citopatológicas são fundamentais. A conduta preconizada pelas diretrizes nacionais e internacionais, em geral, são mais ativas em virtude do risco aumentado de progressão para câncer e o acompanhamento mais frequente e de longo prazo.

REFERÊNCIAS BIBLIOGRÁFICAS

1. Brasil. Ministério da Saúde. Diretrizes Brasileiras para o Rastreamento do Câncer do Colo do Útero. Ministério da Saúde. Instituto Nacional de Câncer José Alencar Gomes da Silva (INCA). 2. ed. INCA: Rio de Janeiro; 2016.
2. Mailath-Pokorny M, Schwameis R, Grimm C, Reinthaller PS. A natural history of cervical intraepithelial neoplasia in pregnancy: postpartum histo-pathologic outcome and review of the literature. BMC Pregnancy Childbirth. 2016;16:74. doi: 10.1186/s12884-016-0861-8.
3. Saslow D, Solomon D, Herschel W, Lawson KM, Kulasingam S, Cain J et al. American Cancer Society, American Society for Colposcopy and Cervical Pathology, and American Society for Clinical Pathology Screening Guidelines for the Prevention and Early Detection of Cervical Cancer. J Low Genit Tract Dis. 2012;16(3):175-204. doi: 10.1097/LGT.0b013e31824ca9d5.
4. Cardial MFT. Colposcopia na gestação. In: Peixoto S, Sankowski M, Mendes ET, Fernandes GL. Pré--natal. 3. ed. São Paulo: Roca; 2004.
5. Singer A, Monaghan JM. Colposcopia da cervix normal: um pré-requisito para estabelecer o diagnóstico de pré-câncer. In: Colposcopia – patologia do trato genital inferior. São Paulo: Revinter; 2002,59-63.
6. Campaner AB, Parellada C, Martins NV. Infecção por papilomavírus humano no ciclo gravídico--puerperal. In: Martins NV, CampanerAB, ParelladaC, Ribalta JCL (eds.). Patologia do trato genital inferior. São Paulo: Roca; 2014,176-81.
7. Frega A, Verrone A, Manzara F, Schimberni M, Catalano A, Milazzo GN et al. Expression of E6/E7 HPV-DNA, HPV-mRNA and colposcopic features in management of CIN2/3 during pregnancy. Eur Rev Med Pharmacol Sci. 2016;20(20):4236-42.
8. Coppolillo EF, DE Ruda VHM, Brizuela J, Eliseth MC, Barata A, Perazzi BE. High-grade cervical neoplasia during pregnancy: diagnosis, management and postpartum findings. Acta Obstet Gynecol Scand. 2013;92(3):293-7. doi: 10.1111/j.1600-0412.2012.01521.x.
9. Ardekani A, Taherifard E, Mollalo A, Hemadi E, Roshanshad A, Fereidooni R et al. Human papillomavirus infection during pregnancy and childhood: a comprehensive review. Microorganisms. 2022;10(10):1932. doi: 10.3390/microorganisms10101932.
10. Moreira ED Jr, Block SL, Ferris D, Giuliano AR, Iversen OE, Joura EA et al. Safety profile of the 9-valent HPV vaccine: a combined analysis of 7 phase iii clinical trials. Pediatrics. 2016;138(2)pii: e20154387. doi: 10.1542/peds.2015-4387.
11. Szukiewicz D, Alkhalayla H, Pyzlak M, Watroba M, Szewczyk G, Wejman J. Human beta-defensin 1, 2 and 3 production by amniotic epithelial cells with respect to human papillomavirus (HPV) infection, HPV oncogenic potential and the mode of delivery. Microb Pathog. 2016;97:154-65. doi: 10.1016/j.micpath.2016.06.010.
12. Menon S, Wusiman A, Boily MC, Kariisa M, Mabeya H, Luchters S et al. Epidemiology of HPV genotypes among HIV positive women in Kenya: a systematic review and meta-analysis PLoS One. 2016;11(10):e0163965. doi: 10.1371/journal.pone.0163965.
13. Mooij S et al. Six month incidence and persistence of oral HPV infection in HIV negative and HIV infect MSM. Int J Cancer. 2014;134(8):1889-98.
14. Ramautarsing RA, Phanuphak N, Chaithongwongwatthana S, Wit FWNM, Teeratakulpisarn N, Pankam T et al. Cervical and anal HPV infection: cytological and histological abnormalities in HIV--infected women in Thailand. J Virus Erad. 2015;1(2):96-102.
15. Hessol NA, Holly EA, Efird JT, Minkoff H, Schowalter K, Darragh TM et al. Anal intraepithelial neoplasia in a multisite study of HIV-infected and high-risk HIV-uninfected women. AIDS. 2009;23(1):59-70.
16. Brasil. Ministério da Saúde. Programa Nacional de Imunizações. Ações e Programas, 2024a. Disponível na Internet: https://www.gov.br (05 maio 2025).

17. Perkins RB, Guido RS, Castle PE, Chelmow D, Einstein MH, Garcia F et al. 2019 ASCCP Risk-Based management consensus guidelines for abnormal cervical cancer screening tests and cancer precursors. J Low Genit Tract Dis. 2020;24(2):102-31. doi: 10.1097/LGT.0000000000000525.
18. Brasil. Ministério da Saúde. Instituto Nacional do Câncer, 2023a. Disponível na Internet: https://www.inca.gov.br/sites/ufu.sti.inca.local/files//media/document//estimativa-2023.pdf (05 maio 2025).

QUESTÕES

1. Podemos afirmar sobre uma gestante de 38 semanas com condiloma acuminado vulvar extenso:

a. É comum o aumento das lesões no 3º trimestre, podendo aumentar a incidência de papilomatose recorrente juvenil.

b. Pode resultar em parto cesárea e a regressão no pós-parto é rara.

c. Responde ao uso de imiquimode, entretanto reservado apenas para o 3º trimestre.

d. Nenhuma das anteriores.

2. Gestante com 12 semanas, apresenta citologia de HSIL. A conduta é:

a. Conização.

b. Colposcopia com biópsia somente se suspeita de invasão.

c. Seguimento com citologia e colposcopia.

d. Colposcopia, sendo a biópsia contraindicada.

3. Paciente com 40 anos, gestante de 20 semanas, tem citologia LSIL. Realizou colposcopia satisfatória e compatível com alto grau e biópsia com histopatologia de HSIL (NIC 3). Podemos afirmar que:

a. A conduta é conização do colo uterino.

b. Interrupção da gestação e histerectomia.

c. Seguimento com citologia e colposcopia no pós-parto.

d. Imiquimode.

4. Gestante de 12 semanas, com citologia HSIL e biópsia de colo uterino dirigida por colposcopia que demonstraram suspeita de invasão estromal. Qual a melhor conduta?

a. Histerectomia com útero grávido.

b. Wertheim Meigs com útero grávido.

c. Conização de colo uterino.

d. Repetição de exames em 3 meses.

5. Mulher portadora de HIV recebe resultado de citologia HSIL, colposcopia com achados maiores e histopatologia da biópsia de NIC 3 (neoplasia intraepitelial escamosa grau 3) e contagem de linfócitos T CD4 450 cels/mm^3.

a. Orientam-se seguimento com citologia e colposcopia a cada 6 meses.

b. Indica-se histerectomia.

c. Indica-se alteração da dose da terapia antirretroviral.
d. Deve-se praticar a conização de colo uterino.

6. O método e o início do rastreamento na paciente imunossuprimida preconizado pelo MS são com:
a. Citologia anual a partir de 21 anos.
b. Citologia semestral a partir do início da vida sexual.
c. Colposcopia.
d. Citologia e colposcopia semestral a partir de 21 anos.

7. É correto afirmar sobre a paciente imunossuprimida e a presença de lesões por HPV:
a. O 5-fluorouracil 5% tópico pode ser indicado na prevenção de recidiva de lesão HPV induzida.
b. A infecção pelo HIV em mulheres com contagem de linfócitos T CD4 menor que 200 células/mm^3 está associada a igual prevalência de infecções do trato genital.
c. A conduta é mais conservadora porque o potencial evolutivo da NIC para câncer é quase inexistente.
d. A presença do HPV é, em geral, de um mesmo tipo viral.

8. A rede pública (PNI) oferece vacinação anti-HPV para imunossuprimidos:
a. Meninas 9 a 14 anos.
b. Meninos 11 a 14 anos.
c. Homens e mulheres de 9 a 45 anos.
d. Todas estão corretas.

9. A vacinação da imunossuprimida deve ser:
a. Sempre uma dose.
b. Qualquer dose.
c. Sempre três doses.
d. Todas estão corretas.

10. A prevenção primária em imunossuprimidos:
a. Citologia.
b. Vacinação.
c. Exames de sangue de rotina.
d. Exame físico.

11. Assinale a afirmativa correta com relação à gestação e à vacina HPV.

a. É indicada vacinação.
b. A vacina prejudica a gestação.
c. Se iniciou a vacinação antes da gestação, terá de reiniciar o esquema vacinal após o parto (tomar três doses).
d. Se iniciou a vacinação e soube estar grávida, pode interrompê-la e continuar o esquema vacinal após o parto (completar as três doses).

12. Gestante, 25 anos, fez uso da vacina quadrivalente contra o HPV há 4 anos, apresentou, no citopatológico, HSIL sem suspeita de invasão e colposcopia com achados menores. Nesse caso, a conduta adequada seria:

a. Afirmar que os achados colposcópicos não justificam biópsia.
b. Acompanhar a gestação apenas com novo exame citológico em 6 meses.
c. Indicar a aplicação da primeira dose da vacina nonavalente contra o HPV.
d. Nenhuma das alternativas anteriores.

13. Paciente gestante, 30 anos, na 12ª semana de gestação, diagnóstico de lúpus eritematoso, em uso de predinisolona 5 mg/dia, chega ao consultório apresentando condilomatose em vulva. Qual seria o tratamento adequado?

a. Imiquimode.
b. Podofilina.
c. Fluorouracil.
d. Nenhuma das anteriores.

14. Paciente HIV-positiva, 42 anos, com CD4 de carga indetectável (< *50* cópias por mililitro de sangue), gestante no 3º trimestre, apresentando quadro de condilomatose vulvar. Uma das possíveis condutas seria:

a. Tratar com imiquimode.
b. Tratar com fluorouracil.
c. Realizar aplicação de ácido tricloroacético a 70% em lesão.
d. Todas as anteriores seriam opções de conduta.

15. Paciente de 26 anos, gestante, na 12ª semana, apresentando VDRL positivo, laudo citológico de LSIL. Conduta:

a. Tratar sífilis e repetir o exame citológico após 6 meses.
b. Realizar biópsia uterina.
c. Encaminhar para colposcopia.
d. Todas as anteriores.

RESPOSTAS

1. Alternativa correta: **a**. Observamos aumento da prevalência do condiloma no 3º trimestre de gestação.[2,3] A consequência fetal mais importante é a PLR, caracterizada por lesões verrucosas únicas ou múltiplas, com grande morbidade. Pode ocasionar disfonia, dispneia e até insuficiência respiratória. Apesar de sua baixa incidência (1/80 a 1/1.500 gestações com condiloma), deve ser evitada e prevenida por cauda de seu tratamento dificultado pelo grande número de recorrências.[3,6,10-12]

   O condiloma pode se avolumar na gestação e obstruir o canal de parto; nesse caso, está formalmente indicado o parto cesáreo. Em decorrência da ação hormonal e do aumento de vascularização, progride no 3º trimestre e, com a queda hormonal própria do puerpério, pode regredir após o parto, o que não é raro de ocorrer.

   O imiquimode está contraindicado em qualquer fase da gestação.

2. Alternativa correta: **b**. Na presença de citologia alterada (HSIL), deve-se encaminhar a gestante para colposcopia. Se houver lesão colposcópica, a biópsia está indicada no caso de suspeita de invasão estromal. Essa conduta está relacionada ao diagnóstico histológico de HSIL, mesmo que NIC 3 não resulte na conduta ativa durante a gestação, mas apenas após o parto. As alterações existentes no colo uterino durante e após o parto podem ocasionar regressão da lesão. Portanto, deve- se sempre fazer a reavaliação no pós-parto, antes da conduta ativa.[2]

3. Alternativa correta: **c.** Se o diagnóstico for lesão intraepitelial de baixo ou alto grau (NIC 1, 2 ou 3), a conduta é acompanhamento citocolposcópico 3 meses após o parto. A taxa de regressão das lesões se situa entre 25% e 90%, portanto há a necessidade de nova avaliação para conduta apropriada após o parto.[3,5]

4. Alternativa correta: **c.** A suspeita de invasão estromal é a única condição na gestação diante da qual se adota conduta ativa para biópsia e posterior conização, essa última deve ser realizada preferencialmente no 1º trimestre.[3] A incidência de carcinoma cervical na gestação é de 1-10/10 mil gestações e é o câncer de maior prevalência nessa condição, mas o diagnóstico dos casos subclínicos e o estadiamento inicial se fazem, obrigatoriamente, por conização. O tratamento final será preconizado após o estadiamento dado pelo cone e após discussão de conduta com a paciente.[4,5]

5. Alternativa correta: **d.** A histopatologia da biópsia de colo uterino HSIL em mulheres portadoras do vírus HIV é indicação de procedimento ex-

cisional, independentemente da idade ou de citologia anterior. A indicação é a conização cervical, podendo-se utilizar CAF, *laser* ou cirurgia clássica. As mulheres sob a condição de imunossupressão têm maior risco de progressão e recidiva da doença; por isso, é fundamental a manutenção da contagem de linfócitos TCD4 com o controle medicamentoso. Nesse caso, a contagem está acima de 350, portanto podemos indicar, de imediato, o procedimento excisional e o controle rigoroso com citotogia e colposcopia semestral. Nunca se faz a histerectomia sem antes realizar a conização, pois há o risco de se fazer um subtratamento se o estadiamento for Ia2, em que a indicação é de Wertheim Meigs, ou um supertratamento caso se trate apenas de lesão de alto grau (NIC 3).

6. Alternativa correta: **b**. O rastreamento do câncer de colo de útero na mulher imunossuprimida deve se iniciar no início da vida sexual e a frequência preconizada para a realização de citologia é semestral.

   O risco para neoplasia relacionada ao HPV está aumentado em pacientes HIV (+) conforme demonstram numerosos estudos, seja por ativar infecções latentes por HPV, seja por acelerar o processo de malignização de lesões precursoras.

   Nos exames de rastreamento, confirmam-se os achados de lesão intraepitelial de baixo grau e infecção por HPV mais frequentes em HIV (+) (5% a 63 %) comparados a HIV (-) (2% a 19 %). A prevalência de lesão intraepitelial aumenta (8% para 36%) à medida que se observa a diminuição do CD4. Constata-se que, em estudos monitorados de acompanhamento em mulheres HIV (+), há uma taxa de 95% de persistência da neoplasia intraepitelial de baixo grau não tratada e 61% de recorrência entre as pacientes tratadas.

7. Alternativa correta: **a.** O tratamento de lesões condilomatosas pode ser por método químico, como o ácido tricloroacético a 70% (ATA) ou podofilina, ou podofilotoxina; pelo método físico como a CAF, *laser*, termo ou crioterapia; por imunoterápicos como o imiquimode e resiquimode; e por quimioterápicos tópicos como o 5-fluorouracil. Os efeitos colaterais dessa droga tópica, como ulcerações crônicas na mucosa vaginal, limitam seu uso na atualidade para o tratamento e prevenção de recidivas nas imunossuprimidas. Nesses casos, o uso deve ser monitorado pelo médico.

   A alternativa **b** está errada, pois a infecção pelo HIV em mulheres está associada a maior prevalência de infecções do trato genital, particularmente em pacientes com contagem de linfócitos T CD4 menor que 200 células/mm.[3] Essas pacientes apresentam também maior risco de manifestações benignas e malignas da infecção pelo HPV.

   A alternativa **c** está errada, pois é pior a evolução da neoplasia intraepitelial em pacientes imunossuprimidos.

A alternativa **d** está errada. Na imunossuprimida, é mais comum a infecção por múltiplos tipos de HPV em comparação a mulheres imunocompetentes ou soronegativas- HIV (-). A presença de múltiplos tipos na mesma paciente é mais comum entre os HIV(+) e há trabalhos mostrando que os tipos 16 e 18 são mais frequentes.

8. Alternativa correta: **d**, conforme calendário Brasil 2023.

9. Alternativa correta: **c**, conforme calendário Brasil 2023.

10. Alternativa correta: **b**. A prevenção primária sempre é realizada por meio da vacinação ou da abolição de atividade sexual, sendo essa última inviável como conduta.

11. Alternativa correta: **d**.

12. Alternativa correta: **a**. A biópsia uterina em gestantes com HSIL somente é feita na suspeita de invasão. A colposcopia é preconizada nos casos de HSIL em gestantes, e não apenas o exame citopatológico. A vacina nonavalente está contraindicada durante a gestação.

13. Alternativa correta: **d**. O condiloma genital em gestante pode ser tratado por meios químicos ou físicos, como com a aplicação de ácido tricloroacético a 70%, vaporização por CAF ou . Está contraindicado o uso de quimioterápicos como o 5-fluoracil; ou de imunomoduladores como imiquimode; ou outros métodos químicos como podofilina ou podofilotoxina.

14. Alternativa correta: **c**. A paciente, além de imucomprometida, também está gestante. Permanecendo a conduta de que o condiloma genital em gestante deve ser tratado apenas por meios químicos ou físicos, como com a aplicação de ácido tricloroacético a 70%, vaporização por cirurgia de alta frequência (CAF) ou *laser*. Está contraindicado o uso de quimioterápicos como o 5-fluoracil; ou de imunomoduladores como imiquimode; ou outros métodos químicos como podofilina ou podofilotoxina.

15. Alternativa correta: **a**. A biópsia uterina em gestantes é indicada apenas em casos de HSIL associada à suspeita de invasão. Para gestantes com resultado citológico de LSIL, deverá ser realizada uma nova citologia em 6 meses, caso a mulher tenha idade superior a 25 anos, e em 3 anos se em idade inferior. Qualquer abordagem diagnóstica deverá ser feita 3 meses após o parto.

20

Vacinas Profiláticas e Terapêuticas Contra o Câncer do Colo do Útero

José Focchi
Julio Cesar Teixeira
Cecilia Roteli-Martins
Newton Sergio de Carvalho

Vacinas, quando eficientes e seguras, são excelentes instrumentos para controle e até erradicação de doenças imunopreveníveis, como atesta o sucesso alcançado com a vacinação contra difteria, tétano, poliomielite, sarampo e varíola, entre outras. O conhecimento iniciado a partir dos anos 1970 sobre a relação etiológica de um papilomavírus humanos (HPV) de alto risco oncogênico (*high-risk*, hr) e seu detalhamento genético propiciaram seu estudo e o desenvolvimento de respectivos testes biomoleculares e de vacinas contra esse agente. Dessa forma, verificou-se que praticamente não há câncer de colo de útero sem a presença de um hr-HPV e que alguns tipos desse vírus também estão associados a câncer de vulva, de vagina, do canal anal, de pênis e de orofaringe. A carga mundial anual de cânceres pelo HPV são 650 mil, sendo 605 mil no colo do útero. O principal HPV oncogênico é o HPV-16 e este está associado com 55% dos casos de câncer de colo, seguido por 15% do HPV-18. Assim, a primeira geração de vacinas contra HPV, licenciadas em 2007, no Brasil, foram direcionadas à prevenção da infecção pelos HPV-16 e 18 com potencial de prevenir 70% das neoplasias de colo (Figura 20.1), que corresponderia a evitar 14 a 20 mortes registradas diariamente de mulheres brasileiras por essa doença.

Na sequência, há uma descrição objetiva dos acontecimentos relacionados a essas vacinas, desde o desenvolvimento (Figura 20.2) e ensaios clínicos até a utilização na vida real, com sucesso já conquistado ou em perspectiva na atuação contra o câncer do colo do útero (CCU).

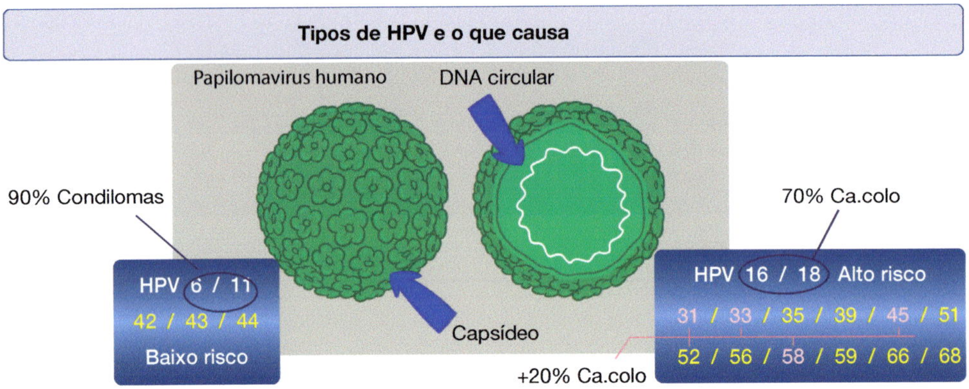

Figura 20.1 – Tipos de papilomavírus humanos (HPV) de acordo com o risco de oncogenicidade. Entre os 14 tipos considerados de alto risco, a proteção contra os HPV16 e 18 foi o alvo das vacinas de 1ª geração (70% dos cânceres de colo) e, à vacina de 2ª geração, foi adicionada a proteção contra os HPVs 31, 33, 45, 52 e 58 (total de 90% dos cânceres de colo).
Fonte: Desenvolvida pela autoria.

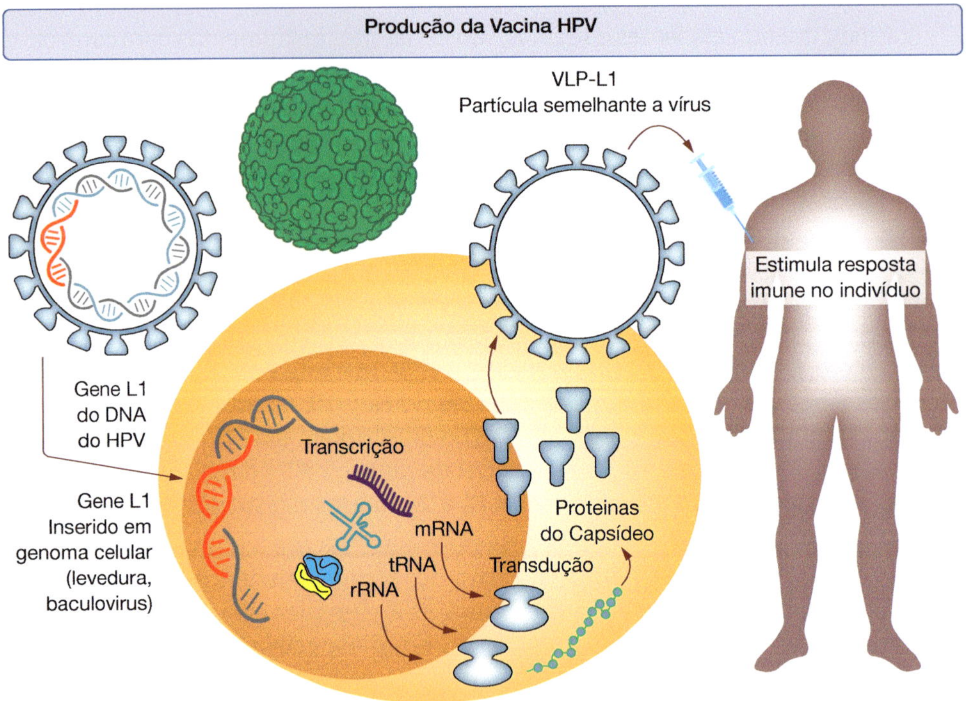

Figura 20.2 – As vacinas são produzidas em sistemas biológicos que replicam a proteína do capsídeo viral codificada pelo gene L1. Essa proteína é específica para cada genótipo de HPV. Durante o processo de purificação, essas proteínas se agrupam naturalmente e autorearranjam-se no formado similar ao do capsídeo viral natural, mantendo as regiões antigênicas. Ao serem injetadas via intramuscular, induzem a resposta imune com produção de imunoglobulinas (anticorpos) específicos para aquele tipo de VLP ou HPV. As vacinas são constituídas por essas proteínas com formato do vírus que lhes deu origem (VLPs), somadas aos adjuvantes que visam aumentar o efeito antigênico vacinal.
HPV: papilomavírus humano; VLPs: partículas semelhantes aos vírus.
Fonte: Acervo de NS De Carvalho.

Vacinas de 1ª geração: desenvolvimento, estudos clínicos, indicação primária, resultados na vida real e segurança.

Desenvolvimento: duas vacinas de 1ª geração que começaram a ser estudadas em ensaios clínicos no ano 2000 e que foram licenciadas a partir de 2006 – a vacina bivalente (GSK) composta por partículas semelhantes aos vírus (VLPs) dos HPVs 16 e 18 e um veículo com uma inovação para a época, um adjuvante com hidróxido de alumínio e monofosforil lipídio A, visando aumentar a resposta imune e melhorar a produção de anticorpos para longa proteção; e a vacina quadrivalente (MSD) composta pelos VLPs dos HPVs 16, 18, 6 e 11, sendo esses dois últimos tipos de HPV causadores de 90% dos condilomas acuminados anogenitais. O veículo (adjuvante) continha apenas o tradicional sulfato hidroxifosfato de alumínio.

Estudos clínicos: ambas as vacinas foram avaliadas em estudos clínicos multicêntricos, randomizados e duplo-cegos, com dezenas de milhares de mulheres entre 14 e 26 anos de idade, e aplicadas em esquemas de 3 doses em 6 meses. Após 4 anos de seguimento, foi possível demonstrar eficácia de 100% na prevenção de lesões precursoras do colo do útero de alto grau (NIC2 ou pior) causadas pelos HPV-16 e/ou 18. A vacina quadrivalente demonstrou também alta eficácia na prevenção de condilomas acuminados. Durantes os estudos, a segurança dessas vacinas foi demonstrada com registros de efeitos colaterais locais ou sistêmicos aceitáveis e típicos de vacinação em geral. Na sequência, foram realizados estudo de ponte imune para meninas e meninos de 9 a 14 anos de idade e ficou demonstrada, além da segurança, maior resposta na produção de anticorpos com elevados níveis séricos. Essas observações indicaram que a vacinação mais precoce poderia resultar em maior tempo de proteção.

Indicação primária: a partir de 2006-2007, as 2 vacinas começaram a ser licenciadas em vários países. A Organização Mundial da Saúde (OMS), visando otimizar recursos e resultados, recomendou que a coorte primária para vacinação em programas populacionais seja composta de meninas entre 9 e 13 anos de idade. Várias localidades, posteriormente, ampliaram a oferta da vacinação para outras idades e aos meninos. Até 2013, o esquema vacinal era de 3 doses em 6 meses (0, 1 ou 2 meses e 6 meses), quando foi reduzido para 2 doses (0 e 6 meses) em imunocompetentes até a idade de 14 anos. Isso foi resultado da observação de maior produção de anticorpos com 2 doses em estudos com pessoas até 14 anos, resultando em nível sérico similar ao produzido nos estudos iniciais com 3 doses em participantes de mais idade, de 14 a 26 anos.

Resultados na vida real: os primeiros países a utilizarem essas vacinas em programas populacionais foram a Austrália (2007, vacina quadrivalente) e o Reino Unido (2008, vacina bivalente) para a coorte primária com uma repescagem temporária até a idade de 16 anos. Os programas se basearam em vacinação escolar e mantêm-se até hoje, com altas coberturas e alta efetividade na redução de lesões precursoras e CCU, de acordo com resultados de estudos de vigilância populacional divulgados a partir de 2022. A Austrália já projeta que, em 2038, o CCU será um evento raro e o Reino Unido anunciou que toda menina nascida depois de setembro de 1995 está livre desse câncer. Esses países, em 2019, iniciaram a utilização da vacina contra HPV de 2ª geração e, em 2023, passaram a indicar apenas 1 dose da vacina, para qualquer gênero, nas idades entre 9 e 25 anos de idade, o que indica que esses países estão no caminho certo para a "eliminação" desse câncer.

Segurança: considerando-se mais de 500 milhões de doses de vacinas contra HPV já aplicadas e os programas nacionais para vacinar meninas em 125 países e meninos em 47 países, a OMS declara, em dezembro de 2022, a segurança inconteste desses imunizantes. Reporta que a anafilaxia é rara e ocorre na taxa de 1,7 caso/milhão de doses e que a situação mais comumente observada é a síncope desencadeada por ansiedade ou estresse decorrentes do processo de injeção (aplicação). Ressalta que não há evidência de maior risco para nenhuma doença, incluindo síndrome de Guillain-Barré, paralisia de Bell, síndrome de dor regional complexa, taquicardia postural ortostática ou infertilidade. Como essas vacinas não foram estudadas em gestantes, embora não apresentem risco teórico, não são indicadas na gestação. Mas estudos com mulheres que receberam a vacinação inadvertidamente sem conhecimento de estarem gravidas não mostraram nenhum risco adicional à gestante ou ao feto. Assim, nessa situação, a orientação é tranquilizar a gestante e orientar para finalizar o esquema vacinal após o término da gestação.

Vacina de 2ª geração: existe uma vacina nessa situação em 2024, a nonavalente (MSD), licenciada em 2014 nos Estados Unidos e que substituiu a vacina quadrivalente por lá, em 2017. Sua utilização em outros países foi gradual em razão das limitações de produção, mais trabalhosa. No Brasil, ela foi licenciada em 2017, mas disponível para uso no sistema privado somente em 2023. Essa vacina adiciona mais cinco VLPs aos quatro da vacina quadrivalente, ampliando a proteção contra os HPVs 31, 33, 45, 52, 58 e projetando uma redução de 90% do total dos cânceres do colo do útero (Tabela 20.1). Os estudos clínicos confirmaram o sucesso dos anteriores, demonstrando imunogenicidade sem interferência nas respostas pelos tipos individuais, eficácia e segurança.

Tabela 20.1 – Vacinas contra HPV licenciadas no Brasil

Nome	MSD Gardasil	GSK Cervarix	MSD Gardasi-9
Ano licença	2007 (PNI-2014)	2008 (descontinuada em 2022)	2023
Composição VLPs	4V 16 a 18 | 6 a 11	2V 16 a 18	9V 16 a 18 | 6 a 11 31-33-45-52-58
Eficácia para câncer de colo	~70% (~90% cond)	~70% + Prot cruzada	→ ~90% (+Cond)
Eficácia para HSIL	~50%	~50%	→ ~80%
Bula indicação	Homens (9-26-45 a) Mulheres (9-45 a)	Mulheres +9a	Homens (9-26-45 a) Mulheres (9-45 a)
Esquema (3D)	0, 2, 6 m	0, 1, 6 m	0, 2, 6 m
Até 14a (2D)	0, 6 a 12 m	0, 6 a 12 m	0, 6 a 12 m

Observação: Em 2024, o esquema de vacinação em dose única passou a ser preconizado para a idade de até 14 (substituição de 2 por 1 dose).
VLP: partículas semelhantes aos vírus.
Fonte: Desenvolvida por Júlio Cesar Teixeira.

INDICAÇÕES ADICIONAIS RELACIONADAS AO CONTROLE DO CÂNCER DO COLO DO ÚTERO, JÁ ESTABELECIDAS

Vacinação após 25 anos de idade: estudos de seguimento de populações de mulheres demonstraram que o risco acumulativo de novas infecções por hr-HPV, ao longo de 5 anos, decai com a idade, mas se mantém em níveis significativos até 45 anos de idade. Estudos clínicos com as vacinas de 1ª geração em mulheres até 55 anos de idade demonstraram eficácia e benefício após 7 anos de acompanhamento. Esses resultados propiciaram a ampliação da indicação da vacinação para pessoas até 45 anos de idade.

Vacinação após infecção ou lesão precursora pelo HPV diagnosticada: nos estudos clínicos com as vacinas em mulheres até 25 anos, menos de 1% apresentavam indícios sorológicos de infeção pelos HPV-16 e 18 no momento da vacinação. Assim, a vacinação está indicada para todas essas mulheres sem necessidade de testes pré-vacinais. Presume-se que, para as mulheres com lesões precursoras ativas ou já tratadas, a infecção pelo HPV já ocorreu. Mesmo assim, vários estudos têm demonstrado que a vacinação no período peridiagnóstico ou peritratamento com ressecções, pode diminuir de 60% a 80% as recidivas no seguimento, embora essas redivivas não sejam tão frequentes (3% a 7% para NIC3). Acredita-se que esse efeito seja explicado pela presença de anticorpos vacinais no ambiente da mucosa cervicovaginal que bloqueariam os novos HPV adquiridos por contato ou produzidos pela própria pessoa pelo processo de replicação viral. A ligação do anticorpo ao HPV impede sua penetração e infecção das células vizinhas, diminuindo o risco de novas lesões ou "recidivas".

Redução de doses para imunocompetentes: resultados recentes (2022) de estudos bem-conduzidos e com base na excelente imunogenicidade das vacinas contra HPV indicam eficácia mantida acima de 75% mesmo com uma dose aplicada até 20 anos de idade. Assim, pensando em expandir o acesso global e obter impacto efetivo na redução da mortalidade pelo CCU, a OMS orienta, desde dezembro de 2022, que a vacinação contra HPV possa ser realizada em esquema de 2 doses (0 e 6 meses) para todos a partir de 9 anos de idade e que o esquema de 1 dose seria uma alternativa *off-label* para 9 a 20 anos de idade. Recordando que pessoas com imunocomprometimento devem receber pelo menos 2 doses (0 a 6 meses) e, se possível, 3 doses. Países que vacinam há 15 anos em programas populacionais com alta cobertura já experimentam uma drástica redução da circulação dos HPVs e uma expressiva queda nas incidências de lesões precursoras e, mais recentemente, de CCU. É o caso da Austrália e do Reiuno Unido que, em 2023, passaram a indicar e oferecer 1 dose de vacina contra HPV para qualquer pessoa até 25 anos de idade.

PROGRAMA BRASILEIRO

O Programa Nacional de Imunizações (PNI) instituiu a vacina quadrivalente contra HPV em 2014 para meninas de 11 a 13 anos. Naquele momento, o esquema foi atualizado para 2 doses (0, 6 meses) e a vacinação realizada em base escolar, atingindo a impressiva marca de 102% de cobertura com 5,3 milhões de dose 1 aplicadas. Para a dose 2 a cobertura foi de 65% com 3,2 milhões de doses aplicadas. Essa promissora estratégia foi modificada em 2015 para vacinação nas Unidades Básicas de Saúde e as coberturas vacinais caíram, o que se manteve até 2024. Mas as indicações e a disponibilização da vacinação gratuita no Sistema Único de Saúde (SUS) foram ampliadas progressivamente e ainda continua a adição de grupos especiais. O Quadro 20.1 sintetiza o calendário vacinal no PNI (SUS) atual.

Quadro 20.1 – Calendário vacinal contra HPV no PNI-SUS (2023)

Grupo alvo	Faixa etária	Número de doses	Esquema
Imunocompetentes qualquer gênero	9 até < 15 anos#	2 Doses**	(0, 6-12 meses)
Imunocomprometidos* qualquer gênero e **mulheres vítimas de violência sexual**	9 a 45 anos	3 Doses	(0, 2, 6 meses)

*HIV, transplantados ou tratamento oncológico.
A Comissão Nacional de Vacinas da Federação Brasileiro das Sociedades de Ginecologia e Obstetrícia (Febrasgo) amplia o esquema de 2 doses até 20 anos e recomenda a vacinação no momento de diagnóstico ou tratamento de lesões precursoras do colo uterino
** Em 2024, o esquema de 2 doses foi substituído pelo esquema de 1 dose (Nota Técnica do Ministério da Saúde n. 41/2024-CGICI/DPNI/SVSA/MS de 01/04/2024)
HIV: vírus da imunodeficiência humana, PNI: Programa Nacional de Imunização, SUS: Sistema Único de Saúde.
Fonte: Desenvolvido por Julio Cesar Teixeira.

Por fim, toda a previsão estatística do efeito da vacinação contra HPV de coortes definidas e em alta cobertura está sendo confirmada pelos países que atingiram suas metas planejadas. Países como a Austrália, Reino Unido, Suécia e outros começam a colher os resultados na saúde e de impacto econômico, já sendo possível visualizar, no horizonte próximo, a eliminação do CCU. Estratégias vitoriosas da ciência na vida real a serem seguidas por todos.

VACINA TERAPÊUTICA

Apesar do sucesso das vacinas profiláticas contra o HPV em diminuir consideravelmente os casos de lesões precursoras e de CCU, a eficácia destas não é de 100%. Mesmo com as vacinas de 2ª geração, ainda se mantém a necessidade de rastreamento do CCU. Portanto, consideram-se necessários os programas de estudo para construção de uma vacina terapêutica contra o HPV e as lesões associadas. Ainda se deve ressaltar que, quando indicada a ressecção de lesões precursoras do CCU em parte do colo uterino, isso pode acarretar complicações sobretudo para o lado gestacional, com aumento dos casos de prematuridade. Portanto, a vacina terapêutica teria beneficio não apenas diretamente na redução de lesões precursoras do CCU e facilitar a eliminação viral, como também poderia reduzir a prematuridade associada com a ressecção dessas lesões.

Com relação às várias modalidades dos projetos existentes para a construção de uma vacina terapêutica contra o HPV e lesões associadas, podemos citar quatro categorias:

1. Vacinas vivas com base em vetores.
2. Vacinas com base em peptídeos e proteínas.
3. Vacinas com base em ácidos nucleicos.
4. Vacinas de células inteiras.

O mecanismo de atuação dessas vacinas baseia-se em entregar o antígeno-alvo às células apresentadoras de antígeno (APCs), ativando, assim, a cascata do sistema imune, uma vez que o HPV se evade do sistema. Na sequência, as APCs ativam as respostas dos linfócitos T CD8+ citotóxicos específicos do HPV (CTL) e as respostas dos linfócitos T CD4+ auxiliares (Th). As oncoproteínas E6 e E7 são os principais alvos para as vacinas e constituem-se em proteínas transformadoras para a ocorrência e a manutenção de tumores malignos relacionados ao HPV. As vacinas desenvolvidas com base no antígeno E2 também são de importância uma vez que o E2 funciona como um regulador negativo de E6 e E7 e em sua expressão em lesões pré-cancerosas. Na Figura 20.3, é mostrado um esquema da vacina terapêutica e da profilática com explicação sumária sobre sua atuação quanto à evolução das lesões do CCU.

Em 2022, a OMS lançou um documento após consultar um painel de especialistas no assunto, definindo como uma eventual vacina terapêutica entraria no programa de redução do CCU. Nesse documento, sob o título *Compreendendo o Valor para a Saúde Pública e Definindo as Características Preferidas do Produto para Vacinas Terapêuticas contra o HPV: Consultas da OMS, de Outubro de 2021 a março de 2022* e publicado na revista *Vaccine*, foram elencados os principais estudos de vacinas terapêuticas incluídas na plataforma do governo americano (clinicaltrials.gov). São citados dez estudos sobre vacinas com peptídeos, proteínas, DNA, RNA e vetores virais. Entre eles, o estudo denominado *VGX-3100*, da farmacêutica Inovio (do qual um dos autores deste capítulo teve a oportunidade de participar), consistiu na administração IM de uma vacina contendo dois plasmídeos de DNA que codificam genes sintéticos de HPV-16 e HPV-18. Esses plasmídeos eram injetados no núcleo da célula através da vacinação associada com eletroporação. A descarga elétrica (eletroporação) consegue abrir os poros do núcleo e, associada à vacinação, introduz o plasmídeo que incrementaria a função imune. Até a data atual, não existe licenciada nenhuma vacina terapêutica.

As vacinas terapêuticas se propõem a obter os seguintes resultados:

- Estimular a regressão das neoplasias intraepiteliais (NIC 2 e 3) cervicais ou dos condilomas.
- Aumentar o clareamento dos HPVs de alto risco (erradicação dos HPVs existentes no organismo).
- Erradicar o câncer "residual" em casos tratados.
- Possibilidade, ainda que mais remota, de erradicar o câncer avançado.

Com relação à eficacia dessas vacinas, encontramos em uma recente revisão sistemática que, em nove estudos clínicos randomizados, incluindo 800 participantes, quatro dos quais com o objetivo de fazer a regressão de NIC 2 e 3 mostraram resultado moderado na combinação das análise. O grupo vacinado, comparativamente ao

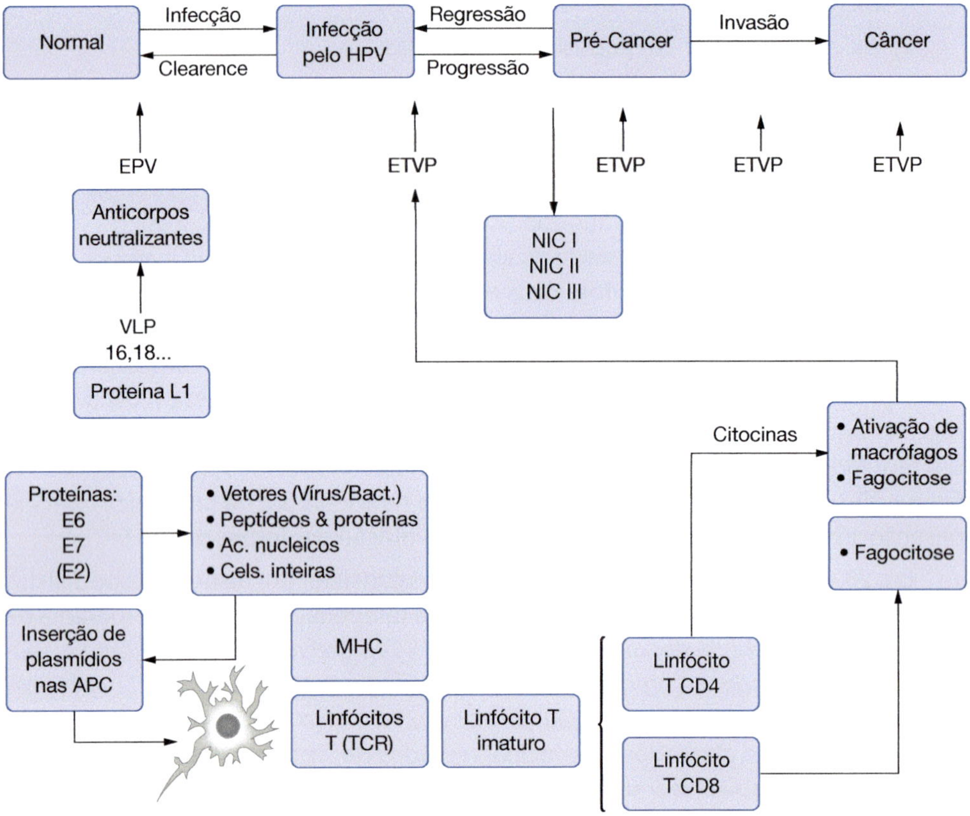

Figura 20.3 – Esquema demonstrando a potencial progressão da infecção pelo HPV desde a entrada no organismo hospedeiro até a fase final do carcinoma, lembrando que, antes dessa ocorrência, as lesões tendem a progredir, mas também podem regredir. No caso da eficácia profilática vacinal (EPV), esse potencial está presente relacionado às vacinas profiláticas derivadas do segmento viral L1 e formando as partículas semelhantes aos vírus (VLP). Essas partículas são os antígenos vacinais que induzem a produção de anticorpos neutralizantes. No caso da vacina terapêutica, a eficácia terapêutica vacinal pretendida (ETVP) e iniciada por meio da produção de antígenos partindo das oncoproteínas E6 e E7 (eventualmente E2) em várias modalidades. Nas vacinas de DNA, são codificados fragmentos dos genes E6 e E7 do HPV 16 ou 18, encapsulados em partículas biodegradáveis, que são os plasmídeos. Quando injetados no hospedeiro, têm potencial de ativar as células apresentadoras de antígenos (APC) que identificam o sinal para os receptores nas superfícies dos linfócitos T (TCR) que, então, os reconhecem e iniciam a resposta. Associa-se o sistema MHC (complexo principal de histocompatibilidade), grupo de genes que codificam essas proteínas e, igualmente, identificam e apresentam os antígenos. Assim, os linfócitos T imaturos, durante o processo de maturação no timo, se diferenciam em linfócitos T CD4+(auxiliares) que têm capacidade de ativar outros leucócitos e linfócitos e CD8+(citotóxicos) que fagocitam células infectadas pelo HPV (e outros vírus). Portanto, enquanto a vacina profilática ativa a via humoral, a vacina terapêutica ativa a via celular. A ETVP tende a diminuir gradativamente a eficácia, quando a lesão caminha para o câncer em virtude da redução da capacidade antigênica.
Fonte: Desenvolvida por NS De Carvalho.

placebo, mostrou significância estatística variável (p de 0,135, 0,049, 0,034), produzindo uma combinação de $p < 0,01$, denotando nível de evidência moderado. Dois estudos, incluindo 123 participantes com CCU avançado, não mostraram evidência, com respostas sem significância estatística.

Portanto, percebemos que as vacinas terapêuticas ainda apresentam um distância razoável até a finalização do projetos e é necessário, ainda, melhorar sua eficácia.

BIBLIOGRAFIA CONSULTADA

- Austrália. Ministers Department of Health and Aged Care. Change to single dose HPV vaccine, 2023a. Disponível na Internet: https://www.health.gov.au/ministers/the-hon-mark-butler-mp/media/change-to-single-dose-HPV-vaccine (05 maio 2025).
- Barnabas RV, Brown ER, Onono MA, Bukusi EA, Njoroge B, Winer RL et al. Efficacy of single-dose HPV vaccination among young African women. NEJM Evid. 2022;1(5):EVIDoa2100056. doi: 10.1056/EVIDoa2100056.
- Basu P, Malvi SG, Joshi S, Bhatla N, Muwonge R, Lucas E et al. Vaccine efficacy against persistent human papillomavirus (HPV) 16/18 infection at 10 years after one, two, and three doses of quadrivalent HPV vaccine in girls in India: a multicentre, prospective, cohort study. Lancet Oncol. 2021;22(11):1518-29.
- Bogani G, Taverna F, Lombardo C, Signorelli M, Chiappa V, Casarin J et al. Potential impact of introducing a nonavalent HPV vaccination. Int J Gynaecol Obstet. 2018;142(3):338-42.
- Braun DA, Moranzoni G et al. A neoantigen vaccine generates antitumour immunity in renal cell carcinoma. 2025;639:474-482. Disponíel na Internet: https://www.nature.com/articles/s41586-024-08507-5 (12 maio 2025).
- Castellsagué X, Muñoz N, Pitisuttithum P, Ferris D, Monsonego J, Ault K et al. End-of-study safety, immunogenicity, and efficacy of quadrivalent HPV (types 6, 11, 16, 18) recombinant vaccine in adult women 24-45 years of age. Br J Cancer. 2011;105(1):28-37.
- Dobson SR, McNeil S, Dionne M, Dawar M, Ogilvie G, Krajden M et al. Immunogenicity of 2 doses of HPV vaccine in younger adolescents vs 3 doses in young women: a randomized clinical trial. JAMA. 2013;309:1793-802.
- Falcaro M, Castañon A, Ndlela B, Checchi M, Soldan K, Lopez-Bernal J et al. The effects of the national HPV vaccination programme in England, UK, on cervical cancer and grade 3 cervical intraepithelial neoplasia incidence: a register-based observational study. Lancet. 2021;398(10316):2084-92.
- FDA. Foods and Drugs Administration. GARDASIL® 9 (Human Papillo-mavirus 9-valent Vaccine, Recombinant). Suspension for intramuscular injection. Initial U.S. Approval: 2014. Maryland: FDA, 2014a. Disponível na Internet: https:// www.fda.gov/downloads/biologicsbloodvaccines/vaccines/approvedproducts/ucm426457.pdf (05 maio 2025).
- Future II Study Group. Quadrivalent vaccine against human papillomavirus to prevent high-grade cervical lesions. N Engl J Med. 2007;356(19):1915-27.
- Garland SM, Kjaer SK, Muñoz N, Block SL, Brown DR, DiNubile MJ et al. Impact and effectiveness of the quadrivalent human papillomavirus vaccine: a systematic review of 10 years of real-world experience. Clin Infect Dis. 2016;63(4):519-27.
- Garland SM, Paavonen J, Jaisamrarn U, Naud P, Salmerón J, Chow SN et al. Prior human papillomavirus-16/18 AS04-adjuvanted vaccination prevents recurrent high grade cervical intraepithelial neoplasia after definitive surgical therapy: post-hoc analysis from a randomized controlled trial. Int J Cancer. 2016;139(12):2812-26.
- Ghelardi A, Parazzini F, Martella F, Pieralli A, Bay P, Tonetti A et al. SPERANZA project: HPV vaccination after treatment for CIN2. Gynecol Oncol. 2018;151(2):229-34.
- Hall MT, Simms KT, Lew JB, Smith MA, Brotherton JM, Saville M et al. The projected timeframe until cervical cancer elimination in Australia: a modelling study. Lancet Public Health 2019;4(1):e19-e27. doi: 10.1016/S2468-2667(18)30183-X.
- Harper DM. Prophylactic human papillomavirus vaccines to prevent cervical cancer: review of the Phase II and III trials. Therapy. 2008;5(3):313-24.
- Ibrahim Khalil A, Zhang L, Muwonge R, Sauvaget C, Basu P. Efficacy and safety of therapeutic HPV vaccines to treat CIN 2/CIN 3 lesions: a systematic review and meta-analysis of phase II/III clinical trials. BMJ Open. 2023;13(10):e069616. doi: 10.1136/bmjopen-2022-069616.

- INCA. Instituto Nacional de Cancer Jose Alencar Gomes da Silva. Estimativas/2023 – Cancer estatística. Brasil, 2023a. Disponível na Internet: https://www.gov.br/inca/pt-br/assuntos/cancer/numeros (05 maio 2025).
- Joshi S, Anantharaman D, Muwonge R, Bhatla N, Panicker G, Butt J et al. Evaluation of immune response to single dose of quadrivalent HPV vaccine at 10-year post-vaccination. Vaccine. 2023;41(1):236-45.
- Kreimer AR, Sampson JN, Porras C, Schiller JT, Kemp T, Herrero R et al. Evaluation of durability of a single dose of the bivalent HPV vaccine: the cvt trial. J Natl Cancer Inst. 2020;112(10):1038-46.
- Mo Y, Ma J, Zhang H, Shen J, Chen J, Hong J et al. Prophylactic and therapeutic HPV vaccines: current scenario and perspectives. Front Cell Infect Microbiol. 2022;12:909223. doi: 10.3389/fcimb.2022.909223.
- Muñoz N, Méndez F, Posso H, Molano M, van den Brule AJ, Ronderos M et al. Incidence, duration, and determinants of cervical human papillomavirus infection in a cohort of Colombian women with normal cytological results. J Infect Dis. 2004;190(12):2077-87.
- Naud PS, Roteli-Martins CM, De Carvalho NS, Teixeira JC, de Borba PC, Sanchez N et al. Sustained efficacy, immunogenicity, and safety of the HPV-16/18 AS04-adjuvanted vaccine: final analysis of a long-term follow-up study up to 9.4 years post-vaccination. Hum Vaccin Immunother. 2014;10(8):2147-62.
- OMS. Organização Mundial da Saúde. Human papillomavirus vaccines: WHO position paper, December 2022, 2022a. Disponível na Internet: https://www.who.int/publications/i/item/who--wer9750-645-672 (5 maio 2025).
- Prudden HJ, Achilles SL, Schocken C, Broutet N, Canfell K, Akaba H et al. Understanding the public health value and defining preferred product characteristics for therapeutic human papillomavirus (HPV) vaccines: World Health Organization consultations, October 2021-March 2022. Vaccine. 2022;40(41):5843-55. doi: 10.1016/j.vaccine.2022.08.020.
- Reino Unido. NHS. National Health System. HPV Vaccine Overview. 2023. Changes, 2023a. Disponível na Internet: https://www.nhs.uk/conditions/vaccinations/HPV-human-papillomavirus-vaccine (05 maio 2025).
- Romanowski B, Schwarz TF, Ferguson LM, Ferguson M, Peters K, Dionne M et al. Immune response to the HPV-16/18 AS04-adjuvanted vaccine administered as a 2-dose or 3-dose schedule up to 4 years after vaccination: results from a randomized study. Hum Vaccin Immunother. 2014;10(5):1155-65.
- Siegrist CA, Lewis EM, Eskola J, Evans SJW, Black SB. Human papilloma virus immunization in adolescent and young adults. A cohort study to illustrate what events might be mistaken for adverse reactions. Pediatr Infect Dis J. 2007;26(11):979-84.
- SI-PNI. Sistema de informação do programa nacional de imunizações. Estratégia de vacinação contra HPV vacinômetro. 2015. Disponível na Internet: http://pni.datasus.gov.br/consulta_HPV_15_C27.php (05 maio 2025).
- Sung H, Ferlay J, Siegel RL, Laversanne M, Soerjomataram I, Jemal A et al. Global cancer statistics 2020: GLOBOCAN estimates of incidence and mortality worldwide for 36 cancers in 185 countries. CA Cancer J Clin. 2021;71:209-49.
- Teixeira JC, Vianna MSC, Vale DB, Arbore DM, Perini THW, Couto TJT et al. School-based HPV vaccination: the challenges in a brazilian initiative. Rev Bras Ginecol Obstet. 2021;43(12):926-31.
- Villa LL, Costa RLR, Petta CA, Andrade RP, Ault KA et al. Prophylatic quadrivalent human papillomavirus (types 6,11,16, and 18) L1 virus like particle vaccine in young women: a randomized double--blind placebo-controlled multicentre phase II efficacy trial, 2005a. Disponível na Internet: http// oncology.thelancet.com (05 maio 2025).
- Watson-Jones D, Changalucha J, Whitworth H, Pinto L, Mutani P, Indangasi J et al. Immunogenicity and safety of one-dose human papillomavirus vaccine compared with two or three doses in Tanzanian girls (DoRIS): an open-label, randomised, non-inferiority trial. Lancet Glob Health. 2022;10(10):e1473-84.
- Wheeler CM, Skinner SR, Del Rosario-Raymundo MR, Garland SM, Chatterjee A, Lazcano-Ponce E et al. VIVIANE Study Group. Efficacy, safety, and immunogenicity of the human papillomavirus 16/18 AS04-adjuvanted vaccine in women older than 25 years: 7-year follow-up of the phase 3, double--blind, randomised controlled VIVIANE study. Lancet Infect Dis. 2016;16(10):1154-68.

QUESTÕES

1. A respeito da vacinação contra HPV em gestantes:

a. É uma excelente oportunidade, mas deve ser feita após o 1º trimestre.

b. Deve ser feita somente em casos de lesões precursoras no colo.

c. Não é recomendada, embora não haja associações com problemas para o feto ou a gestante.

d. Evitada por promover malformações do feto.

2. Os tipos virais mais frequentemente relacionados ao CCU são:

a. 11 e 18.

b. 18 e 45.

c. 11 e 16.

d. 16 e 18.

3. A época ideal para a vacinação é:

a. Dos 8 aos 15 anos.

b. Antes do início da vida sexual.

c. Após os 16 anos.

d. Dos 20 aos 26 anos.

4. A respeito da realização de teste de DNA-HPV pré-vacinal:

a. É recomendada para mulheres acima de 25 anos.

b. Os testes deverão ser positivos na maioria dos casos.

c. São necessários dois testes negativos em 6 meses para o indivíduo se vacinar.

d. É dispensável.

5. Com relação à resposta imune e ao estímulo na produção de anticorpos pelas vacinas HPV:

a. Quanto maior a idade, maior o nível sérico de anticorpos induzidos pela vacinação.

b. Em geral, níveis séricos elevados e duradouros.

c. Os níveis de anticorpos pós-vacinação são similares aos níveis alcançados após uma infecção natural.

d. Os níveis tendem a cair e espera-se que haja necessidade de reforço no futuro.

6. Com relação aos programas populacionais de vacinação contra HPV:

a. Com organização, definição de grupo etário prioritário e vacinação em base escolar, alguns países já projetam eliminar o câncer do colo.

b. Só foram iniciados depois de 5 anos do licenciamento das vacinas.

c. Houve muita dificuldade em se alcançar coberturas vacinais acima de 80% do alvo primário.

d. Não deram certo em razão dos eventos adversos reportados.

7. Em caso de reação anafilática após uso da vacina HPV, embora rara, o esquema vacinal deve:

a. Apenas continuar até que ele se complete.

b. Continuar, mas com prevenção medicamentosa de anafilaxia.

c. Ser interrompido e não ser reiniciado.

d. Ser postergado por 1 ano.

8. A vacinação contra HPV em pessoas com lesões precursoras no colo deve ser:

a. Proscrita, pois a pessoa já teve a infecção.

b. Sem utilidade, pois o tratamento da lesão resulta em memória imune para o futuro.

c. Necessariamente precisará ser realizada antes do tratamento para ter efeito.

d. Recomendada, pois a reinfecção ou recidivas podem ocorrer e a vacinação pode ajudar a prevenir.

9. A vacina quadrivalente contra HPV é eficaz na prevenção de verrugas genitais porque tem as seguintes VLP de HPV:

a. 6 e 16.

b. 6 e 11.

c. 11 e 18.

d. 16 e 18.

10. Com a vacina de 2ª geração com 7 VLPs de HPV de alto risco, é possível evitar patologias no colo na proporção de:

a. até 90% dos casos de CCU.

b. 50% das HSIL (lesões de alto grau).

c. 100% das lesões, pois essa é a eficácia dessa vacina.

d. 70% dos casos de câncer do colo.

RESPOSTAS

1. Alternativa correta: **c**. Apesar de os estudos não terem contemplado gestantes, houve gravidez inadvertida pós-vacinação e o seguimento não mostrou maior risco gestacional ou para o feto. Por falta de estudo específico, embora sem risco teórico, essas vacinas não são indicadas na gestação. Assim que se constate a gravidez, o esquema é suspenso, tranquilizada a gestante e a vacinação continuada após o parto.

2. Alternativa correta: **d**. Aproximadamente 70% dos carcinomas do colo uterino que ocorrem em todo o mundo estão vinculados ao HPV 16 (55%) e 18 (15%). Os próximos cinco tipos, usualmente, apresentam porcentagens menores de 5% cada, com total de 20%.

3. Alternativa correta: **b**. As vacinas são profiláticas e têm melhor efeito protetivo se aplicadas antes do risco de exposição, ou seja, do início de contato sexual. Ainda não estão aprovadas para menores de 9 anos por falta de evidências.

4. Alternativa correta: **d**. Durante os estudos com milhares de mulheres e que comprovaram a eficácia das vacinas, mais de 90% delas já tinham iniciado atividade sexual e menos de 1% apresentavam DNA-HPV em amostras cervicovaginais ou sorologias positivas para os HPV-16 e 18, ou seja, sem benefícios teóricos. Assim, por haver algum benefício para quase a totalidade as mulheres de 14 a 26 anos, não há necessidade de testes pré-vacinais. Esse raciocínio se manteve também para a vacina de 2ª geração (nonavalente). Todos se beneficiam com as vacinas.

5. Alternativa correta: **b**. Os níveis séricos de anticorpos induzidos pela vacinação contra HPV são elevados e duradouros. Quanto mais jovem, maior o nível médio e tendem a maior duração. Estudos de longo seguimento (10 anos) demonstram que não há uma queda significativa nos níveis de anticorpos, ou seja, até o momento não há previsão de doses de reforço, mas ao contrário, há uma tendência para diminuir o número de doses necessárias para uma boa proteção.

6. Alternativa correta: **a**. Os programas populacionais foram iniciados em alguns países a partir do licenciamento e vários obtiveram sucesso em cobertura, geralmente com vacinação nas escolas. Esses países já observaram a redução consistente da circulação viral na população, queda nas lesões precursoras e em câncer.

7. Alternativa correta: **c**. Diante de quadro de anafilaxia, para vacinação em geral, o esquema vacinal deve ser interrompido e não reiniciado, pois há risco elevado de a anafilaxia se repetir e em pior grau.

8. Alternativa correta: **d**. Está comprovada a redução de 60% a 80% nas recidivas de HSIL com a vacinação contra HPV. A vacinação pode ser feita em qualquer momento, antes ou após, mas geralmente, deve se iniciar até 30 dias pós-tratamento. Adicionalmente, a vacinação garantirá a defesa futura contra tipos de HPV ainda não adquiridos.

9. Alternativa correta: **b**. Os vírus causadores de verrugas, conhecidos como de baixo potencial oncogênico, são o 6 e o 11. Os condilomas urogenitais já são eventos raros em países com alta cobertura vacinal com a vacina quadrivalente.

10. Alternativa correta: **a**. Os cinco tipos adicionais de alto risco da vacina nonavalente somaram 20% no potencial de redução de câncer de colo uterino de 70% provido pela vacinação contra os HPV-16 e 18; e a queda observada nas lesões precursoras de alto grau passou de 50% para 85% na nova geração de vacina.

21

Higiene Genital Feminina

Paulo Cesar Giraldo
José Eleutério Junior
Ana Katherine Silveira Gonçalves
Marcela Grigol Bardin

INTRODUÇÃO/HISTÓRICO

Apesar de parecer intuitivo, nem sempre a higiene pessoal foi encarada como uma necessidade. Várias civilizações desconsideravam o ato de higienização como uma forma importante de prevenir doenças e dar conforto/bem-estar às pessoas. Claro que as dificuldades de acesso à água limpa e a mudas de roupas (longas viagens à época dos grandes descobrimentos, exploração do oeste americano, guerras etc.) contribuíram para o descaso com a higiene corporal. Além disso, hábitos culturais de indumentária (p. ex., realeza francesa, nobreza inglesa, hábitos de muitos povos muçulmanos), clima inóspitos (extremamente frio ou extremamente quente), entre outros aspectos, deram à prática da higiene um perfil errático no curso do tempo. Até hoje, acredita-se que, em países frios, a higiene genital e corporal é realizada menos vezes que em países quentes (clima tropical). Apesar de a história descrever esses hábitos, muita evidência científica deverá ser produzida ainda, considerando-se que as pesquisas científicas feitas com metodologia apropriada são muito esparsas. Via de regra, as pessoas não gostam de discutir suas intimidades relacionadas aos hábitos sexuais, evacuatório e miccional.

Existem relatos e registros históricos referentes aos hábitos de higiene corporal.[1] Durante séculos, o sabão comum, feito com cinzas, prestou-se para a limpeza dos cabelos e do corpo. Os primeiros xampus só surgiram na década de 1890 e tinham fórmula parecida com a dos detergentes. A partir do século XX, a higiene passou a ser encarada mais cientificamente e foram criados os primeiros xampus. Mesmo assim, sabe-se que, por volta do ano 3000 a.C., o banho era sagrado para os egípcios porque acreditavam que lavar o corpo era uma forma de purificar o espírito. Na Idade Média, os europeus guardavam água em grandes barris, uma vez ao ano. No século XIX, o banho passou a ser visto como uma forma de cuidar da saúde, mas ainda era evitado pela maioria das pessoas.

A descoberta da existência de bactérias e de suas consequências para a saúde humana, especialmente depois que o húngaro Ignaz Semmelweis demonstrou que a simples lavagem das mãos em ambiente hospitalar poderia evitava mortes de parturientes, trouxe uma grande preocupação quanto às infecções e suas consequências e fez muitas pessoas passarem a considerar a higiene uma medida de prevenção de doenças.[2] Por outro lado, o conhecimento da necessidade da higiene nem sempre se traduz em práticas concretas.[3]

A preocupação com infecções em geral e/ou genital passou a fazer parte do dia a dia de muitas pessoas, em especial das mulheres que sempre tiveram de lidar com resíduos menstruais, secreções do ato sexual, transpiração e umidade. Infelizmente, o medo das bactérias e vírus promoveu, por sua vez, um uso abusivo de sabonetes, desodorantes e produtos que passaram a causar desconfortos genitais (coceira, fissuras, mau odor e dor genital) pelo uso exagerado e por práticas erráticas. Um exemplo clássico desse problema foi o hábito de fazer duchas íntimas que resultou em muitos casos de doença inflamatória pélvica aguda (Dipa) com consequências gravíssimas (esterilidade, abcessos e septicemia).[4] Recentes estudos científicos mostraram que variações de pH, sebosidade, inflamação e outros parâmetros da região genital são dependentes das práticas de higiene.[5] Assim, percebe-se que a ausência e a inadequação de higiene corporal e, especialmente da genital feminina, podem trazer consequências indesejadas.

MOTIVAÇÃO E RACIONAL PARA AS PRÁTICAS ADEQUADAS DA HIGIENE GENITAL

Parece ser instintivo, na atualidade, perceber que a higiene genital feminina (HGF) seja mais que um ato de bem-estar, uma necessidade para evitar desconfortos e infecções. A literatura científica tem demonstrado que medidas de higiene podem prevenir infecções. Exemplos clássicos como assepsia e antissepsia antes das cirurgias[6] e escovação dentária na prevenção de cáries e gengivites[7] são práticas que deveriam ser estendidas para a área genital feminina.

A falta ou o excesso de higiene, além do uso inadequado de produtos de higiene íntima (sabonetes, absorventes, papel higiênico etc.), têm promovido vários sintomas genitais responsáveis por grandes e frequentes incômodos à mulher moderna.[8-10]

Nesse contexto, diversas mulheres procuram assistência ginecológica, acreditando ter uma infecção genital, sem que isso seja necessariamente verdade. Muitos desses desconfortos poderiam ser evitados com uma higiene genital bem-conduzida, reduzindo-se, dessa forma, o uso indevido de antibióticos e/ou antifúngicos.

Infelizmente, a vida atribulada da sociedade atual impõe muitas horas ininterruptas de atividades às mulheres, sem acesso a ambientes propícios para a higienização. As características da região genital feminina (muitas dobras de pele com incontáveis glândulas sudoríparas e sebáceas em topografia favorável à oclusão) facilitam o acúmulo de células mortas, bactérias, secreções e transudatos. Todo esse material orgânico, a temperatura e a umidade favorecem o crescimento exponencial dos micro-organismos residentes. Se a região não for frequentemente higienizada, pode iniciar-se um processo de decomposição orgânica, resultando no aparecimento de mau odor, irritação e até infecção. Portanto, a higiene feminina deve ser feita visando reduzir o acúmulo de resíduos locais.

Por sua vez, a lavagem exagerada, o uso de produtos inadequados, erros de técnicas (compressão e raspagem das mucosas) e o uso excessivo de papel higiênico podem causar irritação, ressecamento, alergia e fissuras, culminando em desconforto e mimetizando infecções. O excesso de limpeza pode ser tão ruim ou pior que a falta de higiene.

Em geral, a fragilidade do tecido (pele ou mucosa) em decorrência de qualquer agressão, inclusive hábitos inadequados de higiene, pode tornar a região mais suscetível ao desenvolvimento de infecções. Portanto, a manutenção de hábitos corretos de cuidados com o genital feminino é um fator importante para conservar a saúde local. Infelizmente, não há consenso sobre aquilo que seria ideal e suas variações quando o assunto é HGF. Talvez por isso não haja um ensino regular nas escolas e nos cursos universitários relacionados à saúde da mulher.[9,10] Observe-se, na Figura 21.1, a região genital com higiene considerada inadequada.

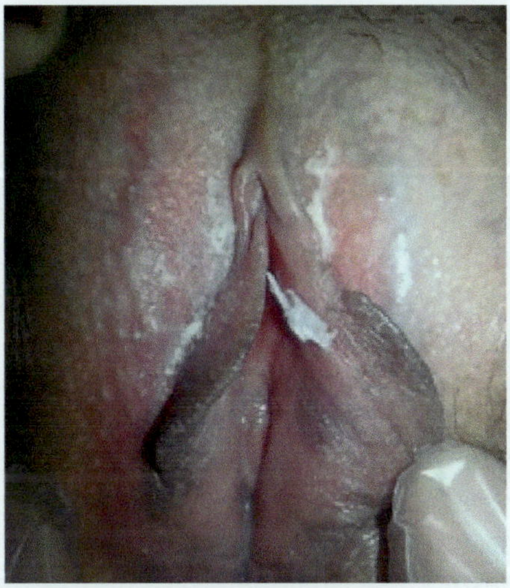

Figura 21.1 – Higiene genital feminina inadequada com presença de papel higiênico e esmegma
Fonte: Acervo da autoria.

DEFINIÇÃO DE HIGIENE GENITAL

A falta de definição clara sobre a HGF nos fez criar o texto a seguir.[11]

HIGIENE GENITAL é o conjunto de ações que visam remover o excesso de resíduos (células mortas, secreções, oleosidade, sangue menstrual, lubrificantes, esperma, restos de urina, papel e fezes) na área genital feminina com a finalidade de promover bem-estar e conforto, além de prevenir infecções genitais.

Atenção:
A higiene genital não se presta a tratar infecções vulvovaginais já instaladas ou a promover esterilização bacteriana e/ou fúngica do aparelho genital feminino. Deve ser feita diariamente, com frequência variável, por todas as mulheres.

MEDIDAS DE HIGIENE GENITAL FEMININA

HGF *não se restringe à lavagem da vulva e* do períneo. São consideradas medidas de higiene genital todos os hábitos que gerem conforto e promovam a saúde da área genital (Quadro 21.1).

Quadro 21.1 – Medidas que integram a higiene genital feminina	
1	Lavagem da área vulvoperineal, raiz das coxas e área perianal
2	Remoção da umidade excessiva
3	Uso de produtos específicos de higiene íntima
4	Uso de absorvente higiênicos (internos e externos) no período menstrual
5	Uso de absorvente higiênicos "respiráveis" no período intermenstrual
6	Cuidado com o tamanho e disposição dos pelos pubianos, vulvares e perianais
7	Uso de roupas íntimas e sobrepostas apropriadas (que não prejudique a transpiração e perfusão sanguínea dos tecidos vulvoperineais)
8	Conhecimento do manuseio das roupas íntimas (lavagem e secagem)

Fonte: Desenvolvido pela autoria.

HIGIENE GENITAL FEMININA IDEAL

Infelizmente, a internet propiciou que muitas pessoas sem conhecimento científico passassem a emitir opiniões sobre a HGF apenas com base em "na minha opinião" ou "eu acho" e mesmo "na minha experiência". Isso tem sido um desserviço para a saúde genital e corporal da mulher. Como são poucas as pesquisas sobre o assunto, fatos comprovados cientificamente são escassos, favorecendo as especulações. Portanto, profissionais de Saúde (médicos, enfermeiros, psicólogos etc.), jornalistas, *influencers* etc. deveriam ser desconsiderados se falas veicularem afirmações como: "a área genital não necessita de limpeza" ou "produtos de higiene são todos iguais" ou mesmo "use qualquer coisa neutra". Isso demonstra falta de conhecimento científico.

As orientações sobre a higiene devem se basear em evidências claras e, na ausência destas, deve prevalecer o bom senso considerando-se as características da região genital e das atividades diárias de cada mulher em seus diferentes estágios da vida (infância, período menstrual, puerpério, climatério, doenças de pele etc.).[11]

PRODUTOS DE LIMPEZA

Os diversos produtos de limpeza disponíveis no mercado deveriam ter características que favoreçam a obtenção dos resultados principais (remoção da sujidade, prevenção de infecções e promoção de bem-estar). Infelizmente, o uso isolado da água é capaz de remover apenas 60% a 70% da sujidade. Consequentemente, pode-se supor que o uso de papel higiênico removerá muito menos, permitindo o acúmulo de material orgânico.

Características desejáveis

- **Detergência leve**: quanto mais espuma, maior será remoção do manto lipídico da pele da vulva, do períneo, da raiz da coxa e da região perianal. Ausência de detergência não remove a sujidade (células mortas, bactérias e secreções).
- **pH levemente ácido:** o pH da pele da vulva gira em torno de 4,9 a 5,6, portanto é ácido. Produtos "neutros" têm pH 7, portanto contribuem para a disfunção do manto lipídico e podem selecionar bactérias. Sabonetes em barra quase sempre apresentam pH superior a 8, extremamente alcalinos.
- **Produtos líquidos:** uma vez usado, são eliminados pela água corrente. Produtos sólidos (sabonete em barra) permanecem por longos períodos e podem ser usados por diversas pessoas.
- **Hipoalergênicos:** produtos com muitos conservantes, estabilizantes, perfumes ou mesmo bloqueadores de odores podem conter uma carga grande de "substâncias altamente alergênicas" que irritam a pele e especialmente as mucosas. Produtos com **parabenos, propilenoglicol, triclosam,** entre outros, deveriam ser evitados ou, pelo menos, minimizados.

ÁREA A SER HIGIENIZADA

A genitália feminina tem difícil acesso quando a mulher está na posição ortostática (em pé). Portanto, há naturalmente, uma oclusão dessa área que, somada à anatomia com muitas dobras de pele e elevado número glândulas (sebáceas e sudoríparas), propiciará o acúmulo de material orgânico que servirá para facilitar a proliferação bacteriana e fúngica.

- Compartimento **externo**

  Monte de vênus; raiz das coxas; períneo; região perianal; grandes lábios.
- Compartimento **intermediátio**

  Clitóris; sulco interlabial; pequenos lábios; fúrcula vulvar; face externa da membrana himenal incluindo orifício uretral.

Atenção:
Atenção: HIGIENE ÍNTIMA não significa HIGIENE INTERNA.

- *Não há necessidade de limpeza do canal vaginal no processo de higienização.*
- *IMPORTANTE: a HGF* não se presta a tratar *vulvovaginites (VVs) e corrimentos do canal vaginal.*

FREQUÊNCIA DE HIGIENIZAÇÃO

Obviamente, a HGF não deve ser realizada como uma receita de bolo, mas sim de acordo com as necessidades. Não esquecer que a HGF tem a finalidade de remoção dos resíduos orgânicos para prevenir infecções e promover o bem-estar (sensação de frescor). Portanto, considera-se que a área genital deveria ser higienizada de uma a três vezes/dia. Da mesma forma, cabe a analogia "a higienização da cavidade oral deveria ser feita em média três vezes/dia, contudo muitas pessoas escovam os dentes apenas uma ou duas vezes/dia sem ter consequências negativas". A área genital poderá ser limpa quantas vezes forem necessárias, considerando-se, contudo, que os excessos são prejudiciais.

Mulheres que têm uma produção aumentada de sebosidade (pele oleosa) ou de transpiração (natural ou por excesso de atividade física) deveriam aumentar a frequência da HGF. Da mesma forma, mulheres que apresentam irregularidade menstrual (*spotting*), mucorreia expressiva (p. ex., associada com ectrópio de colo uterino), situações que aumentam a umidade vulvoperineal, devem aumentar a frequência e a qualidade da HGF.

Por sua vez, pessoas que tenham pele seca, hipersensibilidade dolorosa, alergias etc. deveriam diminuir a frequência até que as causas sejam reparadas. Claro que existem outros fatores que podem sugerir aumento ou diminuição da frequência da HGF, assim como climas quentes, tipo de roupa, tipo de atividade física, local de permanência durante a maior parte do dia, doenças concomitantes, período do ciclo reprodutivo etc.

SITUAÇÕES ESPECIAIS QUE MERECEM CUIDADOS ESPECIAIS

Existem muitas situações quando a área genital estará sobre influência negativa de hormônios, antibióticos ou sob estresse decorrente do ato sexual (frequência e intensidade), roupas impróprias ou atividades físicas repetitivas.

Poderíamos dizer, consequentemente, que as situações descritas a seguir deveriam ter a frequência e a qualidade da HGF revistas e adequadas ao momento.

Pós-coito: o esperma e as secreções vaginais são substâncias fisiológicas e não deveriam preocupar a mulher quanto ao medo de infecções e de sujidade, contudo a área genital fica naturalmente mais úmida e edemaciada. O uso de lubrificantes, preservativos e substâncias erotizantes e hidratantes podem causar sensibilidades que poderiam ser minimizadas pela HGF.

Puerpério: nesse período, a área genital ficará mais úmida e hipotrófica favorecendo acúmulo de secreções com aumento da sensibilidade dolorosa em decorrência do hipoestrogenismo e da descamação endometrial.

Pós-menopausa: existe, frequentemente, atrofia urogenital após a menopausa em mulheres que não fazem reposição hormonal. A proliferação tecidual prejudicada pelo hipoestrogenismo pode favorecer o ressecamento vaginal, descamação vulvar, fissuras e dor pós-coito.

Incontinência urinária de esforço (IUE): mulheres com IUE moderada ou grave apresentam umidade e vulvite urêmica que pode ser melhorada com a HGF adequada.

VV: processos inflamatórios vaginais e disbioses aumentam o fluxo genital que irritam a pele da vulva, além de causarem coceira, fissuras e dor. Infelizmente, em muitos casos, as mulheres aumentam a lavagem da área genital tentando minimizar o problema, contudo, em vez de melhorar a situação, acabam traumatizando a vulva, além de remover o manto lipídico, fatos que agravam o problema.

Em alguns casos, valem o bom senso e a lavagem simples, com ou sem substâncias calmantes, seguida de secagem cuidadosa (sem trauma ou fricção), que podem ser mais úteis que medidas extremas.

DUCHAS VAGINAIS, DUCHAS INTERNAS OU DUCHAS ÍNTIMAS

O uso de "duchas vaginais" (DV) não é recente e é feito com certa frequência em muitos povos e civilizações, tendo sido direcionado, por muito tempo, para a finalidade anticoncepcional.

Muito se discute também se as DVs poderiam interferir no microbioma vaginal e, consequentemente, favorecer doenças como vaginose bacteriana (VB), doença inflamatória pélvica, trabalho de parto prematuro ou rotura prematura de membranas amnióticas.[12-14]

Como o assunto é controverso e os trabalhos científicos não são conclusivos, as DVs não são recomendadas na higiene genital, especialmente se feitas usando-se produtos variados.

Definitivamente, não há necessidade de fazer limpeza da cavidade vaginal, seja porque já existem mecanismos próprios de renovação epitelial, flora bacteriana e transudatos, seja porque o efeito de diferentes produtos poderia comprometer o equilíbrio do ecossistema vaginal.

As DVs devem ficar restritas às indicações médicas no tratamento da vaginose citolítica ou no uso adjuvante de substâncias no tratamento das candidíases ou vaginoses bacterianas.

DEPILAÇÃO E *PIERCING*

No Brasil, a prática de depilação é extremamente frequente, ao passo que o uso de *piercing* na área genital é muito mais raro do que se pode supor.[8]

PIERCING GENITAL

Considerando-se a questão higiene, não é difícil imaginar que os *piercings* poderão promover maior acúmulo de secreções e dificultarão a remoção da sujidade. Mesmo naqueles casos nos quais sua remoção seja fácil, haverá, inevitavelmente, a formação de novos orifícios, processo inflamatório e aumento de produção de material orgânico. Como explicado anteriormente, a retenção de células mortas, de sebosidade e de suor servirá para promover o crescimento bacteriano com liberação de odores desagradáveis. Alega-se, por outro lado, que, como os *piercings* são feitos com material inerte (aço cirúrgico), o processo inflamatório é mínimo, porém não exclui os demais problemas.

Em nossos estudos com diferentes populações (mulheres universitárias, médicas ginecologistas e mulheres com VV), o uso de *piercing* não foi uma prática frequente (menos de 5%).[8-10]

Apesar de entendermos que o uso de *piercing* se trata de uma questão da vontade individual e pode não ter consequências para muitos dos usuários, devemos salientar que, do ponto de vista da higiene, não parece ser uma prática salutar e deveria ser evitado na área genital feminina.

DEPILAÇÃO

A região genital feminina, já bastante estudada em compêndios de Medicina, apresenta grande quantidade de folículos pilosos distribuídos pelo monte de vênus, região inguinal, raiz das coxas, região perianal e glúteos. Sabe-se também que esta é uma das áreas do corpo da mulher onde há uma grande concentração de glândulas sebáceas e sudoríparas, com destaque para as glândulas apócrinas, responsáveis pelo odor característico. Esses dois fatos, por si sós, já reforçariam a necessidade da higienização periódica e adequada.

A densidade e o comprimento dos pelos na área genital podem, sem dúvida alguma, dificultar a higienização, seja pela dificuldade do acesso às dobras e sulcos da pele vulvar e perianal, seja pela dificuldade da remoção da umidade após a limpeza. Não é rara a observação de pequenos pedaços de papel higiênico preso no emaranhado dos pelos genitais. A antiga crença de que os pelos, especialmente os longos, na área genital, eram necessários para dificultar o acesso de mosquitos e pequenos insetos já não faz sentido, considerando-se os hábitos de indumentária da população em regiões desenvolvidas. Talvez em mulheres de regiões rurais com pouco acesso à água encanada, os pelos genitais possam ter algum papel relevante ainda.

No Brasil, muito mais por uma questão estética, a maioria das mulheres adultas e das adolescentes faz depilação das áreas íntimas sem, entretanto, se preocuparem com a higienização propriamente dita.

A retirada completa dos pelos dessa área pode trazer inconvenientes uma vez que expõe a pele ao atrito com as roupas e remove o manto lipídico natural. O trauma e o ressecamento próprios de técnicas inadequadas de depilação podem causar irritação, coceira, fissuras e dor que necessitaram de medicamentos e cuidados locais.

Portanto, podemos dizer que em ambas as situações pode haver consequências desastrosa para a mulher se não for feita uma depilação adequada. Sem considerar as questões estéticas, talvez a melhor opção seria aparar os pelos com uma altura de meio centímetro de comprimento.

Apesar dessas considerações, sabemos que a grande maioria das mulheres brasileiras faz algum tipo de depilação na área genital.[8-10]

São vários tipos conhecidos de depilação íntima (completa, cavada, modelada, perianal etc.). Existem vários nomes para definir a quantidade e a localização do pelos removidos. Dependendo da técnica usada para remoção dos pelos, pode-se fazer uma "depilação" quando há apenas o corte dos pelos ou uma "epilação" quando há também uma remoção dos bulbos pilosos.

As técnicas mais conhecidas são: cera fria; cera quente; creme depilatório; a *laser*; com lâmina; e remoção por aparelhos elétricos. Todas as técnicas apresentam vantagens e desvantagens, contudo a técnica com uso de lâminas é a que mais traz complicações indesejadas, uma vez que promove maior número de soluções de continuidade na pele depilada.[8]

CONSIDERAÇÕES FINAIS

Infelizmente, os ginecologistas não têm o hábito de pensar de forma preventiva. A HGF talvez seja uma das poucas formas de prevenir as infecções não sexualmente transmissíveis e os desconfortos do trato genital feminino. Ainda estamos vivendo em uma era na qual a principal preocupação é o tratamento. A história mostra que muitas mulheres terão infecções genitais e desconfortos da área genital e que isso influencia diretamente a qualidade de vida social e sexual. Sabe-se, também, que os processos inflamatórios e as disbioses do canal vaginal estão grandemente associados a maior risco de aquisição de doenças graves causadas por agentes como o vírus da imunodeficiência humana (HIV), o papilomavírus humano (HPV), entre outras, e que, talvez, a prática de higiene genital apropriada poderá minimizar estes problemas.[15-17]

Uma HGF inadequada pode agravar situações preexistentes e criar novos problemas. Atitudes como escovação dos dentes e lavagem das mãos podem diminuir cáries, gengivites, transmissão de viroses e infecções pós-cirúrgicas. Da mesma forma, a HGF poderia contribuir para minimizar muitos sinais e sintomas que são confundidos com infecções e disbioses da vulva e do canal vaginal.

É preciso reforçar que a HGF não tem a finalidade de tratar infecções já instaladas, mas sim de prevenir novos episódios e oferecer conforto às mulheres.

A HGF é, sem dúvida, um ato necessário e deveria ser estimulada e ensinada em casa, nas escolas e nas universidades.

REFERÊNCIA BIBLIOGRÁFICAS

1. Rossini MC. Uma breve história da higiene pessoal, 2023a. Disponível na Internet: https://super.abril.com.br/historia/uma-breve-historia-da-higiene-pessoal- (5 mai. 2025).
2. Boechat J, Gomes H. Ignaz Semmelweis: as lições que a história da lavagem das mãos ensina, 2020a. Disponível na Internet: https://agencia.fiocruz.br/ignaz-semmelweis-licoes-que-historia-da-lavagem-das-maos-ensina(1956) (5 mai. 2025).
3. Faisal SA, Saleh AA, Omer AA, Lama YA, Rahaf HA. Knowledge, attitude, and perception of oral health among parents of children at risk of infective endocarditis: a cross-sectional study. Cureus. 2023;15(9):e44855. doi: 10.7759/cureus.44855.
4. Turpin R, Tuddenham S, He X, Klebanoff MA, Ghanem KG, Brotman RM. Bacterial vaginosis and behavioral factors associated with incident pelvic inflammatory disease in the longitudinal study of vaginal flora J Infect Dis. 2021;224(12-2):S137-S144. doi: 10.1093/infdis/jiab103.
5. Murina F, Caimi C, Felice R, Di Francesco S, Cetin I. Characterization of female intimate hygiene practices and vulvar health: a randomized double-blind controlled trial. J Cosmet Dermatol. 2020;19(10):2721-6. doi: 10.1111/jocd.13402.
6. Michaleas SN, Laios K, Charalabopoulos A, George Samonis, Marianna Karamanou. Joseph Lister (1827-1912): a pioneer of antiseptic surgery cureus. 2022;14(12):e32777. doi: 10.7759/cureus.32777.
7. Oosthuysen J, Potgieter E, Fossey A. Compliance with infection prevention and control in oral health-care facilities: a global perspective Int Dent J. 2014;64(6):297-311. doi: 10.1111/idj.12134.
8. Bardin MG, Giraldo PC, Benetti-Pinto CL, Sanches JM, de Araujo CC, do Amaral RLG. Habits of genital hygiene and sexual activity among women with bacterial vaginosis and/or vulvovaginal candidiasis. Rev Bras Ginecol Obstet. 2022;44(2):169-77. doi: 10.1055/s-0041-1741536.
9. Ruiz C, Giraldo PC, Sanches JM, Reis V, Beghini J, Laguna C et al. Daily genital cares of female gynecologists: a descriptive study. Rev Assoc Med Bras (1992). 2019;65(2):171-6. doi: 10.1590/1806-9282.65.2.171.

10. Giraldo PC, Polo RC, do Amaral RLG, Reis VV, Beghini J, Bardin MG. Habits and traditions of female college students related to intimate clothing, genital adornments, genital hair removal and sexual practices. Rev Bras Ginecol Obstet. 2013;35(9):401-6. doi: 10.1590/s0100-72032013000900004.
11. Giraldo PC, Beghini J. Higiene genital feminina (orientação para a mulher moderna) Piraí, RJ: RQV; 2015:196.
12. Hesham H, Mitchell AJ, Bergerat A, Hung K, Mitchell CM. Impact of vaginal douching products on vaginal Lactobacillus, Escherichia coli and epithelial immune responses. Sci Rep. 2021;11(1):23069. doi: 10.1038/s41598-021-02426-5.
13. Luong ML, Libman M, Dahhou M, Chen MF, Kahn SR, Goulet L et al. Vaginal douching, bacterial vaginosis, and spontaneous preterm birth. J Obstet Gynaecol Can. 2010;32(4):313-20. doi: 10.1016/S1701-2163(16)34474-7.
14. Amaral R, Giraldo PC, Gonçalves AK, Junior JE, Pereira SS, Linhares I et al. Evaluation of hygienic douching on the vaginal microflora of female sex workers. Int J STD AIDS. 2007;18(11):770-3. doi: 10.1258/095646207782212333.
15. Mbizvo ME, Musya SE, Stray-Pedersen B, Chirenje Z, Hussain A. Bacterial vaginosis and intravaginal practices: association with HIV. Cent Afr J Med. 2004;50(5-6):41-6.
16. Qulu W, Mtshali A, Osman F, Ndlela N, Ntuli L, Mzobe G et al. High-risk human papillomavirus prevalence among South African women diagnosed with other STIs and BV. PLoS One. 2023;18(11):e0294698. doi: 10.1371/journal.pone.0294698.
17. Pinto GVS, Bolpet AN, Marti LF, Moço NP, Ramos BRA, Silva MC et al. Factors associated with Trichomonas vaginalis infection in reproductive-aged women attending cervical screening in southeast of Brazil. Braz J Infect Dis. 2023;27(4):102794. doi: 10.1016/j.bjid.2023.102794.

QUESTÕES

1. Qual é a finalidade da HGF?

a. Adjuvante no tratamento das VVs.
b. Deixar a área genital livre de bactérias.
c. Reduzir resíduos orgânicos da área genital.
d. Deixar a área genital perfumada e com frescor.

2. A limpeza da área genital feminina deve ser feita:

a. Uma vez ao dia independentemente da mulher.
b. Três vezes ao dia, da mesma forma que a escovação dentária.
c. Somente após as relações sexuais e no banho.
d. De uma a três vezes por dia em média, porém, pode ser variável conforme as necessidades de cada mulher.

3. A forma mais fisiológica de fazer a HGF é:

a. Água corrente + sabão líquido com pH levemente ácido e baixa detergência.
b. Água corrente + sabão líquido ou em barra, mas que seja neutro.
c. Água corrente + sabão que faça muita espuma, mas que seja neutro (do tipo glicerinado).
d. Apenas com água corrente.

4. Sobre a depilação da área genital, seria prudente (não considerar questões estéticas e de gosto pessoal):

a. Não depilar nunca, pois os pelos pubianos e vulvares são protetores contra a infecção.
b. Depilar completamente, pois os pelos pubianos e vulvares são causadores de infecção.
c. Dar preferência pela depilação com lâmina, pois só assim há uma remoção de toda a sujidade.
d. Promover a redução dos pelos sem agredir o manto lipídico da pele da área genital, considerando-se apenas a questão médica.

RESPOSTAS

1. Alternativa **c**. A HGF não se presta a tratar infecções vulvovaginais, mas sim a reduzir os restos orgânicos (células mortas, secreções e micro-organismos da região genital para promover bem-estar e prevenir infecções).

2. Alternativa **d**. A frequência de higienização dependerá das necessidades de cada mulher, considerando-se as condições de umidade, calor e oclusão da área genital.

3. Alternativa **a**. A higienização da área genital deve ser a mais fisiológica possível, respeitando as características de saúde da pele e da mucosa genital. Portanto, com água corrente e sabão com pH natural da pele genital (4,9 a 5,6), produtos descartáveis (líquido) e sem agredir o manto lipídico da pele, ou seja, com pouca detergência (espuma).

4. Alternativa **d**. Por um lado, os pelos pubianos e vulvares podem acumular secreções e dificultar o acesso às dobras de pele onde há muitas glândulas sebáceas e sudoríparas, dificultando a higienização. Por outro lado, a remoção completa dos pelos pode expor a genitália ao contato com roupas que podem ser abrasivas, oclusivas e que desprendem tinta. Considerar, ainda, que a depilação pode, em muitos casos, promover processo inflamatório e microfissuras.

22

Microbioma Vaginal e sua Importância em Patologias do Trato Genital Inferior

Iara Moreno Linhares
Steven S. Witkin
Newton Sergio de Carvalho

O trato genital feminino é acessível ao meio ambiente externo e, dessa forma, mecanismos únicos têm evoluído para proteger essa região de infecções exógenas assim como de estímulos não infecciosos que induzem inflamação. As duas maiores forças responsáveis por essa função protetora são o microbioma vaginal[1,2] e a linhagem de células epiteliais que revestem essa região.[3] Além disso, em virtude do comportamento e de aspectos psicológicos peculiares aos seres humanos, a composição do microbioma vaginal da mulher tem evoluído de maneira a tornar-se diferente de todos os outros mamíferos, incluindo os primatas não humanos.[4] O estudo do microbioma vaginal foi caracterizado por Ravel *et al.*, em 2011, analisando 396 mulheres norte-americanas assintomáticas que representavam quatro grupos étnicos (brancos, negros, hispânicos e asiáticos) por intermédio da composição de espécies do meio ambiente vaginal com o uso da técnica de Biologia Molecular por sequenciamento de genes 16S rRNA com código de barras.[1]

COMPOSIÇÃO DO MICROBIOMA VAGINAL EM MULHERES SAUDÁVEIS

A composição do microbioma varia entre mulheres, individualmente. Isso decorre de fatores comportamentais, genéticos e ambientais, que resultam em variações na composição das secreções vaginais, a qual fornece os nutrientes necessários para a proliferação preferencial de bactérias que habitam esse local, conforme demonstrado por Witkin *et al.*[2] Em aproximadamente 75% das mulheres na idade reprodutiva, o microbioma vaginal é dominado por uma das quatro espécies de *Lactobacilli: L. crispatus; L. iners; L. jensenii*; e *L. gasseri*. Até o momento, não existem explicações exatas para o fato de apenas uma espécie predominar em determinada mulher, mas provavelmente isso resulta de uma resposta às diferenças no meio ambiente vaginal. Nas 25% das mulheres restantes, a população de *Lactobacilli* no microbioma é deficiente ou mesmo pode estar ausente, sendo que prevalece a população microbiana constituída por várias espécies e gêneros bacterianos, os quais podem incluir *Gardnerella, Anaerococus, Peptoniphilus, Corynebacterium, Prevotella, Finegoldia, Streptococcus, Atopobium, Sneathia, Mobiluncus, Megasphera* e ou *Clostridiales.*[1] Desde que essas bactérias estão presentes em diferentes combinações em várias mulheres aparentemente saudáveis e assintomáticas, torna-se claro que a sua presença ou a predominância não está, por si só, relacionada obrigatoriamente estados patológicos. Algumas situações que podem determinar o tipo de comunidade bacteriana e os cinco tipos de microbiomas descritos por Ravel são ilustrados na Figura 22.1.

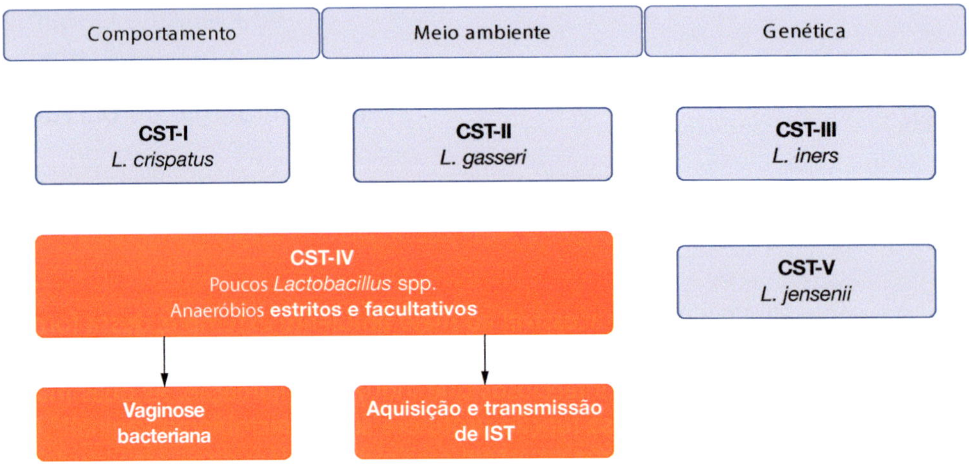

Figura 22.1 – Representação dos cinco tipos de comunidades (CST, do inglês *community-state types*) que podem compor o meio ambiente vaginal, ressaltando o tipo IV que se traduz pela escassez de lactobacilos, originando um meio ambiente frágil e susceptível à disbiose e facilitando o processo de adquirir infecções. Representa também os três principais grupos de variáveis que podem ter influência na composição do meio vaginal.
Fonte: Desenvolvida por NS De Carvalho.

O estrogênio é o maior facilitador da liberação de glicogênio no lúmen vaginal e os *Lactobacilli*, preferencialmente, proliferam onde os produtos resultantes da quebra do glicogênio são abundantes.[5] Assim, o decréscimo na produção do glicogênio que se observa em mulheres na pós-menopausa resulta em redução acentuada ou em ausência de *Lactobacilli.*[6] Essa alteração é fisiológica e não associada a doenças. Inversamente, o aumento no estrogênio durante a gestação aumenta a dominância de *Lactobacilli* no microbioma *durante* esse período.[7] Interessante, a composição do microbioma vaginal em mulheres saudáveis é também influenciada por sua história obstétrica, sendo que mulheres que tiveram partos vaginais apresentam menor percentagem de *Lactobacilli* do que mulheres que nunca engravidaram.[8]

VAGINOSE BACTERIANA

Como mencionado, a falta de um microbioma vaginal dominado por *Lactobacilli* nem sempre é associada à presença de alterações patológicas. Vaginose bacteriana (VB) é a denominação de um distúrbio resultante da redução acentuada ou mesmo da total ausência de *Lactobacilli* e da proliferação de outras bactérias, facultativas e anaeróbias; esse distúrbio do microbioma acarreta sintomas como corrimento vaginal com odor vaginal desagradável.[9]

Gardnerella vaginalis é tipicamente a bactéria predominante em mulheres com VB, embora não seja a única responsável já que se encontra associada a outros micro-organismos, particularmente anaeróbios. O sucesso no tratamento da vaginose bacteriana, por vezes, é extremamente difícil porque a recuperação do microbioma vaginal saudável dominado por *Lactobacilli*, após o uso de antimicrobiano, geralmente, é apenas transitória. Após o término do tratamento, a composição do meio ambiente vaginal novamente retorna para as condições ambientais que favorecem a proliferação de *G. vaginalis* e outras bactérias e que inibem a proliferação de *Lactobacilli*.

INTERAÇÃO DO MICROBIOMA COM BIOFILMES

Outra importante razão para a falha do tratamento com antibióticos para evitar a recorrência da VB é a propensão da *G. vaginalis* para formar biofilmes no epitélio vaginal[10] e, então, escapar da exposição aos antibióticos. A *G. vaginalis* desloca os *Lactobacilli* da superfície das células epiteliais vaginais e adere a esse epitélio em elevado número. Adicionalmente, a presença simultânea de outras bactérias nesses biofilmes dominados por *G. vaginalis* contribui para aumentar ainda mais a resistência da VB aos antimicrobianos.[10,11] Quando o tratamento termina, as bactérias do biofilme proliferam e tornam a predominar no microbioma vaginal, o que resulta novamente no aparecimento de sintomas. A heterogeneidade nas espécies de *G. vaginalis* provavelmente influencia as diferenças na sensibilidade ao agente terapêutico, a formação de biofilmes e a capacidade de replicação bacteriana.[12] Uma variedade de produtos, empregados isoladamente ou em combinação com o tratamento antimicrobiano, tem sido relatada na literatura, demonstrando diferentes efeitos na formação e persistência do biofilme vaginal.[13] Entretanto, até o momento, não existem dados que demonstrem elevado benefício terapêutico. Em razão de sua importância, o tema especifico sobre biofilmes será discutido em capítulo à parte.

COMPOSIÇÃO DO MICROBIOMA E PROTEÇÃO CONTRA CONDIÇÕES ADVERSAS

Outra grande vantagem que tem sido atribuída ao microbioma vaginal dominado por *Lactobacilli* é a proteção contra agentes sexualmente transmissíveis, infecções do trato urinário,[14] infertilidade, endometrite e doença inflamatória pélvica (DIP).[15] Ou seja, distúrbios no microbioma saudável aumentam a susceptibilidade a esses eventos. De maneira semelhante, gestantes com microbioma vaginal similar ao de mulheres com VB estão sob risco de eventos adversos como corioamnionite e parto prematuro espontâneo.[16] Já foi demonstrado associação entre a deficiência nos *Lactobacilli* vaginais e o encurtamento da cérvice uterina, que predispõe ao parto prematuro[17] e, embora ainda existam algumas controvérsias, é provável que o aumento da susceptibilidade a eventos adversos possa também ser aplicado a mulheres cuja escassez de *Lactobacilli* seja assintomática. O microbioma vaginal dominado por *L. crispatus* tem sido particularmente associado à elucidação da reposta imune adequada protetora contra uma variedade de patógenos bacterianos e virais.[2,3] Estudos recentes também demonstram evidências de que o *L. crispatus* inibe a proliferação de *G. vaginalis* e outras espécies não *Lactobacilli* na vagina.[18]

VALOR PREDITIVO DA DETERMINAÇÃO DO MICROBIOMA VAGINAL

Haveria benefício na determinação do microbioma vaginal de todas as pacientes quando essa determinação estivesse disponível? Se essas pacientes forem assintomáticas, saudáveis e estiverem apenas realizando o seu *check-up* rotineiro, essa determinação provavelmente é desnecessária. Além disso, a determinação do microbioma vaginal em (determinado) momento específico, mesmo que seja apenas por meio da bacterioscopia (Gram), provavelmente não fornecerá diagnóstico confiável da microbiota predominante. Isso porque podem existir variações diárias na composição do microbioma em consequência de variáveis como dieta, exercício, uso de contraceptivos, e medicações e diferenças nos níveis hormonais circulantes.[19] Além disso, pesquisas recentes têm demonstrado que mulheres com microbiomas vaginais aparentemente idênticos podem, entretanto, ter expressão diferentes das proteínas que fazem parte da composição do meio ambiente vaginal.[20] Essas diversidades têm sido atribuídas a variações funcionais entre diferentes cepas das mesmas espécies bacterianas. Assim, a determinação da microbiota no âmbito de espécie bacteriana pode prover apenas uma avaliação limitada e incompleta das consequências da presença do micro-organismo detectado. Por outro lado, a determinação da bactéria dominante na vagina de mulheres, no 1º trimestre da gestação, parece ser de valor para avaliar o risco de encurtamento da cérvice e o risco de parto prematuro espontâneo. Se houver deficiência de *Lactobacilli*, essas gestantes podem ser monitoradas mais frequentemente ou tratadas com antibióticos para modificar a composição microbiana. De maneira semelhante, mulheres sintomáticas e deficientes em *Lactobacilli* também podem ser avaliadas com maior frequência ou, eventualmente, tratadas com antibióticos para modificar a composição da microbiota. E, finalmente, em mulheres sintomáticas seria de interesse ter seu microbioma vaginal determinado como ajuda para a escolha do tratamento antimicrobiano adequado.

ALTERAÇÃO TERAPÊUTICA DA COMPOSIÇÃO DO MICROBIOMA VAGINAL POR PROBIÓTICOS

Uma área muito ativa de pesquisas atuais, particularmente entre empresas farmacêuticas e de Biotecnologia, é o uso terapêutico de probióticos para modificar o microbioma vaginal. Infelizmente, os estudos publicados referindo melhora do microbioma vaginal têm utilizado pequenos tamanhos amostrais e/ou têm tido duração limitada. Alterações temporárias na composição bacteriana vaginal pelo uso de probióticos têm sido, invariavelmente, seguidas pela recuperação do domínio do meio ambiente pela bactéria que havia causado o distúrbio.[22,23] Administrações de micro-organismos exógenos para alterar a microbiota vaginal sem se estar ciente das variações nos fatores do hospedeiro que influenciam a colonização saudável a longo prazo provavelmente não serão bem-sucedidas.

MICROBIOMA E ONCOGENESE CERVICAL

A infecção pelo grupo de papilomavírus humano (HPV) de alto risco e persistente é elemento fundamental na propagação do processo oncogênico do câncer do colo (CC). Alguns tipos de HPV, como o 16, são considerados aqueles que apresentam maior chance de oncogenese.[24] Paralelamente, sabe-se que múltiplos cofatores podem desempenhar papel importante no desencadeamento ou progressão do processo oncogênico; assim podem existir fatores que favoreçam ou dificultem a persistência da infecção pelo HPV. Entre esses fatores, são citados de importância outras infecções (p. ex., pela *Clamidia tracomatis*), fatores hormonais (p. ex., o longo tempo de uso de contraceptivos), estados de imunossupressão (p. ex., a presença de vírus da imunodeficiência humana (HIV), ou em pacientes transplantados), entre outros. Entre os vários fatores que possam impulsionar o processo oncogênico e com o estudo do microbioma vaginal, foi observado que determinadas composições de micro-organismos poderiam exercer esse papel. Em mulheres brasileiras, um estudo observou nítida diferença entre os microbiomas vaginais em que quase dois terços delas poderiam ter risco aumentado de resultados adversos associados à depleção de *Lactobacillus* ou pelo domínio *de L. iners*, além do que, em análise estratificada, observou-se, também, associação com maior prevalência da presença de HPV de alto risco nessas comunidades bacterianas com microbioma tipo IV.[25,26] Uma revisão da literatura inédita, analisando 11 estudos, corroborou os achados relativos às mulheres brasileiras. Essa revisão, igualmente, mostrou que a microbiota vaginal dominada por espécies com ausência de *Lactobacillus* ou com o *Lactobacilus iners* foi associada à probabilidade de três a cinco vezes maior de prevalência de qualquer HPV e duas a três vezes maior para os HPV de alto risco e neoplasia intraepitelial cervical, em comparação com *Lactobacillus crispatus*.[27] Portanto, podemos concluir que diferentes tipos de microbiomas podem ter influência na prevalência dos tipos de HPV, com predominância dos de alto risco e, dessa forma, facilitando o processo oncogênico do CC.

CONCLUSÃO

A microbiota vaginal é um dos principais contribuintes para a manutenção de um trato reprodutivo saudável em resposta a uma infinidade de exposições ambientais, bem como a alterações internas, como as que ocorrem durante a gravidez. Entretanto, torna-se muito difícil definir o papel dos componentes individuais do microbioma bacteriano na saúde e na doença. Certamente, os fatores individuais, dependendo de cada mulher, a sua exposição a insultos exógenos ou endógenos e a cepa específica que possa estar presente numa determinada bactéria vaginal, podem ser inócuos, benéficos ou ter potencial patogênico. Novas pesquisas são necessárias para melhor elucidar esses aspectos do microbioma vaginal, suas variações e maneiras para que este possa ser alterado em situações incompatíveis com estado de saúde do trato genital inferior.

REFERÊNCIAS BIBLIOGRÁFICAS

1. Ravel J, Gajer P, Abdo Z, Schneider GM, Koenig SSK, McCulle SL et al. Vaginal microbiome of reproductive-age women. Proc Natl Acad Sci USA. 2011;108:4680-7.
2. Witkin SS, Mendes-Soares H, Linhares IM, Jayaram A, Ledger WJ, Forney LJ. Influence of vaginal bacteria and D-and L-lactic acid isomers on vaginal extra cellular matrix metalloproteinase inducer: implications for protection against upper genital tract infections. mBio. 2013;4:e00460-13.
3. Linhares IM, Sisti G, Minis E, de Freitas GB, Moron AF, Witkin SS. Contribution of epithelial cells to defense mechanisms in the human vagina. Curr Infect Dis Rep. 2019;21:30.
4. Witkin SS, Ledger WJ. Complexities of the uniquely human vagina. Sci Transl Med. 2012;4:132fs11.
5. Nasioudis D, Beghini J, Bongiovanni AM, Giraldo PC, Linhares IM, Witkin SS. α-Amylase in vaginal fluid: association with conditions favorable to dominance of Lactobacillus. Reprod Sci. 2015;22:1393-8.
6. Shen L, Zhang W, Yuan Y, Zhu W, Shang A. Vaginal microecological characteristics of women in different physiological and pathololological period. Front Cell Infect Microbiol. 2022;12:959793.
7. Romero R, Hassan SS, Gajer P, Tarca AL, Fadrosh DW, Nikita L et al. The composition and stability of the vaginal microbiota of normal pregnant women is different from that of non-pregnant women. Microbiome. 2014;2:4.
8. Romero R, Theis KR, Gomez-Lopez N, Winters AD, Panzer JJ, Lin H et al. The vagina microbiota of pregnant women varies with gestational age, maternal age, and parity. Microbiol Spectr. 2023;11:e0342922.
9. Sobel JD. Bacterial vaginosis Annu Rev Med. 2000;51:349-56.
10. Machado A, Cerc N. Influence of biofilm formation by Gardnerella vaginalis and other anaerobes on bacterial vaginosis. J Infect Dis. 2015;212:1856-61.
11. Rosca AS, Castro J, Franca A, Vaneechoutte M, Cerca N. Gardnerella vaginalis dominates multi-species biofilms in both pre-conditioned and competitive in vitro biofilm formation models. Microb Ecol. 2022;84:1278-87.
12. Castro J, Jefferson KK, Carca N. Genetic heterogeneity and taxonomic diversity among Gardnerella species. Triends Microbiol. 2020;28:202-11.
13. Abbe C, Mitchell CM. Bacterial vaginosis: a review of approaches to treatment and prevention. Front Reprod Health. 2023;5:1100029.
14. Saraf VS, Sheikh SA, Ahmad A, Gillevet PM, Bokhari H, Javed S. Vaginal microbiome: normalcy vs dysbiosis. Arch Microbiol. 2021;203:3793-802.
15. Ravel J, Moreno I, Simón C. Bacterial vaginosis and its association with infertility, endometritis, and pelvic inflammatory disease. Am J Obstet Gynecol. 2021;224:251-7.
16. Klebanoff MA, Schuit E, Lamont RF, Larsson PG, Odendaal HJ, Ugwumadu A et al. Antibiotic treatment of bacterial vaginosis to prevent preterm delivery: systematic review and individual participant data analysis. Paediatr Perinat Epidemiol. 2023;37:239-51.
17. Witkin SS, Moron AF, Ridenhour BJ, Minis E, Hatanaka A, Sarmento SG et al. Vaginal biomarkers that predict cervical length and dominant bacteria in the vaginal microbiome of pregnant women. mBio. 2019;10:e02242-19.
18. Witkin SS, Moron AF, Linhares IM, Forney LJ. Influence of Lactobacillus crispatus, Lactobacillus iners and Gardnerella vaginalis on bacterial vaginal composition in pregnant women. Arch Gynecol Obstet. 2021;304:395-400.
19. Song SD, Acharya KD, Zhu JE, Deveney CM, Walther-Antonio MR, Tetel MJ et al. Daily vaginal microbiota fluctuations associated with natural hormonal cycle, contraceptives, diet, and exercise. mSphere. 2020;5:e00593-20.
20. Holm JB, France MT, Gajer P, Ma B, Brotman RM, Shardell M et al. Integrating compositional and functional content to describe vaginal microbiomes in health and disease. Microbiome. 2023;11:259.
21. Hillier SL. The need for better evidence to support probiotics for vaginitis. BJOG. 2020;127:300.
22. van de Wijgert J, Verwijs MC. Lactobacilli-containing vaginal probiotics to cure or prevent bacterial or fungal vaginal dysbiosis: a systematic review and recommendations for future trial designs. BJOG. 2020;127:287-99.

23. Buggio L, Somigliana E, Borghi A, Vercellini P. Probiotics and vaginal microecology: fact or fancy? BMC Womens Health. 2019;19:25.
24. Jaisamrarn U, Castellsagué X, Garland SM, Naud P, Palmroth J, Del Rosario-Raymundo MR et al. Natural history of progression of HPV infection to cervical lesion or clearance: analysis of the control arm of the large, randomised PATRICIA study. PLoS One. 2013;8(11):e79260.
25. Marconi C, El-Zein M, Ravel J, Ma B, Lima MD, Carvalho NS et al. Characterization of the vaginal microbiome in women of reproductive age from 5 regions in Brazil. Sex Transm Dis. 2020;47(8):562-9.
26. Morales APJ, Marconi C, El-Zein M, Ravel J, da Silva PGV, Silveira R et al. Vaginal microbiome components as correlates of cervical human papillomavirus infection. J Infect Dis. 2022;226(6):1084-97.
27. Norenhag J, Du J, Olovsson M, Verstraelen H, Engstrand L, Brusselaers N. The vaginal microbiota, human papillomavirus and cervical dysplasia: a systematic review and network meta-analysis. BJOG. 2020;127(2):171-80.

QUESTÕES

1. Com relação ao microbioma vaginal, sabemos que determinadas situações podem alterar sua composição. Assinale, entre as alternativas a seguir, aquela que indica a possibilidade em promover essa alteração.

a. Uso de hormônios.

b. Relacionamento sexual.

c. Alimentação.

d. Todas as anteriores.

2. As mulheres cujo o microbioma vaginal está destituído de lactobacilos ou com poucos lactobacilos apresentam características. Assinale a alternativa **incorreta**.

a. Nessa situação, há dominância de bactérias como *Gardnerella*, *Atopobium* e *Prevotella*, entre outras.

b. Essas mulheres devem ter sintomas de corrimento com odor consequente à prevalência da *Gardnerella*.

c. Até o momento, não existem explicações exatas para a ocorrência desse tipo de microbioma em determinadas mulheres.

d. Diferenças no meio ambiente vaginal, peculiares a cada mulher em razão de seu comportamento, meio ambiente ou genética, podem explicar essa situação.

3. Nas mulheres cujo microbioma vaginal se apresenta na forma de comunidades do grupo IV em associação com escassez de lactobacilos, podem existir algumas repercussões como efeito direto. Com relação a maior chance de essas repercussões ocorrerem, assinale a alternativa em que essa situação **não está** demonstrada.

a. Infecção urinaria de repetição.

b. Candidíase recorrente.

c. Processo oncogênico do HPV.

d. Prematuridade.

4. Quanto à influência do microbioma e à presença da infecção pelo HPV, podemos afirmar que:
   a. A presença de comunidades vaginais com predomínio de *Lactobacilos inners* se associa a maior presença de HPV de alto risco.
   b. O *Lactobacilos crispatus* se associa à exacerbação do processo oncogênico.
   c. O microbioma vaginal interfere no processo oncogênico do HPV apenas nos casos em que fatores adjuvantes como *a Clamidia trachomatis* estejam presentes.
   d. O microbioma com aumento dos lactobacilos facilita o processo oncogênico do HPV.

RESPOSTAS

1. Alternativa correta: **d**. Tanto fatores ligados ao meio ambiente como genéticos e comportamentais podem influenciar o microbioma. Assim como os hormônios a exemplo do estrogênio podem atuar nos lactobacilos. Microtraumas relacionados ao ato sexual e a possibilidade de transmissão de agentes poderiam alterar o microbioma. Também alimentos como os lácteos podem causar essa alteração.

2. Alternativa correta: **b**. As pacientes com alteração do microbioma associada com escassez ou ausência de lactobacilos podem ser assintomáticas e, mesmo que esteja associada com a VB, podem não existir sintomas como corrimento e/ou odor fétido. Nesse tipo de microbioma, em razão da ausência ou da baixa presença de lactobacilos, com frequência, ocorre proliferação de bactérias como *Gardnerella*, *Atopobium*, Prevotella, entre outros, e ainda não está definida a causa exata desse tipo de alteração. O que se sabe é que alterações genéticas, comportamentais ou do meio ambiente isoladas ou associadas podem explicar esse tipo de alteração.

3. Alternativa correta: **b**. A alteração com maior proliferação bacteriana vaginal facilita a ocorrência de infecção urinária, podendo se associar a repetições. Igualmente, os HPVs de alto risco estão mais presentes nesse tipo de microbioma no qual o processo oncogênico tem se mostrado. Pelo fato de aumentar a proliferação de bactérias, essa situação pode se associar com processo inflamatório e propiciar discretas contrações uterinas e, assim, facilitar o apagamento/encurtamento do colo e a prematuridade. Por outro lado, habitualmente, nessas situações (em 80% delas em nossa casuística), existe maior alcalinidade do pH vaginal e não há relação com a candidíase recorrente.

4. Alternativa correta: **a**. O microbioma influencia o processo oncogênico do HPV, tanto que o predomínio do *L. inners* se mostrou com maior prevalência do HPV oncogênico quando comparado ao *L. crispatus*. Não houve nenhuma evidência que para essa situação o microbioma teria de se acompanhar de cofatores como *Clamidia* ou outros. Portanto, apenas a presença de determinados microbiomas como aqueles com domínio do *L. inners* ou, ainda, aqueles com diminuição ou ausência de lactobacilos já se mostraram associados com aumento na prevalência do HPV de alto risco.

23

Biofilmes e sua Importância em Patologias do Trato Genital Inferior

Newton Sergio de Carvalho
Camila Marconi

Conceitualmente, o biofilme é uma estrutura composta de bactérias e/ou fungos além de outros organismos em que podem se associar protozoários e até vírus, vivendo e reproduzindo-se como uma entidade coletiva (colônia), com a função de facilitar sua proteção e reprodução. Os biofilmes são envoltos por uma matriz de polímeros extracelulares, o que os faz mais resistentes às variações do meio (p. ex., pH, temperatura, concentração do O_2), à desinfecção e mesmo ao efeito do antibiótico. Importante o fato de que a manutenção dessa resistência depende de uma série de fatores e também da concentração de cada elemento como acidez, nível de concentração do antibiótico, entre outros (Quadro 23.1).

Quadro 23.1 – Conceitos fundamentais a respeito dos biofilmes vaginais	
1.	São formas de crescimento microbiano não planctônico nas quais os micro-organismos são envoltos por uma matriz protetora
2.	Tanto espécies microbianas patogênicas como da microbiota saudável apresentam capacidade de desenvolver biofilmes
3.	Infecções associadas a biofilmes apresentam maior evasão à imunidade do hospedeiro e recidiva após tratamento com antimicrobianos
4.	Uma vez formado o biofilme inicial, outros micro-organismos, eventualmente até não patogênicos, podem se incorporar e aumentá-lo
5.	Biofilmes maduros tem capacidade de desprender segmentos menores que podem se implantar em outros locais do organismo infectado
6.	Biofilmes bacterianos apresentam papel central na patogênese da vaginose bacteriana

Fonte: Desenvolvido pela autoria.

BIOFILME E MECANISMOS DE COMENSALISMO E PATOGÊNESE DE MICRO-ORGANISMOS VAGINAIS

Os conceitos de comensalismo e de patogênese são necessários para o entendimento da formação e do papel dos biofilmes no meio ambiente vaginal. A microbiota vaginal é composta por vários micro-organismos considerados comensais ou apenas colonizantes, mas que mantêm o meio ambiente equilibrado. Entre eles, a presença dos lactobacilos é de fundamental importância, mas também é composto por bactérias como a *Gardnerela vaginalis* e fungos como a *Candida albicans*. A formação do meio ambiente vaginal se inicia na menina recém-nascida, passando por transformações ao longo do tempo na dependência da influência do estado hormonal, dieta, higiene pessoal, entre outros. Considerando-se a vaginose bacteriana (VB) e a candidíase vulvovaginal (CVV) sendo as alterações mais prevalentes, podemos dizer que a maior parte das infecções vaginais tem origem em micro-organismos comensais ou que fazem parte da população residente vaginal e que, em determinado momento e sob determinadas circunstâncias, houve ruptura do equilíbrio biológico, com aumento da multiplicação desses micro-organismos e possibilidade de dano aos tecidos do hospedeiro. Essa quebra do equilíbrio biológico pode ser expressa por determinados fatores de virulência, como a presença de adesinas, proteases e fosfolipases, variações fenotípicas e em que a formação de biofilmes microbianos representa um dos fatores (Figura 23.1).

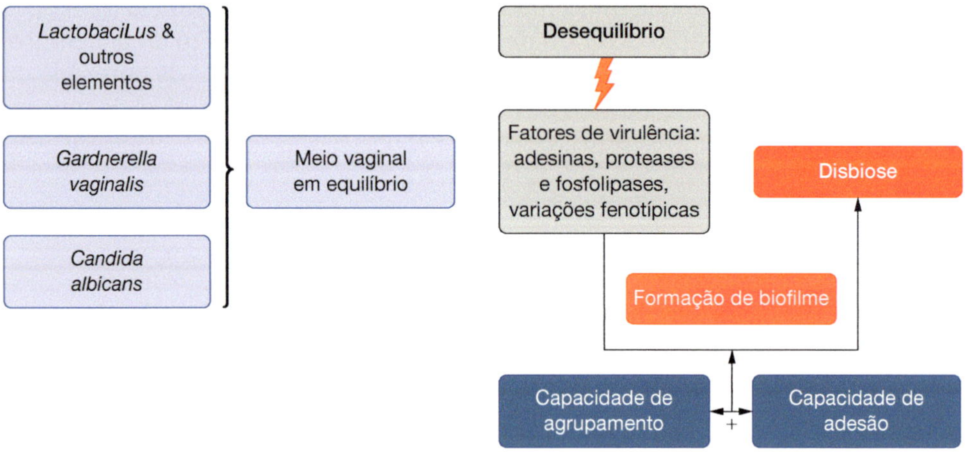

Figura 23.1 – Diagrama da presença do biofilme no contexto do desequilíbrio do meio ambiente vaginal. *Fonte: Desenvolvida por NS De Carvalho.*

Portanto, podemos dizer que colonização (podendo existir simbiose) se refere a uma relação sem interrupção das funções normais do hospedeiro, ao passo que doença ou patogenicidade se refere a algum tipo de dano.

Para sua subsistência, os micro-organismos, habitualmente, apresentam duas propriedades importantes na formação dos biofilmes: a de se agruparem formando colônias; e a de, por meio de vários mecanismos, aderirem uns aos outros e às superfícies do hospedeiro. Assim, nesse contexto, o biofilme é considerado um elemento em que o agrupamento e a capacidade de adesão dos micro-organismos se somam para formar uma estrutura organizacional cujas mucosas eles aderem (p. ex., paredes vaginais) ou aderem à superfície de materiais (como dispositivos intrauterinos [DIU]).

Na organização do biofilme, existe uma camada denominada "matriz polimérica extracelular" ou "substância polimérica extracelular" (SPE ou EPS), do inglês *extracellular polymeric substances*, formada por polissacarídeos, DNA extracelular, proteínas, lipídios, surfactantes, água, em alguns tipos de biofilmes e até mesmo flagelos e pilli (mecanismo de adesão), e apêndices bacterianos em torno da população de micro-organismos. Essa camada ocupa o maior percentual físico de toda a estrutura. Podemos considerar que essa estrutura de polímeros forma uma "capa aderente e protetora" apresentando uma "inteligência bacteriana", organizada e em constante modificação, pois as células participantes se integram em uma complexa rede em que o principal objetivo é manter a sobrevivência com possível resistência aos antimicrobianos. Ela atua como uma barreira física à imunidade do hospedeiro. O biofilme é poroso e, dessa forma, possibilita a entrada de nutrientes e a eliminação de resíduos, além disso, para ter seu crescimento de maneira organizada, conta com determinadas propriedades que podem estar associadas a alguns dos biofilmes e são descritas a seguir:

1. Células persisters: variantes fenotípicas das cepas bacterianas que podem compor o biofilme e que se mantêm em estado de latência (aparente dormência), não se dividem e, habitualmente, exibem fenótipos de resistência a múltiplos antimicrobianos, mas de forma distinta daquelas com resistência associada a mutações genéticas ou transferência horizontal de genes.[1] Importante que infecções crônicas podem ser causadas por micro-organismos persistentes, o que geraria uso excessivo de antibióticos e, como consequência, a possibilidade de induzir resistência a esses antimicrobianos em outras bactérias.
2. *Quorum sensing* (QS): consiste em mecanismo no qual existe uma comunicação celular coordenando a expressão de múltiplos fatores de virulência e comportamentos associados, além de controle da densidade celular quando atingido o limite de tamanho populacional do biofilme.[2,3]
3. Fatores de virulência: de forma sintética (a simplificar), podemos dizer que, no sistema QS, uma enzima catalisa a síntese do sinal transmissor e um receptor se liga ao sinal e reprograma a expressão de vários genes, incluindo aqueles que codificam a enzima que produz o sinal, criando um ciclo de retroalimentação. Em patógenos bacterianos, a maioria dos genes controlados por QS codifica (produz) vários fatores de virulência diferentes como proteases, toxinas e adesinas.[4]
4. Simbiose entre componentes do biofilme: podem ocorrer interações entre os componentes com a finalidade de proteção e resistência. Um dos estudos demonstra essa propriedade em biofilmes de VB em que *Atopobium* e *Gardnerella* se associam com essa finalidade como mostra a Figura 23.2.[5]
5. Disseminação de partes do biofilme: ocorre quando, em estruturas maduras, segmentos podem ser desprendidos com formação de novas colônias em outros locais. Por exemplo, em endométrio ou em urina de pacientes com VB, podem ser observadas células epiteliais descamadas cobertas por biofilmes.[6]

6. Formação dos biofilmes: a formação dos biofilmes microbianos ocorre em quatro etapas de desenvolvimento (Figura 23.2).
   - A primeira delas consiste na aderência das células, anteriormente planctônicas, a uma superfície via interações físico-químicas que podem ser reversíveis.
   - Na segunda etapa, essas células passam a produzir e a secretar uma substância polimérica extracelular que forma uma matriz que as envolve, o que dá origem a uma estrutura tridimensional irreversivelmente aderida à superfície.
   - Em seguida, as células se multiplicam, aumentando ainda mais a produção da matriz (SPE), até atingir seu último estágio de desenvolvimento que consiste num biofilme maduro no qual a matriz ocupa a maior parte da massa da estrutura, tornando o biofilme impermeável e altamente resistente.
   - Após a maturação e o crescimento do biofilme, alguns segmentos se desprendem e podem se estabelecer e disseminar em outros locais. O desprendimento de células e de seguimentos de um biofilme maduro permite que os micro-organismos se movam e instalem-se em diferentes sítios do organismo do hospedeiro, resultando na disseminação da infecção. Além disso, a formação de biofilmes é uma estratégia importante dos micro-organismos de evasão da imunidade do hospedeiro. Essa situação se instala por criar dificuldade à fagocitose, visto que limita a penetração de leucócitos e dos seus produtos, como os anticorpos.

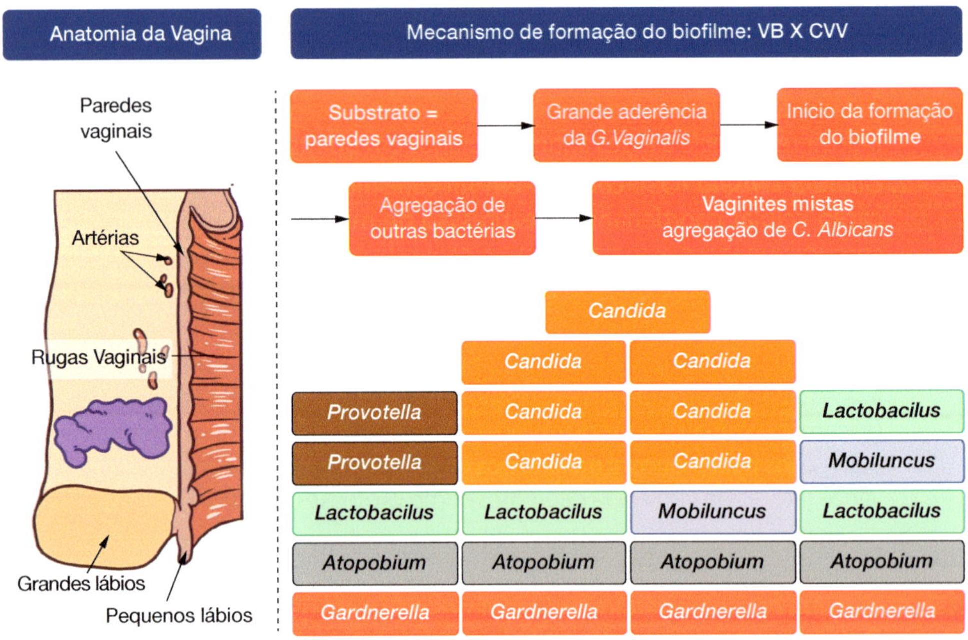

Figura 23.2 – Elementos implicados no mecanismo de formação do biofilme na vaginite mista incluindo, inicialmente, a *Gardnerela vaginalis*, formando uma película na base do epitélio e, depois, povoada por *Candida vaginalis*, até mesmo *Lactobacilus* e outros micro-organismos.
CVV: candidíase vulvovaginal; VB: vaginose bacteriana.
Fonte: Desenvolvida por NS De Carvalho.

Identificação dos biofilmes: os biofilmes microbianos são peças fundamentais na patogênese de diversas infecções, bem como no desfecho dos tratamentos com antimicrobianos. Entretanto, a identificação da presença dessas estruturas, tanto clínica como laboratorial, não é tarefa trivial.

A recidiva de uma infecção pós-tratamento é um achado clínico que sugere a presença da associação com biofilmes. No contexto laboratorial, a detecção de biofilmes depende de sua origem. Biofilmes que se formam nas superfícies abióticas, como cateteres e DIU, podem ser detectados mediante a remoção dos dispositivos. A cultura microbiológica desses dispositivos ainda é a técnica mais utilizada para a detecção de biofilmes, porém apresenta limitações importantes como a natureza fastidiosa de diversas espécies formadoras de biofilmes, o não crescimento *in vitro* das células *persisters*, a diversidade de possíveis espécies formadoras, entre outras. Já para os biofilmes aderidos a superfícies epiteliais do hospedeiro, técnicas de Biologia Molecular e de microscopia eletrônica de varredura (MEV) são promissoras, porém ainda não são realizadas na rotina diagnóstica, sendo restritas à pesquisa.

Para o entendimento da formação e do papel dos biofilmes no meio ambiente vaginal, deve-se considerar que a microbiota local é composta, sobretudo, por espécies de bactérias e de fungos, sendo os últimos predominantemente do gênero *Candida*. Normalmente encontradas em sua forma comensal como leveduras, as espécies de *Candida* assumem sua forma patogênica como pseudo-hifas e hifas durante episódios de CVV. Entre as espécies bacterianas que colonizam o ambiente vaginal, destacam-se as dos seguintes *Lactobacillus* que, individualmente, apresentam a capacidade de prevalecer sobre outras espécies: *L. crispatus*; *L. gasseri*; *L. iners;* e *L. jensenii*. Outras espécies bacterianas foram identificadas na microbiota vaginal, mas não alcançam a capacidade de se apresentar em quantidades relevantes, restringindo-se à participação secundária.

Na disbiose vaginal, observa-se a depleção total ou parcial de *Lactobacillus* sp. e sua substituição pelo crescimento exacerbado de uma grande diversidade de espécies anaeróbias facultativas ou obrigatórias da microbiota acessória. São muitas as espécies bacterianas já associadas à disbiose vaginal e, entre elas, destacamos: *Gardnerella* spp.; *Fannyhessea vaginae* (anteriormente *Atopobium*); *Prevotella bivia; Bacteroides; Megasphaera*; *Mageeibacillus indolicus*; *Sneathia amnii*; *Peptostreptococcus* spp.; *Mobiluncus* spp. O principal tipo de disbiose vaginal é a VB e ocorre quando cepas mais virulentas de algumas espécies de *Gardnerella*, por meio de seus fatores de virulência (sobretudo a enzima sialidase que degrada o muco vaginal), sobrepõe seu crescimento ao dos *Lactobacillus*. O crescimento de *Gardnerella* é acompanhado, inicialmente, pelo maior crescimento de *P. bivia* que, também por ser sialidase-produtora, aumenta ainda mais a aderência às células epiteliais vaginais. Esse ambiente, por meio das propriedades de se reunir e aderir, favorece a aderência e o maior crescimento das demais espécies anaeróbias associadas à VB, como demonstrado na Figura 23.2.

Os biofilmes microbianos vaginais podem estar aderidos ao epitélio da mucosa vaginal tanto na presença de uma microbiota vaginal saudável, com predomínio de *Lactobacillus*, como em condições de desequilíbrios como na VB e na CVV. Além disso, biofilmes microbianos já foram detectados em superfícies abióticas de dispositivos comumente utilizados no trato genital inferior (TGI), como DIU, contraceptivos do tipo anel vaginal e absorventes internos.[7] Na sequência, serão discutidas determinadas características de biofilmes microbianos associados a algumas condições do TGI.

1. ***Lactobacillus*:** embora a maioria das discussões acerca dos biofilmes seja realizada no contexto das doenças infecciosas, é importante ratificar que micro-organismos associados à microbiota saudável também apresentam capacidade de crescer como biofilmes protetores. Nesse caso, o biofilme é formado por *Lactobacillus* que, recobrindo a parede vaginal de forma espessa, tem a capacidade de neutralizar a proliferação de micro-organismos patogênicos. Um estudo demonstrou essa situação em que esse tipo de biofilme oferecia proteção contra determinadas espécies de *Candida*.[8] Já foi demonstrado que algumas espécies de *Lactobacillus* frequentemente encontradas como predominantes no ambiente vaginal, como *L. crispatus* e *L. gasseri*, apresentam a capacidade de formar biofilmes *in vitro*. Além disso, alguns desses biofilmes de *L. crispatus* apresentam intensa atividade anti-*Candida*.[8] Além dessa potencial atividade anti-*Candida*, os polissacarídeos presentes na SPE constituintes dos biofilmes de *L. crispatus* e *L. gasseri* e de algumas linhagens das espécies de outros *Lactobacillus* apresentam capacidade de inibir a formação de biofilme de potenciais patógenos como *Escherichia coli*, *Staphylococcus aureus* e *Streptococcus agalactiae*.
2. ***Trichomonas vaginalis*:** não foram encontradas descrições desse agente formando biofilmes, entretanto existem publicações que indicam que as bactérias vaginais de um microbioma disbiótico típico aumentam a capacidade patogênica do *T. vaginalis*. Isso decorre do aumento da citoadesão desse micro-organismo e, assim, intensificando a parasitose e a apoptose das células hospedeiras.[9,10]
3. **Candidíase vulvovaginal:** biofilmes podem ser formados pelas principais espécies que causam a CVV como *C. albicans, C. glabrata, C. tropicalis, C. dubliniensis, C. Parapsilosis*. Já foi demonstrado que biofilmes de *Candida* podem se formar tanto na superfície da mucosa vulvovaginal como na superfície de dispositivos como o DIU.[7] A morfologia dos biofilmes de *Candida* varia de acordo com determinados fatores do hospedeiro e da espécie presente. O biofilme formado por *C. albicans* apresenta uma estrutura complexa que inclui uma base aderida à superfície majoritariamente formada de leveduras, com grandes quantidades de SPE e, nas camadas superiores, leveduras, hifas e brotamentos. Por sua vez, o biofilme de *C. glabrata* apresenta estrutura majoritariamente formada por leveduras organizadas em agregados e envoltas por SPE.[11]

   A grande importância clínica da presença de biofilmes de *Candida* é que essa organização celular está associada à resistência aos antifúngicos quando comparados às células planctônicas. Dessa forma, deve-se considerar a hipótese segundo a qual os casos de candidíase vulvovaginal de repetição (CVVR) possam estar associados à persistência dos biofilmes após tratamento convencional.[12] Nos casos de candidíase associada a dispositivos, deve-se considerar sua remoção ou substituição, pois as células *persisters* ali aderidas podem ser causa de recorrência pós-tratamento.[13] Importante ressaltar que a recorrência e a dificuldade de tratamento da CVV também poderão não estar associadas com a presença do biofilme, como já demonstrado.[14]

4. **Vaginose bacteriana:** nos estudos iniciais de VB, foi demonstrada a associação do quadro com a presença de *clue cells, ou seja,* células epiteliais observadas na microscopia recobertas com grande quantidade de bacilos curtos e/ou cocobacilos aderidos a sua superfície. Esses bacilos aglomerados e aderidos na superfície das células epiteliais já apresentavam a primeira evidência de biofilmes bacterianos produzidos por espécies associadas à VB.
   - O progresso foi crescente a partir da demonstração de Swidsinski *et al.* há 2 décadas, quando, usando sondas de hibridização *in situ* fluorescente de ácido nucleico peptídico (FISH) de uma superfície epitelial, da presença de biofilme mucoso em amostras de biópsia vaginal obtidas de mulheres com VB.[15] Hoje, sabe-se que, de fato, os biofilmes da VB encontram-se aderidos à superfície de células epiteliais do TGI e são de natureza polimicrobiana, tendo a *Gardnerella* spp. como seu principal constituinte. Atualmente, acredita-se que linhagens de *G. vaginalis* e de *G. piotii* produtoras de sialidases sejam as principais responsáveis por iniciar o processo do biofilme na VB.[16] Essas espécies conseguem aderir ao epitélio vaginal e multiplicam-se, atraindo para esse ambiente a também sialidase-produtora *Prevotella bivia*, e, então, estabelecendo uma sinergia metabólica.[17,18] Essa sinergia pode ser observada onde os aminoácidos derivados da proteólise de *Gardnerella* servem de substrato para a *P. bivia* que, por sua vez, produz amônia que estimula o crescimento de *Gardnerella*. Soma-se a isso o fato de que a P. *bivia* aumenta a produção de biofilme iniciado pela *Gardnerella*. Dessa forma, o desenvolvimento do biofilme, associado às grandes quantidades de sialidases produzidas, promove o aumento da degradação do muco vaginal e a facilitação da aderência de outras bactérias ao biofilme em desenvolvimento, particularmente a *F. vaginae*. O biofilme formado pela *G. vaginalis* apresenta alta tolerância ao ácido lático e ao peróxido de hidrogênio (H_2O_2), elementos que mantêm a acidificação do meio vaginal, considerado protetor. Dessa forma, por meio da formação desse biofilme, existe um favorecimento para agregação de vários outros micro-organismos como mostra a Figura 23.2.
   - Como aspecto clínico de importância, ressaltamos que, na VB, a presença de biofilme se constitui no principal fator associado aos casos de recidiva (vaginose bacteriana recorrente [VBR]). Nesse caso, acredita-se que, após tratamentos convencionais que não sejam suficientes para eliminar a totalidade do biofilme já estabelecido, a base restante propicie o retorno do quadro. Algumas opções terapêuticas para os casos de VBR têm sido propostas. Entre elas, o uso de ácido bórico, considerado um "quebrador" de biofilme, a ser utilizado entre ciclos de metronidazol, como sugerido em alguns protocolos de conduta na VBR.[19]
5. ***Clamidia:*** não existem evidências diretas demonstrando a *Clamidia* como formadora primária de biofilmes. Entretanto, foi demonstrado que a *C. trachomatis* sobrevive dentro do biofilme produzido por *Candida albicans* ou *G.*

vaginalis, mantendo suas propriedades infecciosas. Essa evidência é de relevância clínica, uma vez que o biofilme, conhecido como "nicho protetor", pode favorecer a evasão do sistema imunológico do hospedeiro por *C. trachomatis* e reduzir sua suscetibilidade aos antibióticos.[20]

6. **Gonorreia:** a capacidade de formar biofilme pode ser um fator facilitador para resistência e persistência para a *Neisseria gonorrhoeae*, embora o mecanismo de resistência mais conhecido seja a alteração genética. Sua possibilidade de formar biofilme se associa com o entendimento da existência de formas assintomáticas.[21]

7. ***Micoplasmas genitalium:*** a formação de biofilme é um dos fatores importantes que auxiliam o *Mycoplasma genitalium* (MG) a suplantar as defesas do hospedeiro e causar infecções crônicas. As imagens da formação do biofilme foram observadas à microscopia eletrônica, demonstrando a produção de segmentos subsequentes (torres) com aparência espessada e cotonosa e identificado o poli-N-acetilglucosamina (PNAG) como principal componente. O PNAG é um polissacarídeo de adesão intercelular (PIA) que ajuda a manter a integridade dos biofilmes e a protegê-los de compostos biocidas, conferindo a propriedade do biofilme de *M. genitalium* de diminuir o acesso aos antibióticos, com menor nível de exposição e aumento da sobrevivência do micro-organismo. Portanto, o biofilme de MG se associa com aumento do risco de desenvolvimento de resistência.[22]

CONDUTA FRENTE À SUSPEITA DA PRESENÇA DE BIOFILMES

Na prática, os métodos laboratoriais para investigar a presença de biofilmes são utilizados apenas em pesquisas. Entretanto, na recorrência ou persistência de infecções vaginais, a presença dessas estruturas deve ser pensada. As terapias direcionadas aos biofilmes, principalmente contra a matriz extracelular (MEC), são relevantes para o desenvolvimento de tratamentos mais eficazes.

Quando analisamos substâncias ou métodos que possam ter ação contra o biofilme, existem algumas peculiaridades nessa definição:

a. existe dificuldade em se demonstrar se o agente, na dependência de sua concentração, atua na forma planctónica (forma em vida livre do micro-organismo) e também na forma de biofilme (forma agrupada), ou atua especificamente na forma agrupada;

b. se o agente influencia na melhora do microambiente vaginal (microbioma) e, por consequência, este atua propiciando ambiente hostil para o biofilme ou se o agente é especificamente "quebrador" de biofilme. Dois editoriais são interessantes para mostrar o dinamismo do assunto; em um deles, o autor, Sobel, refere que ainda restava uma série de dúvidas para implicar a associação do biofilme com a patogênese das recorrências, sendo que, após 10 anos, o mesmo autor reconhece a importância do biofilme, sobretudo nos casos de VB.[23,24]

Recentemente, foi publicado artigo sobre um modelo de VB criado em um protótipo em que foi mimetizando o ambiente vaginal denominado "*chip* vaginal".

O único componente que mostrou não estar presente na versão BV "vagina *on chip*" foi a ausência de biofilme, mas passível de criação e de estudo. Esse modelo pode servir como medida pré-clínica para estudar agentes antibiofilme e novos antibióticos para manejo da VB.[25]

Uma gama de substâncias e de energias pode ser elencada como atuantes contra a formação ou na destruição dos biofilmes. Em uma revisão, Gao *et al.* mostram uma série de opções que podem impedir a formação de biofilmes ou destruí-los.[26] Nessa atuação, são citados a remoção do biofilme por meio de métodos mecânicos, o uso de probióticos e até mesmo o transplante de microbioma vaginal (VMT, do inglês *vaginal microbiome transplantation*) de outro ambiente que seja saudável.[27] A seguir, descrevemos algumas informações e orientação para serem estudadas e, eventualmente, implementadas a respeito de agentes ou situações que possam dificultar a formação ou destruir os biofilmes:

- Dispositivos genitais: em sintomatologia recorrente ou persistente associada com a presença de dispositivos intrauterino ou outros dispositivos como pessários ou anticonceptivos vaginais, considerar a respectiva retirada ou o intervalo sem o uso, ao menos por determinado tempo.
- Antibióticos: reposicionar os antibióticos ou quimioterápicos em relação ao esquema que estavam sendo utilizados, bem como aumentar sua concentração, prolongar o tempo de uso (esquema estendido) ou, ainda, preferir pela administração local, podem ser considerados como estratégias contra a presença do biofilme. Exemplificando, estudos têm demonstrado a eficácia do moxifloxacino em atuar na destruição de biofilmes.[28]
- Enzimas, desinfetantes e outras substâncias: uso de enzimas, de substâncias desinfetantes e de outras similares, com potencial ação de destruir o biofilme, tem sido avaliada em estudos. Entre estas, a utilização da n-acetilcisteína como no estudo de Nunes que mostrou benefício.[29]
- Ácido bórico: substância que tem sido usada em associação com o tratamento clássico com metronidazol na VBR. Um estudo retrospectivo não controlado e não randomizado em pacientes com VBR utilizou nitroimidazólico por 7 dias e, em seguida, durante 21 dias, o ácido bórico em cápsulas vaginais na dosagem de 600 mg/dia e, após a remissão, mantido com metronidazol gel vaginal, 2 vezes/semana, durante 16 semanas. Demonstrou taxa de cura cumulativa às 12, 16 e 28 semanas da visita inicial de 87%, 78%, e 65%, respectivamente. A taxa de falha no tratamento em seguimento de 36 semanas foi de 50%. Nenhum efeito colateral associado ao ácido bórico foi observado.[30] Esse esquema foi a base para o Protocolo Brasileiro para tratamento de VBR sugerido por Carvalho *et al.*[19]
- Astrodimer: o astrodimer sódico, embora ainda não disponível para uso comercial, tem sido testado com sucesso em prevenir as bactérias patogênicas na formação do biofilme além de destruir ou inibir a sua formação. Em estudo de fase 3, mostrou taxa de cura de 50% a 57% em pacientes com VB comparada a 17% a 21% do grupo tratado com placebo ($p < 0,001$).[31]

- Métodos físicos: existe estudo referindo ação de fototerapia contra a presença do biofilme.[32] Entre outros métodos físicos, também o *laser* pode ser citado. Embora ainda não existam estudos citando diretamente sua atuação frente à presença do biofilme, um estudo em CVVR mostrou resultado promissor e que poderia ser explicado pelo eventual potencial de destruição do biofilme. Nesse estudo, Gaspar *et al.* avaliaram 167 pacientes com CVVR e utilizaram o *laser* não ablativo Erbium no modo *smooth* na forma de quatro seções, e a redução total dos sintomas de ardência, prurido, dispareunia, disuria e corrimento, avaliados após 3 e 9 meses da última aplicação, ocorreu em 38% e 74% das pacientes. Nove meses após, a prevalência da *Candida albicans* caiu de 80% para 30%, e a completa eliminação ocorreu em 64% dos casos, sendo que 86% das pacientes se mostraram satisfeitas ou muito satisfeitas com o procedimento.[33]

REFERÊNCIAS BIBLIOGRÁFICAS

1. Lewis K. Multidrug tolerance of biofilms and persister cells. Curr Top Microbiol Immunol. 2008;322:107-31.
2. Solano C, Echeverz M, Lasa I. Biofilm dispersion and quorum sensing. Curr Opin Microbiol. 2014;18:96-104.
3. Bassler BL, Losick R. Bacterially speaking. Cell. 2006;125(2):237-46.
4. Antunes LC, Ferreira RB, Buckner MM, Finlay BB. Quorum sensing in bacterial virulence. Microbiology. 2010;156:2271-82.
5. Hardy L, Jespers V, Abdellati S, De Baetselier I, Mwambarangwe L, Musengamana V et al. A fruitful alliance: the synergy between Atopobium vaginae and Gardnerella vaginalis in bacterial vaginosis-associated biofilm. Sex Transm Infect. 2016;92(7):487-91. doi: 10.1136/sextrans-2015-052475.
6. Swidsinski A, Verstraelen H, Loening-Baucke V, Swidsinski S, Mendling W, Halwani Z. Presence of a polymicrobial endometrial biofilm in patients with bacterial vaginosis. PLoS One. 2013;8(1):e53997. doi: 10.1371/journal.pone.0053997.
7. Auler ME, Moreira D, Rodrigues FF, Abr Ao MS, Margarido PF, Matsumoto FE et al. Biofilm formation on intrauterine devices in patients with recurrent vulvovaginal candidiasis. Med Mycol. 2010;48(1):211-6. doi: 10.3109/13693780902856626З.
8. Parolin C, Croatti V, Laghi L, Giordani B, Tondi MR, De Gregorio PR et al. Lactobacillus Biofilms Influence Anti-Candida Activity. Front Microbiol. 2021;12:750368.
9. Hinderfeld AS, Simoes-Barbosa A. Vaginal dysbiotic bacteria act as pathobionts of the protozoal pathogen Trichomonas vaginalis. Microb Pathog. 2020;138:103820.
10. Margarita V, Fiori PL, Rappelli P. Impact of symbiosis between trichomonas vaginalis and mycoplasma hominis on vaginal dysbiosis: a mini review. front cell infect microbiol. 2020;10:179.
11. Park SJ, Han KH, Park JY, Choi SJ, Lee KH. Influence of bacterial presence on biofilm formation of Candida albicans. Yonsei Med J. 2014;55(2):449-58.
12. Van Acker H, Van Dijck P, Coenye T. Molecular mechanisms of antimicrobial tolerance and resistance in bacterial and fungal biofilms. Trends Microbiol. 2014;22(6):326-33.
13. Cavalheiro M, Teixeira MC. Candida biofilms: threats, challenges, and promising strategies. Front Med (Lausanne). 2018;5:28. doi: 10.3389/fmed.2018.00028.
14. Swidsinski A, Guschin A, Tang Q, Dörffel Y, Verstraelen H, Tertychnyy A et al. Vulvovaginal candidiasis: histologic lesions are primarily polymicrobial and invasive and do not contain biofilms. Am J Obstet Gynecol. 2019;220(1):91.e1-91.e8. doi: 10.1016/j.ajog.2018.10.023.
15. Swidsinski A, Mendling W, Loening-Baucke V et al. Adherent biofilms in bacterial vaginosis. Obstet Gynecol. 2005;106:1013-23.

16. Turner E, Sobel JD, Akins RA. Prognosis of recurrent bacterial vaginosis based on longitudinal changes in abundance of Lactobacillus and specific species of Gardnerella. PLoS One. 2021;16(8):e0256445. doi: 10.1371/journal.pone.0256445.
17. Ybus V, Onderdonk AB. Evidence for a commensal, symbiotic relationship between Gardnerella vaginalis and Prevotella bivia involving ammonia: potential significance for bacterial vaginosis. J. Infect. Dis. 1997;175:406-13.
18. Patterson JL, Stull-Lane A, Girerd PH, Jefferson KK. Analysis of adherence, biofilm formation and cytotoxicity suggest a greater virulence potential of Gardnerella vaginalis relative to other bacterial-vaginosis associated anaerobes. Microbiology. 2010;156(2):392-9.
19. Carvalho NS, Eleutério Junior J, Travassos AG, Santana LB, Miranda AE. Brazilian protocol for sexually transmitted infections, 2020: infections causing vaginal discharge. Rev Soc Bras Med Trop. 2021;54(1):e2020593. doi: 10.1590/0037-8682-593-2020.
20. Filardo S, Di Pietro M, Tranquilli G, Sessa R. Biofilm in Genital Ecosystem: a potential risk factor for Chlamydia trachomatis Infection. Can. J. Infect. Dis. Med. Microbiol. 2019;2019:1672109.
21. Greiner LL, Edwards JL, Shao J, Rabinak C, Entz D, Apicella MA. Biofilm Formation by Neisseria gonorrhoeae. Infect Immun. 2005;73(4):1964-70. doi: 10.1128/IAI.73.4.1964-1970.2005.
22. Daubenspeck JM, Totten AH, Needham J, Feng M, Balish MF, Atkinson TP et al. Mycoplasma genitalium Biofilms Contain Poly-GlcNAc and Contribute to Antibiotic Resistance. Front Microbiol. 2020;11:585524. doi: 10.3389/fmicb.2020.585524.
23. Sobel JD. Editorial commentary: vaginal biofilm: much ado about nothing, or a new therapeutic challenge? Clin Infect Dis. 2015;61(4):607-8. doi: 10.1093/cid/civ358.
24. Sobel JD. Biofilm in bacterial vaginosis: a legitimate therapeutic challenge? J Infect Dis. 2025;231(1):40-3. doi: 10.1093/infdis/jiae135.
25. Mahajan G et al. Vaginal microbiome-host interactions modeled in a human vagina-on-a-chip. Microbiome. 2022;10:201.
26. Gao M, Manos J, Whiteley G, Zablotska-Manos I. Antibiofilm agents for the treatment and prevention of bacterial vaginosis: a systematic narrative review. J Infect Dis. 2024;230(3):e508-17. doi: 10.1093/infdis/jiae134.
27. Abbe C, Mitchell CM. Bacterial vaginosis: a review of approaches to treatment and prevention. Front Reprod Health. 2023;5:1100029. doi: 10.3389/frph.2023.1100029.
28. Geremia N, Giovagnorio F, Colpani A, De Vito A, Botan A, Stroffolini G et al. Fluoroquinolones and biofilm: a narrative review. Pharmaceuticals (Basel). 2024;17(12):1673. doi: 10.3390/ph17121673.
29. Nunes TSBS. Efeito da N-acetilcisteína em biofilme de Candida albicans. [Tese]. Mestrado pela Universidade Estadual Paulista (Unesp). São Paulo: Unesp; 2019.
30. Reichman O, Akins R, Sobel JD. Boric acid addition to suppressive antimicrobial therapy for recurrent bacterial vaginosis. Sex Transm Dis. 2009;36(11):732-4. doi: 10.1097/OLQ.0b013e3181b08456.
31. Mendling W, Holzgreve W. Astodrimer sodium and bacterial vaginosis: a mini review. Arch Gynecol Obstet. 2022;306(1):101-8. doi: 10.1007/s00404-022-06429-z.
32. Ghanbari Z, Makhdoumi A. In vitro photodynamic therapy of Candida albicans, the cause of vulvovaginal candidiasis, is enhanced by Bacillus and Enterococcus probiotics. Photodiagnosis Photodyn Ther. 2025;51:104483. doi: 10.1016/j.pdpdt.2025.104483.
33. Gaspar A, Calderon A, Mora JV, Silva J, Bojanini JF, Araujo MJ et al. Exploring the impact of non-ablative erbium laser therapy on recurrent vaginal candidiasis. Lasers Surg Med. 2025;57(2):187-94. doi: 10.1002/lsm.23880.
34. Friberg M, Woeller K, Iberi V, Mancheno PP, Riedeman J, Bohman L et al. Development of in vitro methods to model the impact of vaginal lactobacilli on Staphylococcus aureus biofilm formation on menstrual cups as well as validation of recommended cleaning directions. Front Reprod Health. 2023;5:1162746. doi: 10.3389/frph.2023.1162746.

QUESTÕES

1. Com relação às características dos biofilmes, podemos dizer que:
   a. São formas de crescimento de micro-organismos não planctônicos.
   b. Tanto micro-organismos patogênicos como componentes da microbiota vaginal podem desenvolver biofilmes.
   c. Na sua formação, quando atingem maior extensão, tendem a se tornar mais suscetíveis à ação dos antibióticos.
   d. A substância polimérica extracelular desempenha um papel secundário na formação do biofilme.

2. Na formação do biofilme, vários elementos participam. Assinale a alternativa que NÃO corresponde ao elemento que poderá estar incluído.
   a. Adesinas.
   b. Taq polimerase.
   c. Proteases e fosfolipases.
   d. Variações fenotípicas.

3. A respeito da formação da SPE, componente fundamental do biofilme, assinale a alternativa que NÃO CITA material que pode constituí-la.
   a. Flagelos e pilli.
   b. Lipídios e surfactantes.
   c. Polissacarídeos.
   d. Ácido bórico.

4. Na estrutura do biofilme, participam elementos que denotam certa "inteligência" e organização dessa formação. Quanto a esse sistema, assinale a alternativa correta.
   a. Células *persisters* que se dividem para aumentar a extensão do biofilme.
   b. Na formação do biofilme, não pode existir simbiose celular.
   c. O mecanismo de QS (*Quorum sensing*) se traduz em uma comunicação celular para manter o crescimento do biofilme de forma organizada e adequada.
   d. O desprendimento de partes do biofilme se desintegra não podendo gerar novas estruturas.

5. Entre as alternativas seguintes, assinale aquela que não diz respeito a agentes atuantes contra o biofilme.
    a. Astrodimer sódico.
    b. Ácido bórico.
    c. Métodos físicos como terapia fotodinâmica.
    d. Coletores menstruais.

RESPOSTAS

1. Alternativa correta: **b.** Os micro-organismos componentes da microbiota tanto podem desenvolver biofilmes isolados como podem se acoplar a outros já instalados. Os biofilmes são formas de crescimento de micro-organismo de vida livre (planctônicos) que se aderem e se agrupam. À medida que o biofilme "envelhece", torna-se mais compacto e resistente aos antibióticos e a substância polimérica extracelular tem papel fundamental em sua formação.

2. Alternativa correta: **b.** Tanto adesinas que têm propriedades de aderência como proteases, fosfolipases e variações fenotípicas dos micro-organismos podem compor o biofilme, ao passo que a taq polimerase se trata de uma enzima importante no processo de reação de em cadeia da polimerase (PCR) em Biologia Molecular.

3. Alternativa correta: **d.** A substância polimérica extracelular é a base da formação do biofilme e é composta de vários elementos como lipídios e surfactante, polissacarídeos e mesmo fragmentos celulares como flagelos e pilli. Entretanto, o ácido bórico não é um desses elementos e, aliás, é considerado um "quebrador" de biofilme.

4. Alternativa correta: **d.** O mecanismo de QS (*Quorum sensing*) é uma propriedade importante no funcionamento e na organização do biofilme uma vez que ele corresponde à comunicação celular que regula várias propriedades do biofilme e, inclusive, até mesmo seu controle de crescimento. As células *persisters* são variantes fenotípicas com capacidade de resistência, mas que não se dividem e ficam "em dormência" na composição do biofilme. É descrito que, na formação do biofilme, algumas células auxiliam outras, estando, então, em simbiose e que, quando o biofilme atinge um tamanho definido como maduro, tem a possibilidade de desprender fragmentos que constituirão futuros biofilmes em outros locais.

5. Alternativa **d.** A substância astrodimer, em estudos, tem se mostrado importante agente contra os biofilmes. Igual importância tem sido observada no ácido bórico e em agentes físicos como a terapia fotodinâmica. Entretanto, os coletores menstruais, se não forem adequadamente higienizados, podem, sim, funcionar como superfícies facilitadoras da instalação do biofilme e essa situação foi descrita *in vitro*.[34]

24

Imunologia e sua Aplicação em Patologia do Trato Genital Inferior

Adriana Bittencourt Campaner

INTRODUÇÃO

O sistema reprodutor feminino apresenta variações de acordo com inúmeras características como idade, paridade, fase do ciclo, entre outras. A razão principal para as variações é, sobretudo, a quantidade de estrogênios circulantes. Se houver mais estrogênio, essas estruturas tendem a ser mais espessas, enquanto a falta do hormônio pode tornar a genitália interna e externa atrófica; além disso, os estrogênios ocasionam grande influência na fisiologia e imunidade locais.[1,2]

Com relação ao sistema imune, este pode ser visto como órgão que se encontra distribuído pelo corpo fornecendo defesa ao hospedeiro contra patógenos. No sistema imune, diversos compartimentos distintos podem ser definidos, cada qual especialmente adaptado para gerar resposta aos agentes nocivos aí localizados. O sistema imune de mucosas é considerado importante compartimento localizado próximo às superfícies, por onde a maioria dos patógenos penetra. As mucosas são particularmente vulneráveis à infecção, pois constituem-se em barreiras finas e permeáveis para o interior do organismo em razão de sua atividade fisiológica variada: troca de gases (pulmões); absorção de alimentos (intestinos); atividades sensoriais (olhos, nariz, boca e garganta); e reprodução (útero e vagina). A necessidade de permeabilidade dessas superfícies cria vulnerabilidade óbvia à infecção, não sendo surpreendente que a maioria dos agentes infecciosos invada o corpo humano por essas vias.[3,4]

O sistema imune do trato genital é parte do sistema imunológico relacionado a mucosas, englobando extensa área, de cerca de 400 m². No entanto, apresenta certas características que o tornam um sistema único, com particularidades próprias. Algumas destas estão relacionadas com a própria função do sistema uma vez que a mucosa do aparelho reprodutor feminino é, ao mesmo tempo, porta de entrada para os principais micro-organismos associados às infecções sexualmente transmissíveis (ISTs) e local de desenvolvimento do feto. Considerando-se essa peculiaridade, a resposta imune, nesse sítio, deve ser capaz de manter a homeostasia frente a infecções, além de permitir a implantação e o desenvolvimento de um embrião semialogênico.[5]

A imunidade sistêmica exerce importante papel na imunidade de mucosas do trato genital uma vez que porção considerável da imunoglobulina G (IgG) e IgA presente localmente não é produzida nesse sítio. No entanto, alguns estudos demonstraram que citocinas e outras substâncias presentes nas secreções do trato genital de mulheres apresentam níveis diferentes que não se correlacionam aos níveis plasmáticos, sendo provavelmente produzidos nessa região.[5]

Assim como na imunidade sistêmica, o sistema imune relacionado às mucosas também é dividido em imunidade inata (natural ou inespecífica) e adquirida (aprendida ou específica), e essa última compreende a imunidade humoral e celular. Apresenta três níveis de imunidade: o primeiro está relacionado às mucosas, constituindo a barreira do epitélio cervicovaginal, além da microbiota local; o segundo está localizado nos linfonodos regionais; e o terceiro é a imunidade sistêmica. Têm sido identificadas, na submucosa cervicovaginal, especialmente da zona de transformação da cérvice, células plasmáticas e linfócitos com tendência à formação de agregados linfocitários, nos quais os antígenos seriam capturados e processados.[3,4]

Além dos agregados linfoides já mencionados, nos quais podem ser encontrados linfócitos T (LT) CD4 e CD8 e células plasmáticas produtoras de Ig, a mucosa do trato genital contém células com capacidade de apresentação antigênica, como macrófagos e células dendríticas (CDs), além de células *natural killers* (NK). A grande maioria dos linfócitos intra e subepiteliais está localizada na zona de transformação cervical, sugerindo que esse sítio apresenta acentuada atividade imunológica. Sugere-se que os linfócitos intraepiteliais cervicais sejam predominantemente CD8 e os subepitelias seriam CD4.[6,7]

IMUNIDADE INATA

Como referido, o sistema imune apresenta rede complexa de controles e equilíbrios quando da penetração de um agente estranho, a qual pode ser classificada em duas categorias: imunidade inata; e imunidade adquirida. Esses dois tipos de imunidade ocorrem em nível sistêmico e também no trato genital. Na maioria dos casos, componentes de ambos os sistemas interagem para criar uma resposta imune apropriada a um agente infeccioso. Mas não é apenas a proteção contra a penetração de células estranhas ou modificadas, mas também a eliminação de células velhas, anormais e deficientes de nosso organismo que caracteriza um sistema imune funcional.[8,9]

O sistema imune inato atua como o primeiro mecanismo de defesa contra os micro-organismos patogênicos aos quais o hospedeiro é normalmente exposto, destruindo sozinho cerca de 90% dessas agressões microbianas. Consiste em diferentes mecanismos que já estão disponíveis antes mesmo da exposição a patógenos ou moléculas desconhecidas e não precisam de ativação ou indução prévia. As respostas imunes inatas não mudam em tipo ou magnitude se houver mais de um encontro com o mesmo antígeno e as diferenças entre substâncias desconhecidas não podem ser distinguidas.[8,9]

Os fatores da imunidade inata que atuam no trato genital inferior, além do próprio epitélio de barreira e da microflora vaginal, são representados por fatores solúveis (p. ex., lecitina ligadora de manose [MBL], componentes do complemento, defensinas, inibidores da protease secretória dos leucócitos (SLPI), óxido nítrico, entre outros), componentes associados a membranas (*toll-like receptors*) e células fagocitárias (Figura 24.1).[5,9,10]

Imunidade inata

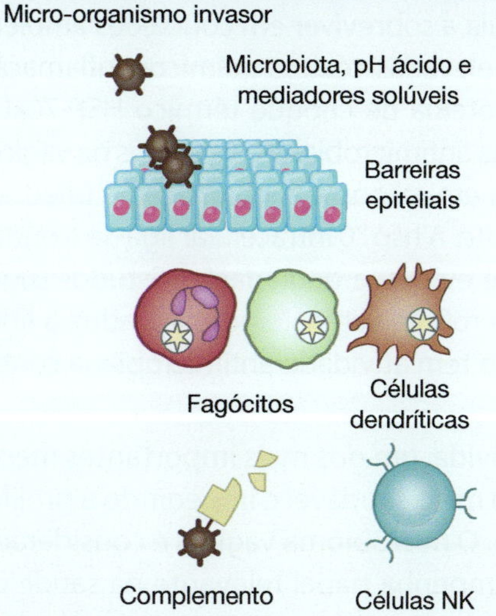

Efetores

Barreiras mecânicas e químicas
Pele, superfícies mucosas, enzimas (lisozima), peptídeos (defensinas), ácidos graxos, pH ácido etc.

Fatores celulares
Fagócitos mononucleares (monócitos sanguíneos/macrófagos teciduais)
Granulócitos
Células dendríticas
Mastócitos
Células *natural killers* (NK)

Fatores humorais
Complemento
Proteínas de fase aguda
Interferons

Figura 24.1 – Imunidade inata representada pelo epitélio de barreira, a presença de muco, a microbiota local, o pH ácido, além de mediadores solúveis e fatores celulares.
Fonte: Desenvolvida pela autoria.

As células epiteliais exercem papel importante na indução de resposta imune inata no trato genital feminino. Essas células que recobrem as superfícies mucosas não atuam apenas como barreira física, mas também participam ativamente da secreção de substâncias antimicrobianas e fatores imunes como defensina, lactoferrina e lisozima. Uma vez que o patógeno cruzou essa barreira epitelial, mecanismos efetores celulares envolvendo granulócitos e fagócitos mononucleares são ativados para tentar eliminar o intruso por fagocitose.[8,11]

Sabe-se que as células vaginais liberam moléculas com potente atividade antimicrobiana não específica. Uma classe dessas moléculas, denominadas "defensinas", inclui peptídeos carregados positivamente, que se ligam com rapidez a superfícies bacterianas com cargas negativas. Essa ligação resulta na disruptura da membrana do micro-organismo e lise celular. As defensinas humanas HBD-1 e HBD-2 são produzidas pelas células epiteliais vaginais. Outra classe de moléculas produzida localmente é representada pelo SLPI, que tem a capacidade de inibir enzimas que degradam proteínas (proteases), destruindo bactérias Gram-positivas e Gram-negativas e bloqueando a ação do vírus da imunodeficiência humana.[10]

Lecitina ligadora de manose é uma proteína antimicrobiana presente na circulação e na secreção vaginal. É sintetizada primariamente pelo fígado, sendo ainda incerta a produção vaginal. A MBL reconhece os resíduos de manose, a N-acetilglicosamina e a fucose e liga-se a eles; elementos presentes nas superfícies dos micro-organismos. Essa ligação induz a ativação do sistema de complemento e o depósito de seus componentes na membrana microbiana. Esse fato induz a lise direta das bactérias sensíveis ou sua opsonização.[10]

Proteínas de choque térmico (*heat shock proteins*) estão entre as mais altamente conservadas na evolução dos seres vivos. São essenciais para a conservação da vida em cada organismo conhecido e ajudam a célula a sobreviver em condições ambientais diversas, como a exposição a temperaturas elevadas, tóxicos químicos, inflamação ou agressão por patógenos microbianos. A proteína de choque térmico HSP-70kDa (hsp70) foi reconhecida como uma das proteínas antimicrobianas presentes na vagina. A síntese da hsp70 é intensamente estimulada em resposta à inflamação e infecção, podendo localizar-se extra e/ou intracelularmente. A hsp70 intracelular liga-se a outras proteínas (que estão sob condições adversas) e evita sua degradação. Estudos sugerem que a hsp70, produzida em resposta à microflora vaginal anormal, induz a liberação de ácido nítrico na vagina. O ácido nítrico tem atividade antimicrobiana contra uma ampla variedade de micro-organismos.[10]

Já a microflora vaginal representa, sem dúvida, um dos mais importantes mecanismos de defesa do trato genital, mantendo o meio saudável e impedindo a proliferação de micro-organismos estranhos à região. O microbioma vaginal é considerado um ecossistema dinâmico e complexo e desempenha papel relevante na saúde da mulher. É formado por mais de 250 espécies bacterianas e, em estados saudáveis, é frequentemente caracterizado pela diversidade bacteriana reduzida e pelo predomínio de *Lactobacillus (L.)* spp. (10^7 a 10^9 por grama de fluido vaginal em mulheres saudáveis em idade reprodutiva), em comparação com outras microbiotas. Mais de 20 espécies de lactobacilos foram detectadas na vagina; no entanto, na maioria das mulheres, a vagina é dominada por uma única espécie de lactobacilos que consistiria em: *L. crispatus*; *L. iners*; *L. jensenii*; e *L. gasseri*.[12-14]

O microambiente vaginal local não só fornece substrato de tecido no qual as bactérias podem residir, mas também banha esses organismos em um meio complexo originário da transudação de fluidos para o lúmen, desprendimento de células epiteliais, secreções do colo do útero e células inflamatórias, além de substâncias antimicrobianas. A própria microbiota pode contribuir para o ambiente pela degradação de macromoléculas com o intuito de disponibilizar nutrientes ou liberar metabólitos. O fluido vaginal também contém amilases que degradam glicogênio liberando monossacarídeos, dissacarídeos e trissacarídeos que dão suporte ao crescimento de *Lactobacillus*. O conteúdo de glicogênio do epitélio vaginal varia de acordo com os níveis sistêmicos de estrogênio e, em geral, altos níveis de estradiol podem favorecer um ambiente dominante em lactobacilos.[13-15]

A presença de *Lactobacillus* spp., conhecidos pela produção de grandes quantidades de ácido lático, está diretamente correlacionada com o pH vaginal abaixo de 4,5. A acidez induzida pelo ácido lático tem sido fortemente correlacionada com a proteção contra infecções cervicovaginais, incluindo o vírus da imunodeficiência humana e outras ISTs.[15-17]

Além da produção do ácido láctico, as propriedades benéficas dos *Lactobacillus* spp. incluem a produção de bacteriocinas (compostos antimicrobianos) e peróxido de hidrogênio, modulação da resposta imune, aderência ao epitélio vaginal (exclusão competitiva de outras bactérias) e capacidade de usar competitivamente os nutrientes disponíveis, entre outras. No entanto, a razão exata para a dominância de *Lactobacillus* spp. na vagina humana ainda não foi totalmente elucidada. Curiosamente, outros mamíferos não abrigam *Lactobacillus* spp. em sua microbiota vaginal e, consequentemente, seu pH vaginal não é ácido; no entanto, embora a composição da microbiota vaginal seja diferente, hipotetiza-se que possa desempenhar as mesmas funções. Dessa forma, o microbioma vaginal constitui a principal linha de defesa contra a colonização de patógenos oportunistas por meio da produção de metabólitos antimicrobianos, regulação do sistema imune, sendo fundamental para a manutenção do equilíbrio para um microambiente saudável.[15-17]

Com relação ao reconhecimento de estruturas estranhas que normalmente não são encontradas no hospedeiro, o sistema imunológico inato depende de receptores conservados que reconhecem padrões moleculares associados a patógenos (PAMPs) encontrados em grupos de micro-organismos. Os receptores para PAMPs que são expressos em células do sistema imunológico inato, isto é, os receptores *toll-like* (TLRs), são de particular importância. A sinalização por meio de TLRs em resposta a PAMPs resulta no recrutamento de outras células imunes e na produção de fatores antimicrobianos que matam micróbios invasores, bem como ligam a imunidade inata e adquirida entre si. Na literatura, são descritos pelo menos dez subtipos diferentes de TLRs de mamíferos espalhados na superfície de diferentes células imunes. Entre essas células que apresentam reconhecimento codificado pela linha germinativa ou imune inata, estão os fagócitos mononucleares, células dendríticas (DCs), mastócitos, granulócitos e células NK.[8-10]

Os neutrófilos, eosinófilos e macrófagos exercem sua ação microbicida de forma mais ampla contra vários tipos de agentes e são células importantes para a defesa inata do hospedeiro. Já as células NK são componentes-chave da resposta imune inata principalmente às infecções virais e destroem as células infectadas por vírus ou células tumorais com ausência de expressão de moléculas MHC (complexo principal de histocompatibilidade) classe I na superfície celular. O MHC é uma região do cromossomo 6, responsável por produzir glicoproteínas que são expressas na superfície da maioria das células do corpo humano, permitindo que o sistema imune reconheça o "próprio" e o "não próprio" do organismo. Elas podem ser dos tipos I ou II. O MHC classe I é expresso em quase todas as células nucleadas do organismo e é responsável pela ativação das células T CD8; já o de classe II é expresso principalmente pelas células imunocompetentes, incluindo linfócitos, monócitos, macrófagos, células dendríticas e células endoteliais, e responsável pela ativação das células T CD4.[11,18-19]

A imunidade inata não tem memória específica, mas fundamentalmente ativa resposta imune adaptativa adequada quando não consegue destruir o patógeno, gerando ambas as respostas efetoras de especificidade requintada e também de células com longa duração, com memória da injúria (Figura 24.2). Assim, as respostas adaptativas humorais mediadas por anticorpos destroem partículas livres nos fluidos corporais e podem evitar reinfecções pelo mesmo agente; já as respostas imunes mediadas por células são essenciais para o *clearance* das células infectadas pelo agente.[11,18-19]

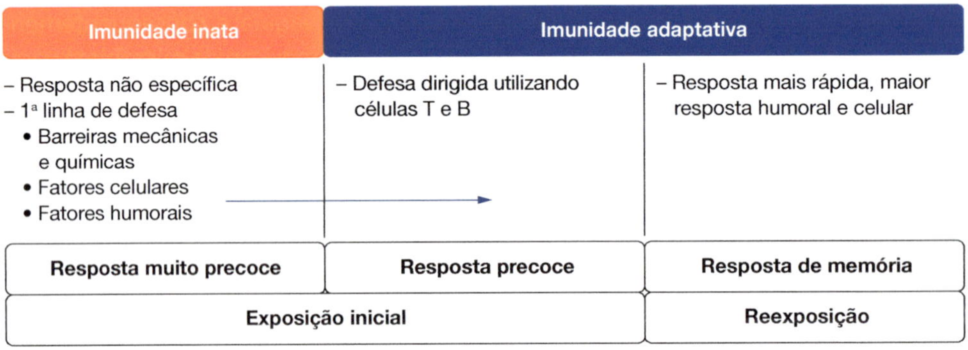

Figura 24.2 – Sequência da resposta imune: imunidade inata e adaptativa aos agentes agressores.
Fonte: Desenvolvida pela autoria.

IMUNIDADE ADAPTATIVA

Caso o micro-organismo intruso não possa ser eliminado pelos mecanismos efetores do sistema imunológico inato mencionados, os componentes do sistema imunológico específico ou adaptativo são ativados. A imunidade específica é caracterizada por uma adaptação à primeira reação a um antígeno. As respostas seguintes ao mesmo antígeno são específicas e quantitativa e qualitativamente diferentes da resposta primária. Essa especificidade é alcançada por meio do uso de receptores de antígenos distribuídos nas superfícies celulares, ou seja, Ig de superfície em linfócitos B (LB) produtores de anticorpos e receptores de células T (TCR) na superfície de LT. Outra característica do sistema imunológico adaptativo é que ele desenvolve memória que permite uma resposta mais rápida de células efetoras específicas ao encontrar o antígeno uma segunda vez.[8,20]

A resposta aos antígenos é realizada pela produção de anticorpos específicos (imunidade humoral) ou contato direto de linfócitos específicos com células hospedeiras que expressam peptídeos antigênicos estranhos (imunidade mediada por células). A resposta mediada por células precisa da cooperação de diferentes subclasses de células T, macrófagos e células NK. As respostas humorais envolvem a interação de células B, células T e células apresentadoras de antígenos (APCs) (Figura 24.3). Os LTs e LBs precisam de um sistema para poderem distinguir entre "próprio" e "não próprio", o que é feito pelo MHC.[8,20]

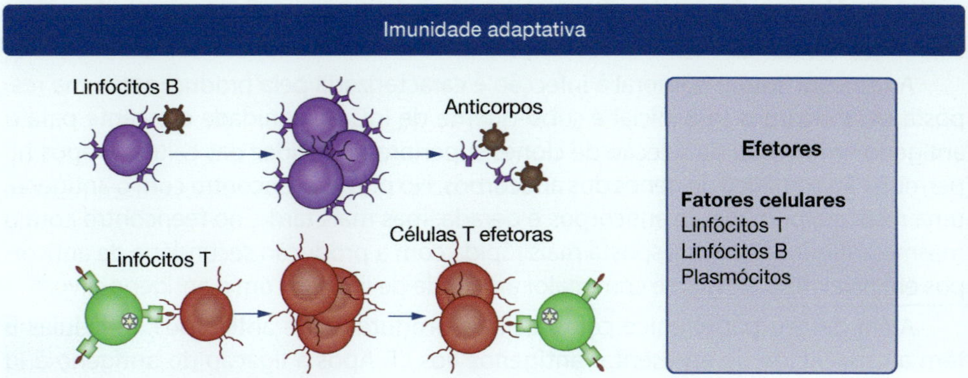

Figura 24.3 – Imunidade adaptativa.
Fonte: Desenvolvida pela autoria.

IMUNIDADE HUMORAL

Os LBs se desenvolvem na medula óssea, surgindo como células *naïve* (células virgens de contato, mas maduras em sua função) que circulam no sangue e na linfa e residem principalmente nos folículos dos órgãos linfoides secundários (gânglios linfáticos e baço) à espera do encontro com o antígeno. Cada LB é específico para um antígeno. Cada célula B madura carrega um receptor exclusivo de membrana (BCR), uma Ig ou molécula de anticorpo que é perfeitamente específica para um aminoácido ou epítopo do antígeno. Uma vez que a célula B *naive* encontra um antígeno no linfonodo, ela é ativada e empreende um programa bem-regulamentado de proliferação e diferenciação no qual são gerados plasmócitos secretores de anticorpos e células B de memória antígeno-específicas. As células plasmáticas secretam grandes quantidades de anticorpos, uma versão solúvel e idêntica do BCR ligado à membrana. Esses plasmócitos sobrevivem por um período e depois morrem por apoptose.[20]

Na sequência da resposta imune, dois tipos de células diferenciadas B persistem no *pool* de memória:

a. plasmócitos de longa vida secretores de anticorpos e que se localizam na medula óssea (tornam-se terminalmente diferenciados e refratários à estimulação antigênica e, enquanto permanecem em seu nicho, continuam a secretar baixos níveis de anticorpos mesmo na ausência de antígeno);
b. células B de memória que conferem uma resposta rápida e reforçada após desafio secundário. As células B de memória de longa duração são geradas no centro germinativo, após um complexo conjunto de decisões de desenvolvimento pelas células B estimuladas pelo antígeno, em que estas escolhem se tornar uma célula B de memória ou um plasmócito de vida longa.

Essas decisões são conduzidas por meio de interações com determinado subconjunto de células T auxiliares (célula T *helper* folicular) e por meio de citocinas geradas no centro germinal. O conjunto de células B de memória pode, caso encontre o mesmo antígeno décadas depois, resultar em proliferação e diferenciação, gerando novos plasmócitos que secretam anticorpos de alta afinidade e mais células B de memória.[20]

A resposta imune humoral à infecção é caracterizada pela produção de uma resposta de anticorpos IgM inicial e subsequente de IgG de afinidade crescente para o antígeno em virtude da seleção de clones superiores de avidez das células B após hipermutação somática de genes dos anticorpos. No primeiro encontro com o antígeno, uma resposta primária de anticorpos é gerada, mas mais tarde, no reencontro com o mesmo antígeno, ocorre resposta mais rápida com a produção secundária de anticorpos em nível mais elevado e com maior afinidade de ligação com o antígeno-alvo.[20]

Além de seu papel único como células produtoras de anticorpos, as células B têm a capacidade de apresentar antígenos aos LT. Após a ligação do antígeno à Ig ligada à membrana, os complexos antígeno-anticorpo são internalizados e degradados. Peptídeos derivados desses antígenos são, então, introduzidos em vias dependentes de MHC-II e podem ser apresentados a células T CD4+ específicas.

IMUNIDADE CELULAR

Com relação à imunidade celular, esta é mediada pelos LTs, os quais só reconhecem o antígeno quando ele é apresentado por moléculas MHC apropriadas nas APCs, como CDs ou macrófagos. Durante sua diferenciação no timo, os LTs aprendem a reconhecer moléculas MHC e desenvolvem o *cluster* de receptores de superfície de diferenciação (CD) 4 e 8 que os marcam como células T auxiliares CD4+ ou células T citotóxicas CD8+ (CTL). Peptídeos antigênicos apresentados às células T por moléculas MHC classe I estimulam as células T CD8+ cuja função primária é destruir patógenos intracelulares. Peptídeos apresentados por moléculas MHC classe II estimulam as células T CD4+ que são capazes de eliminar patógenos intracelulares e extracelulares. Essas células T CD4+ produzem diversas citocinas necessárias para a ativação de leucócitos e, portanto, também são denominadas "células T auxiliares" (Th).[8]

Os LTs CD4+ têm papel central tanto na imunidade humoral como na celular. Após a estimulação antigênica, células T CD4 *naïve* fazem escolhas para se tornarem células T efetoras, ajudando e regulando quer o braço humoral, quer o braço celular do sistema imunológico. Como as células Th CD4+ produzem diferentes citocinas mediante estimulação antigênica para ativar células B e macrófagos, elas podem ser divididas em duas subpopulações de células Th1 e Th2. As células Th1 são caracterizadas pela secreção de interferon gama (INF-γ) e interleucina-2 (IL-2), enquanto as células Th2 produzem IL-4, IL-5 e IL-10 (977). As células Th2 são, portanto, importantes para a indução de respostas imunes humorais controlando a ativação das células B, enquanto as células Th1 iniciam respostas imunes mediadas por células ativando macrófagos por IFN-γ e células T CD8+ por IL-2 (Figura 24.4 e Quadro 24.1). A diferenciação desses subconjuntos das células precursoras Th0 é conduzida por citocinas, especialmente por IL12/IL-18 e IL-4, respectivamente.[8]

As CTLs são capazes de eliminar células infectadas por vírus ou células tumorais por lise ou apoptose. A citotoxicidade é mediada por proteínas formadoras de poros (perforinas) e enzimas (granzimas) que perfuram as células-alvo. As CTLs também podem desencadear apoptose, ou seja, morte celular programada, em células-alvo por meio da interação receptor-ligante.[8]

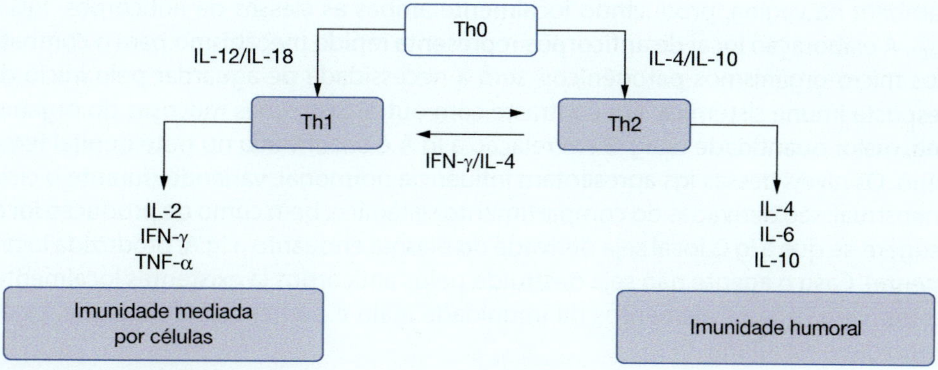

Figura 24.4 – O papel das células Th1 e Th2 na imunidade.
Fonte: Desenvolvida pela autoria.

Quadro 24.1 – O papel das células Th1 e Th2 na imunidade

Th1 – Imunidade mediada por células	Th2 – Imunidade humoral
• Ativação de células T citotóxicas → Proteção contra vírus • Ativação de macrófagos → Proteção contra micróbios intracelulares • Mudança de classe Ig para IgG (ativação/opsonização do complemento) → Proteção contra micróbios extracelulares • Ativação Th1 → Proteção contra todos os micróbios e vírus	• Maturação de células B → Proteção contra micróbios extracelulares, vírions e helmintos • Mudança de classe de Ig para IgE (mastócito, basófilo, eosinófilo) → Proteção contra helmintos • Mudança de classe de Ig para IgG (neutralização) → Proteção contra vírions, toxinas • Mudança de classe de Ig para IgA (mucosa) → Proteção contra muitos patógenos • Ativação de eosinófilos → Proteção contra helmintos

Ig: imunoglobulina.
Fonte: Adaptado de Wirth M. Immunology of the genital tract: a review. Dissertação. 2007. Disponível em: https://edoc.ub.uni-muenchen.de/6831/1/Wirth_Monika.pdf. (1 abr. 2025).[8]

A divisão do sistema imunológico em imunidade inata e específica não significa a separação estrita de ambas ao encontrar patógenos. Em vez disso, é necessário que ambos os sistemas cooperem estreitamente e que seus componentes se ativem mutuamente. Nos últimos anos, tornou-se cada vez mais claro que os dois sistemas não podem ser vistos separadamente e que o sistema imunológico inato é até mesmo instrumental para o desenvolvimento da resposta imune adaptativa.[8]

IMUNIDADE NO TRATO GENITAL INFERIOR

No trato genital inferior, a primeira linha de defesa contra qualquer infecção estabelecida é a imunidade humoral, por meio da produção de anticorpos. Anticorpos com capacidade de reconhecer antígenos microbianos específicos e ligar-se a eles chegam à vagina por meio de transudação da circulação sistêmica. Após essa ligação, ocorre a morte microbiana por mecanismo complemento-dependente ou por opsonização. LBs produtores de anticorpos estão presentes na endocérvice e também na vagina, produzindo localmente ambas as classes de anticorpos, IgG e IgA. A elaboração local de anticorpos representa rápido mecanismo para o combate aos micro-organismos patogênicos, sem a necessidade de aguardar pelo início da resposta imune sistêmica. Em contraste com outras secreções mucosas do organismo, maior quantidade de Ig G em relação à Ig A é encontrada no trato genital feminino. Os níveis dessas Igs apresentam influência hormonal, variando durante o ciclo menstrual; são derivadas do compartimento sistêmico, bem como de produção local (sugere-se que a Ig G local seja derivada do plasma enquanto a Ig A, produzida localmente). Caso o agente não seja destruído pelos anticorpos já existentes localmente, entram em cena os elementos da imunidade inata e, se necessário, a seguir, os da imunidade adquirida. [21]

Frente à infecção viral ou na presença de lesões neoplásicas e pré-neoplásicas, a principal reposta imune desencadeada é a do tipo celular. A população de linfócitos muda dramaticamente; os LT citotóxicos e as células NK predominam, compondo quase três quartos das células imunes responsivas. Na fase de reconhecimento antigênico da resposta imune celular, os antígenos devem ser capturados pelas APCs, isto é, as células de Langerhans locais, com intuito de ativação de LTs virgens. Esses linfócitos são células de vital importância na imunidade celular cervical e, por não reconhecer antígenos livres por si próprios, necessitam de APCs que contenham MHC em sua superfície, para que se tornem ativados.[3-4,21]

Os antígenos capturados pelas APCs são processados dentro de compartimentos celulares especializados, em pequenas partículas de informações que são utilizadas para iniciação da resposta imune. Essas APCs migram através de linfáticos locais em direção aos respectivos linfonodos de drenagem. Quando de sua chegada aos linfonodos, apresentam os antígenos às células T paracorticais *naïve* e evocam resposta proliferativa antígeno-específica, resultando em migração e acúmulo de células T e B ativadas para o sítio de infecção, via sangue periférico e linfáticos. As células precursoras da imunidade celular e humoral, localizadas nas zonas T e B dos linfonodos, são estimuladas, resultando, finalmente, na produção de células T *helper*, T citotóxicas e Igs nos sítios mucosos efetores, como lâmina própria e epitélio.[3-4,21]

O sistema imune tem registro ou memória de cada antígeno que o indivíduo já entrou em contato, seja por meio de qualquer via. Isso é possível, pois os linfócitos vivem muito tempo. Quando estes encontram um antígeno pela segunda vez, produzem uma resposta rápida, enérgica e específica contra o mesmo. Essa resposta imune específica explica por que os indivíduos não apresentam determinadas doenças mais de uma vez e também explica por que a vacinação é tão eficaz na prevenção de doenças.[3-4,21]

REFERÊNCIAS BIBLIOGRÁFICAS

1. Nguyen JD, Duong HA, Abdomen and pelvis: female external genitalia. 2023. In: Stat Pearls. Treasure Island (FL): StatPearls Publishing; 2024.
2. Hoare BS, Khan YS. Anatomy, abdomen and pelvis: female internal genitals. 2023. In: StatPearls. Treasure Island (FL): StatPearls Publishing; 2024.
3. Mestecky J, Fultz PN. Mucosal immune system of the human genital tract. J Infect Dis. 1999;179(3):S470-4.

4. Johansson M, Lycke NY. Immunology of the human genital tract. Curr Opin Infect Dis. 2003;16:43-9.
5. Lima YAR, MFC Alves. O sistema imune da mucosa do trato genital feminino e o impacto das doenças sexualmente transmissíveis. Revista de patologia tropical 2008;37(4):295-309. Disponível na Internet: https://revistas.ufg.br/iptsp/article/view/5661/4494 (05 maio 2025).
6. Tjiong MY, Out TA, Ter Schegget J, Burger MP, Van Der Vange N. Epidemiologic and mucosal immunologic aspects of HPV infection and HPV-related cervical neoplasia in the lower female genital tract: a review. Int J Gynecol Cancer. 2001;11:9-17.
7. Modotti MTCF, Reiche EMV, Modotti WP, Dias R, Bergamasco J. As defesas do trato genital inferior feminino contra os microrganismos patogênicos. Femina 2005;33:497-505.
8. Wirth M. Immunology of the genital tract: a review. Dissertação, 2007a. Disponível na Internet: https://edoc.ub.uni-muenchen.de/6831/1/Wirth_Monika.pdf (05 maio 2025).
9. Johnston Jr RB. An overview of the innate immune system, 2024a. Disponível na Internet: https://www.uptodate.com (05 maio 2025).
10. Linhares IM, Giraldo PC, Baracat EC. Novos conhecimentos sobre a flora bacteriana vaginal. Rev Assoc Med Bras. 2010;56(3):370-4.
11. Monin L, Whettlock EM, Male V. Immune responses in the human female reproductive tract. Immunology. 2020;160(2):106-15.
12. Ravel J, Gajer P, Abdo Z, Schneider GM, Koenig SS, McCulle SL et al. Vaginal microbiome of reproductive-age women. Proc Natl Acad Sci USA. 2011;108(1):4680-7.
13. Gupta S, Kakkar V, Bhushan I. Crosstalk between vaginal microbiome and female health: a review. Microb Pathog. 2019;136:103696.
14. Verstraelen H, Vieira-Baptista P, De Seta F, Ventolini G, Lonnee-Hoffmann R et al. The vaginal microbiome: I. research development, lexicon, defining "normal" and the dynamics throughout women's lives. J Low Genit Tract Dis. 2022;26(1):73-8.
15. Petrova MI, Lievens E, Malik S, Imholz N, Lebeer S. Lactobacillus species as biomarkers and agents that can promote various aspects of vaginal health. Front Physiol. 2015;6:81.
16. Łaniewski P, Ilhan ZE, Herbst-Kralovetz MM. The microbiome and gynaecological cancer development, prevention and therapy. Nat Rev Urol. 2020;17(4):232-50.
17. Kroon SJ, Ravel J, Huston WM. Cervicovaginal microbiota, women's health, and reproductive outcomes. Fertil Steril. 2018;110(3):327-36.
18. Iwasaki A. Antiviral immune responses in the genital tract: clues for vaccines. Nat Rev Immunol. 2010;10(10):699-711.
19. Machado PRL, Araújo MIAS, Carvalho L, Carvalho EM. Mecanismos de resposta imune às infecções. An bras Dermatol. 2004;79(6):647-64.
20. Romberg N. The adaptive humoral immune response, 2024a. Disponível na Internet: https://www.uptodate.com (05 maio 2025).
21. Campaner AB, Parellada CI, Cardoso FA. A imunidade no trato genital inferior. Revista Brasileira de Patologia do Trato Genital Inferior. 2012;2:3-6.

QUESTÕES

1. O sistema imune pode lançar mão de duas maneiras para defender o corpo humano dos micro-organismos patogênicos, sendo estas a imunidade inespecífica ou inata e a específica ou adquirida. Entre os principais componentes da imunidade inespecífica, marque a alternativa INCORRETA.
   a. Interferon.
   b. Linfócitos B.
   c. Células *natural killers*.
   d. Sistema complemento.

2. Com relação a conceitos básicos em imunidade no trato genital inferior, assinale a alternativa INCORRETA.
   a. A imunidade inata inclui os seguintes componentes: barreiras físicas (a pele e as mucosas), barreiras fisiológicas (secreções das glândulas), fatores séricos e teciduais (complemento, interferon), bem como as células fagocíticas (macrófagos, células *natural killers*, células dendríticas).
   b. A imunidade adquirida corresponde à proteção específica contra cada agente infeccioso ou antígeno, podendo ser adquirida de forma ativa (doença e vacinas) ou passiva (p. ex., Igs).
   c. A citotoxicidade celular é mediada por proteínas formadoras de poros (perforinas) e enzimas (granzimas) que perfuram as células-alvo infectadas pelos agentes.
   d. Os linfócitos conseguem detectar e destruir facilmente os agentes externos logo após seu encontro inicial.

3. As vacinas contra o papilomavírus humano (HPV) são uma excelente estratégia de prevenção contra a infecção por esse agente. Assinale a alternativa INCORRETA quanto à vacinação profilática e ao trato genital inferior.
   a. Cada célula B madura carrega um receptor exclusivo de membrana, isto é, uma Ig ou molécula de anticorpo, que é perfeitamente específica para um aminoácido ou epítopo do antígeno.
   b. Quando a célula B *naïve* encontra a VLP (*virus like particle* – forma o antígeno vacinal) da vacina HPV, esta é ativada, prolifera-se e diferencia-se em plasmócitos secretores de anticorpos, e células B de memória antígeno-específicas também são geradas.
   c. Os plasmócitos secretores sobrevivem por algum tempo e, depois, morrem por apoptose. Dessa maneira, quando isso acontece, a pessoa não será mais protegida quando exposta ao antígeno.

d. O conjunto de células B de memória pode, caso encontre o mesmo antígeno décadas depois, resultar em proliferação e diferenciação, gerando novos plasmócitos que secretam anticorpos de alta afinidade e mais células B de memória.

4. Paciente de 31 anos foi submetida, há 6 meses, a transplante renal, e medicada posteriormente com prednisona e ciclosporina. Havia feito todos os exames ginecológicos previamente ao transplante, os quais mostraram-se normais (incluindo citologia e teste de DNA-HPV negativos). Há cerca de 20 dias, passou a apresentar verrugas em região genital que estão aumentando progressivamente. Negava outras comorbidades e outros tipos de medicamentos. Nuligesta, em uso de acetato de medroxiprogesterona 150 mg, injetável, trimestral, há 10 meses. Referia novo parceiro sexual há 2 meses, sem uso de preservativo. Apesar de ter sido prescrita a vacina contra o HPV, a paciente não a tomou.

Ao exame geral, não apresentava anormalidades. Na vulva, visualizavam-se múltiplas lesões verrucosas de 3 mm a 5 mm em grandes e pequenos lábios. Exame especular evidenciou conteúdo vaginal fisiológico e colo epitelizado, sem lesões aparentes. Foi optado pela coleta de PCR cervical para clamídia e gonorreia e discutidas, com a paciente, as opções terapêuticas para a condilomatose vulvar; também foi prescrita novamente a vacina contra o HPV. Os exames de PCR mostraram-se negativos e a jovem optou por destruição das lesões de uma só vez, com uso de *laser* CO_2. Permaneceu bem, sem queixas, por cerca de 45 dias, e, após esse período, passou a apresentar novas lesões condilomatosas diminutas na região vulvar, tendo optado, nesse momento, pelo tratamento com ácido tricloroacético, com resolução das lesões. Foi mantida em observação rigorosa.

Qual será a evolução destas lesões?

a. Irão fatalmente retornar.

b. Como usou a vacina contra o HPV não deverão retornar.

c. Devem ter retornado pela provável positividade da Clamídia que facilita este retorno e com a pesquisa e tratamento não deverão recidivar.

d. Não temos como prever o que poderá ocorrer.

RESPOSTAS

1. Alternativa correta: **b**. O sistema imune inato ou inespecífico atua como o primeiro mecanismo de defesa contra os micro-organismos patogênicos e consiste em diferentes mecanismos que já estão disponíveis antes mesmo da exposição aos patógenos ou às moléculas desconhecidas; não precisam de ativação ou indução prévia. Os fatores da imunidade inata que atuam no trato genital inferior, além do próprio epitélio de barreira e da microflora vaginal, são representados por fatores solúveis, componentes do complemento, componentes associados a membranas e células fagocitárias. Os LBs fazem parte da imunidade específica.

2. Alternativa correta: **d**. A imunidade celular é mediada pelos LTs, os quais só reconhecem o antígeno quando ele é apresentado por meio de moléculas MHC apropriadas nas APCs, como células dendríticas ou macrófagos. Assim, os linfócitos não conseguem reconhecer os antígenos por si sós.

3. Alternativa correta: **c**. Os plasmócitos secretores sobrevivem por algum tempo e, depois, morrem por apoptose. No entanto, quando o conjunto de células B de memória encontra o mesmo antígeno décadas depois, ocorrem proliferação e diferenciação, gerando novos plasmócitos que secretam anticorpos de alta afinidade, além de mais células B de memória. Assim, pode-se explicar o motivo pelo qual os títulos de anticorpos caem com o passar do tempo, mas a pessoa permanece protegida.

4. Alternativa correta: **a**. Embora, tanto a vacinação quanto o tratamento da Clamídia, caso existente possam ocasionar a recorrência da infecção pelo HPV, o fato da paciente ser imunossuprimida e devendo se manter nesta situação faz com que as lesões fatalmente retornem. As drogas utilizadas para controle imune após o transplante têm o intuito de reduzir a imunidade celular e, consequentemente, a rejeição pós-transplante. No entanto, essas drogas aumentam o risco de infecções, principalmente aquelas que se baseiam no controle pela imunidade celular, que é o caso da infecção pelo HPV. Dessa maneira, apesar do tratamento das lesões, a paciente vai persistir com a infecção viral não controlada e com o risco de recidiva das lesões.

25

Laser e Outras Modalidades de Energia para Uso em Patologia do Trato Genital Inferior

Neila Maria de Góis Speck
Newton Sergio de Carvalho
Marcia Farina Kamilos

25.1 | Fundamentos

Newton Sergio de Carvalho

O termo "dispositivos vaginais baseados em energia" (DVBE, ou VEBD do inglês *vaginal energy-based devices*) foi citado na literatura cientifica nos últimos anos ganhando impulso como procedimentos minimamente invasivos para tratar alterações disfuncionais e/ou cosméticas da região genital. Embora o uso do *laser*, iniciado com indicação para a atrofia genital, tenha começado em 2011,[1] apenas recentemente essa terminologia foi publicada. Embora já existissem publicações em separado sobre essas modalidades de energia, esse termo agrupando essas modalidades foi utilizado apenas depois de 2019, quando um painel internacional de ginecologistas, uroginecologistas e urologistas foi formado e esses especialistas concluíram por suas segurança e eficácia em algumas situações, mas, em outras, ainda carecendo de evidências.[2] Assim, além do *laser*, outras modalidades que se baseiam em estimular mecanismo para a formação de colágeno (neocolageogênese) e elastina foram incluídas e estão listadas no Quadro 25.1. Essas publicações praticamente coincidiram com aquelas referentes à atrofia genital, em que sinais e sintomas descrevem a síndrome geniturinária da menopausa (SGUM), definida pelas Sociedades Internacional de Saúde Sexual e Americana de Menopausa, em 2014,[3] e para os quais se mostrou como mais uma alternativa de terapia. No Quadro 25.1.1, são descritos os DVBEs mais estudados para a utilização no trato genital inferior (TGI).

Quadro 25.1.1 – Dispositivos vaginais com base em energia (DVBEs) mais estudados
Laser de CO_2 fracionado microablativo
Laser Er:YAG
Radiofrequência (RF) com temperatura controlada
Ultrassom microfocado (*high-intensity focused ultrasound* – HIFU) e outros

Fonte: Desenvolvido pela autoria.

Assim, tanto em relação ao *laser* a respeito do qual já existem publicações com maiores evidências sobre a eficácia como em relação a outras modalidades, as entidades médicas têm publicado protocolos, e a Associação Internacional de Uroginecologia criou um grupo de trabalho para analisar essas indicações. Nessa análise, entre 40 indicações, 28 delas chegaram a um consenso, restando 12 que ainda careciam de evidências.[4] Por meio da termomodulação, o *laser* e os demais DVBEs concorrem para a restauração do epitélio vaginal a um estado semelhante àquele das mulheres na menacme. A ação é feita mediante aumento controlado da temperatura com remodelação e síntese de colágeno, neovascularização, vasodilatação e formação de elastina.[5] Entre os principais benefícios do uso de DVBE na região genital, o Quadro 25.1.2 resume alguns.

Quadro 25.1.2 – Possíveis modificações da área genital causadas pelos DVBEs)
• Espessamento epitelial
• Aumento da angiogênese local
• Melhora da lubrificação
• Estabilização do microbioma
• Normalização no pH vaginal
• Desenvolvimento de novas fibras colágenas e restauração da arquitetura vaginal, com ação na elasticidade e, consequentemente, diminuição da chance de microtraumas
• Melhora dos sintomas urinários associados com a redução da capacidade vesical

Fonte: Desenvolvido pela autoria.

Podemos dividir em dois grupos as várias indicações dessas terapias das DVBEs:

a. referentes à vaporização (ablação) ou excisão (corte) de lesões, sobretudo aquelas papilomavírus humano (HPV)-induzidas;

b. referentes às manifestações de relaxamento do assoalho pélvico, na maioria das vezes associadas com a SGUM ou com lesões da pele ou mucosa da região genital como casos de líquen escleroso não responsivos à terapia clássica. Para as possíveis indicações, criamos uma classificação de acordo com as evidências e publicações cientificas, listadas no Quadro 25.1.3.

Uma indicação não listada no Quadro 25.1.3 e que tem se sobressaído contempla pacientes com câncer de mama que apresentem atrofia genital (própria da idade ou mesmo do tratamento do câncer de mama) e que estão impedidas de utilizar terapia hormonal, pois esta poderia interferir negativamente no tratamento e no curso da doença. Nessa população, as modalidades descritas se constituem em alternativa interessante.[6] Em estudo de 2022, Quick *et al.* avaliaram a eficácia de três sessões de *laser* de CO_2, separadas por intervalos entre 30 e 45 dias, para sintomas de SGUM em 67 mulheres tratadas de câncer de mama. Ao todo, 33 mulheres completaram o acompanhamento de 2 anos, sendo analisadas as pontuações de vários protocolos de avaliação da função sexual e genital (VAS, UDI-6, FSFI e Female Sexual Distress Scare Revised (FSDS-R)). Houve melhora inicial dos sintomas vaginais e urinários em todos os índices após as primeiras 4 semanas de tratamento, mas com redução da melhora na maioria das avaliações após 1 e 2 anos, o que deve ser creditado à redução do efeito do *laser*.

Quadro 25.1.3 – Classificação das indicações do uso de DVBE a partir de evidências e da densidade de publicações científicas (De Carvalho, NS, 2025)
A. Com evidências definidas e já estabelecidas em protocolos • Ressecção cônica de segmento do colo uterino, sobretudo em razão de neoplasias intraepiteliais de alto grau com *laser* ou radiofrequência • Ressecção ou vaporização de lesões vaginais e/ou vulvares (muitas HPV-induzidas) com o uso de *laser*
B. Com evidências próximas à definição protocolar • Tratamento de atrofia vulvovaginal e suas consequências na SGUM • Tratamento de incontinência urinária de urgência • Tratamento de incontinência urinária a leves esforços • Ressecção e tratamento de tumores benignos (fibromas etc.)
C. Com evidências, mais ainda com pequeno número de publicações • Cirurgia de labioplastia • Tratamento (marsupialização) de cistos de Bartholin
D. Ainda sem evidências e com poucas publicações • Tratamento de distopias e prolapsos genitais leves/moderados • Tratamento de relaxamento/rejuvenescimento ou remodelamento vaginal e eventual tratamento de *flatus vaginalis*

DVBEs: dispositivos vaginais baseados em energia; HPV: papilomavírus humano.
Fonte: Desenvolvida por NS De Carvalho.

A função sexual foi a única que manteve uma melhora ao longo do tempo. Nenhum evento adverso de grau severo foi identificado no acompanhamento de 2 anos.[7] Essa é uma área emergente e, embora os primeiros resultados pareçam promissores, são necessários estudos robustos, randomizados e controlados para se determinar as verdadeiras segurança e eficácia. Nesse sentido, certamente alguns dos procedimentos podem alcançar as evidências cientificas antes de outros e talvez alguns nem venham a alcançá-las.

Nesse particular, um ponto impactante foi quando, em 2018, a Food and Drug Administration (FDA), dos Estados Unidos, emitiu um alerta sobre o uso de DVBEs para realizar procedimentos vaginais referindo potenciais problemas como queimaduras vaginais, cicatrizes, dor durante a relação sexual e mesmo dores recorrentes ou crônicas. Relatou também que a segurança e a eficácia para o tratamento dessas condições não haviam sido estabelecidas de forma consistente e que, como agência responsável pela segurança e proteção das pacientes, estaria monitorando o uso desses aparelhos por intermédio de um Plano de Ação de Segurança de Dispositivos Médicos.[8] Por outro lado, algumas publicações mais recentes resultaram contrárias ao comunicado de segurança anterior, sugerindo que a maioria das queixas não era grave e algumas podiam estar relacionadas à progressão da própria doença. Os poucos eventos adversos relatados no banco de dados da FDA, denominado "experiência de dispositivos de fabricantes e usuários" (MAUDE, do inglês *American manufacturer and user facility device experience*), não foram considerados severos.[9] Concluiu-se, na avaliação do MAUDE de 2013 até 2019, que o relato de eventos adversos sérios foi raro e apenas 3,5% das complicações acarretaram queimaduras de 3º grau, sobretudo quando associadas ao *laser* de CO_2 e, provavelmente, por imperícia na sua utilização. Em 78% dos eventos, a comunicação foi feita após o alerta do comunicado de 30 de julho de 2018, podendo ter contribuído para um viés de aumento dos relatos desses eventos.[10]

Para o sucesso da aplicação dos DVBEs, obviamente é fundamental que profissionais de Saúde qualificados recebam treinamento teórico e prático adequado antes de utilizá-los, o que requer uma curva de aprendizado e de experiência relativamente longa. Em vez disso, observamos a proliferação de cursos de curta duração, muitos deles com foco eminentemente pecuniário, formando profissionais sem capacidade adequada de operar os DVBEs, o que pode causar aumento dos efeitos colaterais. Apesar de promissoras, as técnicas relativas aos DVBEs ainda estão em fase experimental e mais estudos serão necessários para avaliar seus benefícios e riscos a longo prazo. Com uma postura restritiva, a Associação Americana de Menopausa, em 2020, refere não existirem, até aquela data, ensaios clínicos controlados por placebo suficientes, para concluir sobre a eficácia e a segurança ou para fazer recomendações de tratamento com DVBEs.[11] Embora os resultados do uso de DVBEs no trato genital inferior tenham sido publicados como promissores, a Associação Brasileira de Patologia do Trato Genital Inferior e Colposcopia (ABPTGIC), em uma nota de orientação, afirma que o nível de evidência ainda é moderado.[12] Em acordo com esses conceitos, posiciona-se a Federação Brasileira de Sociedades de Ginecologia e Obstetrícia (Febrasgo), em 2022, afirma que as novas tecnologias com utilização de DVBEs, como *laser* vaginal e radiofrequência, têm se mostrado eficazes e seguras quando utilizadas por profissionais devidamente treinados, embora muitos aspectos ainda precisem ser esclarecidos.[13]

Visto essas informações básicas, na sequência, são mostrados os principais pontos relativos ao *laser* e aos demais DVBEs.

LASER

A palavra *laser* é um acrônimo de *light amplification (by) stimulated emission (of) radiation*, ou seja, amplificação da luz pela emissão estimulada da radiação. Essa amplificação de luz por emissão estimulada de radiação foi idealizada a partir dos modelos de mecânica quântica definidos, em 1917, por Albert Einstein. Na forma de feixe de luz, foi criado, em 1960, e com base nesses modelos, vários aparelhos surgiram nas últimas décadas. Assim, essa modalidade foi licenciada pela FDA inicialmente para os sistemas de *laser* de CO_2 para "incisão, excisão, ablação, vaporização e coagulação de tecidos moles no corpo", utilizados, a princípio, nas especialidades de Dermatologia e Oftalmologia, e ampliados, depois, para outras como a Ginecologia. Nesta, após as indicações inicialmente aprovadas, vários estudos ampliaram sua utilização, sobretudo nos últimos anos, com direcionamento para a sintomatologia da SGUM,[15] em que vem crescendo em popularidade e posicionando-se como alternativa de tratamento não hormonal.

A base da formação do *laser* é a radiação electromagnética (REM), que se traduz em uma onda que se autopropaga, formada a partir da interação das energias elétrica e magnética. Para a formação dos sistemas de *lasers*, são necessários os seguintes componentes dentro de um mecanismo semelhante a "uma caixa":

a. Meio líquido, sólido ou gasoso que possa ser excitável para emitir uma luz.
b. Fonte de energia para excitar as moléculas do meio.

c. Espelhos nas laterais desse sistema em forma côncava de modo a formar uma cavidade.

d. Mecanismo que possa emitir a luz ativada quando efetuado o disparo. Na prática, os aparelhos de *laser* são dispositivos que produzem REM pela "emissão estimulada" de fótons, com as características descritas no Quadro 25.1.4 e que lhes conferem potencialidades específicas.

Quadro 25.1.4 – Características específicas da energia emitida pelo *laser*	
1.	**Coerência:** as ondas podem ser direcionadas com grande precisão estando "em fase", no tempo e no espaço
2.	**Monocromatismo:** as ondas têm o mesmo comprimento (sendo a luz pura e da mesma cor), o que lhes confere alta intensidade
3.	**Colimação:** as ondas têm a mesma direção, e a emissão se dá de forma paralela, não divergente e estreita, o que permite grande concentração do feixe de luz

Fonte: Desenvolvido pela autoria.

A classificação dos vários tipos de *laser* se baseia na diferenciação do comprimento de onda (Δ), que é a distância entre duas cristas (ou dois vales) consecutivas, como mostrado na Figura 25.1.1. Os comprimentos curtos de onda tendem a dispersar a luz produzida pelo *laser* muito mais do que os longos, penetrando menos profundamente nos tecidos e alcançando penetração um pouco mais profunda apenas em tecidos moles. Portanto, comprimentos curtos de onda podem ser mais apropriados para tratamentos de lesões superficiais, ao passo que comprimentos longos de onda são mais úteis para tratamento de lesões profundas. Assim, quanto maior o comprimento de onda, maior a penetração e menor a dispersão nos tecidos. A frequência (v) é o número de ondas por unidade de tempo ou contidas na unidade de comprimento.

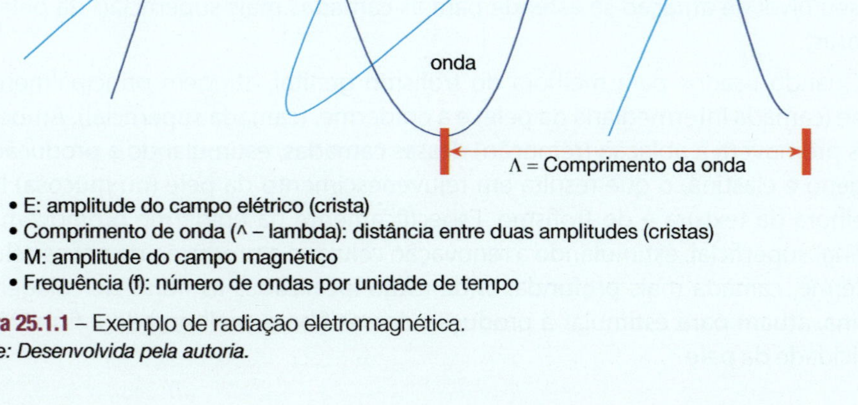

- E: amplitude do campo elétrico (crista)
- Comprimento de onda (^ – lambda): distância entre duas amplitudes (cristas)
- M: amplitude do campo magnético
- Frequência (f): número de ondas por unidade de tempo

Figura 25.1.1 – Exemplo de radiação eletromagnética.
Fonte: Desenvolvida pela autoria.

A unidade elementar de REM é o fóton que, por estar incluído nas duas formas de energia (elétrica e magnética), se posiciona simultaneamente como onda e partícula. O espectro eletromagnético é constituído por radiação de vários comprimentos de onda (raios gama, raios X, ultravioletas, entre outros), e os *lasers* podem emitir radiações em várias frequências.

De acordo com a frequência, determinado tipo de *laser* apresentará diferentes possibilidades de penetração nos tecidos, de modo a definir diversas aplicações, conforme a Figura 25.1.2.

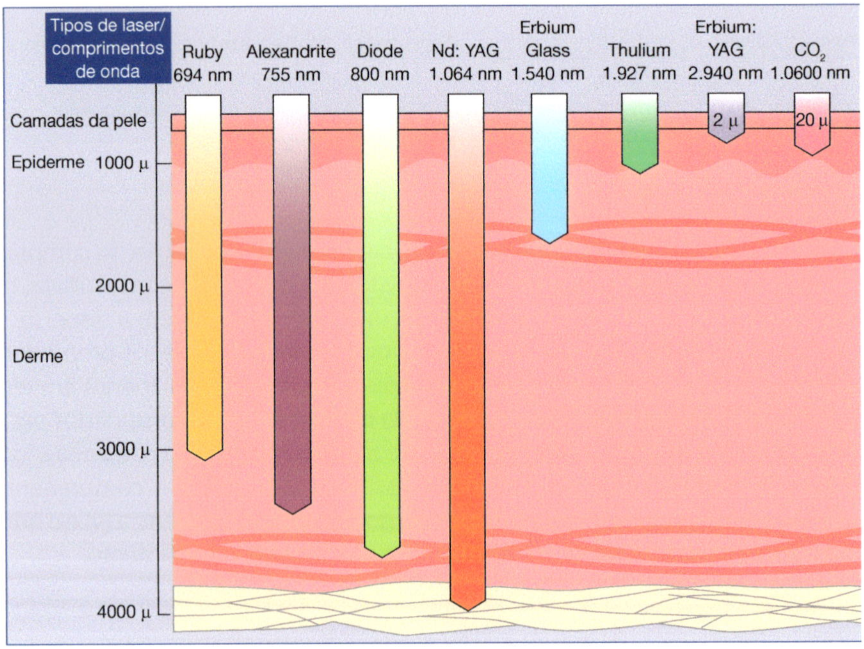

Figura 25.1.2 – Tipos de *laser* em função de seus comprimentos de onda e penetração na pele.
Fonte: Desenvolvida pela autoria.

Em relação a Figura 25.1.2 importante observar que os *lasers* de CO_2 e Erbium apresentam menores comprimentos de onda frente aos demais e assim é mostrado que seu nível de atuação se estende para as camadas mais superficiais da pele (ou mucosas).

Quando usados para melhora do trofismo genital, atingem principalmente a derme (camada intermediária da pele) e a epiderme, (camada superficial). Ambos os lasers promovem a ablação (remoção) dessas camadas, estimulando a produção de colágeno e elastina, o que resulta em rejuvenescimento da pele (ou mucosa) local e melhora da textura e do trofismo. Especificamente na epiderme promovem um "*peeling*" superficial, estimulando a renovação celular e a produção de novas células. Na derme, camada mais profunda, onde estão localizadas as fibras de colágeno e elastina, atuam para estimular a produção dessas fibras, melhorando a firmeza e a elasticidade da pele.

O *laser* tem capacidade de interagir intensamente com cromóforos, grupo de átomos que dão cor a algumas substâncias, e tem a capacidade de absorver a luz na dependência de cada comprimento de onda. Os principais cromóforos são a hemoglobina, a melanina e a água. Conforme o comprimento de onda, haverá determinada absorção por determinado "cromóforo-alvo" e determinadas penetração e atuação. Na Figura 25.1.3, podemos observar os diferentes comprimentos de onda de cada tipo de *laser* em função da maior captação de cada cromóforo específico. Também podemos observar que os *lasers* Erbium e de CO_2 têm grande absorção pela água, predominando essa propriedade no Erbium. Do ponto de vista prático, significa que o tecido mais hidratado tem melhor resposta à aplicação desses tipos de *laser*.

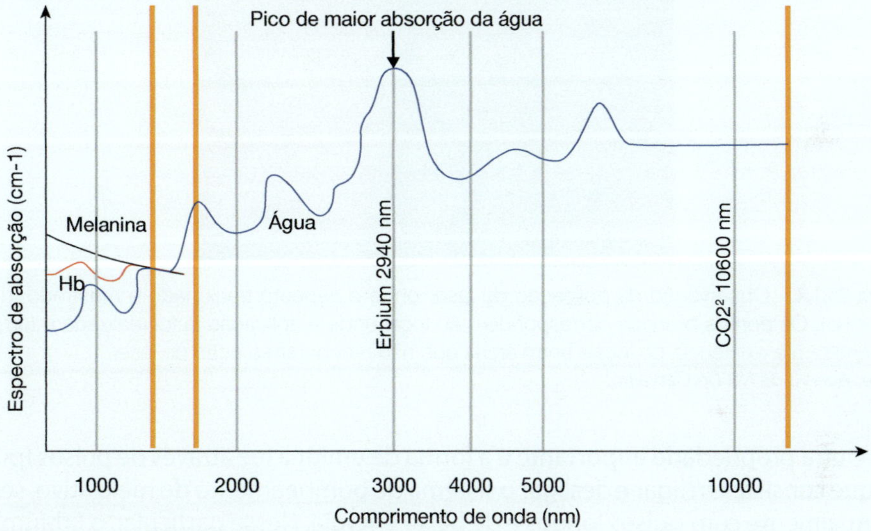

Figura 25.1.3 – Diferentes comprimentos de onda de cada tipo de *laser* em função do poder de absorção de cada cromóforo.
Fonte: Adaptada de Fotona.com.br (com permissão).

Interessante perceber que há *lasers* ablativos, aqueles que removem a superfície da pele originando pequenas crostas, usados em alguns casos de tratamentos estéticos de rugas; e *lasers* não ablativos que agem nas camadas mais profundas da pele, de modo a estimular o colágeno e a deixar a superfície da pele intacta. Entre os *lasers* mais utilizados, tanto o de CO_2 (10.600 nm) como o ErbiumYAG (2.940 nm) removem parte da epiderme e provocam dano térmico residual na derme, e o Erbium faz isso com menor intensidade. O *laser* Erbium Smooth é considerado não ablativo. Com a finalidade de reduzir esse dano térmico, os *lasers* não ablativos, penetram profundamente na pele e aquecem a derme, poupando a epiderme. Seus efeitos colaterais e o tempo de recuperação (*down time*, ou tempo de recuperação após tratamento) são mínimos, porém, para melhor resultado, podem requerer maior número de sessões. Assim, com a finalidade de diminuir os danos na epiderme, foram desenvolvidos os *lasers* fracionados. Com seu uso, um dispositivo semelhante a um chuveiro é inserindo no local de emissão da luz, deixando áreas de pele sadias entre as áreas tratadas, o que promove cicatrização mais rápida a partir das áreas poupadas. Dessa forma, quando emitidos de maneira fracionada, esses *lasers* fracionados demonstraram que podem alcançar resultados semelhante aos dos *lasers* ablativos, porém com menor tempo de recuperação e menor risco de efeitos colaterais, tanto com o *laser* de CO_2 fracionado microablativo como com o ErbiumYAG.[15] Na Figura 25.1.4, observam-se pontos de aplicação do *laser* nos quais é visualizada essa propriedade de fracionamento da luz.

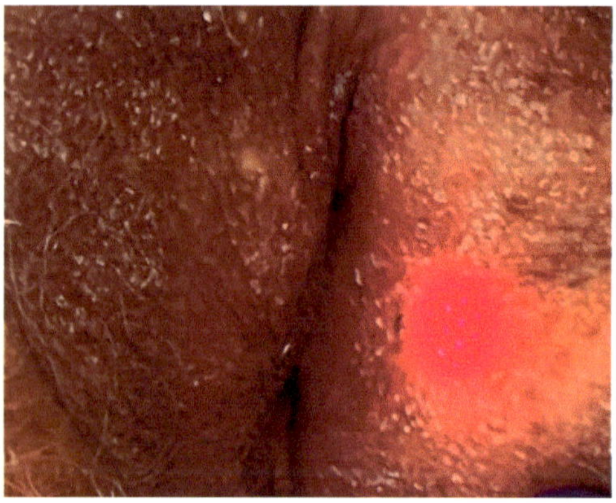

Figura 25.1.4 – Observação da aplicação de *laser* onde o aspecto fracionado é mostrado (ponto vermelho). Os pontos brancos correspondem ao local onde a aplicação já foi realizada e também demonstram a existência de locais entre áreas que não receberam a ação do laser.
Fonte: Acervo de NS De Carvalho.

Outra propriedade importante é a forma de emitir a luz através de pulsos (pulsada) que consiste em ligar e desligar o sistema de bombeamento do meio ativo, sendo habitualmente com pulsos longos e de baixa energia. Nesse particular, o ErbiumYAG apresenta uma propriedade denominada "modo *smooth*", que, entre suas características, está a emissão de um rápido trem de pulsos superpostos em número de 6 que se apresentam com larga duração individual e pouco espaço de tempo entre eles (milissegundos). Dessa maneira, permite gerar um profundo depósito de calor nas camadas da pele, de modo a provocar contração imediata do tecido e deixar as camadas da pele mais firmes e praticamente sem efeito térmico na superfície.

Importante conhecermos alguns termos utilizados no estudo dessas energias:

- Corrente (em amperes) = número de amperes que fluem em um circuito.
- Voltagem (em volts) = unidade de medida da tensão elétrica – força que impulsiona os elétrons.
- Potência (em watts) = unidade de energia produzida em um intervalo de tempo.

Assim, existem as seguintes medidas:

- 1 watt = 1 Joule/segundo.
- 1 hertz = 1 ciclo por segundo.

Referidos esses fundamentos quanto ao uso do *laser* em Ginecologia e, sobretudo, na sintomatologia da SGUM, observamos que, nas telas dos aparelhos (Figura 25.1.5), consta "dosimetria do *laser*", parâmetro que pode ser alterado de acordo com os protocolos sugeridos para cada indicação (Quadro 25.1.5).

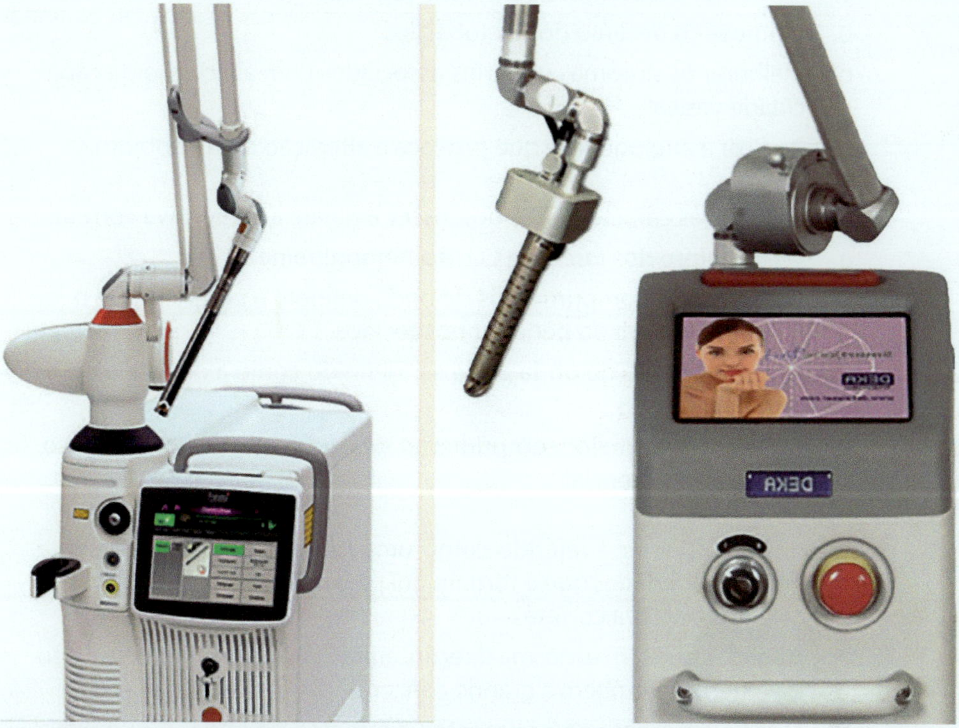

Figura 25.1.5 – Imagens dos dois tipos de *laser* mais conhecidos. Er:YAG, Fotona Smooth SP e CO_2 Laser (Mona Lisa Touch, DEKA).

Fonte: Extraído de www.Fotona.com.br e de https://dekalaser.com (com permissão).

Quadro 25.1.5 – Parâmetros a serem observados na dosimetria do *laser* na "elaboração dos protocolos":
– Energia do *laser* (quantidade de fótons) = em Joules (J/cm²)
– Tempo de exposição = duração do pulso em segundos (t)
– Tamanho do local de ação do laser = *spot* (em mm ou cm2)
– Frequência ou taxa de repetição dos pulsos = número de ciclos/segundo em Hertz (Hz)

Fonte: Desenvolvido pela autoria.

Portanto, sabemos que, existindo vários comprimentos de onda, existirão vários tipos de aparelhos e, ainda, de diferentes fabricantes. Serão aqui apresentados dois dos mais conhecidos, o CO_2 Monalisa Touch, da empresa DEKA, e o ErbiumYag Fotona Smooth-SP, da Fotona (Figura 25.1.5).

QUESTÕES

1. Os DVBEs são dispositivos que têm a finalidade de:

a. Aumentar a alcalinidade do meio vaginal.

b. Promover o declínio dos lactobacilos.

c. Melhorar os sintomas urinários associados com a redução da capacidade vesical.

d. Reduzir a angiogênese que provoca a alteração do microbioma.

2. Com relação às características dos *lasers*, assinale a alternativa correta.

a. O cromóforo dos *lasers* de CO_2 é a hemoglobina.

b. Os diferentes comprimentos de onda definem a potência que o *laser* pode adquirir ao penetrar nos tecidos.

c. O comprimento de onda pode ser definido como a distância entre duas amplitudes.

d. O Erbium tem maior comprimento de onda que o CO_2 e, por isso, tem menor potência.

3. O princípio do *laser* é referido como uma fonte de luz que apresenta algumas propriedades que o tornam útil para a Medicina. Quanto a isso, assinale a alternativa correta.

a. As ondas que têm a mesma direção, emitidas de forma paralela e não divergente, permitem a grande concentração do feixe de energia.

b. O feixe apresenta comprimentos diferentes de onda, o que eleva sua intensidade.

c. As ondas são emitidas em várias fases no tempo e no espaço, alcançando, assim, maior possibilidade de penetração,

d. Ondas divergentes aumentam a espessura do feixe e ampliam o local de atuação.

4. Os protocolos de uso do *laser* devem ser adequados a cada situação, ou seja, para tratar uma lesão de condiloma vulvar ou a atrofia genital em uma paciente com SGUM, é necessário utilizar diferentes recursos da máquina. Assinale a alternativa **INCORRETA** que descreve esses recursos.

a. A taxa de repetição dos pulsos é o número de ciclos emitidos/segundo e medidos em Hertz (Hz).

b. O *spot* é o tamanho do feixe a ser utilizado e medido em mm^3.

c. A potência se refere à energia a ser emitida e é medida em Joules/cm^2 ou whats.

d. A corrente é força que impulsiona os elétrons.

REFERÊNCIAS BIBLIOGRÁFICAS

1. Gaspar A, Addamo G, Brandi H. Vaginal fractional CO_2 laser: a minimally invasive option for vaginal rejuvenation. Am J Cosmetic Surg. 2011;28(3):156-62.
2. Digesu GA, Tailor V, Preti M, Vieira-Baptista P, Tarcan T, Stockdale C et al. The energy-based devices for vaginal "rejuvenation", urinary incontinence, vaginal cosmetic procedures, and other vulvo-vaginal disorders: an international multidisciplinary expert panel opinion. Neurourol Urodyn. 2019;38(3):1005-08.
3. Portman DJ, Gass ML. Vulvovaginal atrophy terminology consensus conference panel. Genitourinary syndrome of menopause: new terminology for vulvovaginal atrophy from the International Society for the Study of Women's Sexual Health and the North American Menopause Society. Maturitas. 2014;79(3):349-54.
4. Alshiek J, Garcia B, Minassian V, Iglesia CB, Clark A, Sokol ER. Vaginal Energy-Based Devices. Female Pelvic Med Reconstr Surg. 2020;26(5):287-98.
5. Karcher C, Sadick N. Vaginal rejuvenation using energy-based devices. *Int J Womens Dermatol.* 2016;2(3):85-8.
6. Knight C, Logan V, Fenlon D. A systematic review of laser therapy for vulvovaginal atrophy/genitourinary syndrome of menopause in breast câncer survivors. *Ecancer medical science.* 2019;13:988.
7. Quick AM, Hundley A, Evans C, Stephens JA, Ramaswamy B, Reinbolt RE et al. Long-term follow-up of fractional CO2 laser therapy for genitourinary syndrome of menopause in breast cancer survivors. J Clin Med. 2022;11(3):774. doi: 10.3390/jcm11030774.
8. Statement from FDA Commissioner - Scott Gottlieb, M.D., on efforts to safeguard women's health from deceptive health claims and significant risks related to devices marketed for use in medical procedures for "vaginal rejuvenation". Disponível na Internet: https://www.fda.gov/news-events/press-announcements/statement-fda-commissioner-scott-gottlieb-md-efforts-safeguard-womens-health-deceptive-health-claims (02 jun. 2025).
9. Gurtcheff SE. Introduction to the MAUDE database. Clin Obstet Gynecol. 2008;51(1):120-3.
10. Wallace SL, Sokol ER, Enemchukwu EA. Vaginal energy-based devices: characterization of adverse events based on the last decade of MAUDE safety reports. Menopause. 2020;28(2):135-41.
11. The NAMS 2020 GSM Position Statement Editorial Panel. The 2020 genitourinary syndrome of menopause position statement of The North American Menopause Society. Menopause. 2020;27(9):976-92.
12. Associação Brasileira de Patologia do Trato Genital Inferior e Colposcopia (ABPTGIC), 2024a. Disponível na Internet: https://colposcopia.org.br/wp-content/uploads/2022/05/Etica-e-Energias.pdf (02 jun. 2025).
13. Federação Brasileira das Sociedades de Ginecologia e Obstetrícia (FEBRASGO) https://www.scielo.br/j/rbgo/a/KtBT7XwQZCdwWQjdSwpY4rC/?format=pdf&lang=em (02 jun. 2025).
14. Salvatore S, Nappi RE, Zerbinati N et al. A 12-week treatment with fractional CO2 laser for vulvovaginal atrophy: A pilot study. Climacteric. 2014;17(4):363-9.
15. Benini V, Ruffolo AF, Casiraghi A, Degliuomini RS, Frigerio M, Braga A et al. New innovations for the treatment of vulvovaginal atrophy: an up-to-date review. Medicina (Kaunas). 2022;58(6):770.
16. Gambacciani M, Palacios S. Laser therapy for the restoration of vaginal function. *Maturitas.* 2017;99:10-5.

25.2 | *Laser* de CO_2 (Monalisa Touch)

Neila Maria De Góis Speck

O *laser* de CO_2 apresenta comprimento de onda de 10.600 nm (nanômetros) e é o mais utilizado nas doenças do trato genital inferior. Tem como característica ser bem-absorvido pela água intracelular, promovendo a vaporização tecidual, mas com pouco efeito na coagulação profunda e hemostasia; age no tecido com mínima condução térmica, conferindo melhor resultado cicatricial e reconstituição de boa qualidade.[1,2]

A luz em contato com o tecido forma uma cratera, denominada "zona de penetração ótica" (Figura 25.2.1). O calor conduzido ao tecido adjacente promove coagulação e necrose, com profundidade de 0,5 mm; essa região é denominada "zona de condução térmica".[1] O calor decresce exponencialmente[2] com o aumento da distância da zona de penetração ótica. Assim, há mínima fibrose, sem distorção da anatomia local. Isso o difere do eletrocautério, por exemplo, que propaga o calor lateralmente e o tecido repara o efeito da condução do calor antes do processo de cura, determinando cicatrizes.

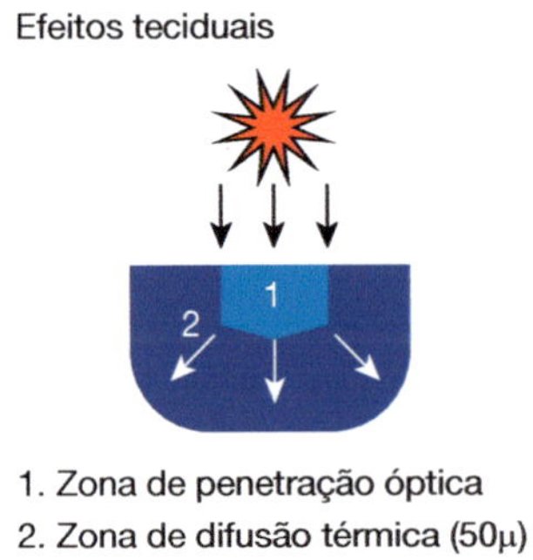

Figura 25.2.1 – Efeitos do *laser* sobre o tecido.
Fonte: Acervo de NM Goes Speck.

A reepitelização da área tratada com o *laser* ocorre por segunda intenção, com regeneração em curto espaço de tempo, das margens e do fundo da cratera.

A técnica de utilização do *laser* sobre o tecido pode ser por vaporização (ablação) (Figura 25.2.2) ou excisão (corte). Quando o objetivo é destruir a lesão, desfocaliza-se o raio, tendo o ponto de luz com diâmetro de 2 mm a 3 mm; quando o objetivo é excisar, trabalha-se com raio focalizado com diâmetro de 0,5 mm a 1 mm. Nova geração de equipamentos traz tecnologias como os *flashscanners*; são acessórios que promovem a desfocalização do raio em padrão geométrico, o qual, atuando sobre o tecido, o expõe ao calor em tempo inferior a 1 milissegundo. O efeito térmico é mínimo, atingindo a profundidade de 30 mm em única passada; assim, a restauração do epitélio é sem cicatrizes.[3]

A aplicação pode ser feita com a utilização de "canetas" e, nas doenças do trato genital, essas canetas do *laser* são acopladas ao colposcópio por meio de micromanipulador, no qual podemos identificar a extensão e a profundidade das lesões, que são destruídas com extrema precisão cirúrgica, sem danificar os tecidos em excesso. As afecções do trato genital inferior podem ser aquelas provocadas pelo papilomavírus humano (HPV) (condilomas e neoplasias intraepiteliais de colo, vagina e vulva), cistos da glândula de Bartholin, septos, sinéquias, labioplastia (ninfoplastias), tumores benignos, cistos sebáceos, hidradenites.[4]

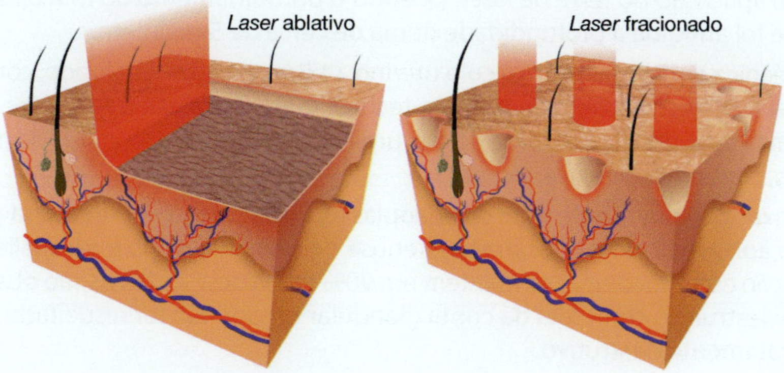

Figura 25.2.2 – Interação do *laser* com tecido na forma ablativa e fracionada.
Fonte: Adaptada de DEKA LASER (com permissão).

Nova modalidade de *laser*, o fracionado, muito utilizado pelos dermatologistas na área de estética para melhora da cútis e do colágeno, tem sido aplicado na região genital para correção de atrofia, síndrome geniturinária da pós-menopausa, incontinência urinária leve, clareamento genital e líquen escleroso. Na técnica, pequenos pontos de *laser* são aplicados sobre a mucosa/pele; e, no *laser* de CO_2, há pequenos pontos ablativos e, entre esses "microfuros", ficam partes de tecido normal, o que gera sua regeneração (fracionado). Há dispersão da energia na cratera, com estímulo do colágeno, promovendo neocolagênese (Figura 25.2.2). Por ser o *laser* fracionado uma técnica nova, os trabalhos descritos têm demonstrado eficácia validada no tratamento da atrofia genital, porém sem nível de evidência nas outras afecções. É aplicado com caneta específica para vagina e outra para vulva.[5]

LASER ABLATIVO NO TRATAMENTO DAS AFECÇÕES DO TRATO GENITAL INFERIOR

As aplicações podem ser feitas em colo uterino, vagina e vulva, desde as lesões intraepiteliais até as lesões benignas. Nas **lesões de colo uterino**, baixo e alto grau, é necessário obedecer a alguns critérios para destruição de lesão, podendo ser tratadas as neoplasias intraepiteliais de qualquer grau:

a. Apropriado diagnóstico prévio.
b. Citologia, colposcopia e anatomopatologia em absoluta concordância.
c. Achado colposcópico anormal bem-definido em toda sua extensão (ZT tipo 1 e 2).
d. Certeza de não haver adenocarcinoma *in situ*, carcinoma microinvasor ou francamente invasor.
e. Não estar grávida.[3]

Na técnica ablativa, importante o controle de destruição sob visão colposcópica, identificando-se o fundo da cripta glandular por meio do seu borbulhamento durante a aplicação do feixe de *laser*. Quando o borbulhamento do muco cessa, significa que foi atingida a profundidade ótima de cerca de 5 milímetros.

Na técnica excisional sobre o colo uterino, utiliza-se o raio focalizado, com o qual é possível a exérese de um cone. É uma técnica mais complexa, com maior fulguração das margens, hoje substituída pela cirurgia de alta frequência, que é de mais fácil execução, com menos efeitos térmicos.

As taxas de cura são de 96% das neoplasias intraepiteliais cervicais na primeira vaporização. O método não acarreta estenose do orifício uterino e a visualização da nova junção escamocolunar se mantém em 90% das vezes.[6] As falhas são observadas pela não destruição completa da cripta glandular ou por não ter respeitado os critérios de tratamento destrutivo.

Nas **lesões de vagina**, baixo e alto grau, o tratamento com vaporização obtém bons resultados, principalmente pela excelência no processo de cicatrização. O *laser* de CO_2, acoplado ao colposcópio, na forma de vaporização, tem boa precisão e hemostasia nos vasos de pequeno calibre. É bem-tolerado pelas pacientes, não necessitando anestesia na maioria dos casos. Só ocorrem complicações pelo uso inadequado da técnica.[7,8]

Para realização da vaporização das lesões vaginais, demarcamos a região com a solução de lugol. Aplica-se o feixe de *laser* em única passada com raio desfocalizado ou associado com *scanner*, atingindo a profundidade máxima de 1 mm. Após o procedimento, faz-se a limpeza da região com soro fisiológico, retirando-se o material desnaturado e, assim, expondo-se o estroma (Figura 25.2.3). Nos casos de lesões persistentes e/ou recidivantes, podemos realizar novas aplicações.

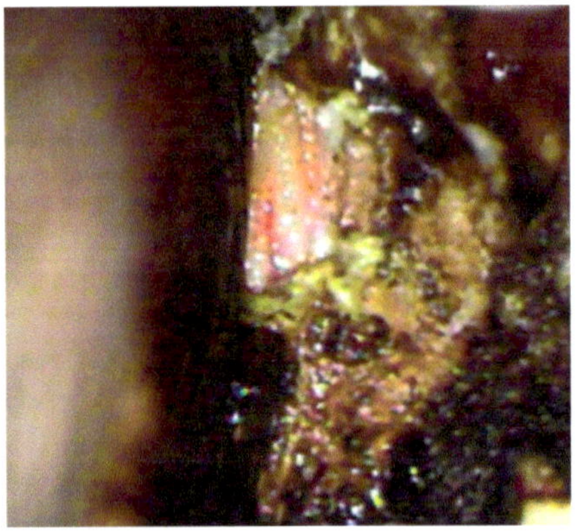

Figura 25.2.3 – Vagina durante tratamento com vaporização a *laser* de CO_2, em remoção do tecido desnaturado.
Fonte: Acervo da autoria.

Para as **lesões de vulva**, baixo e alto grau, o *laser* apresenta excelentes resultados comparados aos dos métodos químicos, pois consegue atingir e destruir as áreas queratinizadas. Na técnica do tratamento, importante ter o conhecimento dos planos epiteliais. Para lesões subclínicas do HPV, deve-se vaporizar o tecido atingindo toda a espessura epitelial (1º plano); para lesões condilomatosas, deve-se atingir o epitélio e a derme papilar (2º plano); para neoplasias intraepiteliais vulvares, epitélio, derme papilar e porção superior da derme reticular (3º plano) (Figura 25.2.4). Reconhece-se a profundidade dos planos pelas características do fundo da ferida: o 1º plano é reconhecido por uma superfície rósea, brilhante; o 2º plano lembra camurça com cor amarelada, o 3º plano, cor branco acinzentado. A transposição desses limites pode provocar complicações de queimaduras, com hipocromias (Figura 25.2.5), alopecias e retrações. Para as neoplasias intraepiteliais vulvares do tipo diferenciada, é indicada a excisão a *laser*, pela necessidade de estudo histopatológico, maior risco da presença de microinvasão e pelo potencial oncogênico da lesão.[9,10]

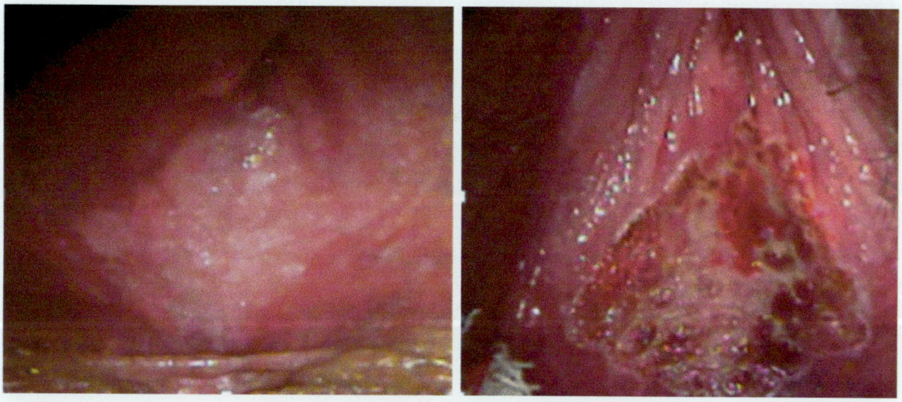

Figura 25.2.4 – Lesão de alto grau em introito vaginal submetida à vaporização a *laser*.
Fonte: Acervo da autoria.

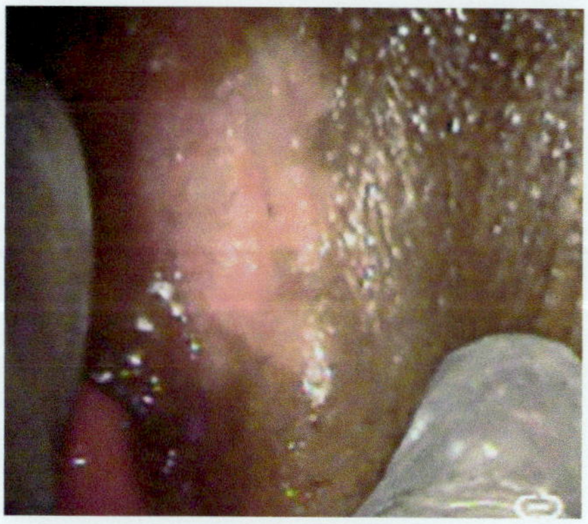

Figura 25.2.5 – Hipocromia em face externa de pequeno lábio esquerdo após vaporização a *laser* de CO_2.
Fonte: Acervo da autoria.

Podemos, ainda, realizar procedimentos cirúrgicos com *laser* em **afecções benignas do trato genital inferior** como exérese de cistos ou pólipos, septos, marsupialização da glândula de Bartholin, labioplastia, hidradenites, combinando a modalidade ablativa e excisional. Os procedimentos são realizados, em sua maioria, em ambiente ambulatorial, requerendo anestesia local.

LASER FRACIONADO NA SÍNDROME GENITURINÁRIA DA PÓS-MENOPAUSA

Os pontos de *laser* fazem pequenos pertuitos na mucosa e/ou pele, com pontes de tecido normal entre eles, as quais promovem a regeneração do tecido a ser tratado; em um trabalho de bioestimulação. O calor conduzido ao estroma estimulará a neocolagênese por ação sobre a *heat shok proteín 47* (HSP 47), estimulando a formação do colágeno, ácido hialurônico, glicoaminoglicanos e proteoglicanos; como resultado, haverá uma nova mucosa túrgida e hidratada. Com isso, há melhora da qualidade sexual, dos sintomas urinários, sintomas de atrofia, podendo ter melhora do tônus e corrigir quadros de incontinência urinária leve.[5,11,12]

Outras utilizações do fracionado têm sido no tratamento dos liquens vulvares, com melhora do prurido; tratamento de hipercromias vulvares, vulvodinias; e, para essas indicações, ainda não existe validação científica.

A técnica compreende a realização de três sessões com intervalo mensal, e os resultados se mantêm de 12 a 18 meses, sendo necessária aplicação de manutenção após esse período. As configurações de potência, o distanciamento dos pontos do fracionado e o tempo de exposição ao calor variam de acordo com a máquina de *laser* que se utiliza.

CASO CLÍNICO

1. Paciente, 30 anos, refere citologia alterada, à colposcopia com biópsia diagnosticada com neoplasia intraepitelial vaginal grau II em parede lateral direita, submetida a três aplicações de ácido tricloroacético semanais. Após 6 meses do fim do tratamento, submetida à nova colposcopia, em que foi identificada a persistência de lesão. Submetida a tratamento com vaporização a *laser* de CO_2, com sucesso observado após 1 mês do tratamento.

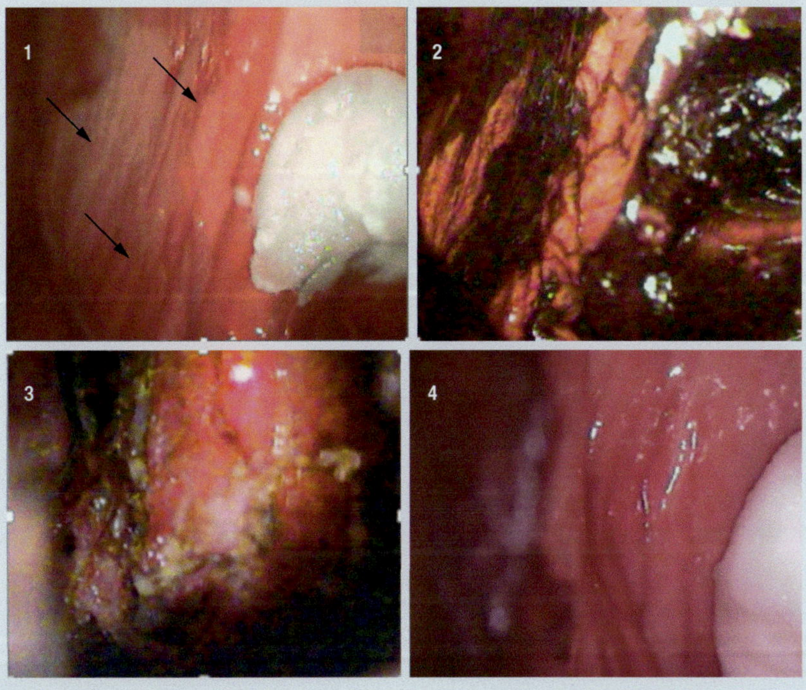

Figuras 1 e 2 – pré-tratamento
Figura 3 – aspecto durante a vaporização
Figura 4 – pós-tratamento

2. Paciente 56 anos, com queixa de secura vaginal, dor à relação sexual, odor vaginal, em uso de promestriene vaginal com melhora parcial. Menopausa aos 48 anos, não fez TH. Ao exame, conteúdo amarelado, colo uterino e vagina hipotróficos, com petéquias ao exame. Submetida a três sessões de *laser* de CO_2 fracionado, com remissão completa dos sintomas; ao final, com conteúdo fisiológico, mucosa mais úmida e brilhante, vascularizada e sem petéquias.

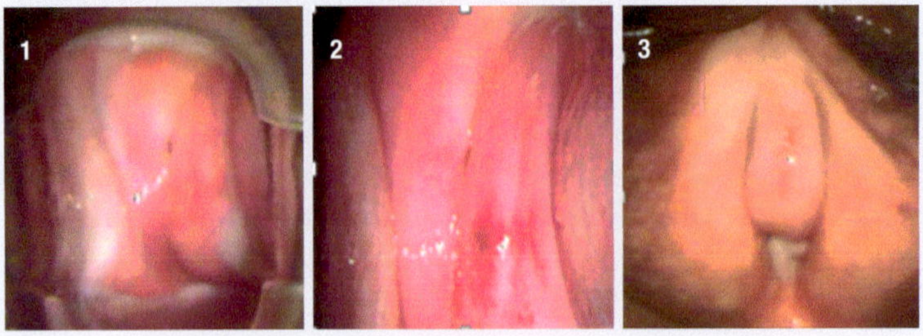

Pré-tratamento

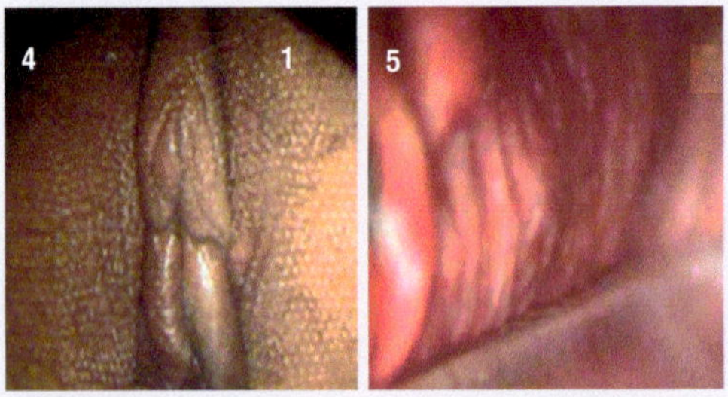

Aspecto durante o *laser* fracionado

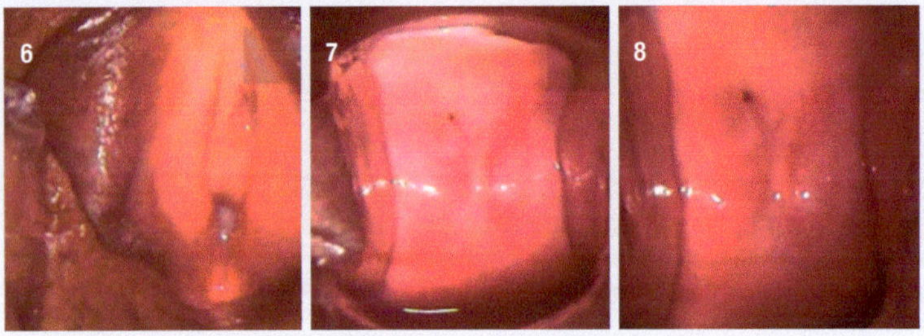

Pós-tratamento

QUESTÕES

1. É critério para tratamento ablativo com *laser* de CO_2 em lesões de colo uterino:
   a. Lesão glandular.
   b. Zona de transformação tipos 1 ou 2.
   c. Lesão endocervical.
   d. Citologia LAG e biópsia NIC I.

2. O *laser* fracionado está validado para o tratamento de:
   a. Líquen escleroso.
   b. Atrofia do puerpério.
   c. Síndrome geniturinária da pós-menopausa.
   d. Flacidez vaginal.

REFERÊNCIAS BIBLIOGRÁFICAS

1. Bandieramonte G, Gagna G. Testo atlante di chirurgia laser, Torino, UTET, 1992:383.
2. Bandieramonte G, De Palo G. O laser. In: De Palo Editors. Colposcopia e patologia do trato genital inferior. 2. ed. São Paulo: Medsi, 1996;14:251-64.
3. Dorsey JH. Laser surgery for cervical intraepithelial neoplasia. Obst. Gynecol. Cl. North Am. 1991;18:475-89.
4. Speck NMG, Boechat KPR, Santos GML dos, Ribalta JCL. Treatment of bartholin gland cyst with CO2 laser. Einstein (São Paulo). 2016;14:25-9.
5. Salvatore S, Athanasiou S, Candiani M. The use of pulsed CO2 lasers for the treatment of vulvovaginal atrophy. Curr Opin Obstet Gynecol. 2015;27(6):504-8. Review. Erratum in: Curr Opin Obstet Gynecol. 2017;29(4):282.
6. Wright VC, Fisher JC. CO2 Laser surgery for cervical intraepithelial neoplasia. In: Laser surgery in gynecology, Philadelphia, Saunders; 1993:106-32.
7. Kesic V, Carcopino X, Preti M, Vieira-Baptista P, Bevilacqua F, Bornestein J et al. The European Society of Gynaecological Oncology (ESGO), the International Society for the Study of Vulvovaginal Disease (ISSVD), the European College for the Study of Vulval Disease (ECSVD), and the European Federation for Colposcopy (EFC) consensus statement on the management of vaginal intraepithelial neoplasia. Int J Gynecol Cancer. 2023;33:446-61.
8. Cardosi JR, Bomalaski JJ, Hoffman MS. Diagnosis and management of vulvar and vaginal intraepithelial neoplasia. Obstet Gynecol Cl North Am. 2001;28;685-703.
9. Preti M, Joura E, Vieira-Baptista P, Van Beunrden V, Bevilacqua F, Bleeker MCG et al. The European Society of Gynaecological Oncology (ESGO), the International Society for the Study of Vulvovaginal Disease (ISSVD), the European College for the Study of Vulval Disease (ECSVD), and the European Federation for Colposcopy (EFC) consensus statement on Pré-invasive Vulvar Lesions. Journal of Lower Genital Tract Disease; 2022.
10. Reid R. Laser surgery of the vulva. Obstet. Gynecol. Clin. N. Am. 1991;18:491-510.
11. Pieralli A, Fallani MG, Becorpi A, Bianchi C, Corioni S, Longinotti M et al. Fractional CO2 laser for vulvovaginal atrophy (VVA) dyspareunia relief in breast cancer survivors. Arch Gynecol Obstet. 2016;294:841-6.
12. Filippini M, Porcari I, Ruffolo AF, Casiraghi A, Farinelle M, Uccella S, et at. CO2-Laser trherapy and genitourinary syndrome of menopause: a systematic review and meta-analysis. J Sex Med. 2022;19:452-70.

25.3 | *Laser* ErbiumYAG

Newton Sergio de Carvalho

O *laser* Erbium foi descoberto em 1983, vindo cobrir uma lacuna na qual o CO_2 mostrava certa dificuldade e propiciando um efeito ablativo mais superficial com menor dano térmico ao tecido. Existem *lasers* Erbium de várias empresas (Fotona, Solon, Vydence, entre outras) e com características especificas de cada plataforma. O *laser* ErbiumYAG (Er:YAG), da Fotona, faz parte dos aparelhos Fotona Dynamis NX e Fotona SP Line, sendo este o mais utilizado na área genital. Como o Er:YAG (granada de alumínio e ítrio dopado com érbio), com comprimento de onda de 2.940 nm (nanômetros), tem maior capacidade de entregar energia na superfície tecidual e, para cobrir a lacuna da parte tecidual profunda, foi acrescido, no mesmo aparelho, o *laser* Nd:YAG (granada de ítrio e alumínio dopada com neodímio) com características de menor absorção pela água corporal e comprimento de onda de 1.064 nm, entregando energia nas áreas teciduais mais profundas. Assim, constitui-se na junção de dois tipos diferentes de *lasers*. Como vantagem, apresenta grande aplicabilidade, considerado como *laser* 4D uma vez que os dois tipos de comprimentos de onda, na dependência de cada necessidade, podem ser utilizados de forma intercalada na mesma seção, mas tendo como desvantagem o preço das fibras óticas, o que eleva seu custo.

Com base no princípio de que a entrega da energia embutida no *laser* é a meta principal do desenvolvimento da tecnologia e na tentativa de criar diferentes níveis de entrega de acordo com a necessidade de maior ablação ou maior remodelação tecidual, o Fotona SP oferece diferentes modos de entrega de energia, exemplificados na Figura 25.3.1.

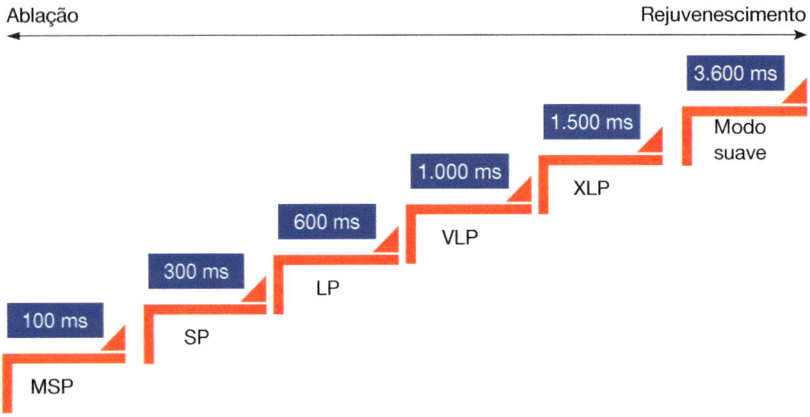

Figura 25.3.1 – Modelos de entrega de energia incluídos na plataforma do Fotona dentro da modalidade de *laser* ErbiumYAG.
Fonte: Adaptada das informações do aparelho – Fotona.com.br (com permissão).

Portanto, na plataforma, existem várias opções com base no que estamos focando e nas características da região a ser tratada. Quando se usa o *laser* ERBIUM no modo MSP (Micro Short Pulse), conseguimos o processo de ablação. Se usamos o modo *smooth* (exclusivo e patenteado do Fotona), conseguimos o estímulo de reestruturação da derme. Como a derme varia de pessoa para pessoa, foram criadas tecnologias intermediárias (Short Pulse, Long Pulse, Very Long Pulse, Extra Long Pulse). Em paralelo, no uso do *laser* Nd-YAG, desenvolveram-se tecnologias como o FRAC, VERSA, PIANO, Q-SWITCH e ondas potentes em pico e nanossegundos.

Entre as várias opções da plataforma, vamos discutir a de maior utilização, que tem sido com o modo *smooth*, tendo em vista sua capacidade de fornecer energia em uma sequência rápida de pulsos ("trem de pulsos") de *laser* de baixa fluência (baixa densidade de energia por unidade de área) dentro de um pulso superlongo geral de 200-350 mseg. Os primeiros resultados com o uso do Erb:YAG smooth, definindo como "uma nova tecnologia utilizando o *laser* de érbio YAG para vários procedimentos não cirúrgicos minimamente invasivos em Ginecologia", foram publicados na revista *Climateric.*[1] Nessa publicação, ressaltava-se o modo *smooth*, como pulsos de érbio não ablativos, produzindo hipertermia do colágeno vaginal, seguida de remodelação desse colágeno e síntese de novas fibras, o que resulta em maior rigidez e elasticidade do tecido. A publicação descreve que, no período de 2010 a 2014, foram realizados vários estudos clínicos abrangendo quatro indicações básicas, com o objetivo de comprovar a eficácia e a segurança do Erb:YAG *smooth* por meio de avaliações de ferramentas objetivas e subjetivas. As possíveis indicações para essa técnica de tratamento, resguardados as características de cada paciente e os níveis de cada situação, estão definidas no Quadro 25.3.1.

Quadro 25.3.1 – Indicações básicas em região genital feminina para uso do *laser* Fotona Er:YAG modo *smooth*	
1.	Relaxamento (frouxidão) das paredes vaginais
2.	Incontinência urinária de esforço (IUE)
3.	Prolapso de órgãos pélvicos
4.	Atrofia genital

Fonte: Acervo da autoria.

Entre essas indicações, vários estudos têm sido publicados,tanto na atrofia genital quando associada com a Síndrome Genitourinária da Menopausa (SGUM),[2,3] quanto na incontinência urinária de esforço (IUE) como no estudo randomizado publicado por Fonseca *et al*. em nosso meio[4] e também em estudo randomizado e controlado de Blaganje *et al.*[5] Embora em uma pequena série de casos, os resultados foram avaliados como adequados, por meio de nova metodologia de quantificar a elasticidade vaginal mediante ultrassom e elastografia.[6] Além das quatro indicações clássicas, entre outras, citamos a utilização no líquen escleroso vulvar, que alguns descrevem para utilização nos casos não responsivos aos corticosteroides ou mesmo como uma opção de conduta.[7]

Na utilização do Fotona Er:YAG smooth, observamos uma interface amigável de maneira que, quando o aparelho é acionado, se observa, na tela, uma série de opções para uso em várias especialidades médicas e deve ser pressionado o ícone de Gynecology/Urology. Na sequência, o aparelho fornece uma tela em que se escolhe a indicação definida, como exemplificado na Figura 25.3.2.

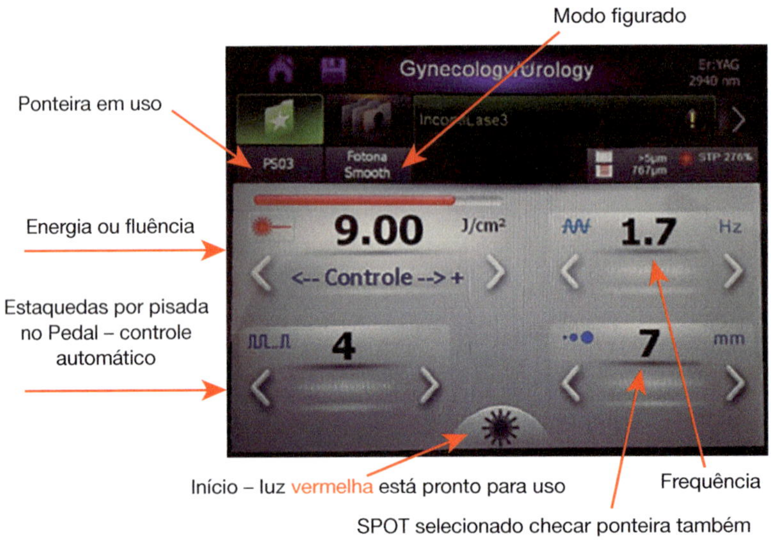

Figura 25.3.2 – Tela do aparelho que mostra a indicação em um caso de incontinência urinária no protocolo de IncontiLase3 (sugerido pelo próprio aparelho).
Fonte: Adaptada das informações do aparelho – Fotona.com.br (com permissão).

As ponteiras utilizadas na área genital, basicamente, são de três características e denominadas "PS03". incluindo uma endovaginal de 360 graus, uma de 90 graus para uso endovaginal suburetral e outra reta com lente pixelada para uso na genitália externa (vulvar). Para a introdução dessas ponteiras, pode ser utilizado o espéculo de titânio ou, em casos de extrema atrofia genital, a preferência se dá pelo espéculo de acrílico que se molda melhor ao canal vaginal. Na Figura 25.3.3, são mostrados alguns desses instrumentos.

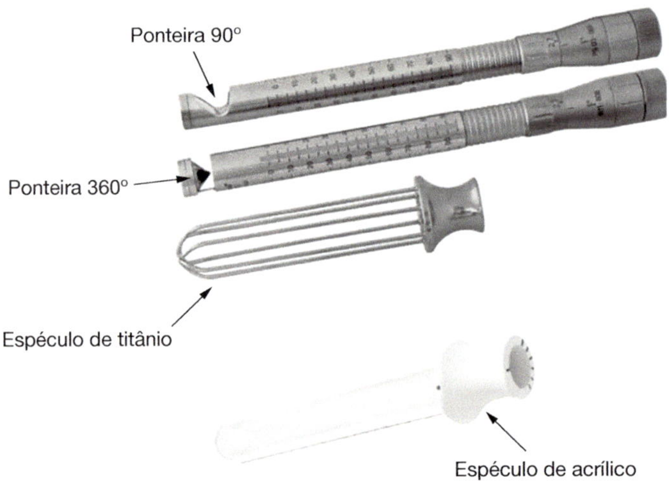

Figura 25.3.3 – Ponteiras de 360 e 90 graus e espéculo (gaiola) de titânio e de acrílico utilizado para inserção das ponteiras.
Fonte: Adaptada das informações do aparelho – Fotona.com.br (com permissão).

Após acertar a indicação do motivo da realização do procedimento e o protocolo do *laser* definido pelo aparelho, iniciamos com a ponteira endovaginal de 360 graus e, posteriormente, com a suburetral de 90 graus e realizamos, em média, três passadas na dependência de cada caso, acionando o *laser* a cada 0,5 cm dentro do canal vaginal. A inserção do espéculo de acrílico com posterior inserção da ponteira 360 e, depois, a de 90 graus, é mostrada na Figura 25.3.4, em um caso de grande atrofia genital e incontinência urinária por queda do ângulo uretrovesical posterior.

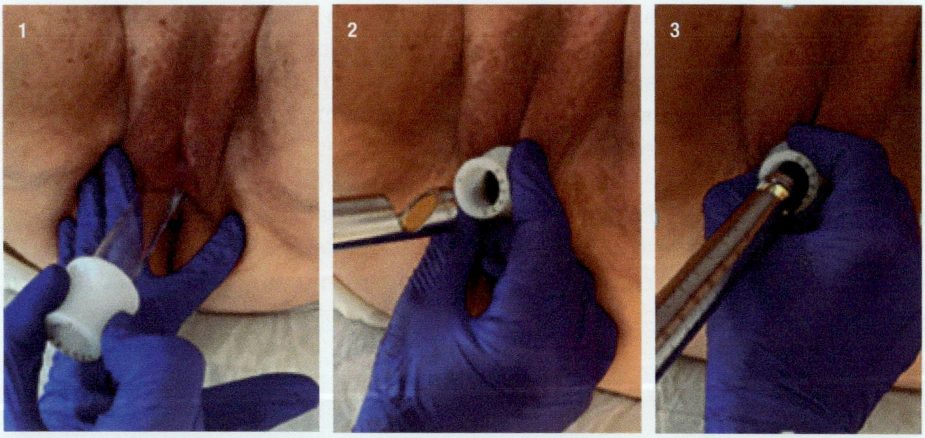

Figura 25.3.4 – (1) Mostra a inserção do espéculo de acrílico com a posterior passagem da ponteira endovaginal de 360 graus. (2) Para a recuperação do trofismo das paredes vaginais e após a ponteira endovaginal suburetral de 90 graus. (3) Para recuperação do colágeno integrante do assoalho vesical e do ângulo uretrovesical posterior.
Fonte: Acervo da autoria.

Como preparo para o procedimento, solicitamos à paciente o uso endovaginal de estrogênio ou promestrieno endovaginal cerca de 3 a 4 semanas prévias ao procedimento e, na contraindicação, usamos o ácido hialurônico ou, em alguns casos, ambos, de forma intercalada. Essa recomendação visa melhorar o trofismo e a hidratação, lembrando que o Fotona Er:YAG *smooth* utiliza a água como cromóforo. Importante que a paciente não deve apresentar nenhum processo inflamatório endovaginal como vulvovaginites; e, com 2 dias prévios, não deve usar nenhum produto endovaginal, bem como não ter relações sexuais. Essas solicitações evitam o procedimento em alguma área inflamada ou com irritação na ocasião da aplicação do *laser,bem como algum produto intravaginal que possa interferir com a entrega da energia do laser*.

Em algumas situações, e com relativa frequência, utilizamos a introdução de medicamento nas camadas além da superfície na forma de *drug delivery*. Essas medicações visam melhorar a calagenogênese e regenerar os tecidos e são introduzidas através de microcanalículos formados após a aplicação do *laser*.

Importante comentar que o Termo de Consentimento Livre e Esclarecido (TCLE) deve ser obtido após explicação detalhada do procedimento e sobre a indicação e os resultados esperados, mas não prometidos.

Entre os procedimentos pós-*laser*, solicitamos à paciente que não utilize roupas justas, não faça esportes nem tenha relações sexuais por 48 horas, bem como, no caso de *drug-delivery*, que não molhe a parte tratada pelo período de 12 horas. Alguns comentam a profilaxia do herpes associado ao *laser*, mas como o Fotona Er:YAG *smooth* não agride a superfície epitelial, com *down-time* praticamente inexistente, realizamos a profilaxia apenas nos casos de história recente de lesões herpéticas recorrentes.

O procedimento, habitualmente, é realizado em três etapas (endovaginal com ponteira de 360, endovaginal suburetral com ponteira de 90 e genital externo) e, na área genital externa, associa-se o resfriamento da região à temperatura de cerca de -35 graus utilizando o aparelho Syberian (Vydence) ou Freddo (Fabinject), sendo dispensada a aplicação de anestésico local. O procedimento tem duração de cerca de 40 minutos e com perfeita aceitação por parte das pacientes. O protocolo para início do tratamento recomenda, na dependência de cada paciente, um total de três procedimentos com intervalos de 30 a 40 dias e, de acordo com a sintomatologia e exame local, uma reaplicação após 1 ano. Ressalte-se que a replicação depende de cada paciente e até mesmo do fato de se manter ou não atividade sexual que funciona como um estimulo mecânico, eventualmente postergando ou mesmo dispensando essa reaplicação.

QUESTÕES

1. Os aparelhos de CO_2 (Monalisa) e de Erbium:YAG *smooth* (Fotona) apresentam diferentes comprimentos de onda que os diferenciam:

a. Na profundidade tecidual que podem atingir.
b. Na diferença de potência.
c. No número de repetições de "tiros" (estaque).
d. Na diferença entre os cromóforos.

2. Com relação à aplicação do Er:YAG no modo *smooth*, podemos referir que:

a. Ele apresenta ação térmica importante até na hipoderme.
b. Pelo fato de ser indolor, o TCLE pode ser dispensado.
c. Tem sua principal indicação na remoção de lesões vulvares e condilomas.
d. Apresenta a vantagem de causar apenas leve efeito térmico na pele ou mucosa

REFERÊNCIAS BIBIOGRÁFICAS

1. Vizintin Z, Lukac M, Kazic M, Tettamanti M. Erbium laser in gynecology. Climacteric. 2015;18(1):4-8. doi: 10.3109/13697137.2015.1078668.
2. Gambacciani M, Levancini M, Russo E, Vacca L, Simoncini T, Cervigni M. Long-term effects of vaginal erbium laser in the treatment of genitourinary syndrome of menopause. Climacteric. 2018;21(2):148-52. doi: 10.1080/13697137.2018.1436538.
3. Lin KL, Chou SH, Loo ZX, Liu YY, Cheng JC, Long CY. The Er:YAG vaginal laser for management of women with genitourinary syndrome of menopause (GSM). Lasers Med Sci. 2022;37(4):2203-8. doi: 10.1007/s10103-021-03484-x.
4. da Fonseca LC, Giarreta FBA, Peterson TV, Locali PKM, Baracat EC, Ferreira EAG et al. A randomized trial comparing vaginal laser therapy and pelvic floor physical therapy for treating women with stress urinary incontinence. Neurourol Urodyn. 2023;42(7):1445-54. doi: 10.1002/nau.25244.
5. Blaganje M, Šćepanović D, Žgur L, Verdenik I, Pajk F, Lukanović A. Non-ablative Er:YAG laser therapy effect on stress urinary incontinence related to quality of life and sexual function: a randomized controlled trial. Eur J Obstet Gynecol Reprod Biol. 2018;224:153-8. doi: 10.1016/j.ejogrb.2018.03.038.
6. Bayraktar E, Erel CT, Akturk H, Erkan IBO, Hamid R, Alper E et al. A novel objective evaluation method, shear wave elastography, in the treatment of atrophic vaginitis by nonablative intravaginal Er:YAG laser, a randomized-sham controlled pilot study. Menopause. 2024;31(8):716-23. doi: 10.1097/GME.0000000000002380.
7. Viereck V, Gamper M, Regauer S, Walser C, Zivanovic I. Nd:YAG/Er:YAG dual laser vs. topical steroid to treat vulvar lichen sclerosus: study protocol of a randomized controlled trial. Arch Gynecol Obstet. 2023;308(2):643-9. doi: 10.1007/s00404-023-07055-z.

25.4 | Radiofrequência contínua, pulsada e fracionada microablativa

Márcia Farina Kamilos

A multiaplicabilidade da radiofrequência (RF) ablativa e da microablativa, na área da Ginecologia, envolve colo uterino, vagina, vulva, meato uretral, períneo e região perianal por meio de procedimentos excisionais, incisionais, de biópsias, destrutivos (ablativos) e estimulatórios.

Por definição, é um procedimento eletrocirúrgico que utiliza uma corrente alternada, na qual a polaridade se alterna entre positiva e negativa, que sai de uma tomada a 50 a 60 Hertz (Hz = ciclos/segundo) e, ao passar pela unidade geradora, é transformada em uma onda de alta frequência de 500 KHz a 4 MHz, ou seja, oscila 4 milhões de ciclos/segundo. Aparelhos de alta frequência, 4 MHz, têm a vantagem de oferecer melhor controle do efeito térmico tecidual, adaptável a diferentes tecidos, conforme a impedância tecidual; e, assim proporciona resultados regenerativo e esteticocicatricial adequados.[1,2] É um método operador-dependente, porém a curva de aprendizado é curta.

Citaremos, a seguir, várias utilizações de aparelho eletrocirúrgico brasileiro (Wavetronic 6000 – Loktal Medical Eletronics), que produz três tipos de RF: a contínua, utilizada para incisão, coagulação e fulguração; a pulsada, para vaporização de lesões mais delicadas, com controle de efeito térmico de profundidade; e a fracionada para pele e uso intravaginal, com produção de micropontos térmicos estimulatórios na epiderme e derme superficial, média e profunda.

RADIOFREQUÊNCIA CONTÍNUA

- Excisões da zona de transformação no colo uterino (inclui conização), no tratamento das lesões precursoras de câncer. Nesse caso, a RF é considerada como 1ª linha, com um bom balanço entre desfecho reprodutivo e oncológico.[3,4] A utilização de eletrodos em alça (LLETZ, do inglês *large loop excision of the transformation zone*) permite a excisão das lesões da ectocérvice e endocérvice, com adequado controle da profundidade no canal endocervical. Também podem ser utilizados o eletrodo triangular de Fisher e o tipo bisturi agulha (SWETZ, do inglês *straight-wire excision of the transformation zone*).
- Biópsias com alças pequenas: permitem espécime íntegro, sem efeito térmico que impeça a avaliação das margens; devem ser realizadas em baixa potência (10 W a 12 W).
- Cirurgias e excisões: labioplastia, polipectomia, plicomectomia, drenagem e cauterização capsular de cistos da glândula de Bartholin.[5]

RADIOFREQUÊNCIA PULSADA

- Vaporização de lesões epidérmicas e dérmicas como queratose seborreica, angioqueratomas, pólipos sésseis, neoplasias intraepiteliais vaginais e vulvares, condilomas (eletrodos esféricos de 3 mm, 2 mm, 1,5 mm, e 1 mm de diâmetro).
- Excisões de pequenas lesões pediculadas: condilomas, pólipos fibroepiteliais, nevo melanocítico (eletrodo agulha), geralmente sem necessidade de sutura (cicatrização por "segunda intenção").

RADIOFREQUÊNCIA FRACIONADA MICROABLATIVA

- A intenção é estimular neocolagênese, neoelastogênese, aumento da espessura epitelial, neovascularização e de pequenas fibras nervosas, com vantagens de efeito duradouro e manutenção pouco frequente, entre 6 e 18 meses, a depender de cada caso.
- Indicações mais frequentes: atrofia vulvovaginal, síndrome geniturinária da menopausa (SGUM), incontinência urinária leve e moderada; melhora da celularidade e microbiota vaginal na pós-menopausa, frouxidão vaginal, líquen escleroso vulvar, flacidez.[6-10]
- Outros: atrofia/fibrose após radioterapia pélvica e braquiterapia, uso de testosterona em alta dose – transmasculino, hipoestrogenismo pós-parto, fissuras, estética, plicoma anal.

REFERÊNCIAS BIBLIOGRÁFICAS

1. Carvalho GF, Silva RM, Mesquita Filho JJ, Meyer PF, Ronzio OA, Medeiros JO et al. Evaluation of the radiofrequency effects on connective tissue. Ver Bras Med. 2011;68:10-25.
2. Machado C, Lima EA. IPCA Indução percutânea de colágeno com agulhas. 1. ed – Rio de Janeiro: Editora Guanabara Koogen, 2019;26:179-84.
3. Antonios A et al. Comparative effectiveness and risk of preterm birth of local treatments for cervical intraepithelial neoplasia and stage IA1 cervical cancer: a systematic review and network meta-analysis. The Lancet. Oncology. 2022;23(8):1097-108. doi:10.1016/S1470-2045(22)00334-5.
4. Kyrgiou M et al. Morbidity after local excision of the transformation zone for cervical intra-epithelial neoplasia and early cervical cancer. Best practice & research. Clinical obstetrics & gynaecology. 2021;75:10-22. doi: 10.1016/j.bpobgyn.2021.05.007.
5. Kamilos MF et al. Is electrosurgery fulguration a better procedure for Bartholin's gland cyst? Rev. Assoc. Med. Bras., São Paulo. 2020;66(2):201-9. doi: 0.1590/1806-9282.66.2.201.
6. Kamilos MF et al. Radiofrequência fracionada microablativa como opção terapêutica no líquen escleroso vulvar: estudo piloto. Clinics, São Paulo. 2021;76:e2567. Disponível na Internet: http://www.scielo.br/scielo.php?script=sci_arttext&pid=S1807-59322021000100245&lng=en&nrm=iso (02 jun. 2025). doi: 10.6061/clinics/2021/e2567.
7. Seki AS, Bianchi-Ferraro AMHM, Fonseca ESM et al. CO2 Laser e radiofrequência comparados a um grupo controle simulado no tratamento da incontinência urinária de esforço (braço 3 do estudo LARF). Um estudo controlado randomizado. Revista Internacional de Uroginecologia; 2022. doi: 10.1007/s00192-022-05091-y.
8. Sarmento AC, Fernandes FS, Marconi C, Giraldo PC, Eleutério Júnior J, Crispim JC et al. Impact of microablative fractional radiofrequency on the vaginal health, microbiota, and cellularity of post-menopausal women. Clinics. 2020;75:e1750.
9. Slongo H, Lunardi ALB, Riccetto CLZ, Machado HC, Juliato CRT. Microablative radiofrequency versus pelvic floor muscle training for stress urinary incontinence: a randomized controlled trial. Int Urogynecol J. 2022;33(1):53-64.
10. Maia RR, Sarmento AC, Silva RMV da, Carreiro E de M, Farias SLQ, Soares CD et al. Comparative effects of fractional radiofrequency and microneedling on the genitalia of postmenopausal women: histological and clinical changes. Clinics. 2022;77:100117. doi: 10.1016/j.clinsp.2022.100117.

CASO CLÍNICO

1. Ilustração de um caso clínico utilizando, na mesma paciente, a RF fracionada microablativa e a RF pulsada.

Paciente de 58 anos, lúpica, com sintomas e sinais de SGUM, apesar do uso regular de promestrieno vaginal, e que apresentou aumento do número, volume e sangramento de angioqueratomas nos lábios externos da vulva. Apresentou melhora significativa da SGUM, após a primeira sessão de RF fracionada microablativa, nas paredes vaginais e no vestíbulo vulvar. Logo após a segunda sessão, em 45 dias (Figura 1), realizamos a vaporização das lesões vulvares com a RF pulsada no modo CUT 25W e PULSED 25 Htz, eletrodo esférico de 2 mm (Figura 2), que evoluiu com cicatrização satisfatória, sem cicatrizes ou manchas (Figura 3).

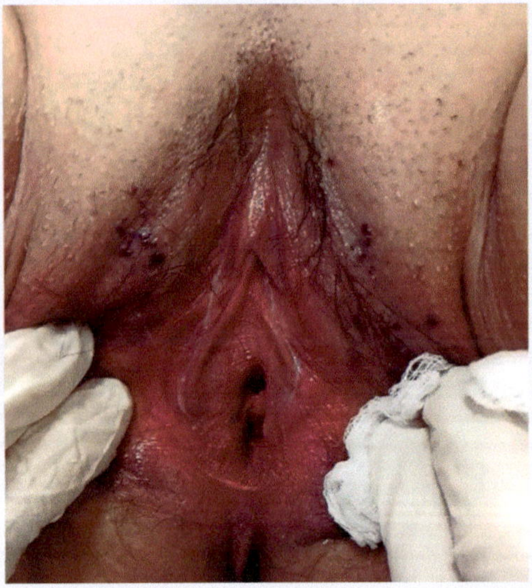

Figura 1 – RF fracionada microablativa aplicada no vestíbulo vulvar com o aspecto de micropontos brancos equidistantes e aspecto dos angioqueratomas nos lábios externos na vulva.
Fonte: Acervo da autoria.

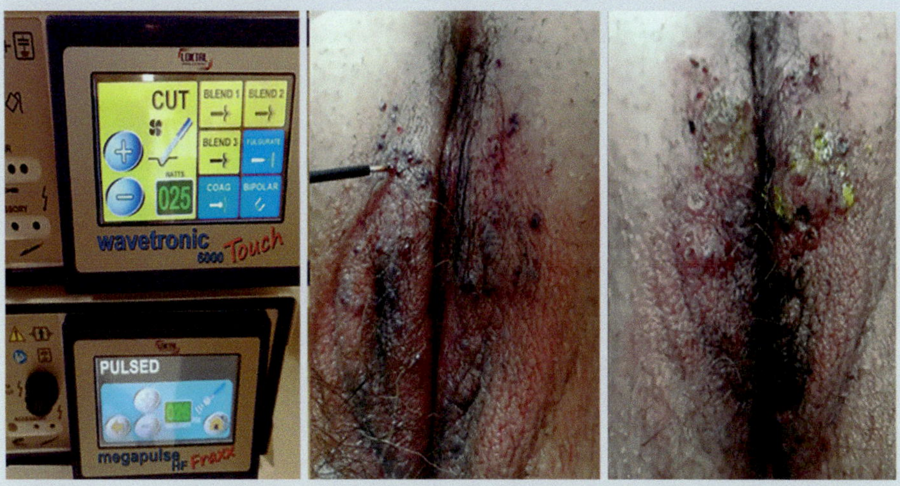

Figura 2 – Programação do aparelho Wavetronic 6000 para aplicação da RF pulsada para vaporização dos angioqueratomas.
Fonte: Acervo da autoria.

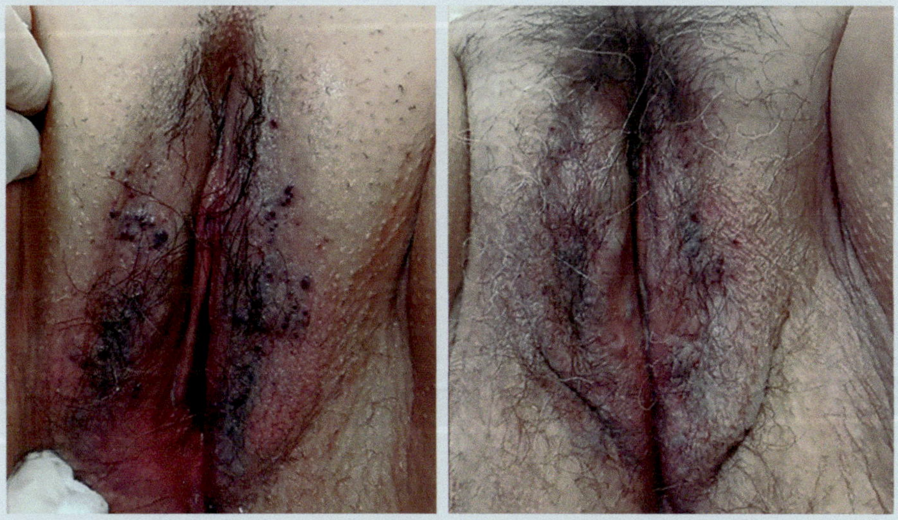

Figura 3 – Aspecto antes e depois de 30 dias do procedimento de RF pulsada.
Fonte: Acervo da autoria.

25.1 I QUESTÕES

RESPOSTAS

1. Alternativa correta: **c**. A ação desses DVBEs, em nível vesical, propicia a melhora de sua capacidade e consequente melhora da sintomatologia de polaciuria. Também promove a normalização da população de lactobacilos e, dessa forma, a estabilização do microbioma, mantendo o pH ácido, característico de normalidade. Com relação à angiogênese, promove aumento desta visto que também propicia o aumento da espessura epitelial.

2. Alternativa correta: **c**. O comprimento de onda é a distância entre duas cristas ou entre dois vales, ou seja, a distância entre duas amplitudes. Os cromóforos facilitam a penetração do *laser* e, no caso do CO_2 e do Erbium, é a água, e não a hemoglobina. A potência independe do comprimento de onda, mas sim de outros fatores como a energia emitida; e o Erbium, que tem menor comprimento de onda que o CO_2, apresenta penetração mais superficial nos tecidos.

3. Alternativa correta: **a**. O feixe de ondas deve ser emitido na mesma direção e de forma paralela para aumentar a concentração no alvo a ser atingido. O feixe sempre apresenta o mesmo comprimento de onda que pode variar quando se analisa outro feixe, ou seja, outro tipo de *laser*. As ondas são emitidas na mesma fase no tempo e espaço e, assim, atingem grande precisão.

4. Alternativa correta: **d**. Na verdade, a corrente é o número de amperes que fluem no circuito e voltagem, que é a força que impulsiona os elétrons. Quanto à repetição dos pulsos, ao *spot* e à potência, as alternativas estão corretas.

25.2 | QUESTÕES

RESPOSTAS

1. Alternativa **b**.

2. Alternativa **c**.

25.3 | QUESTÕES

RESPOSTAS

1. Alternativa correta: **a**. O comprimento de onda diferencia o nível de profundidade tecidual que cada tipo de *laser* pode atingir, ao passo que potência, número de repetições e cromóforos não têm essa relação.

2. Alternativa correta: **d**. O modo *smooth* representa um trem de pulsos que praticamente não causa efeito térmico na pele/mucosa (discreta ou ausência de *down-time*) e atinge a derme reticular, onde a formação de colágeno mais ocorre. Portanto, ele não atinge camadas profundas como a hipoderme e nem se presta para remoção de lesões vulvares, o que pode ser realizado com o Fotona por outro modo que não o *smooth*. O TCLE, idealmente, sempre deve ser preenchido.

26

Aspectos da Sexualidade Ligados a Patologias do Trato Genital Inferior

Elsa Aida Gay de Pereyra
Lucivanda Pontes Fonteles

Para abordar essa temática, é importante falar dos fatores biológicos da vulva e da vagina no que implica a função sexual e alguns conceitos básicos que envolvem a sexualidade da mulher.

A vulva representa o local anatômico de convergência de diferentes sistemas, incluindo o vascular, neurológico, endócrino, reprodutivo, dermatológico, musculoesquelético, urológico e sexual e também está relacionada com privacidade, feminilidade, sexualidade e intimidade. As doenças vulvares impactam significativamente a saúde física e psicológica da mulher, função sexual, bem como seus relacionamentos.[1]

FATORES BIOLÓGICOS QUE CONTRIBUEM PARA UMA VAGINA "HABITÁVEL"

- trofismo normal da mucosa do introito e pele vulvar;
- ação hormonal adequada: estrogênio (vagina) e testosterona (vulva e vagina);
- tonicidade normal dos músculos perivaginais e do elevador do ânus;
- integridade vascular, neurológica e do tecido conjuntivo;
- resposta imunológica local normal;
- ausência de sinais ou sintoma de inflamação, especialmente no introito.[2]

A receptividade vaginal é um pré-requisito fundamental para a relação sexual com penetração e requer a integridade anatômica e funcional dos tecidos da vulva e da vagina, tanto em repouso como na excitação.[2]

SAÚDE SEXUAL

A Organização Mundial da Saúde (OMS) define saúde sexual como "um estado de bem-estar físico, emocional, mental e social em relação à sexualidade"; não é meramente a ausência de doença, disfunção ou enfermidade. Saúde sexual requer uma abordagem positiva e respeitosa da sexualidade e das relações sexuais, assim como a possibilidade de ter experiências sexuais prazerosas e seguras, livres de coerção, discriminação ou violência.[3]

FUNÇÃO SEXUAL

A função sexual normal envolve uma série de fatores hormonais, psicológicos e socioculturais, de tal forma que a atitude sexual satisfatória se baseia na avaliação feita pelo próprio indivíduo frente a seu contexto, expectativas e desejos.[3]

SEXUALIDADE

A sexualidade foi definida pela OMS como aspecto central da vida das pessoas durante sua existência, engloba sexo, papéis, identidade de gênero, orientação sexual, erotismo, prazer, intimidade e reprodução. A sexualidade é experimentada e expressa por meio de pensamentos, fantasias, desejos, crenças, atitudes, valores, comportamentos, papéis e relacionamentos. Embora a sexualidade possa incluir todas essas dimensões, nem sempre todas elas precisam ser sentidas e expressadas (OMS, 2006).[4]

DISFUNÇÕES SEXUAIS FEMININAS

São altamente prevalentes na população e representam um importante problema de Saúde Pública. A disfunção sexual feminina (DSF) é definida como um distúrbio que inclui transtorno do interesse feminino ou da excitação sexual feminina, distúrbio orgástico e transtorno de dor genitopélvica ou à penetração.[5]

A DSF pode ser considerada um transtorno em uma das fases do ciclo de resposta sexual – desejo, excitação e orgasmo ou dor no coito –, que resulta em desconforto e promove impacto psicológico na qualidade de vida das mulheres.[6]

As queixas relacionadas à sexualidade estão presentes em grande parte das mulheres, sendo falta de desejo a mais comum, seguida da disfunção orgástica e da dispareunia.[7]

ALGUMAS DOENÇAS QUE AFETAM A SAÚDE GENITAL DA MULHER E SUAS REPERCUSSÕES PSICOLÓGICAS E NA SEXUALIDADE

INFECÇÃO PELO PAPILOMAVÍRUS HUMANO

O papilomavírus humano (HPV) é a infecção viral mais prevalente do trato reprodutivo. O HPV corresponde a um grupo de mais de 200 vírus relacionados, alguns dos quais são disseminados por intermédio do sexo vaginal, anal ou oral.[8]

Os tipos de HPV sexualmente transmissíveis se dividem em dois grupos: os de baixo risco; e os de alto risco. Os HPVs de baixo risco geralmente não causam doença. No entanto, alguns tipos de HPV de baixo risco podem causar verrugas nos genitais, ânus, boca ou garganta, enquanto os de alto risco respondem pela maioria dos casos de câncer anogenital e alguns orofaríngeos.[8,9]

A infecção pelo HPV é a doença mais comum de transmissão sexual, tem efeito emocional negativo sobre as mulheres pela possibilidade de causar câncer no colo do útero, provocando traumas psicossexuais significativos, o que pode interferir na vida e na sexualidade.[8]

Os órgãos reprodutivos, a vagina e a vulva são importantes para a identidade feminina e problemas, de qualquer sorte, com esses tecidos ou com seu funcionamento podem influenciar negativamente o interesse e a resposta sexuais.[9]

O conhecimento de que o HPV é vírus transmitido sexualmente e que pode ocasionar o câncer, podendo persistir mesmo após a erradicação da lesão, cria, potencialmente, trauma psicossexual significativo de modo a poder afetar as atividades diárias, o comportamento, a sexualidade e a saúde das mulheres com essa infecção.

A infecção pelo HPV pode ter impacto negativo na vida sexual da mulher, resultando em interesse diminuído da frequência de contato sexual, como também em preocupação sobre o risco de transmissão. Além disso, pode causar conflitos nos relacionamentos com quebra da confiança e aumento dos sentimentos de mágoa e raiva.[9]

As altas recorrências de verrugas genitais afetam direta e negativamente a libido e a função sexuais femininas. Isso resulta em significativa carga psicossocial de autoimagem negativa, baixa autoestima e medo para as pacientes e seus parceiros.[10]

Em um estudo que avaliou o comportamento das mulheres diagnosticadas com HPV, demonstrou-se piora de todos os aspectos da qualidade de vida e também piora de todos os parâmetros das funções sexuais em comparação a mulheres com teste negativo de DNA-HPV.[11]

Outro estudo que avaliou a função sexual de pacientes com resultados positivos de teste de HPV e investigou se o HPV tinha algum impacto no funcionamento sexual feminino observou:

- A DSF foi prevalente entre as mulheres com infecção pelo HPV e que, com exceção do desejo, outros domínios do FSFI (excitação, lubrificação, orgasmo, satisfação e dor) foram significativamente menor em mulheres HPV-positivas em comparação aos controles.[12]
- A ansiedade, angústia, sentimentos de nojo, vergonha e medo do câncer foram as respostas emocionais mais comuns ao teste positivo para HPV.[13]

Esses achados devem servir como um alerta para os profissionais de Saúde sobre a forma de comunicar o diagnóstico e o tratamento do HPV.[14] O médico deve abordar o impacto na saúde sexual e psicológica da mulher e incluir, na conduta, o aconselhamento ou a terapia para ajudá-la a lidar com o estresse, a ansiedade, o medo e as queixas sexuais.

CÂNCER DO COLO DO ÚTERO

No Brasil, o câncer cervical representa a terceira causa de câncer feminino, com 16.370 novos casos diagnosticados a cada ano, sendo a segunda causa de mortes por câncer feminino em mulheres de 15 a 44 anos. [15] Estima-se que 40% das mulheres, no mundo, sejam afetadas por alguma forma de disfunção sexual,[3] e que esse número seja ainda maior em mulheres com câncer. O estigma negativo dessa doença, que carrega consigo receio da morte, baixa autoestima e preocupações em relação à imagem corporal, talvez seja o principal motivo para isso.[16]

Qualquer doença ou evento traumático da vida, passado ou presente, pode gerar problemas psicológicos e sexuais durante a vida da mulher, e o câncer ginecológico não é uma exceção. É a principal causa ou o gatilho para dificuldades sexuais em pelo menos 50% das mulheres afetadas.[17]

No estudo sobre disfunção sexual em pacientes com câncer do colo uterino avançado submetidas à radioterapia exclusiva, as disfunções sexuais identificadas foi a falta de desejo, de lubrificação e de excitação que ocorreu em 76,1% dos casos; falta de orgasmo em 40,8% e vaginismo em 5,6% dos casos.[18] Existe uma abordagem pouco efetiva quanto à sexualidade nas mulheres com câncer do colo uterino, e também as próprias pacientes não costumam relatar queixas sexuais nas consultas médicas.

Para disfunções sexuais, a melhor abordagem é a terapia sexual, e as tecnologias de energias são recomendadas, como o *laser* (CO2\Erbium) e a radiofrequência, entre outras, para melhora do trofismo vaginal. O uso de lubrificantes, hidratantes e dilatadores vaginais também é indicado para auxiliar na diminuição do desconforto durante a relação sexual. A psicoterapia é necessária para garantir o apoio emocional.

LÍQUEN ESCLEROSO

O líquen escleroso (LE) ou líquen escleroso vulvar, anteriormente denominado "líquen esclero e atrófico" (LEA), é uma dermatose inflamatória crônica que comumente afeta a região vulvar e perianal, mais comum em mulheres. Apresenta dois picos de idade mais prevalentes: em meninas pré-púberes; e na pós-menopausa. Na etiologia do LE, há evidências crescentes de que os mecanismos autoimunes desempenham um papel patogênico.[19,20]

Caracteriza-se por placas hipocrômicas, ceratose, fissuras, com possibilidade de sepultamento do clitóris e fusão de lábios menores, podendo evoluir para estenose do introito vaginal. A queixa principal é o prurido vulvar, associado ou não à disúria, dispareunia queimação e dor vulvar.

É uma doença que resulta na alteração da anatomia vulvar, o que pode restringir a micção e prejudicar a vida sexual. O LE está associado a um risco de 4% a 6,7% de ocorrência de carcinoma espinocelular (CEC) da vulva. [21]

Mulheres com LE vulvar apresentam atividade sexual menos frequente e menos satisfatória e têm menos possibilidade de relatar relações sexuais vaginais do que mulheres que não apresentam a doença. O grau de satisfação com a qualidade da relação sexual, nas mulheres com LE, é menor do que nas mulheres saudáveis.[22] O desejo sexual, a excitação, a lubrificação e o orgasmo são significativamente mais baixos, mesmo após tratamento adequado.[23]

Os problemas sexuais e, sobretudo, a dispareunia frequentemente associados ao LE podem ser relacionados com:

1. Afinamento e maior sensibilidade da pele, e o medo da dor e a ansiedade reduzem a excitação, o que resulta na contração dos músculos pélvicos durante a relação sexual.
2. Deformidades anatômicas, incluindo sepultamento do clitóris (ver Figura 1.4), fusão labial e a estenose introital.[24]
3. Percepção da presença de uma doença "física" na genitália, o que afeta psicologicamente as pacientes, altera a autoimagem genital e pode resultar em quadro de ansiedade e em diminuição da qualidade de vida.[25]

CONSIDERAÇÕES FINAIS

Os médicos devem ser conscientes do impacto psicológico e sexual que as doenças do trato genital inferior podem determinar na sexualidade. É importante lembrar que cada mulher é única e deve ser tratada individualmente a fim de lhe oferecer o melhor atendimento.

Analisar a função sexual da mulher auxilia, ainda, na identificação da causa de muitos conflitos psíquicos e/ou quadros psiquiátricos e que podem, inclusive, atuar para piorar a doença física que os precedeu.

Os profissionais de Saúde precisam garantir que as mulheres recebam o tratamento adequado, referenciando-as para serviços especializados com o objetivo de melhorar a saúde sexual e os aspectos emocionais que essas doenças provocam nas mulheres, proporcionando, dessa forma, melhor qualidade de vida.

REFERÊNCIAS BIBLIOGRÁFICAS

1. Rosembaum T et al. Clinical obstetrics and gynecology. 2015;58(3):551-5.
2. Graziottin A, Murina F. Vulvodynia and dyspareunia – how should they be addressed? In: Graziottin A, Murina F (eds.). Vulvodynia tips and tricks. Milan, Italy: Springer-Verlag; 2011:15-27.
3. World Health Organization. Defining sexual health, 2024a. Disponível na Internet: http://www.who.int/reproductivehealth/topics/sexual_health/sh_definitions/en/ (05 maio 2025).
4. World Health Organization. Sexual health: a new focus for WHO Progress in reproductive health research; 2006.
5. American Psychiatric Association. Diagnostic and statistical manual of mental disorders, 5th ed. (DSM-5). American Psychiatric Association; 2013.
6. Lerner T, Bagnol VR, Pereyra EAG, Fonteles LP, Sorpreso IC, Soares JM et al. Cognitive-behaioral group therapy for women with hypoactive sexual desire: a pilot randomized study. Clinics (Sao Paulo). 2022;77:100054.
7. Minotto FN. Sexualidade e infecção genial pelo HPV, 2021a. Disponível na Internet: https://colposcopiasp.org.br/blog/resumo-de-artigos/sexualidade-e-infeccao-genital-pelo-HPV/ (05 maio 2025).
8. Centers for Disease Control and Prevention. Human papillomavirus (HPV) statistics basic information about HPV andCancer, 2020a. Disponível na Internet: https://www.cdc.gov/std/HPV/stats.htm (05 maio 2025).
9. Wart M, Nahidia Y, Nahidib G, Kardanb L, Jarahic B, Aminzadehd P et al. Evaluation of sexual life and marital satisfaction in patients with anogenital. Actas Dermosifiliogr. 2019;110(7):521-5.
10. Factors associated with sexual dysfunction in women experiencing anogenital warts at siriraj hospital. J Med Assoc Thai. 2020;103(4):359-64.
11. Salvatore C, Bruno MT, Cianci S, Di Pasqua S, Minona P, Cianci A. Sexual behavior of diagnosed women with HPV. Journal of Sex & Marital TherapyToMarch. Journal of Sex and Marital Therapy. 2019;45(7):1-7.

12. Uysal G, Bas S, Gokulu SG, Okcu NT, Destegul EJ. HPV. Reprod Med Gynecol Obstet. 2020;5:061.
13. Journal of Psychomatic Obstetric & Gynecology. Health Psychology Review. 2021;15(1).
14. Santos BD, Moreira CS, Vilaça M, Carvalho E, Pereira MG, Santos D et al. Dyadic adjustment and sexual satisfaction in HPV diagnosed Portuguese women: a longitudinal study. Journal of Sex & Marital Therapy. Journal of Sex & Marital Therapy. 2020;46(6).
15. Parellada IC, Pereyra EG. Vacinas contra papilomavírus humano (HPV). Ginecologia na infância e adolescência. In: Almeida JM, Soares Junior JM, Bracat EC (eds.). RJ: Atheneu. 2021;16:167-79.
16. Rodrigues CF, Marques FZC. Sexualidade na mulher com câncer; 2018.
17. Hopkins TG, Stavraka C, Gabra H, Fallowfield L, Hood C, Blagden S. Sexual activity and functioning in ovarian cancer survivors: an internet-based evaluation. Climacteric. 2015;18(1):94-8.
18. Bernardo BC, Lorenzato FRB, Figueiroa JN, Kitoko PM. Sexual dysfunction in patients with advanced cervical cancer submitted to exclusive radiotherapy; 2007.
19. Brurrows LJ, Shaaw HÁ, Goldstein AT. Dermatose Vulvares. J Sex Med 2008;5:276-83.
20. Ebertz B, Beerghold A, Regauer S. High prevalence of concomitantent angenital lichen sclerosus and extragenital psoriasis in adult women. Obstet Gynecol. 2008;111-4.
21. Pragya NA. vulvar lichen sclerosus et Atrophicus, J Medlife Health 2027;8(2):55-62.
22. Haefner HK, Aldrich NZ, Dalton VK, Gagné HM, Marcus SB, Patel DA et al. J The impact of vulvar lichen sclerosus on sexual dysfunction. Women's Health (Larchmt) 2014;23(9):765-70. doi: 10.1089\jwh.2014.48.05.
23. Creasey LJB, Goldstein A. The treatment of vulvar lichen sclerosus and female sexual dysfunction. J Sex Med. 2011;8(1):219-22.
24. Özlem H, Zeynep T, Çaglar H, Ayşe K. The effect of vulvar lichen sclerosus on quality of life and sexual functioning. Journal of Surgery and Medicine. 2021;5(7):691-4.
25. Yildiz Ş et al. Evaluation of genital self-image and sexual dysfunction in women with vulvar lichen planus or lichen sclerosus. J Psychosom Obstet Gynaecol. 2022;43(2):99-106.

CASOS CLÍNICOS

1. A. R. 84 anos, divorciada, aposentada, católica proveniene de São Paulo.

Queixa principal (QP): verruga vulvar.

- **HDA**: a paciente foi encaminhada para ambulatório de patologia do trato genital inferior do Hospital das Clínicas da Faculdade de Medicina da Universidade de São Paulo (HC-FMUSP) com verruga vulvar há 6 meses.
- Refere que está saindo com um jovem de 38 anos há algum tempo.
- Diz que não tem relação sexual com penetração, apenas trocam carícias, beijos e toques com manipulação do corpo e partes íntimas para obter prazer.
- Não tinha noção de que as verrugas eram uma IST e nem o parceiro, só tomou conhecimento disso após a consulta, quando recebeu orientação sobre o diagnóstico e o tratamento.

Anamnese sexual

- Sexarca aos 24 anos, com o marido. Ideia positiva sobre primeira relação, com prazer.
- Tem opinião positiva sobre sexo oral, refere praticá-lo e recebê-lo. Nunca praticou sexo anal, acha nojento.
- Tem desejo sexual espontâneo e responsivo, tem excitação e atinge orgasmo no sexo oral e quando se masturba.

Exame ginecológico

- Genitália externa atrófica com presença de lesões verrucosas em grande lábio esquerdo.
- Colposcopia: colo epitelizado atrófico, junção escamocolunar (JEC) não visível, zona de transformação (ZT) do tipo 3, teste de Schilller iodo claro e paredes vaginais sem alterações epiteliais.

Exames complementares

- Citologia oncótica normal.
- Biópsia da lesão verrucosa.

Diagnóstico

- Neoplasia intraepitelial escamosa vulvar de baixo grau (NIV 1), em lesão de aspecto condilomatoso.

Tratamento

- Orientação de proteção com preservativo nas relações sexuais.
- Evitar atividade sexual durante o tratamento.
- Encaminhado o parceiro para urologista para avaliação.
- Sororologias para infecções sexualmente transmissíveis (ISTs) = negativas.

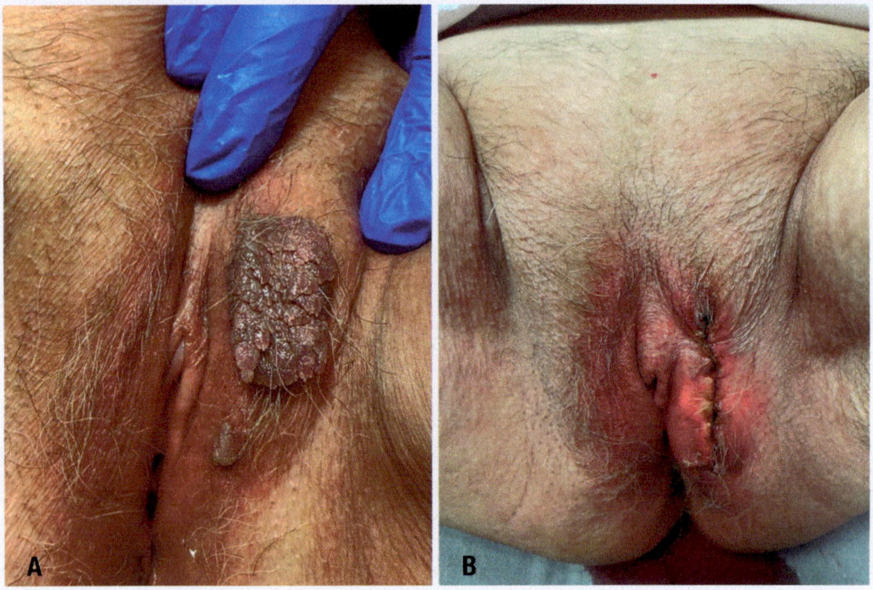

Figura 1 – A. Lesão condilomatosa em grande lábio esquerdo. B. Após exérese da lesão.

Fonte: Acervo da autoria.

BIBLIOGRAFIA CONSULTADA

- Brasil. IBGE – Instituto Brasileiro de Geografia e Estatística. Censo Demográfico do Brasil de 2022, 2022a. Disponível na Internet: https://www.ibge.gov.br/estatisticas/sociais/saude/22827-censo-demografico-2022.html (05 maio 2025).
- Goldenbaer M. Revista Brasileira de Geriatria e Gerontologia. 2018;21(06).
- Alencar DL, Marques APO, Leal MCC, Vieira JCM. Fatores que interferem na sexualidade de idosos: uma revisão integrativa. Ciênc. Saúde Colet. 2014;19(8):3533-42.
- Hughes AK, Rostant OS, Pelon S. Sexual problems among older women by age and race. J Womens Health. 2015;24:663-9.
- Thomas HN, Hess R, Thurston RC. Correlates of sexual activity and satisfaction in midlife and older women. Ann Fam Med. 2015;13(4):336-42.

2. RCRM, 59 anos, casada, diarista, procedente de São Paulo.

Queixa principal: prurido e mancha branca na vulva há 3 anos.

- **HMA**: refere, ardor, fissuras, ressecamento e dor vulvar que impossibilitam ter relação sexual.
- **AP**: câncer de mama há 12 anos\mastectomia radical + radioterapia + quimioterapia, nega outras comorbidades.
- **HGO**: G2P2C0, menopausa há 11 anos, sem uso de TRH por causa do câncer de mama.

Anamnese sexual

- Refere dificuldade de ter relação sexual, pois, em decorrência da doença, a vagina "foi fechando", e a paciente não consegue ter penetração por causa da dor.
- Relata que antes tinha desejo quando o marido a procurava, mas, nos últimos anos, foi perdendo o interesse sexual, hoje só tem preliminares apenas para satisfazer o parceiro e raramente tem orgasmo.
- Não se masturba, nem tem mais fantasias sexuais. Primeira relação sexual aos 26 anos e nega abuso sexual.
- O marido foi seu segundo parceiro sexual, com quem tem um relacionamento conflituoso, pois ele é alcoólatra.

Exame físico

- Especular: vulva atrófica, com manchas hipocrômicas da comissura labial anterior até a região de períneo, fissuras e estreitamento do canal vaginal.
- Toque vaginal: órgãos genitais internos (OGI) sem alterações.

Exames complementares

- Biópsia de vulva.

2.1 Qual a hipótese diagnóstica?

a. Transtorno do interesse feminino ou da excitação sexual feminina.
b. Vulvodinia.
c. Dispareunia de penetração.
d. Alternativas a e c estão corretas

2.2 Quais causas orgânicas de dispareunia devem ser afastadas no caso clínico 2?

a. Atrofia vaginal e estreitamento do canal vaginal.
b. Fissuras.
c. Síndrome geniturinária da menopausa.
d. Vulvodinia.

2.3 Qual a proposta terapêutica para o caso clínico 2?

a. Esclarecimento sobre anatomia, fisiologia da resposta sexual e sugestões para buscar autoconhecimento e estímulos prazerosos.
b. Terapia sexual associada.
c. Tratamento do líquen e melhora do trofismo.
d. Todas as anteriores.

2.4 Qual(is) a(s) possível(s) causa(s) do desejo hipoativo da paciente do caso clínico 2?

a. O impacto do LEA na vulva.
b. Falta de repertório sexual e presença de conflito no relacionamento.
c. Baixa autoestima pós-mastectomia e dor na relação sexual.
d. Todas estão corretas.

3. Identificação

VCSP, 79 anos, viúva, evangélica, aposentada, de São Paulo.

Queixa principal: encaminhada para o Ambulatório de Sexualidade em virtude de "desejo aumentado".

- **HMA:** desejo sexual exacerbado, mas não tem relação sexual por não ter parceiro.
- **AP:** Osteoporose/hipotireoidismo/HAS, faz uso de levotiroxina, losartana e alendronato de sódio e vitamina D.
- **AGO:** menopausada há 24 anos, nega uso prévio de terapia de reposição hormonal.
- G2 P2 A0

Anamnese sexual

- Primeira relação sexual aos 16 anos de idade, com namorado, teve cinco parceiros na vida, mas atualmente está sem parceiro, ciclo resposta sexual satisfatório.
- Nunca recebeu nenhum tipo de educação sexual, apenas ouvia dos pais que deveria manter a virgindade até o casamento.
- Tem opinião positiva sobre sexo oral. Já praticou sexo anal, mas não gosta em razão da dor. Refere que se masturba, mas sente culpa por achar que é pecado.
- "Se tivesse um parceiro, estaria na ativa para colocar em prática minhas fantasias."
- Acha a libido "exagerada, deve ser doença até", pois ela é uma senhora e "as amigas não são assim".

- Está interessada em um senhor da igreja que ela corteja, mas ainda não ficaram juntos.
- "A vagina está seca e fechada", teme não consegui transar.

Exame ginecológico

- Genitália externa atrófica.
- Colposcopia: colo epitelizado atrófico, JEC não visível, ZT do tipo 3.

Hipóteses diagnósticas

- Desejo sexual exacerbado?

Conduta

- Terapia sexual.
- Estriol via vaginal.
- Três sessões de rádio frequência não ablativa (RFNA).

CASOS CLÍNICOS

RESPOSTAS

1. Segundo o Instituto Brasileiro de Geografia e Estatística (IBGE) Censo 2022, o número de pessoas com 65 anos ou mais de idade cresceu 57,4% em 12 anos e, diante desse aumento, surge a necessidade de a sociedade refletir sobre a sexualidade no processo de envelhecimento.

   A prática e o desejo sexual não são extintos com o envelhecimento, contrariando o mito de que a pessoa idosa é um ser assexuado.

   A sexualidade não se restringe a um ato genital isolado, e sim um processo biopsicossocial, é necessário compreender os pacientes em sua totalidade e complexidade a fim de melhor abordagem e auxílio a seu bem-estar.

   O idoso vivencia a sexualidade de formas diferenciadas da penetração, obtendo satisfação por meio de outros comportamentos.

   Estudos demostram que apesar de 58% das pacientes afirmarem que a relação sexual depende de penetração, foram consideradas também outras formas de exercer a sexualidade, como autoerotismo (24%) e carícias e beijos (41%), estando a capacidade de manter a vida sexual ativa, muitas vezes, independentemente de limitações físicas ou de comorbidades.

   A consulta ginecológica aborda assuntos íntimos que envolvem pudor e, nessa oportunidade, o médico deve aproveitar para a abordagem de assuntos relacionados à sexualidade da mulher idosa e a possíveis diagnósticos de alterações que dificultem o ato sexual.

   O médico também deve ressaltar a vulnerabilidade dessa população às ISTs e a importância do uso de preservativo, uma prática não adotada por essas mulheres, o que mostra o crescente aumento das ISTs nessa faixa etária.

   A falta de medidas de prevenção das idosas reside na questão cultural. Elas não foram educadas para o uso de preservativos e, por isso, o médico deve estar alerta para não subestimar a sexualidade dessa faixa etária e orientar sobre as medidas de prevenção das ISTs.

2. Reiniciou a atividade sexual após um longo período de inatividade.

   Melhora do conflito do casal.

   Melhora da autoestima e autoconfiança.

   Melhora significativa do quadro do LE.

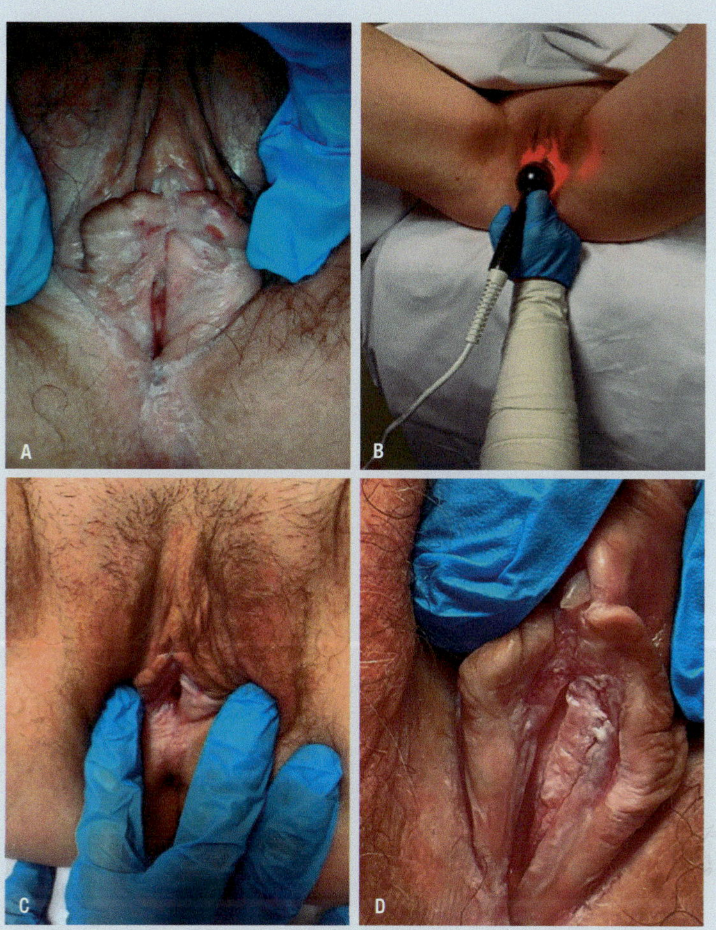

Figura 2 – Correspondem à sequência da análise do caso.
Fonte: Acervo da autoria.

2.1 Alternativa correta: **d**

2.2 Alternativa correta: **d.**

2.3 Alternativa correta: **d.**

2.4 Alternativa correta: **d.**

Sequência da análise de caso

Diagnóstico

Líquen escleroso + dispareunia + desejo sexual hipoativo.

Tratamento

Clobetasol 0,05%, hidratante vaginal, radiofrequência não ablativa (RFNA), LED vermelho e terapia sexual.

3. O desejo sexual não é mensurável ou comparável entre as pessoas, não há desejo sexual exacerbado.

   Busca da qualidade de vida sexual também se aplica a idosas.

   O ginecologista deve questionar e orientar pacientes sobre sexualidade nesta fase de vida e oferecer meios para aumento do conforto (p. ex., estriol local, lubrificante íntimo, tecnologia de energias como RFNA).

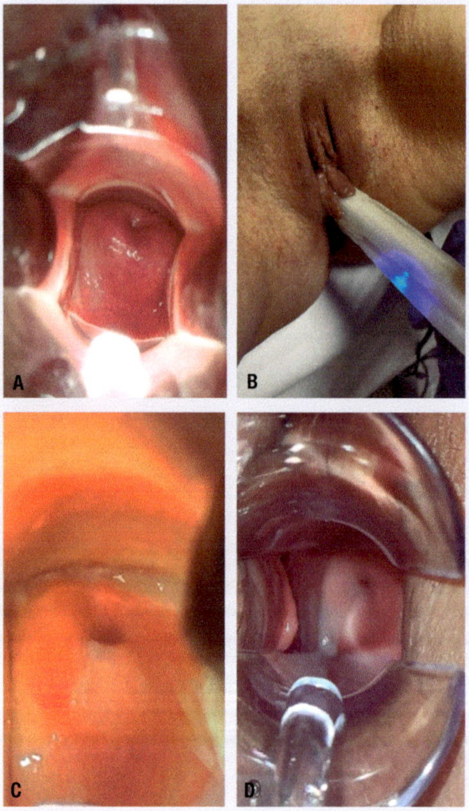

Figura 3 – Correspondentes ao exame ginecológico do caso clínico 3.
Fonte: Acervo da autoria.

Ganhos obtidos com o tratamento

Empoderou-se e iniciou relacionamento com o senhor da igreja.

Relação sexual sem dor nem desconforto e com prazer.

Colocou em prática suas fantasias.

Masturbação sem culpa e expressão da sexualidade com liberdade.

Ressignificação de crenças e validação do erotismo.

27

Aspectos Psicológicos e Psiquiátricos Ligados a Patologias do Trato Genital Inferior

Carmita H. N. Abdo

INTRODUÇÃO

Patologias do trato genital inferior (PTGI), entre as quais estão as infecções urogenitais recorrentes, são frequentemente diagnosticadas em mulheres. Portanto, são altamente prevalentes e têm impacto muito maior na sociedade do que é reconhecido.[1]

Juntamente com a irritação, a dor e o desconforto associados a essas condições, ocorre grande estigma social, gerando na mulher sentimentos de vergonha e constrangimento.[2] Além disso, o sistema de Saúde não reconhece rotineiramente o impacto dessas patologias sobre a saúde mental, impacto este que varia do estresse à depressão e à ansiedade. O quadro se torna ainda mais pronunciado naquelas que sofrem de episódios recorrentes.[3,4]

O estigma social resulta em ampla gama de respostas emocionais e comportamentais. Por exemplo, mulheres com vaginose bacteriana recorrente (VBR) evitam participar de reuniões sociais e de trabalho. Envolvem-se em rituais de higiene pessoal dispendiosos e demorados, para mascarar o odor vaginal que acompanha a vaginose bacteriana (VB).[2,5] Relacionamentos íntimos e atividade sexual também são evitados. A produtividade é prejudicada (profissional e particular). O risco de depressão e ansiedade é maior do que na população geral. Educação, sensibilização e acesso a cuidados específicos ajudam a aliviar e até a prevenir essas implicações negativas.[1]

O PAPEL DO ESTRESSE

Os estressores da vida, desde mudanças dramáticas até riscos físicos, ativam o eixo hipotálamo-hipófise-adrenal (HPA), resultando em níveis aumentados de cortisol. O estresse percebido tem sido associado a alterações das funções fisiológicas, incluindo a resposta imunológica[6] e a disbiose nos microbiomas intestinais[7] e vaginais.[8] O cortisol diminui alguns processos imunológicos, enquanto aumenta outros,[8] o que resulta em ativação imunológica ineficaz e combate deficiente a agentes patogênicos. Além dessas alterações imunológicas, o cortisol também exerce influência sobre a parede vaginal, diminuindo a deposição de glicogênio nesse epitélio,[8] o que resulta na diminuição dos níveis de lactobacilos protetores. Essa pode ser uma explicação de como os períodos de estresse desencadeiam infecções vaginais e urinárias. Acrescente-se a isso que conviver com uma infecção crônica ou recorrente causa estresse. Há correlação entre níveis de cortisol e patologias que se repetem.[1]

Em condições normais, os níveis de cortisol aumentam pela manhã para promover o despertar, diminuindo ao longo do dia.[9] Uma medida comum do estresse crônico é a redução do nível de cortisol matinal,[9] correlacionada com taxas mais altas de esgotamento e sensação de menor sentido na vida,[10] além de alterações fisiológicas, como a diminuição da capacidade antioxidante.[11]

DEPRESSÃO E ANSIEDADE

Existe forte ligação entre patologias urogenitais e saúde mental, particularmente em mulheres que apresentam episódios recorrentes.[12] Aquelas com candidíase vulvovaginal (CVV), por exemplo, têm duas vezes mais probabilidade de receber prescrição de antidepressivos do que aquelas atendidas para uso de contraceptivos.[13]

Investigação prospectiva de 6 meses sobre a conexão entre estresse, sistema imunológico e surtos de herpes genital descobriu que indivíduos com eventos estressantes apresentavam contagens mais baixas de células T auxiliares CD4+ e CD8+, e aqueles com humor depressivo de longa duração tinham contagem mais baixa de CD8+.[14] Contagem baixa de CD4+ ou CD8+ indica menos células T na corrente sanguínea, o que aumenta a suscetibilidade à infecção. Nesse estudo, as recorrências de herpes genital foram correlacionadas a humor deprimido, mesmo na ausência de outras infecções que pudessem ter aumentado o risco de recorrência.[14] Prospectivamente, a depressão não previu o momento das recorrências de herpes genital. Uma tendência para humor deprimido crônico, combinada a pior funcionamento imunológico, contudo, aumentou a suscetibilidade a recorrências.[1]

A partir desses resultados, foi identificada uma associação entre depressão e recorrência do herpes genital por meio de um canal imunológico. Portanto, depressão e baixa condição de enfrentamento resultam nas repetições frequentes de patologias genitais.[14]

INTERVENÇÕES PSICOTERÁPICAS E MEDICAMENTOSAS

Tomando-se o herpes genital como paradigma, a redução e o manejo cognitivo-comportamental do estresse de curto prazo, além das técnicas progressivas de relaxamento muscular, reduzem a frequência de recorrências[15-17] porque as abordagens cognitivo-comportamentais de manejo do estresse controlam os níveis de anticorpos para herpesvírus simples tipo 2 (HSV-2) no sangue, demonstrando provas fisiológicas do sucesso dessas técnicas.[18]

A terapia de grupo de curto prazo, estruturada e focada nos sintomas, é útil para melhorar o humor e reduzir a sensação de solidão.[19] Por sua vez, a terapia de grupo com base em habilidades para resolução de problemas, em comparação a grupo-controle (de lista de espera ou grupo de discussão), pode ter o mesmo resultado ou pior, o que se explica por um enfrentamento negativo durante o processo de terapia.[19] Por isso, deve-se ter cautela: é possível que alguns membros do grupo, especialmente angustiados com a doença, contaminem aqueles inicialmente menos angustiados, fazendo-os encarar a sua situação como grave. Esses ambientes também podem manter a doença na vanguarda, facilitando a comiseração improdutiva, sobretudo se o grupo for relativamente desestruturado.[19,20]

A medicação ansiolítica alivia os sintomas físicos e a ansiedade geral associada, mas não elimina a ansiedade interpessoal em situações de estigmas significativos, como encontros íntimos que podem resultar na revelação da doença.[20]

São necessários mais estudos que se concentrem em ajudar mulheres que utilizam medicação e tenham ansiedade de revelação e outras potenciais dificuldades interpessoais.[21]

Também são necessárias mais pesquisas para avaliar e aperfeiçoar a eficácia da terapia de grupo e do treinamento de habilidades de enfrentamento.[21]

A terapia de casal ou individual pode ser indicada para facilitar a revelação e o enfrentamento do diagnóstico num ambiente terapêutico.[21]

PRÁTICA DO ATENDIMENTO OTIMIZADO

Além do tratamento farmacológico da PTGI, o médico deve atender às necessidades psicossociais e educacionais das pacientes. Esse objetivo abrange três componentes principais: intervenção inicial na crise após o diagnóstico; aconselhamento de apoio para facilitar o enfrentamento; e educação para promover o autocuidado, incluindo a adesão ao tratamento e ao plano de acompanhamento.[22] Essa prática é detalhada a seguir.

A paciente pode experimentar emoções negativas após o diagnóstico e pode ser considerada em um estado de trauma. O primeiro passo, então, deve ser o fornecimento de respostas às perguntas iniciais e orientação para a etapa seguinte do tratamento. Sem antes abordar o estado emocional da paciente, qualquer informação transmitida a ela pode não ser ouvida ou atendida. Esclarecimentos iniciais permitem que a paciente comece a organizar e avaliar seus pensamentos.[22]

O médico deve determinar quais informações da patologia são essenciais e precisam ser comunicadas à paciente (formas de transmissão, sinais e sintomas, período de latência, opções de tratamento, possibilidade de recorrência, problemas na gravidez e potencial de progressão da doença). É fundamental que essas informações sejam oferecidas por meio de atitude positiva, enfatizando que, embora existam riscos, muitas pacientes retomam plenamente seus relacionamentos e atividades diárias.[22]

Uma consulta de acompanhamento após algumas semanas é desejável para avaliar a adesão ao plano de tratamento e a habilidade de enfrentamento da paciente, bem como ampliar a psicoeducação.[22]

A investigação sobre a forma como as pacientes lidam com outras condições crônicas demonstrou que o manejo eficaz exige que elas assumam papel ativo no controle da sua doença, prevenindo o agravamento.[23] A paciente deve fazer a transição do estado de crise inicial para o estado de aceitação da doença e adaptação à integração de um esquema de autocuidado na vida diária. O médico deve capacitar a paciente para fazê-lo. Isso requer uma relação de confiança entre ambos, estabelecida no encontro inicial e desenvolvida durante as visitas subsequentes.[22]

O esquema de autocuidado engloba vários componentes. Primeiro, manter visitas para aplicações de tratamento tópico, exame de colposcopia e qualquer encaminhamento especializado. Segundo, educar a paciente para hábitos mais saudáveis em geral. Por exemplo: o tabagismo foi identificado como fator de risco para a progressão do papilomavírus humano (HPV). Assim, o controle do uso de cigarros deve ser discutido com as pacientes.[24] Terceiro, aconselhar sobre redução do estresse, nutrição e práticas de sono saudáveis.[22]

Vale lembrar e informar à paciente que são potencializadores da função imune: crenças e expectativas positivas; condicionamento; sugestão; hipnose; sono e relaxamento; manifestação de emoções; alimentação adequada; atividade física; suporte social; psicoterapia; ansiolíticos e antidepressivos (em casos mais complexos).[25,26]

Também orientar a paciente sobre as estratégias para administrar o estresse: fazer relaxamento e exercícios respiratórios, manter dieta saudável, dormir o tempo necessário, não supervalorizar o que não tem importância, não se irritar frequentemente, organizar-se, administrar o tempo, respeitar os próprios valores/falar de si, manter o senso de humor, buscar suporte social e cultivar a espiritualidade.[27,28]

REPERCUSSÃO DA SAÚDE MENTAL SOBRE A SAÚDE SEXUAL

Um estudo investigou a possível influência de fatores psíquicos na incidência de candidíase vulvovaginal recorrente (CVVR), o papel da condição emocional na função sexual feminina e a possível associação entre ansiedade, estresse e depressão com a função sexual.[29] Os resultados mostraram a significância da gravidade de depressão ($p < 0{,}001$), ansiedade ($p < 0{,}001$) e estresse ($p = 0{,}002$) em mulheres com CVVR comparadas ao grupo-controle. Presença de depressão ($p < 0{,}001$), ansiedade ($p < 0{,}001$) e estresse ($p = 0{,}003$) nas últimas 4 semanas que precederam o início do estudo foi associada à história de CVVR.[29] Esses achados sugerem que os níveis de depressão, ansiedade e estresse em pacientes com CVVR são maiores do que em mulheres saudáveis. O resultado é consistente com outro estudo que mostrou que tanto o estresse crônico como a redução da capacidade antioxidante podem ser fatores predisponentes para CVVR.[11] Isso implica que a desregulação da função imunológica, que pode estar associada a transtornos mentais, pode aumentar o risco de CVVR.[10,11,30]

Para investigar a qualidade de vida relacionada à saúde, mulheres com CVVR foram comparadas com mulheres saudáveis. Os resultados mostraram que aquelas com CVVR apresentavam mais estresse e piores escores de saúde física e mental em comparação com às do grupo-controle.[3] Da mesma forma, mulheres com sintomas vaginais crônicos (CVVR, vestibulite vulvar e vulvovaginite) apresentavam altas taxas de transtornos mentais.[12] Foi identificado que fatores de risco psicossociais, especialmente o estresse, são as principais causas de CVVR.[31]

Foi encontrada correlação significativa e inversa entre os domínios da função sexual global e depressão, ansiedade e estresse em mulheres com CVVR.[29] É possível que baixa satisfação sexual e dificuldade para o orgasmo afetem a saúde mental, ocasionando o aumento do estresse, da ansiedade e da depressão. À medida que esses problemas aumentam, podem afetar o sistema imunológico e o organismo tornar-se mais suscetível a infecções.[29]

ABORDAGEM E MANEJO DA SAÚDE SEXUAL DE PACIENTES COM PATOLOGIAS DO TRATO GENITAL INFERIOR

Durante a consulta, vários fatores podem dificultar a abordagem das dificuldades sexuais. O tempo disponível é um problema referido com frequência. Além disso, outros fatores (relativos ao profissional de Saúde e à paciente) devem ser administrados.[32] O Quadro 27.1 ilustra esses fatores.

Quadro 27.1 – Barreiras à abordagem da atividade sexual

Pacientes	Profissionais
Constrangimento para pedir ajuda	Constrangimento de iniciar o tema com a paciente
Desconhecimento dos recursos	Desconhecimento de opções de tratamento
Questões morais ou religiosas	Questões morais ou religiosas
	Falta de tempo e de treinamento: encaminhar para o especialista

Fonte: Adaptado de Rubin R. Communication about sexual problems in male patients with multiple sclerosis. Nurs Stand. 2005;19(24):33-7.

Para facilitar o manejo das dificuldades sexuais de pacientes com doenças físicas, foi desenvolvido um modelo sistemático conhecido pela sigla PLISSIT (*permission, limited information, specific suggestion, intensive therapy*).[33] Esse modelo, além de possibilitar a abordagem pelo médico (não especialista em saúde mental) dos casos de menor complexidade, prevê a atuação do terapeuta sexual para os casos mais complexos.[34]

O modelo PLISSIT é conciso e permite amplo acesso da paciente, envolvendo as queixas de origem física, psíquica e aquelas referentes ao desconhecimento da anatomia e da resposta sexual.[35] A Figura 27.1 apresenta o esquema de processamento da resposta sexual feminina satisfatória.

Quatro etapas compõe o modelo PLISSIT:[33]

1. *concessão de permissão* (P) – informar à paciente que é comum ter e discutir preocupações sexuais;
2. *informação limitada* (LI) – fornecer às pacientes breve educação sobre como a patologia e seus tratamentos podem impactar a função sexual (ver Figura 27.1 sobre resposta sexual feminina);
3. *sugestões específicas* (SS) – informar sobre recursos para melhorar a atividade sexual e os diferentes tipos de intervenção (filmes, sites, vídeos, livros);
4. *terapia intensiva* (IT) – iniciar ou encaminhar as pacientes para terapia individual ou aconselhamento de saúde sexual.

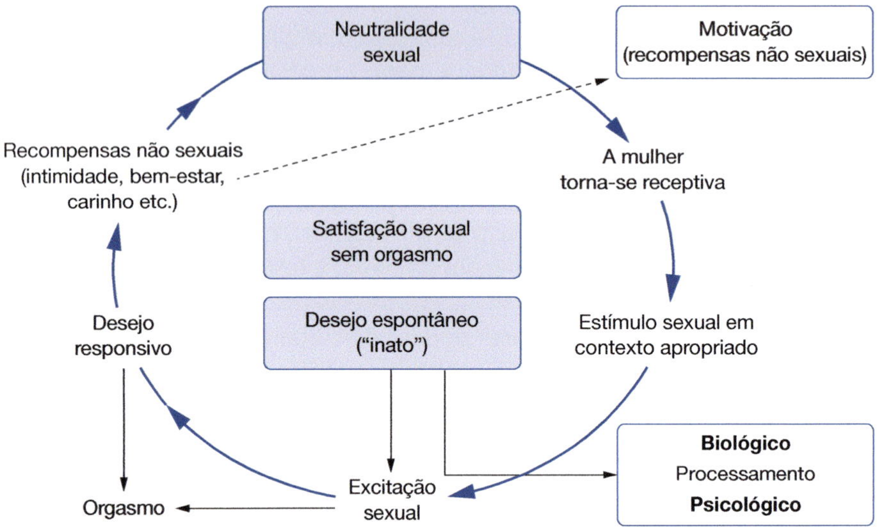

Figura 27.1 – Modelo circular da resposta sexual feminina
Fonte: Adaptada de Basson R. Human sex-response cycles. J Sex Marital Ther. 2001;27(1):33-43.[36]

Revisão sistemática de estudos que aplicaram o modelo PLISSIT em pacientes com diferentes doenças concluiu que houve melhora da função sexual, aumento da qualidade de vida, melhora da autoimagem corporal e incentivo ao cuidado com a saúde.[37]

CONSIDERAÇÕES FINAIS

Para responder, da forma mais eficiente e compreensiva possível, às mulheres que sofrem com sintomas de PTGI, são necessários conhecimento abrangente e diferenciação entre os sintomas e a terapêutica de cada condição porque o tratamento e as recomendações são diferentes em cada caso. Diretrizes bem-desenvolvidas podem ajudar as pacientes a ter melhor qualidade de vida, se conseguirem controlar os sintomas emocionais e mentais, tanto quanto os físicos. Qualquer falta de comunicação ou de consistência nos cuidados as faz se sentirem vulneráveis e com a percepção de que não estão sendo levadas a sério como gostariam.[38]

O apoio médico aos problemas emocionais e à função sexual pode demandar consulta com profissionais de saúde mental ou terapeutas sexuais. Essa é a alternativa (etapa IV do modelo PLISSIT) se a paciente tiver problemas de alta complexidade, os quais não caibam a uma consulta ginecológica abranger.[38]

REFERÊNCIAS BIBLIOGRÁFICAS

1. Thomas-White K, Navarro P, Wever F, King L, Dillard LR, Krapf J. Psychosocial impact of recurrent urogenital infections: a review. Womens Health (Lond). 2023;19:17455057231216537.
2. Bilardi JE, Walker S, Temple-Smith M, McNair R, Mooney-Somers J, Bellhouse C, et al. The burden of bacterial vaginosis: women's experience of the physical, emotional, sexual and social impact of living with recurrent bacterial vaginosis. PLoS One. 2013;8(9):e74378.

3. Zhu YX, Li T, Fan SR, Liu XP, Liang YH, Liu P. Health-related quality of life as measured with the Short--Form 36 (SF-36) questionnaire in patients with recurrent vulvovaginal candidiasis. Health Qual Life Outcomes. 2016;14:65.
4. Medina M, Castillo-Pino E. An introduction to the epidemiology and burden of urinary tract infections. Ther Adv Urol. 2019;11: 1756287219832172.
5. Payne SC, Cromer PR, Stanek MK, Palmer AA. Evidence of African-American women's frustrations with chronic recurrent bacterial vaginosis. J Am Acad Nurse Pract. 2010;22(2):101-8.
6. Yaribeygi H, Panahi Y, Sahraei H, Johnston TP, Sahebkar A. The impact of stress on body function: A review. EXCLI J. 2017;16:1057-72.
7. Farzi A, Fröhlich EE, Holzer P. Gut microbiota and the neuroendocrine system. Neurotherapeutics. 2018;15(1):5-22.
8. Amabebe E, Anumba DOC. Psychosocial stress, cortisol levels, and maintenance of vaginal health. Front Endocrinol. 2018;9:568.
9. Adam EK, Quinn ME, Tavernier R, McQuillan MT, Dahlke KA, Gilbert KE. Diurnal cortisol slopes and mental and physical health outcomes: a systematic review and meta-analysis. Psychoneuroendocrinology. 2017;83:25-41.
10. Ehrström S, Kornfeld D, Rylander E. Perceived stress in women with recurrent vulvovaginal candidiasis. J Psychosom Obstet Gynaecol. 2007;28:169-76.
11. Akimoto-Gunther L, Bonfim-Mendonça Pde S, Takahachi G, Irie MM, Miyamoto S, Consolaro ME, et al. Highlights regarding host predisposing factors to recurrent vulvovaginal candidiasis: chronic stress and reduced antioxidant capacity. PloS One. 2016;11:e0158870.
12. Nyirjesy P, Peyton C, Weitz MV, Mathew L, Culhane JF. Causes of chronic vaginitis: analysis of a prospective database of affected women. Obstet Gynecol. 2006;108:1185-91.
13. Blostein F, Levin-Sparenberg E, Wagner J, Foxman B. Recurrent vulvovaginal candidiasis. Ann Epidemiol. 2017;27(9):575-82.e3.
14. Kemeny ME, Cohen F, Zegans LS, Conant MA. Psychological and immunological predictors of genital herpes recurrence. Psychosom Med. 1989;51(2):195-208.
15. Burnette MM, Koehn KA, Kenyon-Jump R, Hutton K, Stark C. Control of genital herpes recurrences using progressive muscle relaxation. Behavior Therapy. 1991;22(2):237-47.
16. Drob S, Loemer M, Lifshutz H. Genital herpes: the psychological consequences. Br J Med Psychol. 1985;58(4):307-15.
17. McLarnon LD, Kaloupek DG. Psychological investigation of genital herpes recurrence: prospective assessment and cognitive-behavioral intervention for a chronic physical disorder. Health Psychol. 1988;7(3):231-49.
18. Cruess S, Antoni M, Cruess D, Fletcher MA, Ironson G, Kumar M, et al. Reductions in herpes simplex virus type 2 antibody titers after cognitive behavioral stress management and relationships with neuroendocrine function, relaxation skills, and social support in HIV-positive men. Psychosom Med. 2000;62(6):828-37.
19. Longo DJ, Clum GA, Yaeger NJ. Psychosocial treatment for recurrent genital herpes. J Consult Clin Psychol. 1988;56(1):61-6.
20. Zacharioudakis MA. Doing psychotherapy with patients with genital herpes: issues and interventions. Scandinavian Journal of Behaviour Therapy. 2001;30:3:108-33.
21. Merin A, Pachankis JE. The psychological impact of genital herpes stigma. J Health Psychol. 2011;16(1):80-90.
22. Linnehan MJ, Groce NE. Counseling and educational interventions for women with genital human papillomavirus infection. AIDS Patient Care STDS. 2000;14(8):439-45.
23. Grady PA, Gough LL. Self-management: a comprehensive approach to management of chronic conditions. Am J Public Health. 2014;104(8):e25-31.
24. Harris TG, Kulasingam SL, Kiviat NB, Mao C, Agoff SN, Feng Q et al. Cigarette smoking, oncogenic human papillomavirus, Ki-67 antigen, and cervical intraepithelial neoplasia. Am J Epidemiol. 2004;159(9):834-42.

25. Schedlowski M, Enck P, Rief W, Bingel U. Neuro-bio-behavioral mechanisms of placebo and nocebo responses: implications for clinical trials and clinical practice. Pharmacol Rev. 2015;67(3):697-730.
26. Schneiderman N, Ironson G, Siegel SD. Stress and health: psychological, behavioral, and biological determinants. Annu Rev Clin Psychol. 2005;1:607-28.
27. Marchand WR. Mindfulness-based stress reduction, mindfulness-based cognitive therapy, and Zen meditation for depression, anxiety, pain, and psychological distress. J Psychiatr Pract. 2012;18(4):233-52.
28. Esch T, Stefano GB. The neurobiology of stress management. Neuro Endocrinol Lett. 2010;31(1):19-39.
29. Moshfeghy Z, Tahari S, Janghorban R, Najib FS, Mani A, Sayadi M. Association of sexual function and psychological symptoms including depression, anxiety and stress in women with recurrent vulvovaginal candidiasis. J Turk Ger Gynecol Assoc. 2020;21(2):90-6.
30. Ehrström S, Kornfeld D, Thuresson J, Rylander E. Signs of chronic stress in women with recurrent candida vulvovaginitis. Am J Obstet Gynecol. 2005;193:1376-81.
31. Meyer H, Goettlicher S, Mendling W. Stress as a cause of chronic recurrent vulvovaginal candidosis and the effectiveness of the conventional antimycotic therapy. Mycoses. 2006;49:202-9.
32. Rubin R. Communication about sexual problems in male patients with multiple sclerosis. Nurs Stand. 2005;19(24):33-7.
33. Annon J. The PLISSIT model: A proposed conceptual scheme for the behavioural treatment of sexual problems. Journal of Sex Education and Therapy. 1976;2(1):1-15.
34. Lara LAS, Silva ACJSR, Romão AP, Junqueira FR. Abordagem das disfunções sexuais femininas. Rev Bras Ginecol Obstet. 2008;30(6):312-21.
35. Dixon KD, Dixon PN. The PLISSIT Model: care and management of patients' psychosexual needs following radical surgery. Lippincotts Case Manag. 2006;11(2):101-6.
36. Basson R. Human sex-response cycles. J Sex Marital Ther. 2001;27(1):33-43.
37. Tuncer M, Oskay ÜY. Sexual counseling with the PLISSIT Model: A Systematic Review. J Sex Marital Ther. 2022;48(3):309-18.
38. Adolfsson A, Hagander A, Mahjoubipour F, Larsson P. How vaginal infections impact women's everyday life – women's lived experiences of bacterial vaginosis and recurrent vulvovaginal candidiasis. Advances in Sexual Medicine. 2017;7:1-19.

QUESTÕES

1. Em relação ao estresse associado a infecções do TGI, assinale o **incorreto**:
   a. Tem sido associado à disbiose vaginal.
   b. O cortisol pode aumentar alguns processos imunológicos.
   c. O cortisol liberado no estresse aumenta a deposição de glicogênio.
   d. Existem correlações entre os níveis de cortisol e infecções recorrentes.

2. Com relação a infecções genitais recorrentes na mulher e o sistema imunológico, podemos dizer que:
   a. O manejo do estresse se associa ao controle dos níveis de anticorpos HSV-2 no sangue.
   b. O herpes genital recorrente é uma das infecções que não se associam a alterações do humor.
   c. Por meio da avaliação dos estados depressivos, foi possível prever o momento da recorrência do herpes genital.
   d. Pacientes com CVVR têm duas vezes mais chances de usar antidepressivos.

3. Entre as estratégias para controlar o estresse frente a situações recorrentes de uma infecção vaginal, podemos citar:
   a. Tentar orientar para que a paciente durma cerca de 20% a mais do tempo habitual.
   b. Evitar qualquer tipo de linguagem em que a própria pessoa é o foco.
   c. Iniciar ou aumentar a vivência da espiritualidade.
   d. Reduzir a participação social.

4. Qual das alternativas não define uma condição associada com a CVVR?
   a. Estresse.
   b. Síndrome do pânico.
   c. Depressão.
   d. Ansiedade.

5. Para facilitar o manejo das disfunções sexuais em pacientes com doenças físicas, foi desenvolvido um modelo de conduta, em que as orientações apresentam uma ordem cronológica para a abordagem da doença. Assinale a alternativa que **não define** um dos tempos de abordagem adequada.

a. Relatar que deve ser mantida uma frequência sexual para estímulo mecânico vaginal.
b. Informar a paciente que é comum ter e discutir preocupações sexuais.
c. Informar sobre filmes eróticos e outras possibilidades que podem estimular o relacionamento sexual.
d. Encaminhar a paciente para terapia individual ou aconselhamento.

RESPOSTAS

1. Alternativa correta: **c**. Existe relação direta entre imunologia adequada e níveis de glicogênio adequado. Assim, o estresse deprime a imunidade e também a deposição de glicogênio. Quanto às outras alternativas: o estresse tem sido associado à disbiose vaginal e existem correlações entre os níveis de cortisol e as infecções recorrentes. Por outro lado, o cortisol tem efeito duplo na função imunológica. No curto prazo, aumenta a atividade de células imunológicas específicas e promove a produção de citocinas pró-inflamatórias. No entanto, a exposição crônica a altos níveis de cortisol pode levar à desregulação imunológica e imunossupressão.

2. Alternativa correta: **c**. Embora o estresse esteja associado com episódios de recorrência do herpes genital, não podemos, com base na própria doença, prever o momento da recorrência.

3. Alternativa correta: **c**. Aconselhar a paciente a iniciar ou incentivá-la a alguma ligação espiritual é demonstrado como uma das maneiras que auxiliam no controle do estresse. As demais alternativas estão incorretas.

4. Alternativa correta: **b**. Não existe referência da associação entre a síndrome do pânico e a CVVR, mas sim entre a síndrome do pânico e estresse, depressão e ansiedade.

5. Alternativa correta: **a**. Embora a relação vaginal funcione também como um estímulo mecânico à manutenção da funcionalidade vaginal, não devemos definir o padrão de relacionamento do casal, prerrogativa que pertence ao próprio, mesmo porque essa "imposição" poderia gerar ansiedade e piorar o quadro.

28

Implicações das Patologias do Trato Genital Inferior em Saúde Pública

Pâmela Cristina Gaspar
Mariangela Freitas da Silveira
Angelica Espinosa Miranda

RESUMO

- As ações para prevenção e controle das infecções sexualmente transmissíveis (IST) no âmbito do Sistema Único de Saúde (SUS) são preconizadas pelo Protocolo Clínico e Diretrizes Terapêuticas para Atenção Integral às Pessoas com Infecções Sexualmente Transmissíveis (PCDT-IST).
- Em relação às patologias do trato genital inferior (PTGI), o protocolo, especificamente. fornece informações sobre as infecções pelo papilomavírus humano (HPV) e sobre as infecções que causam cervicite e vaginites, sendo *Neisseria gonorrhoeae* (NG), *Chlamydia trachomatis* (CT), *Micoplasma genitalium* (MG) e *Trichomonas vaginalis* (TV) os principais agentes etiológicos.
- As elevadas prevalências de IST demonstram a importância da prevenção e do controle para uma melhor abordagem dos casos de mulheres mais vulnerabilizadas e/ou que buscam atendimento para seus sintomas.
- O diagnóstico precoce e o tratamento adequado das IST que causam PTGI podem ajudar a prevenir complicações futuras e melhorar a qualidade de vida das pessoas.
- A substituição da abordagem sindrômica pela abordagem etiológica, quando o tratamento é realizado de acordo com o resultado da testagem, vem sendo encorajada pela Organização Mundial de Saúde (OMS) e consiste em uma prioridade em Saúde Pública, no Brasil, com implantação de novas tecnologias de diagnóstico no âmbito do SUS.
- A resistência de NG aos antimicrobianos é um alerta mundial. O Brasil realiza o monitoramento da sensibilidade do gonococo aos tratamentos vigentes no âmbito do SenGono (Sentinela do Gonococo), com atualização periódica dos protocolos conforme dados da vigilância.

- Entre as estratégias de prevenção das IST e promoção à saúde sexual disponíveis no SUS, destacam-se: fornecimento de informações sobre a transmissão, prevenção e complicações; oferta de preservativos masculino (externo) e feminino (interno); vacinação (anti-HPV, anti-hepatite B); disponibilidade de testes para IST (vírus da imunodeficiência humana [HIV], sífilis, hepatites virais, gonorreia e infecção por clamídia); oferta de tratamento e monitoramento, quando necessário.
- A escuta ativa e a promoção de um ambiente favorável ao diálogo sobre as práticas sexuais devem estar presentes na rotina dos serviços de Saúde para promoção da saúde sexual.

INTRODUÇÃO E EPIDEMIOLOGIA

As PTGI referem-se a uma variedade de condições médicas que afetam a região genital e áreas adjacentes, incluindo a vulva, vagina, colo do útero, uretra e ânus.[1,2] Essas patologias podem ter diversas causas, incluindo infecciosas, inflamatórias, traumáticas, hormonais e genéticas. As PTGI englobam as ISTIST; as vulvovaginites; as lesões pré-cancerosas e o câncer de colo do útero; a endometriose; o vaginismo; líquen escleroso; e a incontinência urinária e fecal.[3] O diagnóstico precoce e o tratamento adequado podem ajudar a prevenir complicações futuras e melhorar a qualidade de vida. Neste capítulo, abordaremos as causas associadas às IST e as medidas de Saúde Pública que são importantes para esse controle.

As IST continuam prevalentes na sociedade apesar de décadas de incentivo à prevenção e campanhas de tratamento.[4] Elas são responsáveis por altas taxas de morbidade e por elevados custos em Saúde Pública no mundo todo.[5] Dados da OMS indicam que mais de 1 milhão de IST curáveis não virais são adquiridas a cada dia, com uma estimativa de 374 milhões de novos casos em homens e mulheres na faixa dos 15 a 49 anos, em 2020. Do total de casos, cerca de 7,1 milhões são de sífilis (causada pelo *Treponema pallidum*), 82 milhões de infecções por NG (agente etiológico da gonorreia), 129 milhões de infecções por CT e 156 milhões infecções por TV (que causa a tricomoníase).[6] Com relação ao HPV, a OMS estima que cerca de 300 milhões de mulheres no mundo tem uma infecção pelo HPV, que é a causa primária de câncer de colo uterino. A infecção por HPV está associada em mais de 311 mil mortes por câncer cervical por ano.[7]

As IST têm um impacto significativo na saúde das mulheres, podendo causar uma série de complicações graves. Entre as complicações, pode-se citar os efeitos adversos na gravidez como parto prematuro, baixo peso ao nascer e infecções neonatais; infertilidade; doença Inflamatória pélvica (DIP); câncer do colo do útero, causado pela infecção persistente pelo HPV; aumento do risco de transmissão do HIV; complicações psicológicas e sociais, entre outras.[8,9]

As cervicites são IST que causam inflamação e irritação na cérvice uterina. Os principais agentes etiológicos são CT, NG e MG, embora outros agentes também possam estar envolvidos. Os fatores associados em mulheres são a idade menor 25 anos, novos ou múltiplos parceiros sexuais, parceiros com IST, história prévia de outras IST e uso irregular de preservativos.[10,11]

Em 2016, foi estimada, em países latino-americanos, uma incidência de gonorreia em gestantes de 0,5% na Argentina, 2% nas Bahamas, 1% no Brasil, de até 2% na Colômbia e de 2,7% a 3% no Haiti. Em mulheres não grávidas foi de 1,5% no Brasil, 0,6% no Chile, de até 0,2% na Colômbia e de 1,05 a 4% no Haiti.[12] Também em 2016, a estimativa de incidência de clamídia em gestantes foi de 12% nas Bahamas, 9,8% a 16,7% no Brasil, de 8% a 14% no Haiti, 5,9% no Chile, de 8,3% a 10,8% no México e de 10,0% no Peru. Em mulheres não gestantes, a estimativa de incidência de clamídia foi de 5,5% a 13% no Brasil, 8,8% no Chile, de até 3,2% na Colômbia, de 1,9% a 11,6% no Haiti, 1,5% no México, e de 9,5% em Suriname.[12] Um estudo realizado em seis estados brasileiros entre mulheres vivendo com HIV/Aids (MVHA) encontrou uma prevalência de 2,1% de clamídia, 0,9% de gonorreia, e de 2,7% de coinfecção com esses dois patógenos.[13] A prevalência entre gestantes e não gestantes procurando atendimento em clínicas ginecológicas está de acordo com as estimativas para o país.[10]

Em uma implantação-piloto de testes de Biologia Molecular para detecção de CT/NG/TV/MG conduzida pelo Ministério da Saúde (MS) no âmbito do SUS, observou-se uma prevalência de algum tipo de infecção em 21% (573) do total de 2.728 gestantes testadas. A prevalência de infecção por CT foi 9,9% (270), 0,6% (16) para NG, 6,7% (184) para TV e 7,8% (212) para MG. Os fatores de risco associados à presença de algum tipo de infecção foram: ter de 15 a 25 anos; não viver com parceria; renda familiar de até dois salários mínimos; e ter mais de uma parceria sexual ao longo da vida. A implantação-piloto contou com a participação de 21 serviços de atendimento ao pré-natal de baixo risco distribuídos em todas as regiões do país, e os testes foram executados em um laboratório de referência nacional, com análise de amostras vaginais coletadas no decorrer do ano de 2022.[68]

O HPV, é um vírus de transmissão predominantemente sexual, sendo a IST mais transmissível e a principal causa de câncer do colo do útero.[14] A maioria das pessoas sexualmente ativas (homens e mulheres) deve contrair HPV em algum momento de suas vidas. No começo da atividade sexual das mulheres com um único parceiro, o risco de infecção por HPV é de 28,5% em 1 ano e de 50% em 3 anos.[15] A prevalência da infecção é maior em mulheres com menos de 30 anos de idade, e o risco da infecção nestas diminui com a idade. A infecção por HPV está relacionada a lesões de baixo e alto risco do trato genital inferior, com cerca de 2% a 5% das mulheres apresentando alterações na colpocitologia oncótica.[16] Estudos brasileiros demonstram a importância da infecção em nosso meio e a alta prevalência descrita. Um estudo conduzido em 26 capitais brasileiras e no Distrito Federal incluiu 6.387 jovens com média de idade de 22 anos e identificou uma prevalência de quase 54% de HPV.[17,18]

As MVHAs apresentam maior frequência de infecções múltiplas, verrugas anogenitais, lesões intraepiteliais e neoplasias anogenitais decorrentes da infecção por HPV.[19] Estudo multicêntrico conduzido em MVHAs, no Brasil, encontrou prevalência de 28,4% de HPV de alto risco, além de associação com anormalidades citológicas, idade menor de 35 anos e drogadição.[20] Outro estudo multicêntrico nacional utilizando teste de Biologia Molecular e autocoleta realizado com 1.914 MVHAs de 18 a 64 anos de idade, no período de maio de 2021 a maio de 2022, encontrou uma prevalência de 49,6% de HPV de alto risco, 16,7% de HPV de provável alto risco e de 40% de HPV de baixo risco.[21] No Sul do Brasil, os dados locais demonstraram uma prevalência de DNA-HPV em

76,4% de uma amostra de MVHAs e uma prevalência significativamente maior de infecção viral por genótipos oncogênicos foi observada no grupo de MVHAs (65,2%) em comparação ao grupo mulheres que não vivem com HIV (28,6%) (p=0,006).[22] Assim, destaca-se a necessidade de um programa de prevenção, rastreamento e diagnóstico diferenciado para o grupo de MVHA. A imunização profilática em MVHAs é segura e efetiva na prevenção da infecção por HPV e de suas complicações e tem benefícios individuais e coletivos na redução de lesões benignas e malignas.[16]

RECOMENDAÇÕES GERAIS PARA CONTROLE E PREVENÇÃO DAS INFECÇÕES SEXUALMENTE TRANSMISSÍVEIS

As elevadas prevalências de IST observadas demonstram a importância da prevenção e controle para uma melhor abordagem dos casos de mulheres mais vulnerabilizadas ou que buscam atendimento para seus sintomas. Entre as principais medidas, podemos citar a abstinência sexual por 7 dias após o tratamento e a resolução de sintomas; fornecimento de informações sobre a transmissão, a prevenção e as complicações, além da necessidade de informar, aconselhar e tratar as parcerias sexuais dos últimos 6 meses; uso de preservativos em todas as relações sexuais; vacinação (anti-HPV, contra hepatite B), testagem para outras IST, como gonorreia e infecção por clamídia, além de sífilis, HIV e hepatites virais para a paciente e suas parcerias sexuais.[5,23]

O MS do Brasil publica, com atualizações regulares, o PCDT-IST com o objetivo de fornecer guia de diagnóstico e tratamento das IST acessível aos profissionais de Saúde de todo o país.[23] Em relação às PTGI, o protocolo, especificamente, fornece informações sobre as infecções pelo HPV e sobre as infecções que causam cervicites. Além da testagem de pessoas sintomáticas, o PCDT-IST recomenda o rastreamento de IST por subgrupo populacional, respeitando-se o limite estabelecido pela prevenção quaternária, que visa evitar intervenções desnecessárias em saúde e a redução de danos. Os dois principais fatores de risco para IST são práticas sexuais sem uso de preservativos e idade mais baixa.[23-25] Por esse motivo, foram incluídas no PCDT-IST recomendações para o rastreamento anual de HIV e sífilis para pessoas de até 30 anos de idade com vida sexualmente ativa. Oferecer testes para diagnóstico para HIV e sífilis ajuda no controle dessas infecções e colabora para prevenir a transmissão vertical de HIV e a sífilis congênita.[23] As recomendações nacionais disponibilizadas de forma universal pelo SUS estão descritas no Quadro 28.1.

A abordagem etiológica consiste na realização do tratamento de acordo com o resultado da testagem, seja ela nos casos sintomáticos, seja nos casos assintomáticos. Esse tipo de abordagem vem sendo encorajada pela OMS em substituição à abordagem sindrômica, preconizada pela Entidade desde 1984[26] e, no Brasil, desde 1993[27] para as situações em que não há testes disponíveis com fornecimento do resultado durante o atendimento clínico. A abordagem sindrômica faz uso de algoritmos clínicos para a identificação de grupos de sinais e sintomas facilmente reconhecíveis e que caracterizam uma síndrome, associada à recomendação do tratamento que, idealmente, abrangeria a maioria dos patógenos causadores dessa síndrome ou, pelo menos, os mais agressivos. Para tanto, utilizam-se dados epidemiológicos

Quadro 28.1 – Indicação de rastreamento de IST

Quem	Quando			
	HIVa	Sífilisb	Clamídia e gonococo[c]	Hepatites B[d] e C[e]
Adolescentes e jovens (≤ 30 anos)	Anual		Ver frequência conforme outros subgrupos populacionais ou práticas sexuais	
Gestantes	Na primeira consulta do pré-natal (idealmente, no 1° trimestre da gestação) No início do 3° trimestre (28ª semana); No momento do parto, ou em caso de aborto/natimorto, independentemente de exames anteriores Em caso de aborto/ natimorto, testar para sífilis, independentemente de exames anteriores		Na primeira consulta do pré-natal (gestantes ≤ 30 anos)	Hepatite B: na primeira consulta do pré-natal (idealmente, no 1° trimestre)[f] Hepatite C: na primeira consulta do pré-natal
Gays e HSH	Semestral		Ver frequência conforme outros subgrupos populacionais ou práticas sexuais	Semestral a anual
Profissionais do sexo				
Travestis/transexuais				
Pessoas que fazem uso abusivo de álcool e outras drogas				
Pessoas com diagnóstico de IST	No momento do diagnóstico e 4 a 6 semanas após o diagnóstico de IST		No momento do diagnóstico	No momento do diagnóstico
Pessoas com diagnóstico de hepatites virais	No momento do diagnóstico	-	-	-
Pessoas com diagnóstico de tuberculose	No momento do diagnóstico	-	-	-
Pessoas Vivendo com HIV/Aids (PVHA)	-	Semestral	No momento do diagnostico	Semestral a anual
Pessoas com prática sexual anal receptiva (passiva) sem uso de preservativos	Semestral			Semestral a anual
Pessoas privadas de liberdade	Anual	Semestral	-	Semestral a anual
Violência sexual	No atendimento inicial; 4 a 6 semanas após exposição e 3 meses após a exposição	No atendimento inicial e 4 a 6 semanas após a exposição		Hepatite B: no atendimento inicial e de acordo com a profilaxia pós-exposição instituída[g] Hepatite C: no atendimento inicial, 4 a 6 semanas e 4 a 6 meses

(Continua)

Quadro 28.1 – Indicação de rastreamento de IST (*Continuação*)				
Quem	**Quando**			
	HIVa	**Sífilisb**	**Clamídia e gonococo**[c]	**Hepatites B**[d] **e C**[e]
Pessoas com indicação de PEP*	No atendimento inicial; 4 a 6 semanas após exposição e 3 meses após a exposição	No atendimento inicial e 4 a 6 semanas após a exposição	No atendimento inicial e 4 a 6 semanas após exposição (exceto nos casos de acidente com material biológico)	Hepatite B: no atendimento inicial e de acordo com a profilaxia pós-exposição instituída[g] Hepatite C: no atendimento inicial, 4 a 6 semanas e 4 a 6 meses

HSH: homens que fazem sexo com homens; IST: infecções sexualmente transmissíveis e hepatites virais. PEP: profilaxia pós-exposição de risco à infecção pelo HIV; PrEP: profilaxia pré-exposição de risco à infecção pelo HIV; PVHIV: pessoas vivendo com HIV.

[a] HIV: preferencialmente com teste rápido – TR.

[b] Sífilis: preferencialmente com TR para sífilis.

[c] Clamídia e gonococo: detecção de clamídia e gonococo por Biologia Molecular. Pesquisa de acordo com a prática sexual: urina (uretral), amostras endocervicais, secreção genital. Para amostras extragenitais (anais e faríngeas), utilizar testes com validação para esses sítios de coleta.

[d] Hepatite B: preferencialmente com teste rápido. Realizar o rastreamento em indivíduos suscetíveis à hepatite B. Pessoa suscetível é aquela que apresenta HbsAg (TR ou imunoensaio laboratorial) não reagente e que não tem registro de esquema vacinal completo com 3 doses aplicadas adequadamente, ou, se indicada avaliação de soroconversão, não apresentou soroconversão para anti-HBs após dois esquemas vacinais completos (não respondedores). Recomenda-se vacinar toda pessoa suscetível. Para mais informações sobre grupos que necessitam de esquemas especiais de vacinação (p. ex., PVHA), consultar o PCDT para hepatite B e coinfecções.

[e] Hepatite C: preferencialmente com TR.

[f] Caso a gestante não tenha realizado rastreio no pré-natal, proceder à testagem rápida para hepatite B no momento do parto. A vacina para hepatite B é segura durante a gestação em qualquer idade gestacional, e as mulheres suscetíveis devem ser vacinadas.

[g] Em caso de HbsAg (TR ou imunoensaio laboratorial) não reagente e em indivíduos suscetíveis, iniciar ou completar o esquema vacinal para hepatite B e avaliar a indicação de IGHAHB. O anti-HBs deve ser realizado preferencialmente 1 a 2 meses após a última dose da vacina (ou em até 6 meses) e, nos casos em que a IGHAHB foi aplicada, pelo menos 6 meses após a última dose de IGHAHB. Resultados positivos para HbsAg devem ser conduzidos conforme orientações do PCDT para hepatite B e coinfecções.

#PrEP: profilaxia pré-exposição, consiste na tomada de comprimidos antes da relação sexual que permitem ao organismo estar preparado se enfrentar um possível contato com o HIV.

*PEP: profilaxia pós-exposição, uma medida de urgência para reduzir o risco de contrair o HIV, hepatites virais, sífilis e outras ISTs.

Fonte: Adaptado de BRASIL. Ministério da Saúde. Secretaria de Vigilância em Saúde. Departamento de Doenças de Condições Crônicas e Infecções Sexualmente Transmissíveis. Protocolo Clínico e Diretrizes Terapêuticas para Atenção Integral às Pessoas com Infecções Sexualmente Transmissíveis (IST). Brasília, DF: MS; 2022. Disponível na Internet: https://www.gov.br/aids/pt-br/central-de-conteudo/pcdts (02 jun. 2025).

locais sobre os agentes mais prevalentes para cada tipo de síndrome, quando existentes ou, então, dados mundiais.[11] Apesar de a abordagem sindrômica ainda constituir um componente essencial na prática clínica em muitos lugares do mundo, incluindo o Brasil, o seu emprego tem importantes limitações, como: incapacidade de detecção de IST nos casos assintomáticos; uso incorreto de antimicrobianos quando o tratamento empregado não condiz com o agente causador da síndrome e não há coleta de amostras, o que impossibilita a obtenção de dados epidemiológicos, como prevalência de IST e monitoramento da sensibilidade do gonococo aos antimicrobianos.[11,28] Além disso, a depender da síndrome, a abordagem sindrômica apresenta um desempenho diferente, sendo baixa a sensibilidade para corrimento vaginal,[11,28] o que demonstra a importância da instituição da testagem no manejo clínico.

Portanto, é fundamental que os profissionais clínicos passem a solicitar testes diagnósticos não somente para o rastreamento de infecções assintomáticas, como também no caso de infecções sintomáticas, mesmo quando o resultado da testagem não esteja disponível no momento do atendimento clínico e o tratamento seja instituído de acordo com a síndrome porque o resultado poderá ser avaliado na consulta de retorno, de modo a permitir melhor encaminhamento do caso e orientação sobre testagem e tratamento de parcerias sexuais.

TRATAMENTO DAS INFECÇÕES SEXUALMENTE TRANSMISSÍVEIS NO ÂMBITO DO SISTEMA ÚNICO DE SAÚDE

O tratamento para IST no âmbito do SUS está preconizado pelo PCDT-IST.[23] A aquisição dos medicamentos pode ser de responsabilidade federal, estadual e ou municipal, a depender da pactuação tripartite. Dessa forma, existem medicamentos comprados de maneira centralizada pelo MS, como a benzilpenicilina benzatina para o tratamento da sífilis. Existem medicamentos adquiridos por estados e ou municípios, como a ceftriaxona e a azitromicina. E, ainda, existem medicamentos majoritariamente de aquisição central, mas estados e municípios também os compram de forma complementar, como a doxiciclina. Assim, independentemente do tipo de aquisição, é importante ressaltar que todos os tratamentos preconizados no PCDT-IST[23] devem estar disponíveis nas Unidades de Saúde do SUS, conforme determinação da Comissão Nacional de Incorporação de Tecnologias do SUS (Conitec).

A Conitec é um órgão colegiado que assessora o governo federal na incorporação, exclusão ou alteração de novos medicamentos, produtos e procedimentos no âmbito do SUS, bem como na constituição ou atualização do Protocolo Clínico e Diretrizes Terapêuticas (PCDTs). Entre os membros da Conitec, destaca-se a participação de representantes do Conselho Nacional de Secretários de Saúde (Conass) e do Conselho Nacional de Secretarias Municipais de Saúde (Conasems). Somente produtos com registro na Agência Nacional de Vigilância Sanitária (Anvisa) podem ser avaliados quanto a sua incorporação ao SUS, e as decisões são informadas por evidências científicas, considerando-se a eficácia, a acurácia, a efetividade e a segurança da tecnologia, além de critérios relacionados à avaliação econômica.[29]

ESTRATÉGIAS PARA PREVENÇÃO E CONTROLE DAS PATOLOGIAS DO TRATO GENITAL INFERIOR NO ÂMBITO DO SISTEMA ÚNICO DE SAÚDE

Saúde sexual é uma estratégia para a promoção da saúde e do desenvolvimento humano[30] e integra aspectos somáticos, emocionais, intelectuais e sociais do ser sexual, de maneiras que são positivamente enriquecedoras e que melhoram a personalidade, a comunicação, o prazer e o amor.[31] A escuta ativa e a promoção de um ambiente favorável ao diálogo sobre as práticas sexuais devem estar presentes na rotina dos serviços de Saúde.[32] Considerando-se esse conceito, faz-se necessária a abordagem do cuidado sexual, em que a oferta exclusiva de preservativos não é suficiente para garantir os diversos aspectos da saúde sexual. Assim, torna-se fundamental a ampliação da perspectiva para avaliação e gestão de risco, além das possibilidades que compõem a prevenção combinada, que envolve três intervenções – biomédica, comportamental e estrutural (marcos legais) –, aplicadas aos âmbitos individual e coletivo.[23]

VACINAÇÃO CONTRA O PAPILOMAVÍRUS HUMANO

A imunização para HPV é recomendada pelo Programa Nacional de Imunizações e realizada, no país, por meio de vacina quadrivalente (tipos 6, 11, 16 e 18).[33]

A vacina é mais efetiva em adolescentes vacinados antes do primeiro contato sexual.[16] O esquema vacinal recomendado atualizado é descrito no Quadro 28.2.[33-35] Mesmo após a vacinação, o rastreamento do câncer de colo uterino segue indicado, conforme as diretrizes brasileiras para o rastreamento do câncer do colo do útero.[36]

Quadro 28.2 – Esquema vacinal da vacina HPV quadrivalente no âmbito do SUS

Público-alvo	Esquema vacinal
Pessoas de **9 a 14 anos de idade**, do sexo biológico feminino e masculino#	Administrar dose única da vacina
Pessoas de **9 a 45 anos de idade, do sexo biológico feminino e masculino nas indicações especiais** (vivendo com HIV/Aids, transplantados de órgãos sólidos ou medula óssea e pacientes oncológicos, imunossuprimidos por doenças e/ou tratamento com drogas imunossupressoras)	Esquema de 3 doses: administrar 3 doses da vacina com intervalo de 2 meses entre a primeira e a segunda doses, e 6 meses entre a primeira e a terceira doses (0, 2 e 6 meses). Para a vacinação desse grupo, mantém-se a necessidade de prescrição médica
Pessoas de **9 a 14 anos de idade, ainda não vacinados contra HPV**, do sexo biológico feminino e masculino, **vítima de violência sexual**	Administrar 2 doses da vacina com intervalo de 6 meses entre a primeira e a segunda doses (0 e 6 meses). Adolescentes que receberem a primeira dose dessa vacina nessas idades poderão tomar a segunda dose mesmo se ultrapassados os seis meses do intervalo preconizado de modo que não percam a chance de completar seu esquema
Pessoas de **15 a 45 anos de idade**, do sexo biológico feminino e masculino, **imunocompetentes, vítimas de violência sexual**	Esquema de 3 doses: administrar 2 doses com intervalo de 2 meses entre a primeira, segunda doses e terceira doses; e 6 (seis) meses entre a primeira e a terceira doses (0, 2 e 6 meses)

(Continua)

Quadro 28.2 – Esquema vacinal da vacina HPV quadrivalente no âmbito do SUS *(Continuação)*

Público-alvo	Esquema vacinal
Pessoas **de 9 a 45 anos de idade,** do sexo biológico feminino e masculino **nas indicações especiais** (vivendo com HIV/Aids, transplantados de órgãos sólidos ou medula óssea e pacientes oncológicos, imunossuprimidos por doenças e/ou tratamento com drogas imunossupressoras), **vítimas de violência sexual**	Esquema de 3 doses: administrar 2 doses com intervalo de 2 meses entre a primeira e a segunda doses; e a terceira dose 6 (seis) meses após a primeira dose (0, 2 e 6 meses)
Pessoas de **15 a 45 anos de idade**, do sexo biológico feminino e masculino, **em uso de PrEP**	Esquema de 3 doses: administrar 2doses com intervalo de 2 meses entre a primeira e a segunda doses; ea terceira dose 6 (seis) meses entre a primeira e a terceira doses (0, 2 e 6 meses) Para a vacinação desse grupo, mantém-se a necessidade de prescrição por um profissional da Saúde
Pessoas **a partir de 2 anos de idade** com **papilomatose respiratória recorrente (PRR)**	Esquema de 3 doses: administrar 2 doses com intervalo de 2 meses entre a primeira e a segunda doses; e a terceira dose 6 (seis) meses entre a primeira e a terceira doses (0, 2 e 6 meses)

Atenção: considerar a Nota Técnica n. 41/2024-CGICI/DPNI/SVSA/MS de 1 de abril de 2024 em que se preconiza a dose única em substituição às duas doses na população de meninos e meninas de 9 a 14 anos. Trata-se da adoção da dose única da vacina HPV no Calendário Nacional de Vacinação para pessoas do sexo feminino e masculino de 9 a 14 anos de idade, realização de estratégia de resgate de adolescentes até 19 anos não vacinados e inclusão das pessoas portadoras de papilomatose respiratória recorrente (PRR) como grupo prioritário da vacina HPV.

Aids: síndrome da imunodeficiência adquirida; HIV: vírus da imunodeficiência humana; HPV: papilomavírus humano; PrEP: profilaxia pré-exposição de risco à infecção pelo HIV.

Fonte: Adaptado de Brasil. Ministério da Saúde. Instrução normativa que instrui o calendário nacional de vacinação – 2023b [Internet]. Brasília, DF. Disponível na internet: https://www.gov.br/saude/pt-br/assuntos/saude-de-a-a-z/h/hpv/publicacoes/esquema-vacinal-hpv (2025 jun. 4).

TESTES PARA INVESTIGAÇÃO DE INFECÇÃO SEXUALMENTE TRANSMISSÍVEIS

Atualmente, o SUS fornece testes rápidos imunocromatográficos para investigação de sífilis (detecção de anticorpos treponêmicos), HIV (detecção de anticorpos anti-HIV), hepatite B (detecção do antígeno HBsAg) e de hepatite C (detecção de anticorpos anti-HCV). Esses testes favoreceram a ampliação do acesso à testagem, pois são de fácil execução, não necessitam de infraestrutura laboratorial para sua realização, utilizam amostras de sangue total obtidas por punção digital, podem ser realizados por diversos profissionais habilitados e os resultados ficam disponíveis em até 30 minutos. Entre as indicações para testagem sintomática e rastreamento (Quadro 28.1), destacam-se aquelas relacionadas ao pré-natal. Recomenda-se que as gestantes sejam testadas na primeira consulta para investigação de HIV, sífilis, hepatites B e C e que repitam a testagem para sífilis e HIV no 3º trimestre.[23] O SUS, ainda, fornece de maneira gratuita os autotestes para HIV que podem ser realizados onde a pessoa preferir, sem a necessidade da presença de um profissional de Saúde. Quando positivos, a pessoa deve ir até uma Unidade de Saúde para realização de testes complementares e confirmação do diagnóstico.[37] O autoteste de HIV é recomendado pela OMS como mais uma ferramenta para promoção do acesso equitativo à saúde, de modo a levar a testagem a locais aonde os serviços de saúde não chegam, sobretudo por meio de estratégia de distribuição do autoteste entre pares e por organizações da sociedade civil.[38]

Para as PTGI, além dos testes de microscopia e de cultivo de amostras biológicas para investigação de infecção, um avanço importante observado nas políticas públicas nos últimos anos foi a implementação, em âmbito nacional, de testes de Biologia Molecular para detecção de infecção por clamídia e gonococo no SUS, conforme indicações preconizadas no PCDT-IST.[39] Os testes moleculares são úteis tanto para o diagnóstico etiológico das infecções sintomáticas como também para testagem de pessoas assintomáticas com finalidade de rastreamento (Quadro 28.1).[11,40]

Os testes de captura híbrida para detecção de CT estavam incorporados ao SUS desde 2008. Com o avanço das tecnologias disponíveis no mercado nacional, em 2017, ampliou-se a possibilidade de uso de outros tipos de testes de Biologia Molecular para detecção de CT além da captura híbrida, como os teste de amplificação de ácido nucleico (NAAT, do inglês *nucleic acid amplification test*) que amplificam os ácidos nucléicos e não somente os detectam, como é o caso da captura híbrida, bem como se incorporou a investigação de NG na mesma amostra biológica, além de CT.[41] Essa foi uma importante mudança em Saúde Pública, uma vez que a investigação de NG é fundamental, dados a semelhança dos sintomas, quando presentes, o alto índice de coinfecção e a importância clínica do rastreio e do tratamento oportuno, evitando complicações decorrentes da infecção, como infertilidade.[23]

Apesar de disponíveis no SUS para aquisição descentralizada por estados e municípios, a sua utilização no manejo clínico ainda estava restrita a alguns locais em virtude da complexidade de realização. Dessa forma, em 2022, o MS realizou a implantação piloto dos testes de Biologia Molecular para detecção de CT e NG no SUS, em parceria com estados, municípios, academia, sociedade civil e empresas privadas. Para ISTo, realizou-se o aproveitamento da capacidade já instalada para agregar um novo teste, com a inclusão dos testes para CT/NG, à Rede Nacional de Laboratórios de Carga Viral de HIV e de Hepatites Virais, existente há mais de 20 anos. Entre o público-alvo dessa estratégia, encontram-se gestantes de até 30 anos, pessoas com sintomas de IST e/ou pessoas em situação de maior vulnerabilidade às IST. A elevada proporção de detecção de CT e/ou NG (11,30%) nas amostras analisadas reforçou a importância de instituição dessa testagem no SUS, sobretudo para populações específicas. Apesar da elevada aceitabilidade entre os profissionais gestores das coordenações estaduais de IST e de laboratório envolvidos, a baixa solicitação do exame pelos profissionais clínicos demonstrou-se um importante desafio a ser superado.

Os dados da implantação-piloto forneceram subsídios importantes para justificar a implantação de uma rede definitiva, consolidada em 2023. A rede conta com mais de 80 laboratórios distribuídos em todos os estados do país, com potencial de realização de testes de Biologia Molecular do tipo reação em cadeia de polimerase (PCR) para carga viral de HIV, hepatites B e C e detecção qualitativa de CT e NG.[39] Para pessoas do sexo feminino, sempre que possível, deve-se priorizar as amostras endocervicais e vaginais às amostras de urina.[42]

Até a Portaria de 7 de março de 2024, não havia testes moleculares para detecção de TV, MG no SUS, nem para HPV. Assim, embora o rastreio de câncer de colo no país, nos dias atuais, seja realizado por meio da citologia oncótica e da biópsia, como exame confirmatório, essa situação passará por modificação incorporando o rastreamento primário mediante teste de HPV. Portanto, a Portaria SECTICS/MS n. 3, de 7 de março de 2024, define que serão incorporados, no âmbito do Sistema Único de Saúde (SUS), os testes moleculares para detecção de HPV oncogênico por técnica de amplificação de ácido nucleico com base em PCR, com genotipagem parcial ou estendida, validados analítica e clinicamente segundo critérios internacionais para o rastreamento do câncer de colo de útero em população de risco padrão e conforme as diretrizes do MS.

OFERTA DE PRESERVATIVOS

Além da oferta de diagnóstico e de tratamento adequado das PTGI de modo a evitar as complicações para a saúde sexual e reprodutiva, também é importante ampliar as ações para a esfera da prevenção e orientar as mulheres sobre como evitar essas infecções e outras infecções que também são transmitidas por via sexual; entre elas, a infecção pelo HIV e a sífilis.[23] Uma ação importante é a oferta de preservativo masculino (anteriormente denominado "preservativo externo") ou feminino (anteriormente denominado "preservativo interno") às pessoas sexualmente ativas como um método eficaz para a redução do risco de transmissão do HIV, sífilis e de outras IST, além de evitar gravidez indesejada. Deve-se ofertar e promover a utilização do preservativo interno como uma possibilidade de prevenção que está sob o controle da mulher, pois lhe permite maior autonomia em relação a seu corpo e a suas práticas preventivas. Esse insumo é essencial em situações nas quais existe a dificuldade de negociar o uso do preservativo externo com as parcerias, contribuindo, assim, para o enfrentamento de vulnerabilidades e iniquidades entre as relações.[23,37] Esses insumos devem ser promovidos e disponibilizados como parte da rotina de atendimento e estão disponíveis no SUS.

MONITORAMENTO DA RESISTÊNCIA DAS INFECÇÕES SEXUALMENTE TRANSMISSÍVEIS AOS ANTIMICROBIANOS NO BRASIL

Em virtude da elevada capacidade de desenvolver resistência a todas as opções terapêuticas utilizadas para seu tratamento até o momento, incluindo as cefalosporinas de 3ª geração,[43-46] desde 1992, a OMS tem um programa mundial de vigilância da suscetibilidade do gonococo aos antimicrobianos denominado GASP (do inglês *gonococcal antimicrobial surveillance programme*).[47] O Brasil é um dos países-membros do GASP, com o desenvolvimento de ações no âmbito do SenGono (Sentinela do Gonococo), cujos dados subsidiam as recomendações de tratamento contidas nos protocolos nacionais.[48-50] Em 2017, o MS mudou a recomendação nacional para o tratamento de infecções gonocócicas não complicadas (uretra, colo do útero, reto e faringe), substituindo o ciprofloxacino da terapia dupla com azitromicina por ceftriaxona.[51] ISTo ocorreu porque dados da primeira edição do SenGono (2015-2016) revelaram uma resistência *in vitro* do gonococo ao ciprofloxacino de mais de 50% em praticamente todas as regiões do Brasil, enquanto a sensibilidade da ceftriaxona foi de 100%.[48] Entre 2018 e 2020, foi realizada a segunda edição do SenGono, e os resultados mostraram um aumento importante da resistência do gonococo à azitromicina, passando de 1,3% em 2015-2016[48] para 10,6% em âmbito nacional.[49] Assim, os dados nacionais apontam uma necessidade de reavaliação do uso desse antimicrobiano tanto para o tratamento etiológico da infecção gonocócica como para o tratamento de síndromes, como a cervicite. Todas as cepas de gonococo isoladas no âmbito do SenGono têm seu genoma sequenciado integralmente para vigilância genômica, em parceria com o Laboratório de Referência da OMS para IST.[50] Mundialmente, o monitoramento da resistência de NG aos antimicrobianos segue fortalecido com o estabelecimento de uma parceria entre OMS e CDC (Centers for Disease Control and Prevention), com a instituição do Enhanced Gonococcal Antimicrobial Surveillance Programme (EGASP), que amplia os tipos de amostras biológicas coletadas, os dados epidemiológicos analisados e apoia a vigilância genômica das cepas circulantes no mundo,[52] sendo o Brasil um dos países-membros. Em âmbito nacional, a continuidade da vigilância da resistência do gonococo aos antimicrobianos, bem como de demais IST que também consistem em preocupação mundial por causa de sua capacidade de desenvolver resistência, como MG, está prevista como uma das ações dos sítios sentinelas habilitadas na Portaria n. 1.553, de 17 de junho de 2020.[53]

PERSPECTIVAS DE AVANÇOS NO SISTEMA ÚNICO DE SAÚDE PARA PREVENÇÃO E CONTROLE DAS INFECÇÕES SEXUALMENTE TRANSMISSÍVEIS

Para que a prevenção das IST seja feita com maior eficácia, as estratégias de Saúde Pública devem incluir as novas tecnologias e tirar proveito dos avanços científicos. A busca da melhoria dos serviços deve ser feita de forma contínua e, nesse processo, encontram-se as novas possibilidades.

TESTES DUO OU COMBO PARA INVESTIGAÇÃO DE SÍFILIS E VÍRUS DA IMUNODEFICIÊNCIA HUMANA

A elevada incidência de sífilis congênita quando comparada à baixa taxa de transmissão vertical de HIV,[54] bem como a grande quantidade de gestantes que são diagnosticadas com sífilis na maternidade,[55] demonstra que ainda existem desafios a serem superados quanto ao rastreio para sífilis no SUS se comparado ao rastreio de HIV, apesar da disponibilidade de testes rápidos imunocromatográficos para ambos os agravos nas Unidades de Saúde. Para tanto, os testes rápidos do tipo DUO ou Combo pelos quais, com um mesmo dispositivo de teste e com uma única amostra coletada por punção digital, realiza-se a investigação tanto de sífilis como de HIV, consistem em estratégias importantes para garantir a testagem de sífilis, além de HIV, durante o pré-natal.[56] Um estudo de implantação-piloto desse tipo de teste, no estado no Pará, conduzido por Soares *et al.*,[57] mostrou uma elevada aceitabilidade entre as pacientes gestantes e profissionais da Saúde, além de fácil usabilidade. Sua implantação no SUS data de 2024, com 4 milhões de testes adquiridos e distribuídos pelo MS aos estados e municípios do Brasil.[58] O elevado custo caracterizou-se como uma das principais barreiras que foi necessário superar para que se pudesse fazer sua implantação em âmbito nacional.

TESTES RÁPIDOS (MOLECULARES OU IMUNOCROMATOGRÁFICOS) PARA INVESTIGAÇÃO DE INFECÇÃO POR CLAMÍDIA E GONORREIA

A implantação de testes com bom desempenho e que forneçam o resultado da investigação de CT e NG no momento da consulta foi iniciada, no ano de 2025, pelo MS. Inicialmente, esses testes eram uma realidade para carga viral de HIV e de hepatites virais no âmbito da Rede Rápida, que dispunha de equipamentos do tipo POCT (*point-of-care test*), também denominados "testes rápidos moleculares" (TRM). O MS, em parceria com o PROADI-SUS e serviços de Saúde distribuídos nacionalmente, realizou a implantação piloto de testes moleculares rápidos para investigação de CT e NG, aproveitando-se a capacidade instalada da Rede Rápida. Os resultados trouxeram subsídios para introdução desses testes na prática clínica em todo o território brasileiro, possibilitando a realização da testagem e do tratamento na mesma consulta.

Além disso, a OMS publicou um *landscape* com perspectivas de desenvolvimento de novos POCT, incluindo os testes do tipo imunocromatográfico para outras IST, além de HIV, sífilis, hepatites B e C (já existentes), e com desempenho satisfatório.[59] Estes testes não necessitam de equipamentos para sua realização e fornecem o resultado em até 30 minutos. A presença desses testes para as demais IST (p. ex., gonorreia, infecção por clamídia etc.), na rotina clínica, permitirá a ampliação, de maneira importante, do acesso à testagem, sobretudo para as Unidades de Atenção Primária à Saúde, permitindo o manejo etiológico do caso.

TESTES MOLECULARES PARA DETECÇÃO E TIPAGEM DE *PAPILOMAVÍRUS HUMANO*, INCLUINDO AUTOCOLETA DE AMOSTRAS VAGINAIS

Apesar de testes moleculares para detecção e tipagem de HPV estarem registrados e disponíveis no país e incorporados na lista de procedimento do SUS, eles ainda não estão disponíveis na prática clínica. Sua incorporação se baseou em estudos no Brasil que demonstraram a importância dessa inclusão para maior efetividade no rastreamento para o câncer de colo uterino quando comparada à citologia cervical.[60-62] Em âmbito mundial, a OMS recomenda a realização de testes de HPV-DNA como uma das estratégias para se alcançar as metas de eliminação do câncer de colo[63] e, no Brasil, a Associação Brasileira de Patologia do Trato Genital Inferior e Colposcopia vem recomendando o uso da Biologia Molecular para HPV desde 2018.[64] Assim, a mudança do tipo de teste para o rastreamento de câncer de colo já está definida e em organização protocolar que deve ser estabelecida de forma gradativa, juntamente com a substituição do rastreamento do tipo oportunístico para o organizado, priorizando-se as populações de risco acrescido ao HPV.

Nesse contexto, a autocoleta de amostras vaginais para detecção de HPV-DNA consiste em uma estratégia que favorece a autonomia do indivíduo no cuidado à saúde e promove a ampliação do acesso à testagem[7,65] porque esse tipo de coleta pode ser realizada em ambientes que não têm infraestrutura para atendimento ginecológico, apresenta um desempenho semelhante ao da testagem quando comparada à coleta de amostras por profissionais da Saúde e tem elevada aceitabilidade.[65-67] Em um estudo conduzido no Brasil para detecção de HPV em MVHAs, mais de 70% das participantes alegaram preferência pela autocoleta vaginal à coleta por profissional de Saúde. Destaca-se que mais da metade das participantes deste estudo não estava com o exame de rastreamento de câncer de colo em dia e, portanto, a autocoleta vaginal oportunizou a testagem nesse grupo que apresenta risco acrescido a desenvolver câncer de colo. Destaca-se, ainda, que as amostras apresentaram boa estabilidade, com apenas 0,3% (5) das amostras consideradas inválidas e 99,7% (1.914) com resultados válidos (dados submetidos para publicação).

CONSIDERAÇÕES FINAIS

Em conclusão, a prevenção é fundamental para reduzir o impacto das IST na saúde das mulheres. Isso inclui o uso consistente de preservativos durante a relação sexual, a realização de exames regulares para detecção precoce e o tratamento adequado das IST quando diagnosticadas. A conscientização sobre a importância da educação sexual, da vacinação contra a Hepatite B e o HPV e do acesso a serviços de saúde adequados também desempenha um papel fundamental na prevenção e na promoção da saúde das mulheres.

REFERÊNCIAS BIBLIOGRÁFICAS

1. Kingston A, Torbé E. Management of chronic recurrent vulvovaginitis. In: Shoupe D (eds.). Handbook of gynecology. Springer, Cham; 2017:241-54. doi: 10.1007/978-3-319-17798-4_26.
2. Cardial MFT, Campaner A, Bittencourt Santos AL, Speck NM, Barbosa MT, Martins CM. Manual de diagnóstico e condutas em patologia do trato genital inferior. São Paulo: Atheneu; 2018.
3. De Seta F, Guaschino S, Larsen B, Donders G, Andabati G. The infections of lower genital tract. Infect Dis Obstet Gynecol. 2012;2012:926435. doi: 10.1155/2012/926435.
4. Levy SB, Gunta J, Edemekong P. Screening for sexually transmitted diseases. prim care. 2019;46(1):157-73. doi: 10.1016/j.pop.2018.10.013.
5. World Health Organization (WHO). Global health sector strategies on, respectively, HIV, viral hepatitis and sexually transmitted infections for the period 2022-2030. Geneva: WHO; 2022a. Disponível na Internet: https://iris.who.int/bitstream/handle/10665/360348/9789240053779-eng.pdf?sequence=1 (02 jun. 2025).
6. World Health Organization (WHO). Global progress report on HIV, viral hepatitis and sexually transmitted infections; 2021. Geneva: WHO; 2021a. Disponível na Internet: https://www.who.int/publications/i/item/9789240027077. (02 jun. 2025).
7. World Health Organization (WHO). Guideline for screening and treatment of cervical pre-cancer lesions for cervical cancer prevention, 2nd ed. Geneva: WHO; 2021.
8. Tuddenham S, Hamill MM, Ghanem KG. Diagnosis and treatment of sexually transmitted infections: a review. JAMA. 2022;327(2):161-72. doi: 10.1001/jama.2021.23487.
9. Garcia MR, Leslie SW, Wray AA. Sexually transmitted infections. In: StatPearls. Treasure Island (FL): StatPearls Publishing; 2023.
10. Miranda AE, Silveira MFD, Pinto VM, Alves GC, Carvalho NS. Brazilian protocol for sexually transmitted infections, 2020: infections that cause cervicitis. Rev Soc Bras Med Trop. 2021;54(1):e2020587. doi: 10.1590/0037-8682-587-2020.
11. World Health Organization (WHO). Guidelines for the Management of Symptomatic Sexually Transmitted Infections. Geneva: WHO, 2021a. Disponível na Internet: https://www.who.int/publications/i/item/9789240024168 (2 jun. 2025).
12. Rowley J, Vander Hoorn S, Korenromp E, Low N, Unemo M, Abu-Raddad LJ, et al. Chlamydia, gonorrhoea, trichomoniasis and syphilis: global prevalence and incidence estimates, 2016. Bull World Health Organ. 2019;97(8):548-562P. doi: 10.2471/BLT.18.228486.

13. Miranda AE, Silveira MF, Travassos AG, Tenório T, Val ICCD, Lannoy L, et al. Prevalence of Chlamydia trachomatis and Neisseria gonorrhea and associated factors among women living with human immunodeficiency virus in Brazil: a multicenter study. Braz J Infect Dis. 2017;21(4):402-7. doi: 10.1016/j.bjid.2017.03.014.
14. Malik S, Sah R, Muhammad K, Waheed Y. Tracking HPV infection, associated cancer development, and recent treatment Efforts-A Comprehensive Review. Vaccines (Basel). 2023;11(1):102. doi: 10.3390/vaccines11010102.
15. Bruni L, Albero G, Rowley J, Alemany L, Arbyn M, Giuliano AR, et al. Global and regional estimates of genital human papillomavirus prevalence among men: a systematic review and meta-analysis. Lancet Glob Health. 2023;11(9):e1345-62. doi: 10.1016/S2214-109X(23)00305-4.
16. Carvalho NS, Silva RJCD, Val ICD, Bazzo ML, Silveira MFD. Brazilian protocol for sexually transmitted infections 2020: human papillomavirus (HPV) infection. Rev Soc Bras Med Trop. 2021;54(1):e2020790. doi: 10.1590/0037-8682-790-2020.
17. Associação hospitalar moinhos de vento. Estudo epidemiológico sobre a prevalência nacional de infecção pelo HPV (POP-BRASIL) – 2015-2017/ Associação Hospitalar Moinhos de Vento – Porto Alegre, 2020:89.
18. Wendland EM, Villa LL, Unger ER, Domingues CM, Benzaken AS, POP-Brazil Study Group. Prevalence of HPV infection among sexually active adolescents and young adults in Brazil: the POP-Brazil study. Sci Rep. 2020;10(1):4920. doi: 10.1038/s41598-020-61582-2.
19. UNAIDS. Programa conjunto das nações unidas sobre o HIV/Aids. HPV e HIV–dois vírus, uma resposta; 2018a. Disponível na Internet: https://unaids.org.br/2018/10/hpv-hiv-dois-virus-uma-resposta/#:~:text= (2 jun. 2025).
20. Miranda AE, Silveira MF, Travassos AG,Tenório T, Val ICC, Lannoy LH, et al. High-risk papillomavirus infection among women living with human Immunodeficiency virus: Brazilian multicentric study--Med Virol 2017;89(12):2217-23.
21. Silveira MFD, Buffarini R, Gaspar PC, Machado HM, Bazzo ML, Scherer A, et al. Detection of HPV DNA in vaginal samples self-collected by women living with HIV treated through the Brazilian public health system: prevalence and analysis of risk factors. Rev Soc Bras Med Trop. 2023;56:e02772023. doi: 10.1590/0037-8682-0277-2023.
22. Entiauspe LG, Teixeira LO, Mendoza-Sassi RA, Gonçalves CV, Gonçalves P, Martinez AM. Papilomavírus humano: prevalência e genótipos encontrados em mulheres HIV-positivas e negativas, em um centro de referência no extremo Sul do Brasil, Rev, Soc, Bras, Med, Trop. 2010;43(3):260-3.
23. Brasil. Ministério da Saúde. Secretaria de Vigilância em Saúde. Departamento de Doenças de Condições Crônicas e Infecções Sexualmente Transmissíveis. Protocolo clínico e diretrizes terapêuticas para atenção integral às pessoas com infecções sexualmente transmissíveis (IST). Brasília, DF: MS, 2022a. Disponível na Internet: https://www.gov.br/aids/pt-br/central-de-conteudo/pcdts (2 jun. 2025).
24. Cantor AG, Pappas M, Daeges M, Nelson HD. Screening for syphilis: updated evidence report and systematic review for the US preventive services task force. JAMA. 2016;315(21):2328-37. doi: 10.1001/jama.2016.4114.
25. Jalkh AP, Miranda AE, Hurtado-Guerreiro JC, Ramos LA, Figliuolo G, Maia J, et al. Chlamydia trachomatis in human immunodeficiency virus-infected men treated at a referral hospital for sexually transmitted diseases in the Amazonas, Brazil. Braz J Infect Dis. 2014;18(2):158-63. doi: 10.1016/j.bjid.2013.06.007.
26. World Health Organization (WHO). Guidelines for the management of sexually transmitted infections. Geneva: WHO, 2003a. Disponível na Internet: https://apps.who.int/iris/handle/10665/42782 (2 jun. 2025).
27. Moherdaui F, Vuylsteke B, Siqueira LF, dos Santos Júnior MQ, Jardim ML, de Brito AM, et al. Validation of national algorithms for the diagnosis of sexually transmitted diseases in Brazil: results from a multicentre study. Sex Transm Infect. 1998;74(1):S38-43.
28. Wi TE, Ndowa FJ, Ferreyra C, Kelly-Cirino C, Taylor MM, Toskin I, et al. Diagnosing sexually transmitted infections in resource-constrained settings: challenges and ways forward. J Int AIDS Soc. 2019;6(6):e25343. doi: 10.1002/jia2.25343.

29. Brasil. Comissão Nacional de Incorporação de Tecnologias no Sistema Único de Saúde – Conitec. Conheça a Conitec. Brasília, DF: Ministério da Saúde, 2023a. Disponível na Internet: https://www.gov.br/conitec/pt-br (2 jun. 2025).

30 Coleman E. What is sexual health? Articulating a sexual health approach to HIV prevention for men who have sex with men. AIDS Behav. 2011;15(1):S18-24. doi: 10.1007/s10461-011-9909-y.

31. World Health Organization (WHO). Education and treatment in human sexuality: the training of health professionals. Report of a WHO meeting. Geneva: WHO, 1975:572.

32. Brasil. Ministério da Saúde. Saúde sexual e reprodutiva. 2. ed. Brasília: Ministério da Saúde; 2010.

33. Brasil. Ministério da Saúde. Calendário Nacional de Vacinação do Adolescente. Brasília, DF, 2023a. Disponível na Internet: https://www.gov.br/saude/pt-br/vacinacao/arquivos/calendario-nacional-de-vacinacao-adolescentes-jovens (2 jun. 2025).

34. Brasil. Ministério da Saúde. Instrução normativa que instrui o calendário nacional de vacinação. Brasília, DF, 2024a. Disponível na Internet: https://www.gov.br/saude/pt-br/assuntos/saude-de-a-a-z/h/hpv/publicacoes/esquema-vacinal-hpv (2 jun. 2025).

35. BRASIL. Ministério da Saúde. Nota técnica N° 63/2023-CGICI/DPNI/SVSA/MS. Trata-se da inclusão de vítimas de violência sexual como grupo prioritário para vacinação contra o HPV, para pessoas de 9 a 45 anos de idade, ainda não vacinados contra HPV. Brasília, DF. Disponível na Internet: https://www.gov.br/saude/pt-br/centrais-de-conteudo/publicacoes/notas-tecnicas/2023/nota-tecnica-63-2023-cgici-dpni-svsa-ms.pdf/view (2 jun. 2025).

36. Instituto Nacional de Câncer José Alencar Gomes da Silva. Coordenação de Prevenção e Vigilância. Divisão de Detecção Precoce e Apoio à Organização de Rede. Diretrizes brasileiras para o rastreamento do câncer do colo do útero. 2. ed. rev. atual. Rio de Janeiro: INCA; 2016.

37. Brasil. Ministério da Saúde. Secretaria de Vigilância em Saúde e Ambiente. Departamento de HIV/Aids, Tuberculose, Hepatites Virais e Infecções Sexualmente Transmissíveis. Protocolo clínico e diretrizes terapêuticas para manejo da infecção pelo HIV em adultos módulo 1: Tratamento. Brasília, DF: MS, 2023a. Disponível na Internet: https://www.gov.br/conitec/pt-br/midias/relatorios/2023/PCDTManejodaInfecopeloHIVemAdultosMdulo1Tratamento.pdf (2 jun. 2025).

38. World Health Organization (WHO). Consolidated guidelines on HIV testing services. 2019a. Disponível na Internet: https://www.aidsdatahub.org/sites/default/files/resource/who-consolidated-guidelines-hiv-testing-services-2019-2020.pdf. (2 jun. 2025).

39. Brasil. Testes para detecção de clamídia e gonorreia são ofertados no SUS, 2023a. Disponível na Internet: https://www.gov.br/aids/pt-br/assuntos/noticias/2023/julho/testes-para-deteccao-de-clamidia-e-gonorreia-sao-ofertados-no-sus (2 jun. 2025).

40. World Health Organization (WHO). Laboratory diagnosis of sexually transmitted infections, including human immunodeficiency virus. Geneva: WHO, 2013a. Disponível na Internet: https://apps.who.int/iris/bitstream/handle/10665/85343/9789241505840_eng.pdf?seq uence=1(2 jun. 2025).

41. Brasil. Sigtap – Sistema de Gerenciamento da Tabela de Procedimentos, Medicamentos e OPM do SUS. Código 0 2.02.03.099-7 – Detecção de clamídia e gonococo por biologia molecular. Brasília, DF: Ministério da Saúde, 2023a. Disponível na Internet: http://sigtap.datasus.gov.br/tabela-unificada/app/sec/procedimento/exibir/0202030997/06/2025 (02 jun. 2025).

42. Aaron KJ, Griner S, Footman A, Boutwell A, Van Der Pol B. Vaginal swab vs urine for detection of Chlamydia trachomatis, Neisseria gonorrhoeae, and Trichomonas vaginalis: a meta-analysis. Ann Fam Med. 2023;21(2):172-9. doi: 10.1370/afm.2942.

43. Allen VG, Mitterni L, Seah C, Rebbapragada A, Martin IE, Lee C, et al. Neisseria gonorrhoeae treatment failure and susceptibility to cefixime in Toronto, Canada. JAMA. 2013;309(2):163-70. doi: 10.1001/jama.2012.176575.

44. Guy RJ, Causer LM, Klausner JD, Unemo M, Toskin I, Azzini AM, et al. Performance and operational characteristics of point-of-care tests for the diagnosis of urogenital gonococcal infections. Sex Transm Infect. 2017;93(S4):S16-S21. doi: 10.1136/sextrans-2017-053192.

45. Lewis DA. New treatment options for Neisseria gonorrhoeae in the era of emerging antimicrobial resistance. Sex Health. 2019;16(5):449-56. doi: 10.1071/SH19034.

46. Unemo M, Seifert HS, Hook EW 3rd, Hawkes S, Ndowa F, Dillon JR. Gonorrhoeae. Nat Rev Dis Primers. 2019;5(1):79. doi: 10.1038/s41572-019-0128-6.
47. World Health Organization (WHO). Gonococcal Antimicrobial Surveillance Programme (GASP). Geneva: WHO, 2023a. Disponível na Internet: https://www.who.int/initiatives/gonococcal-antimicrobial-surveillance-programme (2 jun. 2025).
48. Bazzo ML, Golfetto L, Gaspar PC, Pires AF, Ramos MC, Franchini M, et al. Brazilian-GASP Network. First nationwide antimicrobial susceptibility surveillance for Neisseria gonorrhoeae in Brazil, 2015-16. J Antimicrob Chemother. 2018;73(7):1854-61. doi: 10.1093/jac/dky090.
49. Machado HM, Martins JM, Schörner MA, Gaspar PC, Bigolin A, Ramos MC, et al. Brazilian-GASP Network. National surveillance of Neisseria gonorrhoeae antimicrobial susceptibility and epidemiological data of gonorrhoeae patients across Brazil, 2018-20. JAC Antimicrob Resist. 2022;4(4):076. doi: 10.1093/jacamr/dlac076.
50. Brasil. Relatório de monitoramento da sensibilidade do gonococo aos antimicrobianos no Brasil (Vigilância Sentinela – Projeto SenGono). Brasília, DF: Ministério da Saúde; 2023.
51. Brasil. Ministério da Saúde. Secretaria de Vigilância em Saúde. Departamento de Vigilância, Prevenção e Controle das Infecções Sexualmente Transmissíveis, do HIV/Aids e das Hepatites Virais. Nota Informativa n. 6-SEI/2017-COVIG/CGVP/.DIAHV/SVS/MS. Atualização da recomendação nacional do tratamento preferencial da infecção gonocócica anogenital não complicada (uretra, colo do útero e reto). Brasília, DF: MS, 2017a. Disponível na Internet: https://telelab. aids.gov.br/moodle/pluginfile.php/112254/modresource/content/1/SEI25000.429872201733 pdf (2 jun. 2025).
52. World Health Organization (WHO). Enhanced Gonococcal Antimicrobial Surveillance Programme (EGASP): general protocol. Geneva: WHO, 2021a. Disponível na Internet: https://iris.who.int/bitstream/handle/10665/341333/9789240021341-eng.pdf?sequence=1 (2 jun. 2025).
53. Brasil. Ministério da Saúde. Portaria MS/GM n. 1.553, de 17 de junho de 2020. Altera a portaria de consolidação no 5/GM/MS, de 28 de setembro de 2017, para instituir a Vigilância Sentinela da Síndrome do Corrimento Uretral Masculino (VSCUM). Diário Oficial da União, Brasília, DF. 2020;1:61. Disponível na Internet: http://bvsms.saude.gov.br/bvs/saudelegis/ gm/2020/prt155318062020.html (2 jun. 2025).
54. Miranda AE, Santos PC, Coelho RA, Pascom ARP, de Lannoy LH, Ferreira ACG, et al. Perspectives and challenges for mother-to-child transmission of HIV, hepatitis B, and syphilis in Brazil. Front Public Health. 2023;11:1182386. doi: 10.3389/fpubh.2023.1182386.
55. Brasil. Boletim Epidemiológico de Sífilis 2023. Brasília, DF: Ministério da Saúde, 2023.
56. World Health Organization (WHO). Policy brief: dual hiv/syphilis rapid diagnostic tests can be used as the first test in antenatal care. Geneva: WHO, 2019a. Disponível na Internet: https://iris.who.int/bitstream/handle/10665/371498/9789240077126-eng.pdf?sequence=1 (02 jun. 2025).
57. Soares DC, Filho LCF, Souza Dos Reis H, Rodrigues YC, Freitas FB, de Oliveira Souza C, et al. Assessment of the accuracy, usability and acceptability of a rapid test for the simultaneous diagnosis of syphilis and hiv infection in a real-life scenario in the Amazon Region, Brazil. Diagnostics (Basel). 2023;13(4):810. doi: 10.3390/diagnostics13040810.
58. Brasil. Ministério da Saúde vai investir R$ 27 milhões em teste rápido que detecta sífilis e HIV, 2023a. Disponível na Internet: https://www.gov.br/saude/pt-br/assuntos/noticias/2023/outubro/ministerio-da-saude-vai-investir-r-27-milhoes-em-teste-rapido-que-detecta-sifilis-e-hiv (2 jun. 2025).
59. World Health Organization (WHO). The diagnostics landscape for sexually transmitted infections. Geneva: WHO, 2023a. Disponível na Internet: https://iris.who.int/bitstream/handle/10665/371498/9789240077126-eng.pdf?sequence=1 (2 jun. 2025).
60. Martins TR, Longatto-Filho A, Cohen D, Viscondi JYK, Fuza LM, Cury L, et al. Influence of prior knowledge of human papillomavirus status on the performance of cytology screening. Am J Clin Pathol. 2018;149(4):316-23. doi: 10.1093/ajcp/aqx163.
61. Godoy LR, Possati-Resende JC, Guimarães YM, Pedrão PG, Dos Reis R, Longatto-Filho A. Implementation of HPV tests in Latin America: what we learned; what should we have learned, and what can we do better? Cancers (Basel). 2022;14(11):2612. doi: 10.3390/cancers14112612.
62. Teixeira JC, Vale DB, Campos CS, Bragança JF, Discacciati MG, Zeferino LC. Organization of cervical cancer screening with DNA-HPV testing impact on early-stage cancer detection: a population-ba-

sed demonstration study in a Brazilian city. Lancet Reg Health Am. 2021;5:100084. doi: 10.1016/j.lana.2021.100084.

63. World Health Organization. Global strategy to accelerate the elimination of cervical cancer as a public health problem and its associated goals and targets for the period 2020–2030. WHA73.2. Agenda item 11.4. Geneva: WHO; 2020;3.
64. Zeferino LC, Bastos JB, Vale DBAPD, Zanine RM, Melo YLMF, Primo WQSP, et al. Guidelines for HPV--DNA Testing for cervical cancer screening in Brazil. Rev Bras Ginecol Obstet. 2018;40(6):360-8. doi: 10.1055/s-0038-1657754.
65. Ogale Y, Yeh PT, Kennedy CE, Toskin I, Narasimhan M. Self-collection of samples as an additional approach to deliver testing services for sexually transmitted infections: a systematic review and meta-analysis. BMJ Glob Health. 2019;4(2):1-16. doi: 10.1136/bmjgh-2018-001349.
66. Rodrigues LLS, Hardick J, Nicol AF, Morgado MG, Martinelli KG, de Paula VS, et al. Sexually transmitted infections among HIV-infected and HIV-uninfected women in the Tapajós region, Amazon, Brazil: Self-collected vs. clinician-collected samples. PLoS One. 2019;14(4):e0215001. doi: 10.1371/journal.pone.0215001.
67. Wang R, Lee K, Gaydos CA, Anderson JR, Keller J, Coleman JS. Performance of primary self-collected human papillomavirus testing among women living with human immunodeficiency virus in the United States. Obstet Gynecol 2021;137(2):342-4. doi: 10.1097/AOG.0000000000004238.
68. Miranda AE, Gaspar PC, Schörner MA, Barazzetti FH, Dias GB, Bigolin A, et al. Prevalence of Chlamydia trachomatis, Neisseria gonorrhoeae, Trichomonas vaginalis, and Mycoplasma genitalium and risk factors among pregnant women in Brazil: results from the national molecular diagnosis implementation project. Int J Gynaecol Obstet. 2024;166(1):71-9. doi: 10.1002/ijgo.15447.

QUESTÕES

1. Quais são as ações para prevenção das IST e promoção da saúde sexual disponíveis no âmbito do SUS?
   a. Apenas distribuição de preservativos masculinos.
   b. Realização de exames laboratoriais apenas em gestantes.
   c. Ações educativas, testagem, vacinação, profilaxias e oferta de insumos de prevenção.
   d. Campanhas publicitárias em redes sociais exclusivamente.

2. Dentre as populações abaixo listada, para quais delas está indicado o rastreamento de CT e de NG e qual a periodicidade?
   a. Para todas as mulheres acima de 40 anos, a cada 5 anos.
   b. Para gestantes ≤ 30 anos, na primeira consulta pré-natal.
   c. Para MVHA até 30 anos, anualmente.
   d. Para apenas pessoas com sintomas (p. ex., uretrite ou corrimento vaginal).

3. Entre o público-alvo para a vacinação de HPV no SUS, podemos citar:
   a. Apenas mulheres adultas até 45 anos.
   b. Meninas e meninos de 9 a 14 anos, pessoas imunossuprimidas e vítimas de violência sexual.
   c. Exclusivamente profissionais de Saúde.
   d. Mulheres gestantes durante o pré-natal.

4. Quais as limitações da abordagem sindrômica e por que sua substituição pela abordagem etiológica é importante?
   a. A abordagem sindrômica deve ser mantida porque é mais moderna e eficaz.
   b. A abordagem sindrômica permite o diagnóstico de infecções assintomáticas.
   c. A abordagem sindrômica pode resultar em tratamento inadequado; a etiológica permite diagnóstico preciso e tratamento direcionado para o agente causador da infecção.
   d. A abordagem etiológica se baseia apenas em sinais e sintomas clínicos e em informações epidemiológicas da infecção em determinada população.

5. Como é feito o monitoramento da sensibilidade do gonococo aos antimicrobianos no Brasil?
   a. Por meio de análises laboratoriais apenas em hospitais privados.
   b. Por meio de estudos de prevalência realizados anualmente em todas as cidades.
   c. Pelo SenGono, iniciativa que faz a vigilância sentinela da resistência do gonococo aos antimicrobianos em locais selecionados.
   d. O monitoramento não é necessário, pois a resistência do gonococo é rara.

QUESTÕES

RESPOSTAS

1. Alternativa correta: **c**.

   Alternativa **a**. A prevenção vai muito além da distribuição de preservativos masculinos. Há fornecimento de informações sobre a transmissão, prevenção e complicações; oferta de preservativos masculino (externo) e feminino (interno); vacinação (anti-HPV, anti-hepatite B), entre outas ações.

   Alternativa **b**. Exames laboratoriais são ofertados a várias populações, não apenas a gestantes.

   Alternativa **d**. As campanhas são uma estratégia complementar, mas não são exclusivas nem suficientes.

2. Alternativa correta: **b**.

   Alternativa **a**. O rastreamento não é voltado para a população geral nem para essa faixa etária.

   Alternativa **c**. O rastreamento, nessa população, é feito no momento do diagnóstico para HIV e não tem limitação de faixa etária.

   Alternativa **d**. Pessoas assintomáticas também devem ser testadas de acordo com as recomendações de rastreamento do MS.

3. Alternativa correta: **b**.

   Alternativa **a**. A vacinação não é ofertada de forma rotineira para essa faixa etária no SUS.

   Alternativa **c**. Não há indicação específica para profissionais de Saúde.

   Alternativa **d**. A vacina não é ofertada durante a gestação.

4. Alternativa correta: **c**.

   Alternativa **a**. Embora ainda necessária em muitas realidades sem acesso à testagem, a abordagem sindrômica é mais antiga e menos precisa.

   Alternativa **b**. Ela não detecta infecções assintomáticas, que são comuns em IST.

   Alternativa **d**. Essa descrição refere-se à abordagem sindrômica, não à etiológica.

5. Alternativa correta: **c.**

   Alternativa **a**. O monitoramento nacional é feito no âmbito da vigilância do SUS.

   Alternativa **b**. O monitoramento é sentinela, em alguns locais, de forma contínua, não um estudo anual universal.

   Alternativa **d**. A resistência do gonococo é um problema crescente e motivo de preocupação global, tornando necessária sua vigilância contínua.

29

Aspectos Éticos e Legais em Situações de Atendimento em Patologias do Trato Genital Inferior

José Humberto Belmiro Chaves
Edison Luiz de Almeida Tizzot
Newton Sergio de Carvalho

Com relação à Ética ou Bioética e situações apresentadas em patologias do trato genital inferior (PTGI), não existe uma classificação ou definição de quais afecções deveriam ser analisadas. Assim, escolhemos três tópicos que, por sua importância, acreditamos que se trata de informações cuja veiculação seria útil. No primeiro, o Prof. Humberto Chaves aborda a "cosmética genital", assunto que tem tido destaque não apenas em trabalhos científicos, mas até mesmo na imprensa leiga em que a Ética se apresenta como fundamental. Na sequência, o Prof. Edison Tizzot faz considerações a respeito das infecções do trato genital inferior (TGI) de transmissão sexual e a forma ética de abordá-las. Por fim, o Prof. Newton de Carvalho apresenta três situações da prática de consultório para chamar atenção para aspectos éticos que orientam o dia a dia dessas situações.

29.1 | Ética, trato genital inferior e procedimentos estéticos genitais

José Humberto Belmino Chaves

No século XX, a sociedade experimentou modificações substanciais. As variações nas relações de gênero, a introdução de métodos anticoncepcionais seguros e eficazes, entre tantas outras mudanças, trouxeram à tona uma sexualidade mais aflorada, propiciando conhecimentos relacionados ao tratamento de queixas sexuais e permitindo novas perspectivas de atuação médica na última década.

O direito à saúde está estreitamente vinculado a outros direitos e depende de sua efetivação. Sua base encontra-se na consideração do indivíduo como ser biopsicossocial, que tem necessidades que vão muito além de sua orientação sexual. Assim, a importância atribuída à sexualidade é variável conforme o contexto histórico, e somente será possível entender as atitudes em relação ao corpo e ao sexo levando esse contexto em consideração.[1]

Para o escritor russo Leon Tolstói, "de todas as ciências que o homem pode e deve saber, a principal é a ciência de viver fazendo o mínimo de mal e o máximo possível de bem". Daí surgiu a motivação em aproximar a relação entre Ética e estética, em decorrência do próprio enfrentamento teórico e das questões que abriram um novo horizonte interpretativo, produzindo novas realidades e uma pluralidade de perspectivas orientadoras a partir das evidências científicas para procedimentos estéticos ligados ao trato genital inferior (TGI), como no caso da genitália feminina.[2]

A Ética pode ser vista como uma filosofia, uma ciência que estuda o conjunto de hábitos e costumes (moral) de um indivíduo, instituição ou sociedade.[3] Com o objetivo de auxiliar na distinção entre o certo e o errado, o bem e o mal, propôs-se formatar este capítulo para contribuir com os grandes desafios dos aspectos éticos e bioéticos na assistência à mulher com demandas específicas em patologia do trato genital inferior (PTGI).

Reitero a crença de que devemos fazer sempre o correto, mesmo que não tenha alguém olhando e, ainda, somente fazer algo que possa ser explicado posteriormente. Para tanto, responsabilidade é o dever jurídico de responder pelos próprios atos e de reparar os danos decorrente do que se fez ou mandou fazer, por ordem pública ou particular, quando esses atos violarem os direitos de terceiros protegidos por lei.[4]

Mediante sua insatisfação, o paciente ou familiar, além de fazer a denúncia perante o Conselho Regional de Medicina (CRM), têm o direito de acionar o profissional na Justiça, nas esferas criminal e cível. O cotejo de análise de suposta infração ética se dará no CRM por meio de apuração da denúncia, que consiste em duas fases. A primeira, denominada "sindicância" (expediente), é a fase preliminar para averiguação dos fatos denunciados, coleta de provas, manifestação escrita ou audiência com os envolvidos.[5]

As sindicâncias são abertas a partir de denúncias encaminhadas ao CRM ou por iniciativa do próprio Conselho. Se constatados indícios de infração ética, passa-se à segunda fase: o processo ético disciplinar (PED). Conduz-se a notificação do acusado e a fase da instrução do processo, quando o denunciante e o denunciado têm iguais oportunidades de apresentar provas de acusação e defesa, com a opção da presença de advogados. O passo seguinte é o julgamento, realizado pelas Câmaras de Julgamento do CRM, formadas por conselheiros que decidirão pela inocência ou culpa do médico.[6]

O resultado deve ser homologado pelo Plenário de Conselheiros do CRM. O poder de disciplinar e aplicar penalidades aos médicos compete exclusivamente ao CRM em que estavam inscritos na época em que ocorreu o ato punível. As sanções disciplinares do médico estão previstas no art. 22 da Lei Federal n. 3.268/57. Elas seguem uma ordem que se inicia com a advertência confidencial em aviso reservado, seguida por censura confidencial em aviso reservado, censura pública em publicação oficial, suspensão do exercício profissional por até 30 dias e cassação do exercício profissional, que necessita ser referendado pelo Conselho Federal de Medicina (CFM).[8]

Atentar que a especialidade Ginecologia e Obstetrícia é a segunda mais exercida no Brasil. A área trata das fases mais significativas da vida (nascimento, crescimento, reprodução e envelhecimento), dessa forma, enfrenta dilemas éticos imprevistos em cada avanço do conhecimento médico e, por conseguinte, é alvo de muitas denúncias.[9]

Para exercer com dignidade a especialidade, é mandatório conhecer a fundo o Código de Ética Médica, conforme ressaltou o presidente do CFM, José Iran da Silva Gallo. Para ele, o Código se reveste "de enorme responsabilidade social, na qual a conduta médica é observada e avaliada ininterruptamente". À vista disso, a profissão exige do médico(a) um comportamento "exemplar, benevolente, cordial, compassivo, solidário e, acima de tudo, com o uso da técnica adequada para cada caso. Cada médico deve seguir o Código de Conduta Moral que, ao ser infringido, resulta em punição. Tudo isso em benefício da sociedade".[4]

Ao tratar da diversidade que envolve a estética, a Bioética se interpõe por sua possibilidade de corrigir distorções, criando formas de sensibilidade e experiências que exigem critérios para tratamento intervencionista na genitália. Por tudo isso, entendemos que o tema suscita fascínio e que a autonomia da mulher deve ser confrontada com a deliberação, por parte dos ginecologistas e obstetras, na realização dos procedimentos referentes à estética da genitália.[10]

Desde o final do século passado, temos observado que, cada vez mais, as pessoas buscam a perfeição corporal, à qual a busca do belo não impõe limites. A face ou as curvas da cintura não são as únicas protagonistas dessa estória. A vulva também se tornou alvo das buscas pelo embelezamento, seja pelas próprias mulheres, seja por médicos que, muitas vezes, não dispõem do embasamento anatômico e científico para a realização desses procedimentos. Com objetivos puramente financeiros, prometem melhora na autoestima, sem ressaltarem os possíveis riscos ou complicações para as pacientes.[11]

Entendemos, também, que somente o Código de Ética Profissional não atinge todos os objetivos, pois não leva em consideração todos os autores envolvidos no processo. Devemos incentivar a autonomia da mulher, mas, independentemente da justificativa apresentada por esta – que deseja ter sua genitália modificada –, o médico deve zelar pelo embasamento científico para a tomada de decisão que pareça mais justa, levando sempre em consideração a saúde biopsicossocial de sua paciente.[12]

Cabe ao médico identificar critérios que justifiquem a intervenção, levando em conta não só os problemas estéticos, mas tudo o que pode estar relacionado, como alterações psicológicas, que podem estar sendo direcionadas para um órgão-alvo, como a vulva ou a vagina.[11]

Ressalte-se que a classe médica está sujeita a três ordens de responsabilidade: a civil; a penal; e a ético-profissional. A responsabilidade civil corresponde à ordem que o obriga a ressarcir os prejuízos decorrentes de uma conduta. A responsabilidade penal ou criminal submete o médico à Justiça comum pela prática de delitos considerados crimes e julgados à luz do Código Penal.[13]

A responsabilidade ético-profissional é de competência do CRM, em que as denúncias contra os profissionais médicos são recebidas, apuradas E julgadas e sanções são delimitadas de acordo com o Código de Ética Médica.[14]

Com isso, levantamos alguns questionamentos sob o olhar da Bioética: a defesa apenas da autonomia da mulher se justifica? Alguém se preocupa com a dignidade dessa mulher enquanto pessoa? Os princípios de beneficência e de não maleficência estão sendo protegidos? Excluindo-se o paternalismo médico, sua decisão está sendo respeitada?

Procedimentos estéticos vulvovaginais (PEVVs), também conhecidos como "cirurgia íntima" ou "cirurgia genital estética feminina", são um tópico de tendência na mídia que tem sido pouco abordado na literatura médica até o momento, carecendo de uma classificação coerente dos procedimentos, havendo também uma falta evidente de estudos independentes com boa qualidade, de longo prazo e randomizados que possam contribuir com a literatura e esclarecer os impactos e a ética médica relacionada a esses procedimentos.[15]

Todavia, a falta de evidências concretas sobre essas cirurgias não restringiu a execução e a propaganda desses procedimentos nas mídias sociais que, na era digital, em razão da incapacidade de outros profissionais de Saúde e sociedades médicas em filtrar as informações disponíveis, os anúncios são, em sua maioria, imprecisos, omitem riscos e complicações e exageram os benefícios potenciais.[2]

Ademais, há uma pressão para a realização desses procedimentos, uma vez que a indústria pornográfica e a mídia em geral criaram um padrão de vulva "normal" ideal. Portanto, o que é diferente desse modelo é considerado inestético, anormal e, portanto, elegível para correção ou perfeição.[11]

O famoso "antes e depois", que é comum nas redes sociais, passou a ter seu enquadramento ético, sob tutela da recente resolução CFM n. 2.336, de 13 de julho de 2023.[7] Nessa Resolução, novos critérios norteadores para a propaganda na Medicina são normatizados. Atentem que o art. 14 permite o uso da imagem de pacientes ou de bancos de imagens com finalidade educativa voltado para:

I. elaboração de material direcionado à população a respeito de doenças e procedimentos em Medicina e ou relacionados à especialidade com Registro de Qualificação de Especialista (RQE), sendo permitido o uso de imagens, quando necessário, para informar sobre manifestações, sinais e sintomas que recomendem a procura de avaliação médica, podendo descrever as soluções técnicas possíveis para o caso;
II. a demonstração de resultados de técnicas e procedimentos, respeitados os seguintes princípios:
    a. qualquer uso de imagem deve ser acompanhado de texto educativo contendo as indicações terapêuticas, fatores que influenciam possíveis resultados e descrição das complicações descritas em literatura científica;
    b. demonstrações de antes e depois devem ser apresentadas em um conjunto de imagens contendo indicações, evoluções satisfatórias, insatisfatórias e complicações decorrentes da intervenção, sendo vedados a demonstração e o ensino de técnicas que devem limitar-se ao ambiente médico;

Ressalte-se que as mídias sociais dos médicos e dos estabelecimentos assistenciais em Medicina deverão obedecer à lei, às resoluções normativas e ao Manual da Comissão de Assuntos Médicos (Codame).[6]

O médico, no exercício de sua profissão, deve, em obediência aos conceitos éticos atrelados a sua atividade, zelar e trabalhar pelo perfeito desempenho ético da Medicina e pelo prestígio e bom conceito da profissão.[16]

Na culpa, encontra-se o fundamento jurídico da responsabilidade médica. Atua culposamente aquele que age sem o necessário cuidado e julga que o resultado não se dará (MINOSSI, 2005). Nesse sentido, o Código de Ética Médica do CFM, aprovado em 2018, no art. 1° do Capítulo 3, prevê que é vedado ao médico "causar dano ao paciente, por ação ou omissão, caracterizável como imperícia, imprudência ou negligência".

A negligência se dá pela falta de cuidado ou de precaução na execução de certos atos. Caracteriza-se por inação, desleixo, inércia, indiferença. É um ato omissivo. O negligente não observa a norma técnica que deveria observar, e que todos os outros observam.[17]

A imprudência resulta da imprevisão do agente em relação às consequências de seus atos ou ações. São atitudes imprudentes as não justificadas, açodadas, precipitadas tomadas sem cautela alguma. A imprudência resulta da falta de reflexão, pois o médico imprudente, tendo perfeito conhecimento do risco e ignorando a ciência médica, toma a decisão de agir assim mesmo.[17]

A imperícia, por sua vez, ocorre quando o médico mostra, em suas condutas, a falta ou a deficiência de conhecimentos técnicos da profissão. É a não observação das normas, deficiência de conhecimentos técnicos da profissão, a falta do preparo prático.[17]

Alguns estudiosos, enfatizam que, ao médico, cabe trabalhar para elevar e dignificar a vida humana e, acima de tudo, respeitar os valores éticos, morais, religiosos e os costumes e princípios fundamentais da humanidade, bem como o direito indisponível do homem: a vida como um bem maior.[18]

Diante desse cenário, cabe-nos, portanto, conhecer o que realmente pensam os especialistas, para que possamos tomar uma posição consciente e informada, relacionada aos procedimentos na genitália feminina, de forma que as respectivas indicações sejam acatadas. Ademais, as sociedades médicas estão lentamente começando a assumir posições públicas e a produzir e a publicar diretrizes que contemplem esse assunto.

Na ausência de boas práticas científicas comprovadas, é difícil garantir o cumprimento de todos os princípios éticos que essas diretrizes devem abranger. Embora o princípio da autonomia seja o mais importante, devemos também lembrar do princípio da não maleficência.[19]

Dados a disponibilidade de PEVVs, o número de mulheres buscando esse tipo de serviço sem ter conhecimento dos riscos e malefícios, em associação com a falta de dados, é extremamente importante que profissionais de Saúde e sociedades médicas se posicionem com relação ao assunto.

Concluindo, é de importância o desenvolvimento de estudos e de pesquisas científicas que abordem o tema e as consequências da influência da mídia nas pacientes que passam por esse procedimentos. Desta forma irão ajudar no desenvolvimento de diretrizes razoáveis e justas e fornecer informações para o público em geral.[20]

REFERÊNCIAS BIBLIOGRÁFICAS

1. Gomes JRM, Barros ABM, Guimaraes JE, Chaves JHB. Sexualidade nos estudantes de medicina: aspectos bioéticos. Revista da Sociedade Brasileira de Clínca Médica. 2018;16:123-6.
2. Vieira-BP, et al. Survey on aesthetic vulvovaginal procedures: what do portuguese doctors and medical students think? Revista Brasileira de Ginecologia e Obstetrícia. 2017;39(8):415-23.
3. Gracia D. Fundamentos de bioética. 2. ed. Coimbra: Gráfica de Coimbra; 2007:4.
4. Boyaciyan K (ed.). Ética em ginecologia e obstetrícia. 5. ed. São Paulo: Cremesp; 2018.
5. Pretel M. Da responsabilidade civil do médico: a culpa e o dever de informação. OAB-SP. 2013a. Disponível na Internet: https://bit.ly/3Gppn7M (05 maio 2025).
6. CFM – Conselho Federal de Medicina. Resolução n. 2.217, de 27 de setembro de 2018. Aprova o Código de Ética Médica. Diário Oficial da União. Brasília, 2018;211(1):179. Disponível na Internet: https://bit.ly/3MbOz3i (05 maio 2025).
7. CFM – Conselho Federal de Medicina. Resolução n. 2.336, de 13 de julho de 2023. Aprova Resolução que Ddispõe sobre publicidade medica. Diário Oficial da União. Brasília. 2023;175(1):312. Disponível na Internet: http://www.portalmedico.org.br (05 maio 2025).
8. Brasil. Presidência da República. Lei n. 3.268, de 30 de setembro de 1957. Diário Oficial da União. 1957;225:1-3. Disponível na Internet: https://bit. ly/3tBFNGm (05 maio 2025).
9. Boyaciyan K. Questões ético-legais em obstetrícia e ginecologia no Brasil. In: Impey L (ed.). Obstetrícia e ginecologia. São Paulo: Tecmedd; 2007,247-50.
10. Gallo JHS, Chaves JHB, Tavares FM. Coletânea: memórias da Câmara Técnica de Bioética. Brasília: CFM, 2020;1:240.
11. Vieira-Baptista P, et al. Cirurgia íntima – tempo de impor limites. Acta Obstet Ginecol Port. 2014;8(03):223-5.
12. Wanderley GS, Chaves JHB, Wanderley GS, Mesquita YCS. Histerectomia no Hospital Universitário Professor Alberto Antunes: perfil das mulheres e a tendência de indicação cirúrgica na série histórica de 2009 a 2018. Revista Medicina FMUSP- RP; 2021.
13. Thibau VL, Silva MC (eds.). Responsabilidade civil: diálogos entre o direito processual e o direito privado. Belo Horizonte: Dom Helder; 2020.
14. Vasconcelos C. Responsabilidade médica e judicialização na relação médico-paciente. Rev bioet (Impr.). 2012;20(3):389-96.
15. Vieira-Baptista P, et al. Intimate surgery: what is done and under which scientific basis? Acta Obstet Ginecol Port. 2015;9(05):393-9.
16. Pellegrino ED, Thomasma DC. Para o bem do paciente. São Paulo: Loyola; 2018:12.
17. França GV. Comentários ao código de ética médica. 7. ed. Rio de Janeiro: Guanabara Koogan; 2019.
18. Soares FJP, Shimizu HE, Garrafa V. Código de Ética Médica brasileiro: limites deontológicos e bioéticos. Rev. bioét. (Impr.). 2017;25(2):244-54. doi: 10.1590/1983-80422017252184.
19. Beauchamp T. Childress: principles of biomedical ethics. 7th ed. New York, Oxford University Press; 2012.
20. Sharp T, et al. Factors that influence the decision to undergo labiaplasty: media, relationships, and psychological well-being. Aesthet Surg J 2016;36(04):469-78.

29.2 | Considerações éticas em infecções sexualmente transmissíveis associadas ao trato genital inferior

Edison Luiz de Almeida Tizzot

Um capítulo de igual relevância dos aspectos éticos envolve as patologias infecciosas que afetam o trato genital inferior (TGI). As possibilidades de contágio e transmissão de infecções sexualmente transmissíveis (ISTs) frequentemente geram dilemas delicados nas relações entre a pessoa contaminada e o transmissor. Aspectos ligados à vida conjugal, sexualidade e possíveis repulsas no convívio pessoal ou social tornam-se evidentes. O sigilo da informação, um preceito ético fundamental, configura-se como essencial no cuidado em saúde para evitar estigmatização e discriminação do portador de IST. Especificamente, abordarei minhas considerações dentro da ótica da paciente ginecológica.

Após as intensas polêmicas relacionadas à transmissão do vírus da Aids, na década de 1980, a identificação do papilomavírus humano (HPV) como agente viral responsável por alterações precursoras do câncer do colo do útero trouxe inquietações significativas quanto ao diagnóstico. Dada sua propagação principalmente por contato íntimo sexual, a revelação de sua presença passou a causar apreensão entre os médicos. Estratégias inadequadas na assistência médica, como solicitar uma nova coleta de citologia oncológica ao se deparar com resultados indicativos de HPV, visando obter um segundo resultado negativo, eram subterfúgios, não raras vezes, utilizados. Considerando a indefinição do tempo de contágio e a detecção do HPV, a comunicação com a paciente tornou-se fonte de conflitos éticos. Questionava-se se seria ético ocultar a suspeita diagnóstica da presença do HPV para preservar o relacionamento com o parceiro.

A abordagem dos riscos das infecções de transmissão sexual e as formas de contágio entram na esfera íntima das pacientes, evocando a possibilidade de infidelidade e afetando a autoestima da paciente, rotulada como portadora oculta da doença. O desafio é encontrar uma forma adequada de comunicar a existência da infecção e a responsabilidade do casal no tratamento e na prevenção da disseminação. Sem dúvida, os possíveis desdobramentos, ao se aportarem os dados científicos envolvendo o trato genital, devem trazer ao médico assistente uma profunda reflexão sobre como conduzir as orientações com precisão, ética e, ao mesmo tempo, preservando a relação médico-paciente e, sempre que possível, a harmonia do casal.

A inviolabilidade da intimidade, assegurada pelo art. 5º, inciso X, da Constituição da República Federativa do Brasil, confere ao sigilo profissional uma função protetiva essencial. O art. 73 do Código de Ética Médica estabelece as restrições à revelação de informações obtidas no exercício da profissão, reforçando a importância do sigilo, mesmo em situações de conhecimento público ou após o falecimento do paciente.

O sigilo funciona, como parte da concretização da garantia fundamental de tutela da intimidade e, ainda, cumpre relevante função protetiva.

Com relação ao sigilo profissional, o art. 73 do Código de Ética Médica, prescreve que:

> "É vedado ao médico: revelar fato de que tenha conhecimento em virtude do exercício de sua profissão salvo por motivo justo, dever legal ou consentimento por escrito, do paciente.
>
> Parágrafo único. Permanece essa proibição:
>
> a) mesmo que o fato seja de conhecimento público ou o paciente tenha falecido;
>
> b) quando de seu depoimento como testemunha (nessa hipótese, o médico comparecerá perante a autoridade e declarará seu impedimento);
>
> c) na investigação de suspeita de crime, o médico estará impedido de revelar segredo que possa expor o paciente a processo penal".

Nesse momento, soam apropriadas as palavras do Professor Genival Veloso de França ao comentar a relação do médico com pacientes e familiares:

> "Por isso, é necessário que o médico ganhe uma identidade, saindo do elitismo científico e do colonialismo tecnológico, e assuma a profissão como um instrumento social. Tem faltado a esse médico não a urbanidade no trato com seus doentes, mas a consciência da dimensão que representam suas atividades, como vetor de fomentação do bem comum e de que, entre as possibilidades da ciência e o bem-estar, existe um abismo insondável e profundo".[1]

Diante das reflexões éticas, quatro indagações permanecem intrincadas: respeito ao sigilo em relação ao portador de doença; informação ao paciente sobre a forma de contágio; comunicação com o parceiro para conduta em relação à doença; e esclarecimento sobre as possíveis complicações associadas.[2] Não existem respostas definitivas, mas sim a necessidade de se construir esclarecimentos com rigor científico.

A percepção ou o antecedente de IST, os meios de transmissão e prevenção devem ser contemplados na anamnese. Complementa-se corrigindo-se eventuais erros de entendimento, o estímulo aos cuidados e a orientação para, diante de sinais de alerta, buscar o atendimento adequado. É o momento de se revelarem hábitos e gêneros, as relações hetero e homossexuais, estabelecendo-se um diálogo ao mesmo tempo compreensivo e técnico, totalmente isento de indício de qualquer juízo de valor do médico assistente.[3]

Na esfera da responsabilidade profissional, encontra-se bem-determinada a recomendação de que os médicos realizem testes que permitam o diagnóstico de ISTs. Trata-se do seguimento de norma do Ministério da Saúde (1985) ao estabelecer um programa de combate a doenças, incluindo-se vírus da imunodeficiência humana-síndrome da imunodeficiência adquirida (HIV-Aids) e hepatites virais, disponibilizando insumos para prevenção, diagnóstico, tratamento e controle da transmissão.[4]

Nesse diapasão, o CFM emitiu a Recomendação 02 de 2016, que reza:

> Art. 1° O médico verificará nas consultas se seus pacientes realizaram testes sorológicos para sífilis, HIV, hepatites B e C, e vacinação, no caso da hepatite B. Parágrafo único. Caso os testes, ou a vacinação, não tenham sido realizados, o médico orientará o paciente, conforme o caso, sobre a necessidade, a oportunidade ou a conveniência de sua execução.
>
> Art. 2° Quanto aos testes sorológicos para sífilis, HIV, hepatites B e C, deve o médico, especificamente:
>
> I. Sugerir a realização dos testes sorológicos, incluindo esclarecimento e aconselhamento pré-teste, em ambiente adequado, respeitando e garantindo, sempre, a privacidade, o sigilo e a confidencialidade.
>
> II. Solicitar os testes somente se o paciente e, ou, seu representante assistente legal concordar livremente com a sua realização, após adequado esclarecimento.
>
> Art. 3° Em nenhuma circunstância os exames serão compulsórios.
>
> Art. 4° O médico, diante dos resultados, aconselhará sobre prevenção e encaminhará para tratamento, quando indicado.

Na exposição dos motivos dessa Recomendação, conclui-se:

> "O acatamento desta Resolução pela classe médica nacional certamente propiciará utilização mais eficiente e eficaz dos recursos que o Estado dispõe e disponibiliza, uma vez que o oferecimento das sorologias para doenças sexualmente transmissíveis será, sempre, precedido de aconselhamento, sendo que o resultado dos exames, seja positivo ou negativo, propiciará o aprofundamento da discussão, no que se refere tanto à relação médico-paciente quanto à saúde pública preventiva, de cuidado e tratamento. Assim, diagnóstico e tratamento no tempo adequado terão impacto individual (evitando a progressão da infecção) e coletivo (diminuindo o risco da disseminação da infecção)".

Como se pode depreender, o médico, ao revelar a possibilidade de uma contaminação por germes de transmissão sexual, deve solicitar exame específico e recomendar o tratamento. Dessa forma, estará cumprindo as prerrogativas estabelecidas pela ética médica. Exemplo disso é o apelo do CFM, pediatras, ginecologistas e obstetras, cobrando ações para conter o avanço da sífilis congênita. Ressalta-se o acompanhamento médico das gestantes para o diagnóstico e tratamento, assim como a conscientização dos homens para a busca de tratamento.[5] Alternativas de comunicação que permitam a proteção dos expostos às ISTs é meta a ser cumprida.

Em um estudo qualitativo abordando usuárias do Sistema Único de Saúde (SUS), questionou-se como se esperava que os profissionais de Saúde se comportassem quando um dos parceiros de casal heterossexual fosse portador de sífilis. As respostas mostraram a expectativa de manutenção da confidencialidade, deixando a cargo do marido a revelação da verdade à esposa. O profissional é visto como um mediador, com a expectativa não da omissão, mas que exerça o papel de orientador e apoio na revelação.[6] Há que se ressaltar a relevância de o médico investir no empoderamento das mulheres identificadas como portadoras de ISTs, como estratégia para redução da desigualdade de gênero.[7]

Concluindo, o médico, ao revelar a possibilidade de contaminação por germes de transmissão sexual, deve solicitar exames específicos e recomendar o tratamento, cumprindo as prerrogativas éticas estabelecidas. A comunicação eficaz e ética torna-se crucial para o enfrentamento dessas situações, permitindo a proteção dos expostos às ISTs e contribuindo para a promoção da saúde individual e coletiva.

REFERÊNCIAS BIBLIOGRÁFICAS

1. França GV. Comentários ao código de etica médica 7. ed. Rio de Janeiro: Guanabara Koogan; 2019:132.
2. Carvalho NS. Bioética e doenças sexualmente transmissíveis. J Bras Doenças Sex Transm. 2003;15(2):57-61.
3. Tizzot ELA. A relação médico-paciente na Ginecologia. In. Alessi A (ed.). A relação médico-paciente – experiências papa o médico. 2. ed. Curitiba: Saberes, 2021;225-36.
4. Brasil. Ministério da Saúde. Portaria n. 236; 1985.
5. CFM, pediatras, ginecologistas e obstetras cobram ações para conter o avanço da sífilis congênita. CRM virtual, 2016a. Disponível na Internet: portal.cfm.org.br-noticias-cfm-pediatras-ginecologistas-e-obstetras-cobram acoes-para conter-o avanço-da sífilis-congenita (05 maio 2025).
6. Pisani J, Campos E. Doenças sexualmente transmissíveis: preservar a confidencialidade do marido ou proteger a saúde da mulher. Cogitare, 2009;14(3):475-82.
7. Silva CM, Vargens OMC. A percepção de mulheres quanto à vulnerabilidade feminina para contrair DST-HIV. Rev Esc Enferm USP. 2009;43(2):401-6.

29.3 | Casos clínicos de interesse para a ética em algumas situações de patologias do trato genital inferior

Newton Sergio de Carvalho

SIGILO MÉDICO EM RELAÇÃO AO PORTADOR DE UMA INFECÇÃO DE TRANSMISSÃO SEXUAL

Os doutores A e B são amigos há tempos e a esposa do Dr. A é paciente do Dr. B. Em determinada consulta de rotina, o Dr. B, percebendo suspeita de cervicite nessa paciente, solicita exame de Biologia Molecular. O exame confirma a presença de *Clamidia trachomatis* no colo uterino. Uma semana depois, o Dr. B encontra o Dr. A no cafezinho do hospital e, como estavam no ambiente apenas os dois, ele comenta com o Dr. A em tom jocoso: "B, você deveria ter mais cuidado em suas 'saídas'! Pois deve ter passado clamídia para sua esposa. Fiz o diagnóstico em uma consulta de rotina". Estupefato, o Dr. B responde: "Mas, A, não tenho e nunca tive nenhum relacionamento extraconjugal...". Prontamente e tentando contornar a situação, o Dr. B diz: "Certamente deve ter sido um erro de laboratório e fique tranquilo que vou pedir para repetir o exame..."

O caso ilustra não apenas quebra do sigilo médico, mas também a completamente inadequada atitude de comentar casos de pacientes com quebra do sigilo da identidade e, ainda, em se tratando da esposa do amigo. Uma cena de quebra de sigilo médico extremamente lamentável e de erro crasso por parte do Dr. B que vai gerar não apenas uma situação complicada no relacionamento do casal, mas também na amizade entre os dois médicos.

- Comentários: o sigilo médico jamais deve ser quebrado, exceto em situação absolutamente de exceção. O Código de Ética Médica define as situações de exceção como as de motivo justo, dever legal e consentimento por escrito do paciente. Ressalte-se, ainda, com dificuldades de definição precisa do que seriam motivo justo e dever legal, não cabendo essa discussão neste texto.

COMO INFORMAR AO PACIENTE QUE ELE CONTRAIU UMA DOENÇA SEXUALMENTE TRANSMISSÍVEL

O Dr. Fulano atende uma senhora com 50 anos, casada, e que veio para avaliação ginecológica de rotina. O médico, ao receber seu resultado do exame de Papanicolaou, identifica que ela é portadora de infecção pelo *Trichomoonas vaginalis*. Em resposta ao questionamento da paciente a respeito, ele a informa que se trata de "uma pequena infecção", que ela não deveria se preocupar e omite que TV tem o caráter de transmissão sexual. Associado à conduta, opta por solicitar exame de vírus da imunodeficiência humana (HIV), sem, no entanto, explicar sobre essa solicitação, afirmando que esta é feita de rotina. Algum tempo depois, o laboratório telefona para o médico para informar que o exame de HIV deu positivo. Isso o obriga a conversar com a paciente para uma explicação bem mais complicada do que se a tivesse orientado inicialmente quanto ao caráter de transmissão sexual de TV.

- Comentário
  - O Dr. Fulano incorreu em dois erros importantes:
    1. não notificar a paciente de que ela apresentava uma infecção transmitida pelo relacionamento sexual, deixando de direcionar a anamnese e a conduta frente de acordo com essa situação;
    2. solicitar o teste HIV sem orientar a paciente de que estava pesquisando outra infecção, e que poderia também ser adquirida por relação sexual e, eventualmente, como veio a se constatar, se associar à tricomoníase.

COMO ORIENTAR OS QUESTIONAMENTOS QUANTO À FIDELIDADE DE UM CASAL

Dr. Ciclano, especialista em infecções na mulher, atende uma paciente completamente ansiosa e amedrontada porque apresentou, como resultado do exame de Papanicolaou, o laudo de "alterações citológicas compatíveis com aquelas associadas à infecção pelo papilomavírus humano (HPV)". Por causa desse laudo, ela consultou o Google e ficou muito preocupada, pois interpretou que teria câncer no colo do útero. Assim, foi a outro médico, que lhe disse que "ela teria de se cuidar porque, realmente, poderia virar câncer do colo. Consultou, ainda, um segundo médico que que a orientou que o melhor seria "já tirar logo o útero como prevenção". Além desse aspecto da cancerofobia, ela está muito preocupada com a origem do problema e questiona a fidelidade do marido.

- Dois pontos de grande importância como dúvidas das pacientes portadoras de infecção pelo HPV:
  1. com relação ao processo oncogênico, é importante esclarecer que este não é desencadeado apenas com o HPV e que são necessários vários fatores; entre os quais, o tipo de vírus de alto risco e sua persistência. Por exemplo, poderíamos fazer uma analogia com a preparação de um bolo de chocolate (bolo do câncer do colo) para a qual é necessário chocolate (seria o HPV), mas apenas com ele não se consegue fazer o bolo – ainda precisamos de farinha, açúcar, leite etc. ou seja, apenas com o HPV não se efetiva o processo do cancêr para o qual outros "ingredientes" também são necessários, mas sem ele (HPV), o processo também não ocorre;
  2. quando a paciente questiona a fidelidade do parceiro, temos referir que este assunto é de difícil análise, pois um dos parceiros pode ter adquirido o HPV, muitos anos antes, com outra parceria, e o vírus ter permanecido na forma latente, sendo que a transmissão para a atual parceria ocorreu nos últimos tempos. Temos (de) que referir que quem melhor conhece seu parceiro é a própria paciente. Comentar que essa infecção não é o bastante para suspeitar, obrigatoriamente, de infidelidade já que a existência das formas latentes podem se manter por longo tempo até que, finalmente, possa haver a transmissão.

Índice Remissivo

OBS.: NÚMEROS EM *ITÁLICO* INDICAM FIGURAS;
NÚMEROS EM **NEGRITO** INDICAM TABELAS E QUADROS.

A

B

C

D

E

F

G

H

I

K

L

M

N

O

P

Q

R

S

U

V

Z